国家出版基金项目
NATIONAL PUBLICATION FOUNDATION

Natural Orifice Translumenal Endoscopic Surgery (NOTES)
Textbook and Video Atlas

# 经自然腔道内镜外科学

〔美〕安东尼·N.克鲁

主　编　〔法〕雅克·马里斯科克斯

〔德〕里卡多·卓隆

主　译　牛　军　樊　薇　方汝亮

主　审　李兆申

天津出版传媒集团

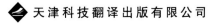

天津科技翻译出版有限公司

著作权合同登记号:图字:02-2014-329

图书在版编目(CIP)数据

经自然腔道内镜外科学/(美)克鲁(Kalloo, A. N.),(法)马里斯科克斯(Marescaux, J.),(德)卓隆(Zorron, R.)主编;牛军等译. —天津:天津科技翻译出版有限公司,2015.11
书名原文:Natural Orifice Translumental Endoscopic Surgery(NOTES):Textbook and Video Atlas
ISBN 978 - 7 - 5433 - 3554 - 7

Ⅰ.①经… Ⅱ.①克… ②马… ③卓… ④牛… Ⅲ.①腹腔镜检 - 应用 - 腹腔疾病 - 外科手术 Ⅳ.①R656

中国版本图书馆 CIP 数据核字(2015)第 250320 号

授权单位:John Wiley & Sons Limited.
出　　版:天津科技翻译出版有限公司
出 版 人:刘 庆
地　　址:天津市南开区白堤路 244 号
邮政编码:300192
电　　话:(022)87894896
传　　真:(022)87895650
网　　址:www.tsttpc.com
印　　刷:山东鸿君杰文化发展有限公司
发　　行:全国新华书店
版本记录:889×1194　16 开本　18.5 印张　550 千字
　　　　　2015 年 11 月第 1 版　2015 年 11 月第 1 次印刷
　　　　　印数:1500 册
　　　　　定价:158.00 元

(如发现印装问题,可与出版社调换)

# 主译简介

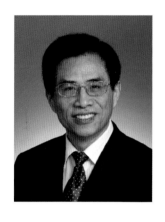

**牛 军**

  山东大学外科学二级教授,博士生导师,山东省普外科杰出学科带头人,山东大学腔镜微创外科研究所所长,终身享受国务院特殊津贴专家,山东省十大名医,山东省首位医学博士,澳大利亚纽卡索大学医学博士、博士后,拥有英联邦普外科专家执业资格(FRCS),在西方发达国家任普外科专家十余年。现任中国医师协会山东无瘢痕外科分会主任委员,中华医学会山东外科分会副主任委员,美国国际外科学院院士(FICS),纽约科学院外科委员(FNYAS)。1991年起在国内三甲医院率先开展腹腔镜手术及腹腔镜胆囊切除暨胆总管切开取石术,2009年在亚洲首先成功施行了无瘢痕经阴自然腔道胆囊及阑尾切除术。"中国医师奖"获得者,担任2008年北京奥运会火炬手。

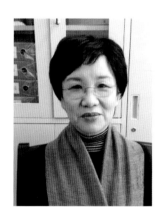

**樊 薇**

  山东大学齐鲁医院消化专业教授,主任医师,硕士研究生导师,擅长电子胃镜、肠镜及腹部超声的诊断技术以及相应的介入治疗。获省部级科技进步一等奖1项、三等奖1项,现承担国家自然科学基金项目1项。自2007年开始,樊薇教授与牛军教授一道,联合攻关"经自然腔道内镜下手术"这一世界性科研难题,并于2009年与牛军教授一同完成了亚洲首例经阴道内镜下胆囊切除术和经阴道内镜下阑尾切除术。

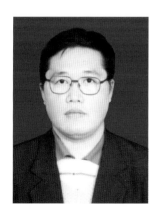

**方汝亮**

  医学博士,山东大学腔镜微创外科研究所副研究员,副主任医师,从事普通外科临床工作二十余年。曾获中华医学科技奖、山东省科技进步二等奖等多项奖励。公开发表SCI论文5篇,国家核心期刊论文9篇。兼任山东省医学会普通外科分会委员,山东省医师协会组织样本库及转换医学分会委员,山东省医师协会无瘢痕外科分会常务委员。

# 译者名单

主　译　牛　军　樊　薇　方汝亮
主　审　李兆申
秘　书　梁本甲　李泽群

译　者（按姓氏汉语拼音排序）

方汝亮　高　超　贺兆斌　洪建国　梁本甲　牛卫博
彭　程　王　奔　王加勇　赵传宗　邹雪青

审　校（按姓氏汉语拼音排序）

陈雨信　顾晓萌　贾晓青　贾欣永　李　鹏　李乐平
刘凤军　任　鹏　宋　炜　孙　勇　王　舟　吴小鹏
吴耀铭　徐克森　徐宗全　姚　力　叶永强　张宗利
智绪亭　周　涛

# 编者名单

**Woojin Ahn, PhD**
Postdoctoral Research Associate, Center for
Modeling, Simulation and Imaging in Medicine
(CeMSIM)
Department of Mechanical, Aerospace and
Nuclear Engineering
Jonsson Engineering Center 3205
Rensselaer Polytechnic Institute
Troy, NY, USA

**Janyne Althaus, MD**
Assistant Professor
Division of Maternal Fetal Medicine
Department of Gynecology and Obstetrics
Johns Hopkins University
Baltimore, MD, USA

**Alexander Aurora, MD**
MIS General Surgery & Bariatrics
Case & Geauga Medical Centers
University Hospitals
Cleveland, OH, USA

**Tahar Benhidjeb, MD, PhD**
Chaiman, Department of Surgery
Chief, Department of General Surgery
Burjeel Hospital, Abu Dhabi, UAE;
Director, The New European Surgical Academy
(NESA), Berlin, Germany

**Jörn Bernhardt, MD, PhD**
Head, Department of Diagnostic and
Interventional Endoscopy
Klinikum Suedstadt
Rostock, Germany;
Department of Surgery
Klinikum Suedstadt
Rostock, Germany

**Juliane Bingener, MD**
Associate Professor
Department of Surgery
Division of Gastroenterologic and General
Surgery
Division of Gastroenterology and Hepatology
Mayo Clinic
Rochester, MN, USA

**Eduardo A. Bonin, MD, MSc**
Research Fellow
Developmental Endoscopy Unit
Mayo Clinic
Rochester, MN, USA

**Nicolas Bourdel, MD**
Division of Gastroenterology & Hepatology
Johns Hopkins University
Baltimore, MD, USA

**Géraldine Chauvin, MD**
CRES (Centre de Recherche et d'Etude de la
Stérilité)
Hôpital NATECIA
Lyon, France

**Bernard Dallemagne, MD**
Department of Digestive and Endocrine Surgery
University Hospital of Strasbourg
IRCAD (Research Institute Against Digestive
Cancer)
Strasbourg, France

**Suvranu De, ScD**
Director, Center for Modeling, Simulation and
Imaging in Medicine (CeMSIM)
Professor, Department of Mechanical, Aerospace
and Nuclear Engineering (primary appointment)
Department of Biomedical Engineering (joint
appointment)
Information Technology and Web Science (joint
appointment)
Jonsson Engineering Center 5002
Rensselaer Polytechnic Institute
Troy, NY, USA

**Michel de Mathelin, PhD**
Professor, University of Strasbourg
CNRS (National Center for Scientific Research)
IRCAD (Research Institute Against Digestive
Cancer)
Strasbourg, France

**Michele Diana, MD**
Department of Digestive and Endocrine Surgery
University Hospital of Strasbourg
IRCAD (Research Institute Against Digestive
Cancer)
Strasbourg, France

**Anthony R. Dixon DM, FRCS,
FRCSEd**
Consultant Laparoscopic Colorectal & Pelvic
Floor Surgeon
North Bristol (Frenchay) & SPIRE Bristol
Hospitals
Bristol, UK

**Xavier Dray, MD, PhD**
Département Médico-Chirurgical de Pathologie
Digestive
APHP Hôpital Lariboisière & Université Paris 7
Paris, France;
Division of Gastroenterology & Hepatology
The Johns Hopkins Hospital
Baltimore, MD, USA

**Alex Escalona, MD**
Pontificia Universidad Católica de Chile
Faculty of Medicine
Department of Digestive Surgery
Santiago, Chile

**Lynetta J. Freeman, DVM**
Associate Professor of Small Animal Surgery &
Biomedical Engineering
Purdue University
West Lafayette, IN, USA

**Katherine Gash, MBChB, MRCS**
North Bristol NHS Trust
Frenchay Hospital
Bristol, UK

**Denise W. Gee, MD**
Attending Surgeon
Minimally Invasive Surgery
Massachusetts General Hospital
Boston, MA, USA

**Matthew T. Gettman, MD**
Professor of Urology
Department of Urology
Mayo Clinic
Rochester, MN, USA

**Christopher J. Gostout, MD,**
**FASGE, FACG**
Professor of Medicine
Developmental Endoscopy Unit
Division of Gastroenterology & Hepatology
Department of Surgery
Mayo Clinic
Rochester, MN, USA

**Candace F. Granberg, MD**
Department of Urology
Mayo Clinic
Rochester, MN, USA

**Jeffrey W. Hazey, MD**
Associate Professor
Department of Surgery
The Ohio State University Medical Center
Columbus, OH, USA

**Arthur Hoffman, MD, PhD**
First Department of Internal Medicine
Johannes Gutenberg University of Mainz
Mainz, Germany

**Mitchell R. Humphreys, MD**
Associate Professor of Urology
Department of Urology
Mayo Clinic Arizona
Phoenix, AZ, USA

**Haruhiro Inoue, MD**
Professor, Faculty of Medicine
Digestive Disease Center
Showa University Northern Yokohama Hospital
Yokohama, Japan

**Angela M. Johnson, MD**
Department of Surgery
Mayo Clinic
Rochester, MN, USA

**Mouen A. Khashab, MD**
Assistant Professor of Medicine
Director of Therapeutic Endoscopy
Division of Gastroenterology and Hepatology
Johns Hopkins Hospital
Baltimore, MD, USA

**Ralf Kiesslich, MD, PhD**
First Department of Internal Medicine
Johannes Gutenberg University of Mainz
Mainz, Germany

**Seigo Kitano, MD, PhD**
Department of Gastroenterological Surgery
Oita University Faculty of Medicine
1-1 Idaigaoka, Yufu, Oita, Japan

**Nitin Kumar, MD**
Clinical GI Fellow, Gastroenterology Division
Brigham and Women's Hospital
Boston, MA, USA

**Joël Leroy, MD, Hon FRCS**
Department of Digestive and Endocrine Surgery
University Hospital of Strasbourg
IRCAD (Research Institute Against Digestive
Cancer)
Strasbourg, France

**Kaja Ludwig, MD, PhD**
Professor of Surgery
Head, Department of Surgery
Klinikum Suedstadt
Rostock, Germany

**Magnus J. Mansard, MS, DNB(GI
Surg)**
Consultant Surgical Gastroenterologist
Asian Institute of Gastroenterology
Hyderabad, India

**Kai Matthes, MD, PhD**
Director, Developmental Endoscopy
Beth Israel Deaconess Medical Center
Staff Anesthesiologist
Children's Hospital Boston
Clinical Assistant Professor
Harvard Medical School
Boston, MA, USA

**Peter N. Nau, MD, MS**
Department of Surgery
The Ohio State University Medical Center
Columbus, OH, USA

**Stéphane Nicolau, PhD**
IRCAD (Research Institute Against Digestive
Cancer)
University Hospital of Strasbourg
Strasbourg, France

**Karine Pader, DVM**
Resident, Large Animal Surgery
Purdue University
West Lafayette, IN, USA

**Pankaj Jay Pasricha, MD**
Professor of Medicine, and by courtesy,
Surgery Chief,
Division of Gastroenterology and Hepatology
Stanford University School of Medicine
Stanford, CA, USA

**Silvana Perretta, MD**
Department of Digestive and Endocrine Surgery
University Hospital of Strasbourg
IRCAD (Research Institute Against Digestive
Cancer)
Strasbourg, France

**Jeffrey L. Ponsky, MD**
Oliver H. Payne Professor and Chairman,
Department of Surgery
CWRU School of Medicine
Surgeon in Chief
University Hospitals, Case Medical Center
Cleveland, OH, USA

**G.V. Rao, MS, MAMS, FRCS**
Director and Chief of Surgical Gastroenterology
& Minimally Invasive Surgery
Asian Institute of Gastroenterology,
Hyderabad, India

**D. Nageshwar Reddy, DM, DSc,
FAMS, FRCP**
Chairman and Chief of Gastroenterology &
Therapeutic Endoscopy
Asian Institute of Gastroenterology,
Hyderabad, India

**Erwin Rieder, MD**
Minimally Invasive Surgery Program
Legacy Health System
Portland, OR, USA

**Homero Rivas, MD, MBA**
Assistant Professor of Surgery
Director of Innovative Surgery
Stanford University School of Medicine
Stanford, CA, USA

**Ganesh Sankaranarayanan, PhD**
Research Assistant Professor
Center for Modeling, Simulation and Imaging in
Medicine (CeMSIM)
Department of Mechanical, Aerospace and
Nuclear Engineering
Jonsson Engineering Center 5007
Rensselaer Polytechnic Institute
Troy, NY, USA

**Sylke Schneider-Koriath, MD**
Department of Surgery
Klinikum Suedstadt
Rostock, Germany

**Luc Soler, PhD**
Department of Digestive and Endocrine Surgery
University Hospital of Strasbourg
IRCAD (Research Institute Against Digestive
Cancer)
Strasbourg, France

**Michael Stark, MD**
President, The New European Surgical Academy
(NESA)
Berlin, Germany

**Holger Steffen, MD**
Department of Diagnostic und Interventional
Endoscopy
Klinikum Suedstadt
Rostock, Germany;
Department of Surgery
Klinikum Suedstadt
Rostock, Germany

**Lee L. Swanstrom, MD**
Division of GI and MIS Surgery
The Oregon Clinic
Portland, OR, USA

**Patricia Sylla, MD**
Assistant Professor of Surgery, Harvard Medical
School;
Assistant in Surgery, Massachusetts General
Hospital
Boston, MA, USA

**Christopher C. Thompson, MD,
MSc, FACG, FASGE**
Director of Therapeutic Endoscopy
Gastroenterology Division
Brigham and Women's Hospital
Assistant Professor of Medicine
Harvard Medical School
Boston, MA, USA

**Brian G. Turner, MD**
Weil Cornell Medical College
Division of Gastroenterology and Hepatology
New York, NY, USA

**Michel Vix, MD**
Department of Digestive and Endocrine Surgery
University Hospital of Strasbourg
IRCAD (Research Institute Against Digestive
Cancer)
Strasbourg, France

**James Wall, MD, MSE**
Department of Digestive and Endocrine Surgery
University Hospital of Strasbourg
IRCAD (Research Institute Against Digestive
Cancer)
Strasbourg, France

**Antoine Watrelot, MD**
CRES (Centre de Recherche et d'Etude de la
Stérilité)
Hôpital NATECIA
Lyon, France

**Arnaud Wattiez, MD, PhD**
Department of Obstetrics and Gynaecology
University Hospital of Strasbourg
IRCAD (Research Institute Against Digestive
Cancer)
Strasbourg, France

**Kazuhiro Yasuda, MD, PhD**
Department of Gastroenterological Surgery
Oita University Faculty of Medicine
1-1 Idaigaoka, Yufu, Oita, Japan

# 译者前言

　　自经自然腔道内镜外科学(natural orifice translumenal endoscopic surgery,NOTES)理念的提出到目前的临床应用,其经历了一个漫长的艰苦探索过程。2007年法国医生Marescaux在临床上实施了全球首例经阴道胆囊切除术,外科自此正式迈入第三代(3G)"无瘢痕外科"时代, NOTES遂被美国《时代》周刊杂志评为2008年"十大医学突破"之一,人类实现了"不开腹即实施腹部手术"的百年梦想。国外NOTES研究蓬勃发展,而在国内,第二军医大学附属长海医院李兆申教授、北京301医院杨传生教授等对NOTES的研究做了大量艰苦细致的工作,取得了骄人成果。我们的科研团队在山东大学医学部李兆亭教授、寿楠海教授指导下于2007年开展NOTES动物实验研究, 于2009年在临床上成功实施了亚洲首例经阴道胆囊切除术和阑尾切除术。

　　本专著就是在以上国内外对NOTES近乎痴狂的研究背景下诞生的, 由全球NOTES的先驱们总结了目前世界上有关NOTES的经典研究资料编撰而成, 分别从NOTES理念的发展、NOTES的临床应用及NOTES未来的展望等三大部分系统描述了NOTES的诞生演化史、动物实验研究、临床应用、器械研发、手术室设计及未来发展前景等,同时辅以大量高清精致的视频和图片,图文并茂。该书不仅是外科医师,同时也是消化内镜医师、妇产科医师,尤其是那些有挑战自我、勇于创新的中青年临床及相关专业医师探索医学奥秘所不可或缺的参考用书。

　　受原书主编推荐,我们有幸成为全球首部《经自然腔道内镜外科学》中文版译者。参与本书翻译的所有人员均有深厚的医学英语造诣且有从事NOTES研究工作的经历,这些同仁们牺牲个人休息时间,认真翻译、仔细推敲并反复校对,力求译文精准并忠实于原著。在此,对他们的辛勤劳动及贡献表示诚挚感谢!

　　NOTES属于第三代外科,其术式新颖,专有名词繁多,且涉及多个学科,翻译过程中难免有不妥甚至错误之处,恳请读者予以批评指正!

牛军　樊薇　方汝亮

山东大学齐鲁医院

2015年9月于济南

# 前　言

经人体自然腔道入路的腹部和胸部手术是对传统外科手术和内镜手术的一大挑战。经自然腔道内镜外科学（NOTES）是一门集合了内镜与外科手术优势，而又对二者提出挑战的新兴学科。随着人们对微创、美容愿望和要求的逐步提高，NOTES 应运而生，而且如同腹腔镜手术诞生时一样，NOTES 得到了广大患者的高度推崇与积极响应。

NOTES 已经对目前的内镜操作和外科手术产生了巨大影响。由于 NOTES 的推动，经口内镜下肌切开术（per-oral endoscopic myotomy, POEM）、黏膜下内镜手术和单孔腹腔镜手术等技术逐渐出现，具体内容将在本书中进行详细阐述。此外，NOTES 技术推动下的相关器械的改良、软式内镜的自动化和新型内镜操作平台等相关内容也将在本书详细讲述。

从 2004 年第一例 NOTES 应用于临床至今，关于 NOTES 生理学机制的研究已取得了长足进步。得益于众多学者和研究人员的努力，我们掌握的大量 NOTES 研究数据将作为本书的撰写基础。此外，NOTES 的临床适应证也越来越广，并非局限于消化道疾病的治疗。

本书旨在对 NOTES 提供一个全面深入的描述。前面的章节重点描述 NOTES 的基本原则与技术，如入路的选择及闭合、感染的控制。后面的章节对目前 NOTES 的临床应用，如阑尾切除术及胆囊切除术做了详细阐述。本书最后将主要讨论日渐重要但或许带有争议的话题，如 NOTES 在动物医学及脊柱介入手术中的应用。我们希望后面的章节可以为迅速发展的 NOTES 相关领域奠定基础并促进更深入的研究。本书附带的视频可对书中记载的各种 NOTES 手术提供一个更为详细的描述，希望这些视频能够对读者有所启发。

在此，感谢我们的出版商 Wiley-Blackwell，能够为 NOTES 这一新兴技术提供一个出版图书的机会。我们尤其要感谢 Wiley-Blackwell 的伊丽莎白·多兹（Elisabeth Dodds），感谢她在组织协调世界各地的编辑和作者方面做出的突出贡献，敬佩她对事业的执着追求和严谨的工作作风及卓越的组织才能。更要感谢本书的每位作者，他们作为该领域备受尊敬的专家，牺牲宝贵时间全力献身于本书的撰写和视频的创作，对他们的贡献和辛勤付出，再次表示诚挚感谢！

安东尼·N. 克鲁（Anthony N. Kalloo）

雅克·马里斯科克斯（Jacques Marescaux）

里卡多·卓隆（Ricardo Zorron）

# 目　录

## 在线内容

本书相关视频可浏览以下网站：

www.wiley.com/go/kalloo/notes

- 涵盖 68 个本书中介绍的手术操作视频片断
- 视频片断内容详见书中图标 标记之处

第 **1** 篇　NOTES 理念的发展

# 第 1 章

# NOTES 的发展史

Xavier Dray，Anthony N. Kalloo

经自然腔道内镜外科学手术是通过人体的自然腔道(如口腔、阴道、尿道、肛门等)置入软式内镜,穿刺空腔脏器(如胃、阴道、膀胱、结肠等)进入腹腔,在内镜引导下利用器械完成各项手术操作的一种新型内镜技术[1]。与传统的开腹手术和腹腔镜手术相比,NOTES具有腹壁无瘢痕、术后疼痛更轻、恢复快等优势[1]。本章将从内镜和腹腔镜的萌芽时期开始讲述 NOTES 的发展过程。

## NOTES 的萌芽时期（从古代到 20 世纪末）

我们很难界定人类什么时候发明了内镜,更难确定是谁发明了内镜。有关内镜最早的记录是希波克拉底描述的一种直肠诊视器。另外,在意大利庞贝遗迹中也发现了一种三叶片的阴道诊视器。这一时期的内镜都是硬式内镜,而且所用光源是自然光。现代内镜的真正发展阶段是在 19 世纪和 20 世纪[2]。

### 内镜的发展简史[3]

照明光源是内镜发展面临的首要问题。Kussmaul于 1868 年报道了第一例胃镜[4]。尽管 Joseph Swan 和 Thomas Edison 早在 1878 年就发明了白炽灯,但直到 20 世纪初这一技术才被引入内镜[3]。

可屈性是内镜发展面临的第二个更具挑战性的问题。Hoffmann 于 1911 年提出了由一系列透镜和棱镜组成铰链式装置的设想[5],Wolf 和 Schindler 于 1932 年对这一设想进行改进并成功研制出半可屈式胃镜[6]。但这一内镜是由远端的灯泡提供光源,因此照明效果较差,图像色彩容易失真。1930 年,Lamm 提出可以用玻璃纤维束传导光源,玻璃纤维束可以随意弯曲而对光源传导没有影响[7]。玻璃纤维束中的大量纤维都精密

排列,每根纤维传导一个光点,两端的光线首尾对应,因此保证了图像的真实性[8]。而且外部光源可以通过可弯曲的玻璃纤维束为内镜检查提供有效的照明。

1954 年,Harold Hopkins 综合考虑可屈性和光源问题,利用玻璃纤维发明了一种新型的可弯曲内镜光学系统:柱状透镜系统[9]。1958 年,Larry Curtiss 和 Basil Hirschowitz 利用一种高度透明的光学材料对这一技术进行改进,发明了第一个可弯曲的纤维内镜[10]。

20 世纪 70 年代后期,电荷耦合器件(charge-coupled device,CCD)图像传感技术应用于内镜,宣告了现代内镜发展时代的来临[11]。CCD 技术可以将内镜与计算机相结合,将内镜图像显示在电视监视器的屏幕上。这一历史性突破开创了内镜发展的"黄金二十年"[3]。这一时期内镜的发展取得了一系列的成就,如内镜逆行胰管造影(1968 年)、结肠镜下息肉切除术(1969 年)、内镜逆行胆管造影(1970 年)、乳头括约肌切开胆管取石术(1974 年)、经皮内镜胃造瘘术(1980年)、内镜下注射硬化剂疗法 (1980 年)、超声内镜(1980 年)、CCD 电子内镜(1983 年)、上消化道出血的内镜治疗 (1985 年) 和内镜下曲张静脉结扎术(1990 年), 这一系列技术已成为目前的常规操作[3]。至此,现代内镜技术基本形成。

### 微创外科的发展简史

1902 年,德国德累斯顿的 Georg Kelling 首次报道了腹腔镜动物实验。1910 年,瑞典 Hans Christian Jacobaeus 开展了世界上第一例临床腹腔镜手术。在此后的数十年, 腹腔镜技术得到了较大的改进和发展,但主要用于诊断和简单的妇科手术[2]。腹腔镜发展早期阶段的一个标志性事件是 Palmer 在 20 世纪 50 年代首次将腹腔镜用于诊断[12]。20 世纪 60 年代妇科医生逐渐开展了腹腔镜手术。20 世纪 70 年代中期

Frangenheim 和 Semm 开展了首例 $CO_2$ 气腹下的宫腔镜检查[2]。1976 年,巴西妇产科医生 Tarasconi 开展了第一例腹腔镜器官切除术（输卵管切除术）[13]。1981 年,德国医生 Kurt Semm 成功开展了第一例腹腔镜阑尾切除术。尽管目前 Kurt Semm 被认为是现代腹腔镜的先驱者之一,他当时却遭到了极大的质疑和嘲笑,德国妇产科学会甚至曾争议是否暂停他的行医资格[14]。而且 Kurt Semm 关于腹腔镜阑尾切除术的论文起初也被 American Journal of Obstetrics and Gynecology 杂志以不符合伦理为由拒稿。但是 Kurt Semm 在腹腔镜发展上坚持不懈,并先后引入了热凝固术及一些妇科腹腔镜的标准式,如卵巢囊肿剜除术、子宫肌瘤切除术、异位妊娠的治疗和腹腔镜辅助阴道子宫切除术。在此期间 Kurt Semm 发表了数百篇论文,成立了专门研发腹腔镜器械的公司,而且研发了被广泛应用的腹腔镜训练装置"pelvi-trainer"[14]。到了 80 年代末,腹腔镜已被妇科医生广泛接受,但腹腔镜在普外科的应用则很少。1986 年,德国医生 Erich Muhe 完成了世界上首例腹腔镜胆囊切除术,但当时他也遭到了很多质疑,甚至因此差点儿被起诉[15]。1986 年,电视摄像系统的应用开创了现代腹腔镜的发展时代,电视摄像系统不仅可以将手术视野放大到监视器上,而且解放了手术者的双手,使手术者可以双手同时操作。此后一些复杂的腹腔镜手术逐渐得到开展。1987 年,法国医生 Philippe Mouret 完成了世界上第一例电视腹腔镜胆囊切除术,继而带动了法国的 Dubois 和 Perissat 在腹腔镜方面的发展,形成了带动腹腔镜外科历史车轮加速前进的"法国链条（French connection）"[16]。美国第一例腹腔镜胆囊切除术开展于 1988 年。到 20 世纪 90 年代早期,腹腔镜胆囊切除术已成为常规术式。在 20 世纪 90 年代,腹腔镜手术得到了迅猛发展,其中标志性的事件包括腹腔镜下迷走神经干切断术[17]、肾切除术[18]、毕Ⅱ式胃大部切除术[19]和脾切除术[20]等手术的首次实施。在过去的 30 年,腹腔镜技术在胸外科也得到了较大的发展。现在,腹腔镜外科已被认为是近代医学史上的一个重要里程碑。

# NOTES 的发展初期(1980—2000年)

## 经内镜手术操作

　　1980 年到 2000 年期间,逐渐出现了一些经内镜手术,而且部分技术已成为目前消化内镜的常规操作,其中包括经消化道造瘘进行营养支持或胃肠减压。1980 年,Gauderer 等实施了第一例无腹腔镜辅助的经皮内镜胃造瘘术(percutaneous endoscopic gastrostomy, PEG)[21],接着又开展了经皮内镜空肠造瘘术和经皮内镜结肠造瘘术等类似的手术[22,23]。1980 年出现了超声内镜（EUS）[24]。超声内镜最初依赖于内镜直接观察和超声多普勒成像进行诊断,后来又发展了超声内镜引导下细针吸取活检(FNA)进行病理学检查[25]。现在 EUS-FNA 已被广泛用于纵隔、胆胰系统和肠系膜等部位的病理活检。随着超声内镜的发展和完善,人们又提出了介入性超声内镜的概念,即可通过细针置入导丝、线圈、放射性粒子和药物等。用于胆道、胰腺和血管等疾病的治疗性超声内镜技术正在评估中[26]。

　　经口内镜进入腹膜后间隙进行操作是又一个促进 NOTES 产生的消化内镜技术,这一技术最早是在 2000 年由德国的 Hans Seifert 提出的[27]。首先利用 EUS-FNA 经胃壁行脓腔穿刺并经导丝置入支架以引流胰周液体,然后利用球囊扩张胃瘘口,经消化道将内镜置入腹膜后间隙,在内镜直视下清除感染坏死组织。在一项 93 例患者的多中心研究中,80% 的患者成功实施了这一操作,其中并发症发生率为 26%,30 天死亡率为 7.5%[28]。在美国的一项 104 例患者的多中心研究中也得到了类似的结果[29]。尽管缺乏与常规手术的随机对照研究,但这一操作技术已经成为一种有效的治疗方法。目前,经内镜清除坏死组织不仅用于胰腺炎的治疗,还可用于术后吻合口漏和肠瘘并发症的治疗[30]。尽管 PEG、EUS-FNA 和经内镜引流坏死组织等技术都是经自然腔道进行的内镜操作,但这些操作还没有真正地进入腹腔或胸腔,因此它们还不是真正的 NOTES。

## 经阴腹腔镜

　　经阴注水腹腔镜(transvaginal hydrolaparoscopy)是 20 世纪 90 年代兴起的主要用于不孕症诊断和治疗的一种外科技术。生育镜(fertiloscopy)技术是经阴道和道格拉斯窝植入"经阴注水腹腔镜"并联合宫腔镜、输卵管镜行输卵管染色通液检查的一项技术。法国的 Antoine Watrelot 是这一技术的开创者之一,他认为生育镜对输卵管性不孕具有较高的诊断价值,为不孕症的诊断提供了一种有效方法,可有效提高怀孕率并降低花费[31]。尽管这一技术使用的并非软式内镜,也不能探查整个腹腔,但对推动 NOTES 的发展具有重要意义。

# NOTES 的诞生(2000 年)

近几十年来,人们对软式内镜的操作变得越来越娴熟,其应用范围也在 20 世纪末逐步扩大。现在利用内镜可以对包括小肠在内的整个消化道甚至胆道、胰腺进行检查[32]。还可以利用 EUS-FNA 对消化道以外的器官进行影像学检查和病理学检查,其中最近的一个例子就是通过穿透胃肠壁进入腹膜后清除腹膜后的坏死组织[33]。

相比较而言,外科手术的创伤则越来越小。Hunter 医生在 1762 年曾经说过,"随着知识的进步,外科手术将会变得创伤更小、出血更少",他的这一思想在当时是非常超前的。在 20 世纪末,腹腔镜手术作为一种安全、经济有效的手术方法,已被医学界普遍接受并广泛用于腹部、盆腔和胸部的手术。近几年来,微创外科逐渐得到了患者的认可,并成为很多疾病的标准治疗方法。目前微创外科的最新发展热点就是经自然腔道手术(最常见的是经阴道)和单孔腹腔镜技术(single-incision laparoscopic surgery, SILS)。

内镜技术和腹腔镜技术共同促进了 NOTES 的诞生(图 1.1)。约翰·霍普金斯医院的 Kalloo 及其手术团队(图 1.2)于 2004 年报道了经胃腹腔探查的 NOTES 动物实验(见视频 1.1),即经口置入胃镜,在内镜下切开胃前壁并用球囊扩张胃穿刺口,然后将内镜经胃穿刺口进入腹腔进行腹腔探查和肝脏活检,最后用内镜止血夹(hemoclips)关闭胃穿刺口[34]。两年后,印度的 Rao 和 Reddy 在消化疾病周(digestive disease week, DDW)上报道了首例人体 NOTES 手术,即经胃阑尾切除术(图 1.3)[35]。

# NOTES 的发展时期(2000—2004 年)

NOTES 首次报道之后,一些研究团队对其表现出极大的兴趣,并对 NOTES 的发展做了大量的研究工作。这些研究旨在研发安全的 NOTES 专用内镜设备和配套器械,并开发相应的 NOTES 手术方法。在这一时期,人们提出了内镜套管原型的设想,内镜套管有更大的操作通道,在实际操作中,此套管会使所经器械变得更加灵活和稳定[36]。此外,这一时期还研发了相应的缝合器械。其中,英国伦敦的 Paul Swain 团队在这一领域非常活跃[37]。随着 NOTES 器械的发展,NOTES 手术方法也进一步得到完善,人们进行了器官切除术和吻合术的动物实验,并先后开展了 NOTES 胃空肠吻合术、输卵管结扎术、子宫切除术和胆囊切除术[38-41]。

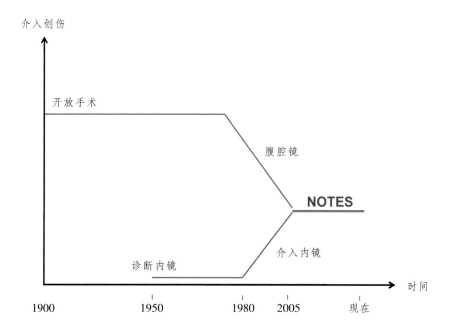

**图 1.1**　介入内镜和微创外科的发展共同促进了 NOTES 的诞生。

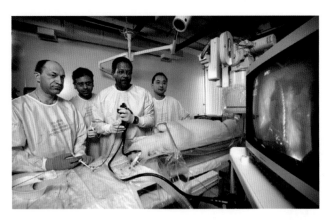

图 1.2　Sergey V. Kantsevoy,Sanjay B. Jagannath, Anthony N. Kalloo和Hu Ring。

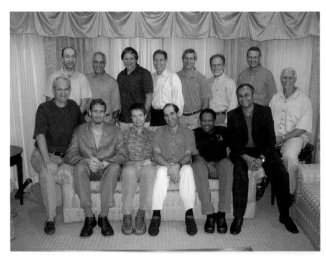

图 1.4　NOSCAR,2005 年 7 月。

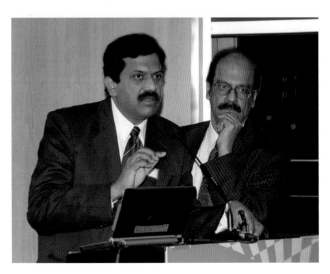

图1.3　Dr G.V. Rao和Dr D.N. Reddy。

# NOTES 的繁荣时期(2005—2008年)

## NOTES 的协会组织

2005 年 7 月，美国消化内镜医师学会(American Society for Gastrointestinal Endoscopy，ASGE)和消化内镜外科医师学会(Society of American Gastrointestinal and Endoscopic Surgeons，SAGES)在纽约联合成立了由顶尖腹腔镜医师和消化内镜医师组成的工作组，即自然腔道内镜手术评估与研究协会(Natural Orifice Surgery Consortium for Assessment and Research，NOSCAR)(图 1.4)。2006 年,NOSCAR 发布了指导 NOTES 研究的首个白皮书[42],指出在开展临床实

验之前，必须首先进行相应的基础研究和动物实验(表 1.1)。鉴于此,NOSCAR 联合了内镜和器械生产厂家共同进行 NOTES 的研究。NOSCAR 第一届年会于 2006 年在美国波士顿举行，并且从 2006 年开始每年都拨付相应的 NOTES 研究基金。之后全世界接连成立了多个类似的协会组织。2007 年,欧洲内镜外科学会 (European Association for Endoscopic Surgery，EAEA) 和欧洲消化内镜学会 (European Society of Gastrointestinal Endoscopy，ESGE)在瑞典联合举办了第一次 NOTES 会议。

## NOTES 的早期动物实验

自从首例经口经胃腹腔探查 NOTES 动物实验报道之后，人们希望能够利用 NOTES 开展更多的诊断

| 表1.1　NOTES发展的潜在障碍(NOSCAR社团资料) |
| --- |
| 入腹腔的路径 |
| 胃(肠)闭合 |
| 感染并发症 |
| 缝合和解剖设备的发展 |
| 空间定向 |
| 多重任务平台的发展 |
| 腹腔间室隔综合征 |
| 严重生理紊乱 |
| 压迫综合征 |
| 患者体质 |

(Reproduced from Rattner and Kalloo[42], with kind permission from Springer Science + Business Media.)

和治疗性操作。因此，在 NOTES 协会的指导和赞助下，这一时期开展了大量的 NOTES 实验，同时也研发了许多操作工具。其中大多数 NOTES 实验是在猪模型上开展的，少数是利用狗或人的尸体开展的。下面我们将列举一些这一时期开展的 NOTES 实验，尽管列举的并不详尽，但足以看出这一时期 NOTES 发展的活跃程度：经胃 NOTES 操作（如吻合术）[41,43,44]、妇科手术[39,41,45,46]、胆囊切除术[47]等。同时，经胃 NOTES 手术也与超声内镜[48]、共聚焦显微内镜[49]、新型吻合器[47,50-52]、机器人技术[53]等新兴的技术相结合。此外，这一时期也报道了其他入路的 NOTES 实验，如经结肠腹腔探查术[54]、疝修补术[55]和胆囊切除术[56]，经膀胱腹腔探查术[57]和胸腔探查术[58]，以及经食管 NOTES 手术[59]等。

# NOTES 的临床应用(2009—2011 年)

## 经胃入路 NOTES 的衰退

尽管前面提到的各种经胃入路 NOTES 手术在技术上是成功的，但其手术方式相对单一，而且无法立即应用于临床。自从 2002 年 Rao 和 Reddy 报道了首例经胃阑尾切除术后[35]，仅有少量关于经胃 NOTES 手术的临床报道。通常情况下，无论是手术者还是伦理委员会都认为腹腔镜的辅助在经胃 NOTES 手术中是必需的。腹腔镜辅助的经胃内镜下腹腔探查曾在少数的肿瘤手术[60]或肥胖症手术[61]中短暂应用过。然而目前仍鲜有单纯经胃入路的 NOTES 手术应用于临床的报道[62]。

## 经阴道入路 NOTES 的兴起

生育镜的开展经验对 NOTES 的发展具有极大的推动作用，因此，经阴道入路是最符合 NOTES 要求的安全可靠的进入腹腔的路径。尽管经阴道入路不适合男性患者，致力于 NOTES 发展的研究人员仍然提议从经阴道入路开始 NOTES 的临床实验。胆囊切除术则被认为是易于开展 NOTES 手术的一个标准手术方式。最初的 NOTES 手术是在腹腔镜辅助下开展的，称为杂交性 NOTES(hybrid NOTES)。2007 年，来自巴西里约热内卢的 Ricardo Zorron 医生报道了首例腹腔镜辅助下的经阴道 NOTES 胆囊切除术（图 1.5）[63]。随着技术的完善，所用腹腔镜器械和穿刺孔在数量和大小上都明显减少。来自法国斯特拉斯堡的 Jacques Marescaux 报道了首例无腹腔镜辅助的经阴道纯

NOTES 胆囊切除术（图 1.6），接着来自美国纽约的 Mark Bessler 也报道了这一手术（图 1.7）。这一系列成就在社会上引起了巨大反响，并推动了经阴道 NOTES 的发展。在 2008 年又报道了一系列腹腔镜辅助的经阴道 NOTES 胆囊切除术[64-66]。来自德国 NOTES 登记处的一组数据尽管没有将 NOTES 与腹腔镜进行对比，但通过对 551 例患者（包括 470 例胆囊切除术）的研究发现，NOTES 手术的并发症发生率为 3.1%，中转腹腔镜或开腹率为 4.9%，这一结果表明，腹腔镜辅助的经阴道 NOTES 胆囊切除术是腹腔镜之外

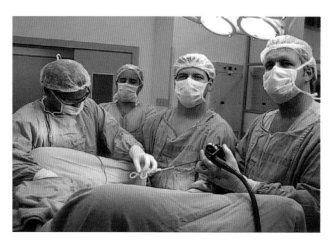

**图1.5** Zorron 团队。

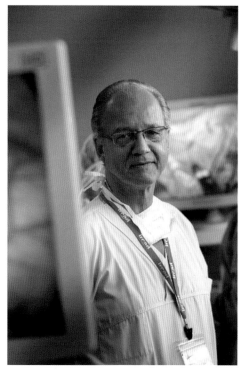

**图1.6** Jacques Marescaux。

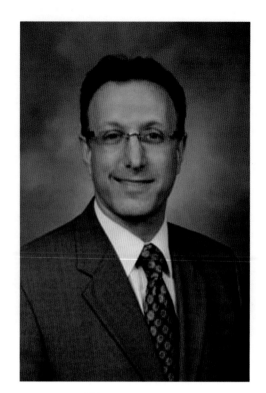

图1.7　Mark Bessler。

另一种安全的手术方式[67]。NOSCAR 已在美国开展了一项 NOTES 和腹腔镜胆囊切除术的多中心前瞻性对比研究。

# NOTES 的衍生物

NOTES 在不断发展的同时也促进了介入性内镜和微创外科发展理念的革新。

## NOTES 对介入性内镜发展的影响

NOTES 相关切开与闭合器械的发展为内镜治疗技术的发展提供了机遇，其中黏膜下内镜技术正是这一发展过程的产物。为了安全地进入纵隔和腹腔，人们提出了"黏膜瓣安全阀黏膜下内镜技术"（submucosal endoscopy with mucosal flap，SEMF）的设想，即在消化道黏膜下利用内镜建立隧道，使黏膜层和黏膜下层之间的开口与肌层通向消化道外的开口错开，形成一活瓣覆盖隧道，从而降低腹腔感染的风险[59,68-70]。这一技术随后被用于内镜下治疗贲门失弛缓症，即经口内镜下肌切开术（per-oral endoscopic myotomy，POEM）[71,72]。伴随 NOTES 的发展，研发了大量相关器械，这为内镜下肿瘤全层切除术[73,74]和内镜下穿孔的治疗提供了可靠的器械保障。另外，NOTES 相关缝合和吻合器的研发也改进了内镜下肥

胖症的治疗方式[75,76]。

## NOTES 对微创外科发展的影响

经脐手术是 NOTES 促进微创外科发展的一个例子。严格来说，脐部并不属于自然腔道，因此经脐手术也不属于狭义上 NOTES 的范畴，然而，经脐手术与 NOTES 的发展密切相关。在此基础上产生了自然腔道经脐手术（natural orifice transumbilical surgery，NOTUS）、经脐内镜手术（transumbilical endoscopic surgery，TUES）、经脐腹腔镜辅助手术（transumbilical laparoscopic assisted，TULA）等术式，进而又形成了腹腔镜内镜单部位手术（laparo-endoscopic single-site，LESS）、单切口腹腔镜手术（single-incision laparoscopic surgery，SILS）等术式，从而极大地扩大了微创外科的范畴。此外，经肛门内镜显微手术（transanal endoscopic microsurgery，TEM）是与 NOTES 密切相关的另一种术式[77]。

# 结　论

NOTES 是为了满足人们对微创的需求，由内镜技术和腹腔镜技术共同发展而来的一项新兴技术。最初人们是在猪模型上开展的经口经胃 NOTES 动物实验，现在以经阴道入路为主的 NOTES 手术已逐渐应用于临床。虽然 NOTES 现在还处于初期发展阶段，但不久的将来，它必定会成为非常重要的治疗手段。

*视频片断*
视频 1.1　首次 NOTES 腹膜镜检法

（王奔 译　方汝亮 校）

## 参考文献

1 Giday SA, Kantsevoy SV, Kalloo AN. Current status of natural orifice translumenal surgery. *Gastrointest Endosc Clin N Am* 2007;**17**(3):595–604, viii.

2 Shah J. Endoscopy through the ages. *BJU Int* 2002;**89**(7):645–52.

3 Sivak MV. Gastrointestinal endoscopy: past and future. *Gut* 2006;**55**(8):1061–4.

4 Kluge F, Seidler E. Zur Erstanwendung der Oesophago- und Gastroskopie: Briefe von Adolf Kussmaul und seinen Mitarbeitern. *Medizinhist J* 1986;**21**(3–4):288–307.

5 Hoffmann M. Optische Instrumente mit beweglicher Achse und ihre Verwendlung fur die Gastroskopie. *Munch Med Wochenschr* 1911;**58**:2446–8.

6 Schindler R. Ein vollig ungefahrliches flexibles Gastroskop. *Munch Med Wochenschr* 1932;**79**:1268–9.

7 Fourestier M, Gladu A, Vulmiere J. Perfectionnement de l'endoscopie medicale. *Presse Med* 1952;**60**(61):1292–4.

8 Gow J. Harold Hopkins and optical systems for urology – an appreciation. *Urology* 1998;**52**:152–7.

9 Hopkins H, Kapany N. A flexible fiberscope, using static scanning. *Nature* 1954;**76**:864–9.

10 Hirschowitz BI, Curtiss LE, Peters CW, Pollard HM. Demonstration of a new gastroscope, the fiberscope. *Gastroenterology* 1958;**35**(1):50; discussion 1–3.

11 Sivak MJ, Fleischer D. Colonoscopy with a videoendoscope: preliminary experience with a new type of endoscope. *Gastrointest Endosc* 1983;**29**:187.

12 Palmer R. Gynecologic laparoscopy. *Ginecol Obstet Mex* 1953;**8**(5): 301–16.

13 Tarasconi J. Endoscopic salpingectomy. *J Reprod Med* 1981;**26**(10): 541–5.

14 Litynski G. Kurt Semm and the fight against skepticism: endoscopic hemostasis, laparoscopic appendectomy and Semm's impact on the "laparoscopic revolution". *JSLS* 1998;**2**(3): 309–13.

15 Litynski G. Erich Muhe and the rejection of laparoscopic cholecystectomy (1985): a surgeon ahead of his time. *JSLS* 1998;**2**(4): 341–6.

16 Litynski G. Profiles in laparoscopy: Mouret, Dubois, and Perissat: the laparoscopic breakthrough in Europe (1987–1988). *JSLS* 1999;**3**(2):163–7.

17 Dallemagne B, Weerts JM, Jehaes C, Markiewicz S, Lombard R. Laparoscopic Nissen fundoplication: preliminary report. *Surg Laparosc Endosc* 1991;**1**(3):138–43.

18 Clayman RV, Kavoussi LR, McDougall EM, et al. Laparoscopic nephrectomy: a review of 16 cases. *Surg Laparosc Endosc* 1992;**2**(1):29–34.

19 Goh P, Tekant Y, Kum C, Isaac J, Shang N. Totally intra-abdominal laparoscopic Billroth II gastrectomy. *Surg Endosc* 1992;**6**(3):160.

20 Delaitre B, Maignien B. Splenectomy by the laparoscopic approach. Report of a case. *Presse Med* 1991;**20**(44):2263.

21 Gauderer MW, Ponsky JL, Izant RJ, Jr. Gastrostomy without laparotomy: a percutaneous endoscopic technique. *J Pediatr Surg* 1980;**15**(6):872–5.

22 Ponsky JL. Percutaneous endoscopic gastrostomy and jejunostomy: endoscopic highlights. *Gastrointest Endosc* 1984;**30**(5): 306–7.

23 Thompson AR, Pearson T, Ellul J, Simson JN. Percutaneous endoscopic colostomy in patients with chronic intestinal pseudo-obstruction. *Gastrointest Endosc* 2004;**59**(1):113–15.

24 DiMagno E, Buxton J, Regan P, et al. Ultrasonic endoscope. *Lancet* 1980;**1**(8169):629–31.

25 Wiersema M, Hawes R, Tao L, et al. Endoscopic ultrasonography as an adjunct to fine needle aspiration cytology of the upper and lower gastrointestinal tract. *Gastrointest Endosc* 1992;**38**(1):35–9.

26 Cho C, Dewitt J, Al-Haddad M. Echoendoscopy: new therapeutic frontiers. *Minerva Gastroenterol Dietol* 2011;**57**(2):139–58.

27 Seifert H, Wehrmann T, Schmitt T, Zeuzem S, Caspary WF. Retroperitoneal endoscopic debridement for infected peripancreatic necrosis. *Lancet* 2000;**356**(9230):653–5.

28 Seifert H, Biermer M, Schmitt W, et al. Transluminal endoscopic necrosectomy after acute pancreatitis: a multicentre study with long-term follow-up (the GEPARD Study). *Gut* 2009;**58**(9): 1260–66.

29 Gardner TB, Coelho-Prabhu N, Gordon SR, et al. Direct endoscopic necrosectomy for the treatment of walled-off pancreatic necrosis: results from a multicenter U.S. series. *Gastrointest Endosc* 2011;**73**(4):718–26.

30 Amrani L, Menard C, Berdah S, et al. From iatrogenic digestive perforation to complete anastomotic disunion: endoscopic stenting as a new concept of "stent-guided regeneration and re-epithelialization". *Gastrointest Endosc* 2009;**69**(7):1282–7.

31 Watrelot A. Place of transvaginal fertiloscopy in the management of tubal factor disease. *Reprod Biomed Online* 2007;**15**(4): 389–95.

32 Draganov P, Lin T, Chauhan S, et al. Prospective evaluation of the clinical utility of ERCP-guided cholangiopancreatography with a new direct visualization system. *Gastrointest Endosc* 2011;**73**(5):971–9.

33 Giday SA, Kantsevoy SV, Kalloo AN. Principle and history of Natural Orifice Translumenal Endoscopic Surgery (NOTES). *Minim Invasive Ther Allied Technol* 2006;**15**(6):373–7.

34 Kalloo AN, Singh VK, Jagannath SB, et al. Flexible transgastric peritoneoscopy: a novel approach to diagnostic and therapeutic interventions in the peritoneal cavity. *Gastrointest Endosc* 2004;**60**(1):114–17.

35 Rao GV, Reddy DN, Banerjee R. NOTES: human experience. *Gastrointest Endosc Clin N Am* 2008;**18**(2):361–70; x.

36 Fritscher-Ravens A. Transgastric endoscopy – a new fashion, a new excitement! *Endoscopy* 2007;**39**(2):161–7.

37 Swain P, Bagga HS, Su LM. Status of endoscopes and instruments used during NOTES. *J Endourol* 2009;**23**(5):773–80.

38 Fritscher-Ravens A, Mosse CA, Mukherjee D, et al. Transluminal endosurgery: single lumen access anastomotic device for flexible endoscopy. *Gastrointest Endosc* 2003;**58**(4):585–91.

39 Jagannath SB, Kantsevoy SV, Vaughn CA, et al. Peroral transgastric endoscopic ligation of fallopian tubes with long-term survival in a porcine model. *Gastrointest Endosc* 2005;**61**(3): 449–53.

40 Kantsevoy SV, Jagannath SB, Niiyama H, et al. Endoscopic gastrojejunostomy with survival in a porcine model. *Gastrointest Endosc* 2005;**62**(2):287–92.

41 Merrifield BF, Wagh MS, Thompson CC. Peroral transgastric organ resection: a feasibility study in pigs. *Gastrointest Endosc* 2006;**63**(4):693–7.

42 Rattner D, Kalloo A. ASGE/SAGES Working Group on Natural Orifice Translumenal Endoscopic Surgery. October 2005. *Surg Endosc* 2006;**20**(2):329–33.

43 Kantsevoy SV, Niiyama H, Jagannath SB, et al. The endoscopic transilluminator: an endoscopic device for identification of the proximal jejunum for transgastric endoscopic gastrojejunostomy. *Gastrointest Endosc* 2006;**63**(7):1055–8.

44 Bergstrom M, Ikeda K, Swain P, Park PO. Transgastric anastomosis by using flexible endoscopy in a porcine model (with video). *Gastrointest Endosc* 2006;**63**(2):307–12.

45 Wagh MS, Merrifield BF, Thompson CC. Endoscopic transgastric abdominal exploration and organ resection: initial experience in a porcine model. *Clin Gastroenterol Hepatol* 2005;**3**(9):892–6.

46 Wagh MS, Merrifield BF, Thompson CC. Survival studies after endoscopic transgastric oophorectomy and tubectomy in a porcine model. *Gastrointest Endosc* 2006;**63**(3):473–8.

47 Park PO, Bergstrom M, Ikeda K, Fritscher-Ravens A, Swain P. Experimental studies of transgastric gallbladder surgery: cholecystectomy and cholecystogastric anastomosis (videos). *Gastrointest Endosc* 2005;**61**(4):601–6.

48 Fritscher-Ravens A, Mosse CA, Ikeda K, Swain P. Endoscopic transgastric lymphadenectomy by using EUS for selection and guidance. *Gastrointest Endosc* 2006;**63**(2):302–6.

49 von Delius S, Feussner H, Wilhelm D, et al. Transgastric in vivo histology in the peritoneal cavity using miniprobe-based confo-

cal fluorescence microscopy in an acute porcine model. *Endoscopy* 2007;**39**(5):407–11.

50 Swanstrom LL, Kozarek R, Pasricha PJ, et al. Development of a new access device for transgastric surgery. *J Gastrointest Surg* 2005;**9**(8):1129–37.

51 Magno P, Giday SA, Dray X, et al. A new stapler-based full-thickness transgastric access closure: results from an animal pilot trial. *Endoscopy* 2007;**39**(10):876–80.

52 Perretta S, Sereno S, Forgione A, et al. A new method to close the gastrotomy by using a cardiac septal occluder: long-term survival study in a porcine model. *Gastrointest Endosc* 2007;**66**(4): 809–13.

53 Rentschler ME, Dumpert J, Platt SR, Farritor SM, Oleynikov D. Natural orifice surgery with an endoluminal mobile robot. *Surg Endosc* 2007;**21**(7):1212–15.

54 Fong DG, Pai RD, Thompson CC. Transcolonic endoscopic abdominal exploration: a NOTES survival study in a porcine model. *Gastrointest Endosc* 2007;**65**(2):312–18.

55 Fong DG, Ryou M, Pai RD, et al. Transcolonic ventral wall hernia mesh fixation in a porcine model. *Endoscopy* 2007;**39**(10): 865–9.

56 Pai RD, Fong DG, Bundga ME, et al. Transcolonic endoscopic cholecystectomy: a NOTES survival study in a porcine model (with video). *Gastrointest Endosc* 2006;**64**(3):428–34.

57 Lima E, Rolanda C, Correia-Pinto J. Transvesical endoscopic peritoneoscopy: intra-abdominal scarless surgery for urologic applications. *Curr Urol Rep* 2008;**9**(1):50–54.

58 Lima E, Henriques-Coelho T, Rolanda C, et al. Transvesical thoracoscopy: a natural orifice translumenal endoscopic approach for thoracic surgery. *Surg Endosc* 2007;**21**(6):854–8.

59 Sumiyama K, Gostout CJ, Rajan E, Bakken TA, Knipschield MA. Transesophageal mediastinoscopy by submucosal endoscopy with mucosal flap safety valve technique. *Gastrointest Endosc* 2007;**65**(4):679–83.

60 Hazey JW, Narula VK, Renton DB, et al. Natural-orifice transgastric endoscopic peritoneoscopy in humans: initial clinical trial. *Surg Endosc* 2008 14;**22**(1):16–20.

61 Steele K, Schweitzer MA, Lyn-Sue J, Kantsevoy SV. Flexible transgastric peritoneoscopy and liver biopsy: a feasibility study in human beings (with videos). *Gastrointest Endosc* 200826;**68**(1): 61–6.

62 Marks JM, Ponsky JL, Pearl JP, McGee MF. PEG "rescue": a practical NOTES technique. *Surg Endosc* 2007;**21**(5): 816–19.

63 Zorron R, Filgueiras M, Maggioni LC, et al. NOTES. Transvaginal cholecystectomy: report of the first case. *Surg Innov* 2007;**14**(4): 279–83.

64 Ramos AC, Murakami A, Galvao Neto M, et al. NOTES transvaginal video-assisted cholecystectomy: first series. *Endoscopy* 2008;**40**(7):572–5.

65 Zornig C, Emmermann A, von Waldenfels HA, Mofid H. Laparoscopic cholecystectomy without visible scar: combined transvaginal and transumbilical approach. *Endoscopy* 2007;**39**(10): 913–15.

66 Zorron R, Maggioni LC, Pombo L, et al. NOTES transvaginal cholecystectomy: preliminary clinical application. *Surg Endosc* 2008;**22**(2):542–7.

67 Lehmann KS, Ritz JP, Wibmer A, et al. The German registry for natural orifice translumenal endoscopic surgery: report of the first 551 patients. *Ann Surg* 2010;**252**(2):263–70.

68 Sumiyama K, Gostout CJ, Rajan E, et al. Transgastric cholecystectomy: transgastric accessibility to the gallbladder improved with the SEMF method and a novel multibending therapeutic endoscope. *Gastrointest Endosc* 2007;**65**(7):1028–34.

69 Sumiyama K, Gostout CJ, Rajan E, et al. Submucosal endoscopy with mucosal flap safety valve. *Gastrointest Endosc* 2007;**65**(4): 688–94.

70 Sumiyama K, Tajiri H, Gostout CJ. Submucosal endoscopy with mucosal flap safety valve (SEMF) technique: a safe access method into the peritoneal cavity and mediastinum. *Minim Invasive Ther Allied Technol* 2008;**29**:1–5.

71 Inoue H, Minami H, Kobayashi Y, et al. Peroral endoscopic myotomy (POEM) for esophageal achalasia. *Endoscopy* 2010;**42**(4):265–71.

72 Pasricha PJ, Hawari R, Ahmed I, et al. Submucosal endoscopic esophageal myotomy: a novel experimental approach for the treatment of achalasia. *Endoscopy* 2007;**39**(9):761–4.

73 Abe N, Takeuchi H, Yanagida O, et al. Endoscopic full-thickness resection with laparoscopic assistance as hybrid NOTES for gastric submucosal tumor. *Surg Endosc* 2009;**23**(8):1908–13.

74 Zhou PH, Yao LQ, Qin XY, et al. Endoscopic full-thickness resection without laparoscopic assistance for gastric submucosal tumors originated from the muscularis propria. *Surg Endosc* 2011;**25**(9):2926–31.

75 Manouchehri N, Birch DW, Menzes C, Shi X, Karmali S. Natural orifice surgery: endoluminal pouch reduction following failed vertical banded gastroplasty. *Obes Surg* 2011;**21**(11):1787–91.

76 Watson R, Thompson C. NOTES spin-off for the therapeutic gastroenterologist: natural orifice surgery. *Minerva Gastroenterol Dietol* 2011;**57**(2):177–91.

77 Dias AR, Nahas CS, Marques CF, Nahas SC, Cecconello I. Transanal endoscopic microsurgery: indications, results and controversies. *Tech Coloproctol* 2009;**13**(2):105–11.

# 第 2 章

# NOTES 的内镜操作平台

Pankaj J. Pasricha，Homero Rivas

## 引 言

NOTES 是外科学发展史上的一大突破,这一概念的提出是 20 世纪 90 年代后期"Apollo"多中心小组成员共同努力的结果[1-4]。在 NOTES 发展的过程中,介入性内镜和微创外科均取得了技术上的巨大进展。

和其他技术创新一样,要开展 NOTES 就必须首先阐明这一技术是如何具体实施的,在效果、风险和花费等方面是否比当前的技术更具优势。只有这样我们才能促使 NOTES 从设想变为现实,进而才有被广泛应用的可能。在 NOTES 发展的前十年,人们对 NOTES 存在着一些争议。一些评论家认为 NOTES 的发展没有达到人们的预期[5]。然而,很多临床医生和研究者则持相反意见,他们认为,正是得益于在 NOTES 领域的多学科协作和努力,才研发并应用了众多的内镜平台[1,6,7]。

这些内镜平台满足了不同入路(如口、结肠、阴道等)自然腔道手术的需求[8-11]。此外,一些内镜平台是为外科手术和内镜的联合操作而设计的,从而促进了单孔腹腔镜的开展和显微腹腔镜器械的研发[12]。

## 理想的 NOTES 内镜平台应具备的特征

NOTES 内镜平台至少应满足以下四个基本要求[4]:

1.能够安全地进入腹腔;

2.能够为成像系统和操作器械提供稳定的内镜通道;

3.能够维持安全的气腹;

4.能够在 NOTES 手术结束时方便、快捷、有效地关闭自然腔道的穿刺口。

## 安全的入路

一般来说,理想的 NOTES 平台应具备的两个最重要的条件就是入路穿刺孔的安全切开与闭合。临床应用中常见的穿刺点包括近端或远端的消化道以及阴道。此外,以下特点对于 NOTES 同样重要:稳定性、能够方便地应用并且更换内镜操作器械(包括电刀、牵拉器械、缝合器械)、高质量的成像、良好的手术视野等(表 2.1)。

经自然腔道入路的安全建立并不是一件简单的工作。在此过程中最需要注意的并发症就是对周围脏器的损伤,因此人们采取了很多方法来避免这一问题,比如类似于经皮内镜胃造瘘术的方法[13]。在建立安

**表2.1 理想的NOTES手术平台**

**3星特点(必须)**
- 三角校正
- 覆盖手术视野
- 精确操控
- 高流量可控气腹
- 优化的冲洗装置
- 有力的牵拉

**2星特点(非必须)**
- 模拟成像
- 精细的器械
- 统一的附件设计

**1星特点(非必须)**
- 固定接口
- 音控
- 多视野
- 无线
- 机动性
- 经济

全的经消化道入路时最常用的方法就是"黏膜瓣安全阀黏膜下内镜技术"(submucosal endoscopy with mucosal flap, SEMF),这一方法最早是由"Apollo"小组的 Sumiyama 团队提出的[14],即在消化道壁黏膜下利用球囊扩张建立隧道,形成一活瓣,从而有效防止术后漏的发生。Inoue 等成功将其改良技术用于经口内镜下肌切开术(per-oral endoscopic myotomy, POEM)[15,16]。另外也有人直接建立穿刺口,然后利用不同的闭合器来关闭穿刺口,这一技术的相关内容将在本章下文进行描述。

## 稳定的平台

建立稳定的操作平台就必须用到套管,套管可以保持内镜的硬度和稳定性,方便术中更换操作器械,还可以将其他所需功能(如闭合功能)融合到套管中。在经阴道入路的 NOTES 手术中,可以利用改良的腹腔镜套管或含有多个工作通道的套管来建立稳定的操作平台。在少数情况下这样的套管不是必需的,比如利用内镜末端的塑料帽也可以进行黏膜下活瓣的建立、闭合器械的使用。

## 气腹和良好的手术视野

软式内镜便于腹腔内操作,尤其适合对腹腔多方位探查的情况,然而内镜下的手术视野不同于传统腹腔镜手术下的视野,不能保证 NOTES 中所需的空间定位和良好的方向感。现在较为成熟的经阴道 NOTES 手术主要使用硬式内镜,这在一定程度上避免了定位不稳和方向感欠佳的问题。然而,软式内镜可适用于更多入路的 NOTES,应用范围更广,并可能会成为 NOTES 的标准内镜平台。

在 NOTES 手术中维持良好的气腹也是非常重要的。目前在建立气腹时常用的是 $CO_2$ 等惰性气体,就是因为 $CO_2$ 具有易于吸收等优点。由于过度气腹会对呼吸循环功能产生不良影响,因此,在 NOTES 手术中要对气腹实时监测和调节[17]。

## 穿刺孔的可靠闭合

保证 NOTES 手术成功的一个关键就是穿刺孔的可靠闭合。目前常用的穿刺孔闭合技术包括血管夹、全层缝合、T 形杆等技术。这些闭合技术虽然尚未常规用于 NOTES 手术中,但已在其他手术的闭合中取得了良好的效果。理想的 NOTES 闭合技术应具有自动化、方便快捷等特点,而且这一技术应该嵌入到套管

中。尽管这些 NOTES 闭合技术还处于实验阶段,但其必将推动 NOTES 的临床应用。

## 多功能器械

研究人员正在努力将以上功能整合到相应的操作平台上,而且连接到该平台上的可自动调节气压的 $CO_2$ 气腹机也在研发中[18]。此外,人们在具备以上功能的平台基础上,整合了一些适合于 NOTES 的特有功能,以方便内镜平台进出腹腔并简化相关操作(具体可见 Apollo Endosurgery, 美国得克萨斯州奥斯汀; www.apolloendo.com,或参见图 2.1)。

## 常见的 NOTES 平台

目前 NOTES 操作面临的一个关键性难题就是当内镜进入腹腔后,缺乏能够方便有效地进行腹腔内操作的软式器械。传统内镜由于以下不利因素已不能很好适应于 NOTES 的操作要求,并限制了 NOTES 的进一步发展[4]。

1.力量限制:传统的内镜设备在其离轴方向上难以提供有力的抓取。即使在其同轴方向上,内镜的可屈性也限制了操作的力量。

2."筷子"现象("chopstick" effect):即器械之间缺乏三角形操作关系。

3.大小限制:由于自然腔道本身直径的限制,NOTES 器械的大小必须限制在人体能够承受的安全范围之内。

NOSCAR 对现阶段内镜在 NOTES 手术中的局限性做了具体总结(图 2.1)[3]。而 NOTES 专用操作平台在保持可屈性的同时必须克服以上不利因素。下面我们将具体介绍正在研发的各种 NOTES 操作平台。

### NOTES 内镜系统

Olympus 公司研发的 "R scope"(XGIF-2TQ160R Olympus, 日本东京)是 NOTES 动物实验中较早使用的操作平台之一。后来这一平台被改良成"NOTES scope"。"NOTES scope"是具有两个可弯曲部分的双通道内镜系统,其中一个弯曲部分可被锁定,从而可以同时进行垂直方向的牵拉和水平方向的解剖分离操作,该系统的视野和标准内镜的视野一样(图 2.2)。总之,"NOTES scope"是目前 NOTES 手术最基本的操作系统。

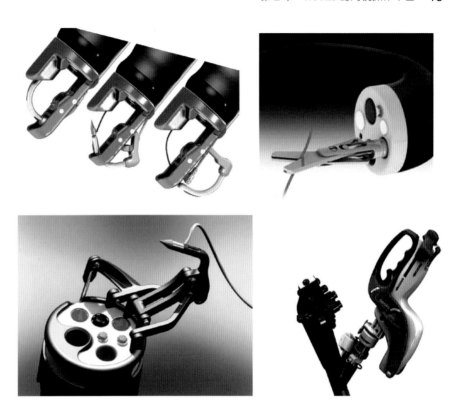

图 2.1　Apollo 内镜平台。

## 无创手术操作平台

　　"无创手术操作平台"(USGI Medical,美国加利福尼亚州 San Capistrano)是在可屈式平台的基础上采用套管(overtube)技术设计的 NOTES 平台。这一平台可以锁定于相对固定部位并保持固定的弯曲形态。"无创手术操作平台"是一个多通道操作平台,内镜套管内有四个工作通道（直径分别为 7mm、6mm、4mm、4mm）,其中一个通道可以放置软式内镜(Olympus 公司的 N-scope)。由于其内镜系统和操作系统是相对独立的,因而操作起来相对困难些。而且这一系统的器械也都是同轴操作(图 2.3)。

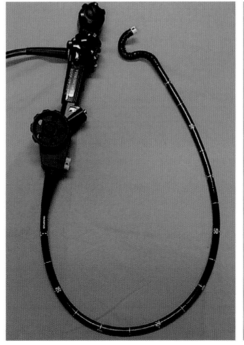
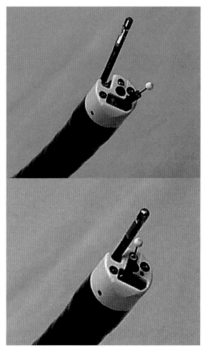

图 2.2　Olympus R 内镜 (XGIF-2TQ 160R) (Olympus,日本东京)。

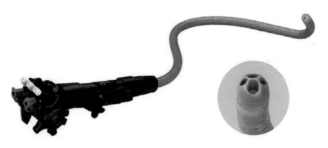

图 2.3 无创手术操作平台 (USGI Medical, 美国加利福尼亚州 San Capistrano)。

## Apollo 内镜手术平台 (OverStitch™, FlexShears™)

Apollo 内镜手术平台(Apollo 内镜手术, 美国得克萨斯州奥斯汀)有多种不同的构型, 可以与双通道内镜搭配使用或者通过内镜的操作通道来使用。其中 OverStitch™ 作为主要平台, 在内镜的顶端配有一个缝合装置, 可以通过内镜操作部旁边的手柄操纵该缝合装置(图 2.1)。而 FlexShears™ 可以在内镜下使用剪刀(图 2.1)。

## EndoSAMURAI

EndoSAMURAI (Olympus, 日本东京)的设计融合了软式内镜和腹腔镜的设计理念。它包括一个可固定的套管和一个远程工作站, 该工作站的操作界面更符合人体工程力学。在 EndoSAMURAI 的远端有两个独立的可屈式操作短臂和一个工作通道, 通过该工作通道可以使用不同的操作器械。远端的两个短臂在通过自然腔道进入腹腔的过程中是与内镜的主体部分并排排列的, 当其到达手术区域时可以有 5°的活动度。该平台可以形成"三角形"操作关系, 并能够进行牵拉、反牵拉、打结等复杂操作。而其套管使该平台更稳定、更便于操作(图 2.4)。

## 直接驱动内镜系统

直接驱动内镜系统 (DDES)(Boston Scientific, 美国马萨诸塞州纳蒂克)也是在内镜和腹腔镜的基础上设计的 NOTES 平台。直接驱动内镜系统操作界面良好, 有三个 4mm 的工作通道, 可以使用并更换多种不同的操作器械。通过该系统可以使用多种特殊工具, 如抓钳、剪刀、电凝器械等。而且其内镜系统可以独立被操作(图 2.5)。

## ANUBIS

ANUBIS 系统(Karl Storz GmbH, 德国图特林根)

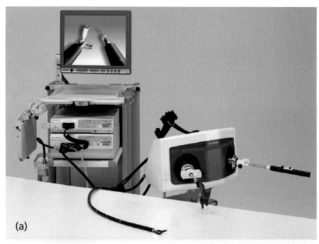

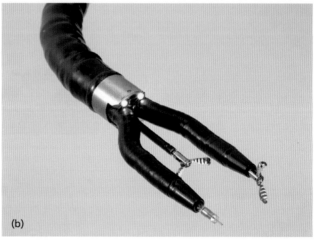

图 2.4 EndoSAMURAI(a)操作界面和(b)内镜末端(Olympus, 日本东京)。

是另一个具有良好操作界面的内镜平台。当其到达手术区域后可以利用末端三个独立的多功能器械进行操作。该平台可以使末端的三个操作器械形成"三角形"操作关系, 而且具有可控制的 $CO_2$ 气腹系统(图 2.6)。

## NOTES 内镜平台的突破性理念

有很多人都认为, NOTES 应遵循传统开腹手术和腹腔镜手术的发展模式。这也许正是目前 NOTES 正经历的, 然而, 还有一些人认为, NOTES 完全没有必要按传统模式发展, 否则会阻碍 NOTES 发展的独有特性。NOTES 作为一项突破性技术, 它不仅为同一手术提供了可供选择的方法, 还会推动发展相同临床效果的更佳方法的出现。由动物实验向临床转化的内镜下肌切开术就是一个典型例证[15,16]。

NOTES 手术中非常规的操作方式和解剖暴露方

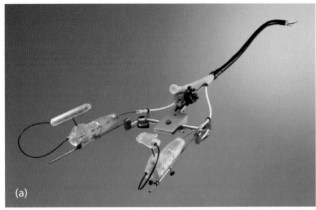

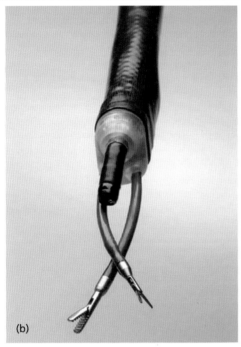

**图 2.5**  直接驱动内镜系统(Boston Scientific,美国马萨诸塞州纳蒂克)。

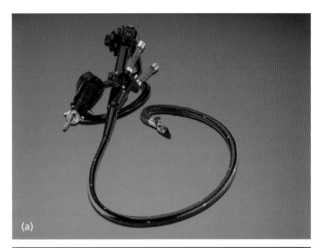

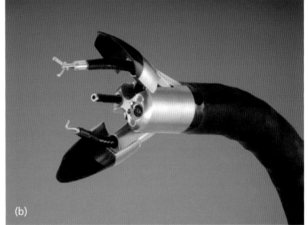

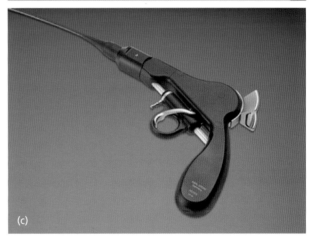

**图 2.6**  ANUBIS 系统(Karl Storz GmbH,德国图特林根)。

式也需要进一步的探讨。我们以中国武术打一个比方,"鹰爪功"和"蛇拳"是两种不同但都非常有效的武功,二者都依赖于行云流水的招式,但二者的招式又有所不同(见视频 2.1 和 2.2)。"鹰爪功"是一组左右手互换的招式,而"蛇拳"的动作则与内镜的操作方式相似,这些不同的招式在格斗中可以达到类似的效果。这个例子可能会为研发更多更好的 NOTES 平台提供一个新的思路[4]。

# 结 论

　　NOTES 经历了漫长的发展过程,也许它很快就会成为我们日常诊疗中的重要手段。尽管目前 NOTES 还没被广泛接受和应用,但这一技术自提出以来已经取得了丰硕的成果。我们期待年轻一代能够开展更多新型的内镜手术方式。

---

*视频片断*

**视频 2.1** *"蛇拳"技术*

**视频 2.2** *"鹰爪功"技术*

---

（王奔 译　方汝亮 校）

# 参考文献

1 Pasricha PJ. NOTES: a gastroenterologist's perspective. *Gastrointest Endosc Clin N Am* 2007;**17**:611.

2 Kalloo AN, Singh VK, Jagannath SB, et al. Flexible transgastric peritoneoscopy: a novel approach to diagnostic and therapeutic interventions in the peritoneal cavity. *Gastrointest Endosc* 2004;**60**:114.

3 Rattner D, Kalloo A. ASGE/SAGES Working Group on Natural Orifice Translumenal Endoscopic Surgery. October 2005. *Surg Endosc* 2006;**20**(2):329–33.

4 Mummadi RR, Pasricha PJ. The eagle or the snake: platforms for NOTES and radical endoscopic therapy. *Gastrointest Endosc Clin N Am* 2008;**18**:279.

5 Maiss J, Zopf Y, Hahn EG. Entrance barriers and integration obstacles of NOTES. *Minim Invasive Ther Allied Technol* 2010;**19**(5):287–91.

6 Pasricha PJ. The future of therapeutic endoscopy. *Clin Gastroenterol Hepatol* 2004;**2**:286.

7 Shaikh SN, Thompson CC. Natural orifice translumenal surgery: flexible platform review. *World J Gastrointest Surg* 2010;**2**(6):210–16.

8 Chukwumah C, Zorron R, Marks JM, Ponsky JL. Current status of natural orifice translumenal endoscopic surgery (NOTES). *Curr Probl Surg* 2010;**47**(8):630–68.

9 Zornig C, Mofid H, Siemssen L, et al. Transvaginal NOTES hybrid cholecystectomy: feasibility results in 68 cases with mid-term follow-up. *Endoscopy* 2009;**41**(5):391–4.

10 Lehmann KS, Ritz JP, Wibmer A, et al. The German registry for natural orifice translumenal endoscopic surgery: report of the first 551 patients. *Ann Surg* 2010;**252**(2):263–70.

11 Burghardt J, Buess G. Transanal endoscopic microsurgery (TEM): a new technique and development during a time period of 20 years. *Surg Technol Int* 2005;**14**:131–7.

12 Lacy, AM, Delgado, S, Rojas, OA, et al. MA-NOS radical sigmoidectomy: report of a transvaginal resection in the human. *Surg Endosc* 2008;**22**:1717.

13 Kantsevoy S, Jagannath S, Niiyama H, et al. A novel safe approach to the peritoneal cavity for per-oral transgastric endoscopic procedures. *Gastrointest Endosc* 2007;**65**(3):497–500.

14 Sumiyama K, Gostout CJ, Rajan E, et al. Pilot study of transesophageal endoscopic epicardial coagulation by submucosal endoscopy with the mucosal flap safety valve technique (with videos). *Gastrointest Endosc* 2008;**67**:497.

15 Inoue H, Minami H, Kobayashi Y, et al. Peroral endoscopic myotomy (POEM) for esophageal achalasia. *Endoscopy* 2010;**42**(4):265–71.

16 Pasricha PJ, Hawari R, Ahmed I, et al. Submucosal endoscopic esophageal myotomy: a novel experimental approach for the treatment of achalasia. *Endoscopy* 2007;**39**(9):761–4.

17 Meireles O, Kantsevoy S, Kalloo A, et al. Comparison of intraabdominal pressures using the gastroscope and laparoscope for transgastric surgery. *Surg Endosc* 2007;**21**(6):998–1001.

18 Bergstrom M, Swain P, Park P. Measurements of intraperitoneal pressure and the develop development of a feedback control valve for regulating pressure during flexible transgastric surgery (NOTES). *Gastrointest Endosc* 2007;**66**(1):174–8.

# 第 3 章

# NOTES 的生理学

Juliane Bingener，Angela M. Johnson

本章主要概述 NOTES 的生理学。我们回顾了该领域的相关基础研究和临床研究，并将其与腹腔镜、内镜、开腹手术的相关研究进行对比。在此读者们将会发现 NOTES 的多种重要生理指标与腹腔镜手术非常相似，特别是在气腹气体的选择和气压等方面。NOTES 是人们为了以更小的创伤进行腹部和胸部手术而发展的一项新兴技术，与腹腔镜和开腹手术相比具有疼痛轻、创伤小、恢复快、美容效果好等优势[1]。我们将按照以下器官系统分类来阐述 NOTES 的生理学：神经肌肉系统、呼吸系统、心血管系统、消化系统、血液系统、免疫系统。

## NOTES 与腹腔镜手术的不同之处

$CO_2$ 是腹腔镜手术中建立气腹的常用气体，它具有安全、经济、无色、易吸收、不易燃、不易引起气体栓塞等优点。传统的内镜设备常规使用压缩空气而不是 $CO_2$。但 $CO_2$ 是可以应用到内镜操作中的，而且其在 NOTES 手术中已取得较好的效果。由于常规内镜设备不能有效控制气腹的压力，因此，在 NOTES 手术中必须注意过高的气腹压力对心血管系统和呼吸系统的不良影响。此外，还必须注意经消化道入路引起的腹腔感染问题。2006 年的 NOTES 白皮书对这些问题进行了详细阐述[2]。

## 中枢和周围神经系统

中枢和周围神经系统与术后疼痛密切相关。目前疼痛已被认为是临床中的"第五大症状"，而且其会对患者术后恢复产生不良影响。此外，还有少数研究认为，术后疼痛会促进肿瘤的生长[3]。而 NOTES 手术的一个目的就是通过利用痛觉神经分布较少的部位（如消化道和阴道后穹隆）开展手术从而有效减轻术后疼痛[4,5]。

在动物实验方面，这一假说在一项利用狗模型开展的卵巢切除术的前瞻性随机对照研究中得到了证实[6]。这一动物实验测量并比较了 NOTES 手术组、腹腔镜手术组和开腹手术组术后在标准刺激条件下的疼痛阈值。比如受试对象手臂的血压带充气，受试对象感到疼痛的压力值即为疼痛阈值，然后将各组每个对象的阈值进行统计分析并比较。由于在手术等疼痛刺激后痛觉纤维被激活，手臂血压带导致的疼痛阈值一般会有所降低。在该项研究中，术后疼痛阈值是通过给腹部的压力带充气来测量的。结果表明：NOTES 手术后疼痛阈值的降低幅度比开腹手术要小；与腹腔镜手术和开腹手术相比，NOTES 手术组的动物在术后 18 小时可以耐受更高的疼痛刺激；更重要的是，NOTES 手术后胃肠动力的恢复时间更短[6]。

在临床方面，Zorron 等通过将经阴道 NOTES 胆囊切除术和标准腹腔镜胆囊切除术进行对比研究发现，经阴道 NOTES 胆囊切除术的患者术后对止痛药物的需求相对较少。在经阴道 NOTES 胆囊切除组，50% 的患者不需要任何止痛药物，而在标准腹腔镜胆囊切除组，所有的患者都需要使用止痛药物[7]。Roberts 等在经阴道 NOTES 阑尾切除术中也得出了类似的结论[8]。Horgan 等将疼痛程度进行量化，NOTES 手术后 24 小时内患者的疼痛值均小于 2.5，低于需要给予止痛药物的数值[9]。尽管这些研究初步表明 NOTES 具有术后痛较轻的特点，但我们仍然需要多中心的实验数据来进一步证明这一结论。

## 呼吸系统和酸碱平衡

在比较腹腔镜和开腹手术时，我们发现手术对呼吸系统的影响可以用以下几个指标进行描述：气腹和体位导致的术中和术后肺膨胀不全、术中低氧血症和高碳酸血症(血氧饱和度和血气分析)、术后疼痛导致的呼吸幅度降低(即肺活量和潮气量的降低)。术后疼痛的相关内容我们在前面已经阐述,在这一部分我们主要论述气腹对呼吸系统和酸碱平衡的影响。

## 腹腔和胸腔内的气腹压力

多项研究表明,用气腹针测量的腹腔内气腹压力与内镜的测量结果相似[10]。然而 von Delius 等的研究表明,用气腹针测量的胸腔内气腹压力比内镜测量结果高 13%。因此,在运用内镜进行 NOTES 手术时要综合考虑这些因素[11]。

已有多项研究比较了 NOTES 手术和腹腔镜手术时气腹对呼吸状态的影响,发现两组的临床表现无明显差异[12-15]。利用按需充气建立气腹时,不同的研究得出的结果不尽相同,比如在诊断性 NOTES 操作时会记录到腹腔内压力降低的情况[16],而在复杂 NOTES 操作时腹腔内压力可明显增加[17]。一项研究表明,按需充气组的腹腔内压力在 20% 的时间里都超过 15mmHg(1mmHg=0.133kPa)。尽管气腹时腹腔压力增加,但是在手术过程中并未观察到明显的临床异常表现。

腹腔的过度充气会导致吸气压峰值的明显增加,最高可达 40mBar。吸气压峰值的增加表明肺顺应性的降低和肺阻力的增加。而在腹腔压力恒定为 12mmHg 的对照组,吸气压峰值的最大值为 26mBar。

## 建立气腹的气体

建立和维持气腹所用的气体对维持呼吸系统功能和酸碱平衡是非常重要的。与腹腔镜类似,NOTES 手术时所用的 $CO_2$ 气体也会引起 $pCO_2$ 的明显增加,而且 $pCO_2$ 的增加是一过性的、可逆的。多项研究均报道了 $pCO_2$ 的增加和 pH 值的降低[12,14]。NOTES 手术时使用空气或者使用较低的气腹压可避免这一问题。压力为 12~15mmHg 的 $CO_2$ 气腹引起的高碳酸血症会导致呼吸的加快加深,进而引起反射性心动过速、血管收缩和氧合作用的降低。氧合作用的降低一般见于气腹压力过高(12mmHg)和使用 $CO_2$ 建立气腹的情况下。但在实验中这些作用并未引起明显的临床异常[12,15]。

在术后研究方面,目前我们尚未看到关于 NOTES 和腹腔镜术后肺活量的比较研究。一项研究通过在 NOTES 和腹腔镜术后 14 天对实验猪进行组织活检,了解术后肺功能异常的发生情况。尽管所有实验猪在手术前均进行了 14 天的隔离,术后肺炎的发生率并不低,其中腹腔镜手术组实验猪术后肺炎的发生率显著高于 NOTES 手术组,其原因可能是腹腔镜手术组平均气腹压力较高[18]。

# 心血管系统

腹腔镜胆囊切除术开展初期的研究表明,气腹可以降低静脉回流和心输出量,但在多数情况下,疼痛、呼吸系统状态和切口愈合对心血管系统的影响更重要一些。对于心肺储备功能较差的患者(如感染性休克、肺动脉高压),即使回心血量的轻度降低也是非常不利的。目前有很多关于 NOTES 手术、腹腔镜手术和内镜操作对心血管功能影响的比较研究。其中心血管功能的研究指标包括心率、平均动脉压、心脏指数、舒张末期容量、全身血管阻力指数等[12,15,19]。

## 经胃入路

人们在比较高气压按需充气和压力控制性充气两种建立 NOTES 气腹的方式时,发现腹腔压力可以影响心血管系统的相关指标。按需充气建立气腹时,实验动物的心率和心脏指数降低,平均动脉压小范围波动但无统计学意义,其中还有 3 只动物的全身血管阻力指数明显增加。对照组的气腹压维持在 12mmHg,该组动物的心率也降低,平均动脉压、心脏指数和全心舒张末期指数均增加,而全身血管阻力指数有所降低[14]。

在一项关于腹腔镜和 NOTES 的对比研究中,NOTES 手术使用空气按需充气建立气腹,腹腔镜手术使用 $CO_2$ 建立气腹,结果腹腔镜组动物的心率在 90 分钟内均增加,而 NOTES 组动物的心率则降低[16]。

建立气腹时所有实验组的平均动脉压均显著增加,然而 NOTES 组增加的幅度较小。NOTES 组的心脏指数和舒张末期容积无明显变化,而腹腔镜组的心脏指数则增加 17%,其舒张末期容积也明显增加。用 $CO_2$ 建立气腹的 NOTES 组全身血管阻力指数显著增加,而利用空气建立气腹的腹腔镜组全身血管阻力指数则无明显变化。

在另一项关于 NOTES、腹腔镜和内镜的比较研究中,NOTES 组和内镜组的心率和舒张期血压相似。

在动物实验中尚未发现气腹可以导致血流动力学不稳定性的表现,其中一个原因可能是所有实验动物都比较健康。上述实验中 3 只动物全身血管阻力指数的显著增加可能是应激性反应的表现[14]。

## 经纵隔入路

人们也研究了经食管纵隔镜操作时利用空气按

需充气建立气腹对血流动力学的影响[11]。在简单的纵隔镜操作时，人们未发现充气压与心脏指数、全身血管阻力指数、心率、平均动脉压的相关性。而使用纵隔镜的 NOTES 手术则可引起心脏指数和全身血管阻力指数显著增加，这可能是内镜手术时的应激反应。

从食管进入纵隔的过程中需要少量充气以暴露视野，这一过程本身并无明显并发症。但是在内镜操作时，在 8 只实验动物中有 3 只出现壁胸膜的撕裂并引起左侧的气胸，其中 1 只实验动物死亡。因此，壁胸膜损伤及气胸是经纵隔入路 NOTES 手术的最大风险[11]。

### 经阴道入路

一项研究比较了经阴道 NOTES 胆囊切除术和腹腔镜胆囊切除术对心血管系统的影响，两种手术方式均以 $CO_2$ 建立气腹。结果在所有实验组中均未发现血流动力学不稳定性表现，而且 NOTES 组和腹腔镜组的血流动力学变化无明显差异[13]。

与腹腔镜一样，NOTES 对心血管系统的影响与气腹压力和所用气体有关。过高的气腹压力会对心血管系统产生负性作用。$CO_2$ 可引起心血管相关指标的改变，但一般不会引起明显的临床异常表现。

# 腹　膜

与腹腔镜手术一样，NOTES 手术也需要利用气体膨胀腹壁为腹腔操作提供良好的手术空间。气腹压力过高会引起一系列不良反应，包括心输出量降低、气道顺应性降低、气道压力增加和急性肾衰竭等。因此，人们进行了一系列研究以寻找既能够维持良好的手术视野又不会引起心血管系统和呼吸系统不良反应的合理气腹压力。

McGee 及其团队的研究表明，通过内镜器械通道获得的压力数值与真实的腹腔压力数值相关[19]。直接在腹腔内测得的压力数值与通过内镜手柄的管道、内镜的活检通道、气腹机测量的压力数值是相近的。von Delius 及其团队在用 $CO_2$ 和空气建立气腹的 NOTES 手术中，对通过内镜测得的气腹压力数值和通过气腹针测得的压力数值进行比较研究，也得出类似的结果[14]。用 $CO_2$ 和空气建立气腹的 NOTES 手术在腹腔内脏器的识别上有一定的差别。以空气建立气腹的 NOTES 手术在探查时会漏诊 28% 的脏器，而用 $CO_2$ 建立气腹的 NOTES 手术只漏诊 13% 的脏器。

一项研究表明，复杂 NOTES 操作中压力控制性充气对预防气腹压力过高是必要的[17]。实验猪分为两组：一组为非压力控制性气腹组，另一组为压力可反馈控制的气腹组（维持在 12mmHg 左右）。其中在非压力控制性气腹组，分别有 31% 和 17% 的手术时间气腹压力高于 15mmHg 和 20mmHg；而在压力可反馈控制的气腹组，只有 1% 和 0.2% 的手术时间气腹压力高于 15mmHg 和 20mmHg。这两组的手术视野无明显差别。这一系列数据表明，在复杂 NOTES 手术中可以应用压力控制性充气以保证安全的气腹压力。

利用内镜进入人体腹腔并充气是安全可行的[20]。Nau 等招募了 20 例需要进行 Roux-en-Y 胃旁路手术的患者，其中 10 例之前有过腹部手术史。在他们手术之前给予经胃入路的经内镜腹腔探查，气腹压力为 10mmHg，腹腔探查后的胃壁瘘口则继续用于随后的胃旁路手术时行胃空肠吻合[20]。

结果这 20 例患者均安全通过经胃入路行内镜腹腔探查和胃旁路手术。经胃进入腹腔平均需要 9.6 分钟，腹腔探查平均需要 16.1 分钟，内镜和气腹针测定的平均气腹压力均为 9.8mmHg。腹腔探查时发现有 40% 的患者有粘连，其中只有 1 例在内镜下完成了粘连松解术。未发现与腹腔探查相关的较严重的术中和术后并发症，只有 4 例患者有前腹壁的轻微灼伤，9 例患者有肝左叶的轻微灼伤。

这一研究表明，即使对有腹部手术史的患者，经胃入路行内镜腹腔探查也是可行的，而且不使用气腹针而用内镜也可以建立气腹。在这一研究中，研究者利用 $CO_2$ 建立气腹未引起严重并发症[20]。

NOTES 手术的另外一个优点是可以防止发生术后粘连。据统计，美国每年开展 400 000 例粘连松解术，消耗医疗费用约 20 亿美元。此外，一旦腹腔粘连形成，患者的小肠梗阻、慢性腹部疼痛和再手术的风险均显著增加[21]。

Dubcenco 团队分别利用开腹手术、腹腔镜手术和经胃 NOTES 手术三种方法对实验猪开展了 20 分钟的腹腔探查和肝脏活检，腹腔镜手术和 NOTES 手术的气腹压为 10mmHg，然后在术后 14 天进行解剖探查以评估各组腹腔粘连、腹膜炎和脓肿形成的发生率。由两位人员独立利用 Hopkins 粘连评分标准对各实验动物的粘连情况进行评定，评分内容包括粘连的形成率、大小、累及器官、可解离性、血管化程度、粘连密度。同时也对粘连带进行组织病理学检查[21]。

结果表明，三组动物均未出现腹膜炎和脓肿。在 NOTES 手术组、开腹手术组和腹腔镜手术组分别有 16.7%、100% 和 33.3% 的实验动物出现腹腔粘连，NOTES 手术组及腹腔镜手术组与开腹手术组的粘连发生率有显著统计学差异，而 NOTES 手术组与腹腔镜手术组的粘连发生率则无显著统计学差异。另外，开腹手术组和腹腔镜手术组均有内脏粘连和腹壁粘连，而 NOTES 手术组则只有内脏粘连。在组织学上，粘连组织包括胶原、纤维蛋白、新生血管以及增殖的成纤维细胞[21]。

与此类似，在一项关于经胃 NOTES 和腹腔镜结肠切开修补术的动物实验研究中，两种手术方式的腹腔粘连数量和大小也无显著统计学差异[22]。

腹膜的破坏程度可能与腹腔粘连形成相关，而腹壁切口则是腹腔粘连形成的最常见部位。腹膜的破坏可引起生长因子和细胞因子的释放，进而促进凝血酶和纤维蛋白原的合成，凝血酶和纤维蛋白原交联形成网络样结构，从而导致粘连的形成[21]。

另一项动物实验分别对诊断性腹腔镜、诊断性 NOTES 腹腔探查、经胃 NOTES 网片植入术、诊断性内镜检查进行了比较研究，并对肝、肺、脾标本进行组织学检查。结果各组间肝纤维化和脾脏囊性病变的发生率均无显著统计学差异，但 NOTES 网片植入术组的肝纤维化严重程度要高一些。同时由于网片的感染，NOTES 网片植入术组的炎症程度也要严重一些。因此，经胃 NOTES 手术并不一定比腹腔镜手术的创伤更小[23]。

# 胃肠道

有多种 NOTES 穿刺孔的闭合方法，常见的闭合方法包括内镜夹、T-tag 推动技术、T-tag 拉动技术，各种方法的比较见表 3.1[24]。在经胃 NOTES 动物实验中应用内镜夹闭合胃穿刺孔的效果较好。内镜夹可以使胃穿刺孔处胃壁浅层的黏膜对合，进而促进穿刺孔的闭合(图 3.1a)。组织学上表现为 NOTES 手术后 14 天胃穿刺孔全层的完全闭合、黏膜层和肌层的桥接及炎症反应(图 3.1b)。而 T-tags 技术则是穿刺孔的边缘翻转闭合，组织学结果表明只有 12.5% 的动物为全层闭合，只有 12.5% 的动物胃壁的肌层出现桥接[24]。

此外，胃内压力也影响着胃穿刺孔的闭合。De-silets 团队通过一项实验比较了胃内压力对胃穿刺孔闭合完整性的影响[25]。

在该实验中，11 只实验猪处于麻醉状态但未处于肌肉麻痹状态，分别置入气腹针和胃镜，在呼吸、刺激性咳嗽或者刺激性 Valsalva 运动的情况下同时测量腹腔和胃腔的压力，并计算胃壁内外的压力梯度。实验时气腹压力为 12mmHg，胃腔处于排空、充气或者充满生理盐水的状态。

实验结果表明，腹腔内压力和胃腔内压力随呼吸运动的变化是一致的，而且在呼吸过程中二者的压力差几乎为 0。在所有的实验条件下，胃壁内外的压力梯度接近于 0，而且无显著统计学差异。

胃的顺应性较高，随着胃内压力的增加其容积逐渐增大，直至达到胃容量的上限以及胃壁肌肉的最大舒张能力。显然腹腔是一个密闭的空间，胃腔容积的增加意味着腹腔容积的减少，而且随着胃腔内压力的增加，腹腔的压力也随着增加以抑制胃腔的继续扩张。在该实验中，所有实验条件下的胃壁内外压力梯度均接近于 0，进一步证实了这一理论。

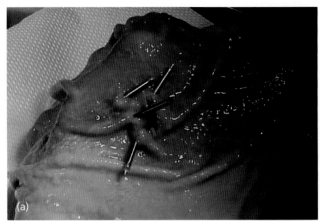
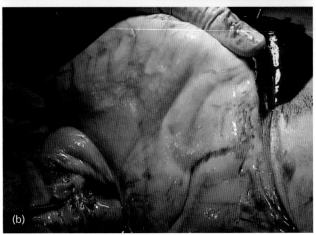

图 3.1　NOTES 术后 14 天胃穿刺孔的愈合。(a)黏膜面；(b)浆膜面。

表 3.1　不同胃穿刺孔闭合技术的大体和组织学比较[24]

| 闭合类型 | 胃闭合 | 黏膜桥接 | 肌肉桥接 | 感染 | 愈合 |
|---|---|---|---|---|---|
| 闭合夹 | 100% | 75% | 100% | 75% | 75% |
| T-tag 推动技术 | 100% | 25% | 0% | 0% | 0% |
| T-tag 拉动技术 | 100% | 25% | 25% | 25% | 25% |

由于胃壁内外的压力梯度几乎为 0，因此我们可以认为胃腔内压力对穿刺孔的闭合无显著影响[25]。

# 免疫学

胸腹壁的一个重要功能就是保护胸腔和腹腔内的重要脏器免受外界不良因素的干扰和影响，因此，胸腹部的皮肤切口均可引起一系列免疫反应和全身反应。在开腹手术和腹腔镜手术的比较研究中，一般以血清和腹腔细胞因子水平以及血清皮质醇水平作为系统炎症反应的评价指标。如果能够避免腹部的切口，是否就能减少大部分的炎症反应？NOTES 手术常常利用消化道的穿刺孔进行手术，而人体将近 1/3 的免疫系统位于消化道（图 3.2）。目前有多项随机实验对 NOTES 和腹腔镜的免疫学影响进行了对比研究，但这些实验在检测方法上都有一定的局限性。

对实验猪模型中的细胞因子进行检测在技术上是困难的。目前只有一家制造商生产用于猪的多种细胞因子检测的试剂盒，而且在细胞因子水平较低时其检测结果不稳定，这可能是多个动物实验中很多细胞因子未被检测到的原因之一[12,19]。另一方面，在开腹手术、腹腔镜手术和单孔腹腔镜胆囊切除术的比较研究中，各组细胞因子的检测结果也存在着分歧[10]。腹膜细胞因子比较容易检测[10]。下面将介绍多个相关研究及其结果的分歧。相关研究的总结见表 3.2、3.3、3.4[12,26-28]。

一项研究为了探讨 NOTES 手术是否比腹腔镜手术的创伤更小，分别检测了两种手术时血清白介素水平的变化。结果表明，在手术开始和结束时 NOTES 和腹腔镜手术组血清 TNF-α 的水平相似。在术后第一天，NOTES 手术组 TNF-α 的水平增加，而腹腔镜手术组 TNF-α 的水平降低[28]。

另一项研究在实验猪模型中比较了腹腔镜探查组、经胃 NOTES 探查组、开腹探查组和假手术组的 TNF-α、IL-1β 和 IL-6 水平。结果表明，NOTES 探查组的 TNF-α、IL-1β 和 IL-6 水平显著降低[28]。

在术后 1 小时，各组的 TNF-α 水平均有所增加，而且 NOTES 探查组、开腹探查组和假手术组中的 TNF-α 水平有统计学差异。在术后第 7 天，NOTES 探查组的血清 TNF-α 水平与腹腔镜探查组和假手术组相比显著降低，术后第 14 天的 TNF-α 水平变化情况与之类似。在本实验中各组 IL-1β 和 IL-6 水平无显著差异。术后晚期促炎性细胞因子 TNF-α 的降低仅见于 NOTES 探查组[28]。

该实验的研究者认为可能存在术后免疫麻痹作用。这一作用可能既有利也有弊。其有利之处是可能

**表3.2　各种手术方式不同时间的IL-6水平[12,26-28]**

| 术后时间 | 腹腔镜 | NOTES | 开腹 | 假手术组 |
|---|---|---|---|---|
| 2 小时 | | ↑ | | |
| 4 小时 | ↑ | | | |
| 6 小时 | ↑ | | ↑↑ | |
| 24 小时 | | | | |
| 48 小时 | | | ↑ | |
| 7 天 | | | ↑ | ↑ |

↑：明显升高

**表3.3　各种手术方式不同时间的TNF-α水平[12,26-28]**

| 术后时间 | 腹腔镜 | NOTES | 开腹 | 假手术组 |
|---|---|---|---|---|
| 0 小时 | ↑ | ↑ | ↑ | ↑ |
| 1 小时 | | | | |
| 24 小时 | ↑ | ↓ | ↓ | ↓ |
| 48 小时 | ↓ | ↓ | ↓ | ↓ |
| 7 天 | | ↓ | ↓ | |
| 14 天 | ↓↑ | ↓↑ | | |

↑：升高明显；↓：明显降低；↓↑：没有变化

**表3.4　各种手术方式不同时间的IL-1β水平[12,26-28]**

| 术后时间 | 腹腔镜 | NOTES | 开腹 | 假手术组 |
|---|---|---|---|---|
| 4 小时 | | | ↑ | |
| 6 小时 | | | ↑↑ | |
| 24 小时 | | | ↑↑↑ | |
| 7 天 | | | | ↑ |

↑：明显升高

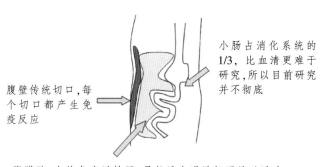

小肠占消化系统的 1/3，比血清更难于研究，所以目前研究并不彻底

腹壁传统切口，每个切口都产生免疫反应

腹膜腔，大的免疫活性区，局部反应明显但不足以反映血清中的炎症标记物

图 3.2　腹部手术的免疫反应部位。

会对抗术后早期的过高炎症反应,降低炎症介质的释放,减少急性呼吸窘迫综合征、全身炎症反应综合征、多器官功能衰竭的发生。与之相反,临床报道认为术后免疫麻痹作用可能与感染和细菌繁殖有关[28]。

McGee 等推测,晚期 TNF-α 水平的降低可能是由腹腔内细菌繁殖引起的。胃穿刺孔的切开诱发了炎症反应,而随后腹腔内的细菌污染则可能降低促炎性细胞因子的活性[28]。然而其他研究结果却发现 TNF-α 水平是增加的,另一方面这一研究的检测方法也有一定的局限性。因此,这一实验结果可能存在着实验偏差,并不一定代表着真实情况。

另有一项动物实验研究探讨了腹腔镜和 NOTES 胆囊切除术后的全身炎症反应综合征,并比较了 NOTES 手术组、腹腔镜手术组和麻醉对照组术前、术后 24 小时和术后 48 小时的 TNF-α、IL-6 水平。与 NOTES 手术组和麻醉对照组相比,腹腔镜手术组术后第 1 天的 TNF-α 水平显著增加。而 NOTES 手术组则无明显变化。然而腹腔镜组仅有 2 只动物纳入研究,NOTES 手术组仅有 4 只动物纳入研究,因此该实验很难得出有意义的临床结论[27]。

在另一项不同的研究中,NOTES 手术组和腹腔镜手术组的皮质醇峰值无显著差异,但是 NOTES 手术组中血清皮质醇水平的增加速度更快些。皮质醇的峰值水平一般出现在术后 4~6 小时[26]。

炎症反应也可以用腹腔内的白介素水平来衡量[26]。一项研究在术后不同时间点分别检测了腹腔镜手术组和 NOTES 手术组腹腔内的 TNF-α、IL-6 和 IL-1β 水平以及血清皮质醇水平,结果表明腹腔镜组术后 4 小时的 TNF-α 水平和术后 6 小时的 IL-6 水平显著增加,而 NOTES 手术组和腹腔镜手术组在这些时间点无明显差别。在术后急性期,$CO_2$ 腹腔镜手术组在术后第 1 天腹腔内 TNF-α 水平较高,术后第 2 天 IL-6 水平较高[26]。

# 感　染

NOTES 手术中的感染并发症逐渐引起人们的注意。有多个实验对 NOTES 围术期应用抗生素、术前洗胃和抑酸的作用进行了研究。结果表明,口服 500mL 生理盐水或者用 500mL 生理盐水洗胃可显著减少实验猪胃内容物对腹腔的污染,而继续增加灌胃液体量并未取得更好的效果[29]。在洗胃的同时使用抑酸药物无明显不利影响。而其他研究表明,使用抑酸药物可增加腹腔污染的机会[30]。

一项研究分别利用腹腔镜和经胃 NOTES 方法进行结肠穿孔修补术的动物实验,然后用腹腔灌洗液检测二者的腹腔污染程度。结果表明,NOTES 手术组和腹腔镜手术组的腹腔污染程度无显著差异。

通过对腹腔镜组 6 只动物和 NOTES 组 1 只动物进行解剖发现存在明显的感染细菌增殖。在 NOTES 手术组中,洗胃和不洗胃的动物在感染率上无明显差别。

经过严格消毒的 NOTES 腹腔探查的感染率显著低于未消毒组[31]。严格消毒组的消毒措施包括:所有内镜和辅助设备均经过戊二醛消毒和高压蒸汽灭菌,实验动物口腔均用广谱的碘消毒剂进行消毒,静脉应用抗生素,操作者着无菌手套、手术衣和口罩,末端食管和胃用聚维碘酮灌洗。在未消毒组,应用干净但未经消毒的内镜和辅助设备对实验动物实施相同的手术,没有应用抗生素,未经口腔消毒和灌胃处理。

严格消毒组在术后 7 天内无一例动物出现感染症状,解剖检查也未发现明显的感染证据,腹腔内细菌培养也均为阴性。未消毒组在术后 48 小时内有 25% 的动物出现感染症状、发热、食欲降低等表现,并且需要给予抗生素。解剖发现所有动物均有明显的感染证据,此外发现腹腔内细菌培养也均为阳性[31]。由于两组的影响因素较多,因此很难指出哪一种因素是主要影响因素。

Eickhoff 等也得出了类似结果[32]。对照组和处理组各有 8 只实验猪,均接受 NOTES 胆囊探查和输卵管结扎。对照组动物用无菌生理盐水洗胃。实验组动物均接受以下处理:术前 30 分钟给予 40mg 埃索美拉唑静脉注射,200mL 氯己定溶液清洗口腔,含 40mg 新霉素、1.5g 头孢呋辛和 500mg 甲硝唑的 250mL 生理盐水洗胃。在关闭胃穿刺口前,行腹膜活检检测腹膜炎情况,并收集腹腔各象限的液体进行细菌培养。在术后第 3 天,有 1 只动物由于胆囊穿孔继发的弥漫性腹膜炎而安乐死,其他 15 只动物均纳入研究。

结果表明,在胃穿刺孔关闭前提取的标本中,处理组的细菌污染明显低于对照组。此外,在术后 14 天,对照组和处理组的腹腔涂片均为阳性,而且对照组显著高于处理组。对照组中 2 只动物出现了厌食、体重下降、行为异常等感染症状。

该研究表明,静脉应用抗生素、用抗生素灌洗口腔和胃、静脉应用质子泵抑制剂可显著减少腹腔内细菌污染,并减少腹腔和全身感染的发生[32]。由于该实验同时应用了上述各种措施,因此很难判断哪一种因素更重要。

上述结果证明了 NOTES 手术时消毒灭菌的重要性,特别是口腔清洁的重要性,因为口腔菌群是腹腔感染的重要污染源[31]。此外,还必须注意胃腔灌洗的危险性,如增加操作步骤和麻醉时间、增加胃内 pH 值、降低胃内液体的抑菌性等[22]。

然而,Ohio 等的大量临床研究否定了上述研究结果[33,34]。在超过 100 例接受经胃入路手术的患者中,均未发现明显的临床感染。此外,腹腔镜旁路手术的临床结果也支持这一结论。在腹腔镜旁路手术中有时也需要利用经戊二醛清洁灭菌的内镜通过胃穿刺孔进入腹腔以辅助腹腔镜操作,而这一手术的感染并发症并未显著增加。

# 结　论

NOTES 的目标是以比腹腔镜手术更小的创伤进入腹腔或胸腔开展手术。动物实验和临床实验结果表明,NOTES 与腹腔镜相比在心血管系统、呼吸系统、免疫系统等生理学方面无明显差异,现有的研究对同一指标的研究结果也还有分歧。但 NOTES 可显著减轻患者术后的疼痛。因此,我们需要开展前瞻性随机对照研究以进一步明确 NOTES 的作用。

（王奔 译　牛卫博 宋炜 校）

## 参考文献

1 Yasuda K, Kitano S. Lymph node navigation for pancreatic and biliary malignancy by NOTES. *J Hepatobiliary Pancreat Sci* 2010;**17**(5):617–21.

2 Rattner D, Kalloo A. ASGE/SAGES Working Group on Natural Orifice Translumenal Endoscopic Surgery. October 2005. *Surg Endosc* 2006;**20**(2):329–33.

3 Bar-Yosef S, Melamed R, Page GG, et al. Attenuation of the tumor-promoting effect of surgery by spinal blockade in rats. *Anesthesiology* 2001;**94**(6):1066–73.

4 Hilliges M, Falconer C, Ekman-Ordeberg G, Johansson O. Innervation of the human vaginal mucosa as revealed by PGP 9.5 immunohistochemistry. *Acta Anat (Basel)* 1995;**153**(2):119–26.

5 Yang CC, Kromm BG. New techniques in female pudendal somatosensory evoked potential testing. *Somatosens Mot Res* 2004;**21**(1):9–14.

6 Freeman LJ, Rahmani EY, Al-Haddad M, et al. Comparison of pain and postoperative stress in dogs undergoing natural orifice transluminal endoscopic surgery, laparoscopic, and open oophorectomy. *Gastrointest Endosc* 2010;**72**(2):373–80.

7 Zorron R. NOTES: update from South America. Digestive Disease Week (DDW) ASGE Symposium on NOTES, Chicago, Illinois, June 2009.

8 Solomon D, Lentz R, Duffy A, Bell R, Roberts K. Female sexual function after pure transvaginal appendectomy: a cohort study. Presented at Digestive Disease Week, SSAT Plenary Session, 2011.

9 Horgan S, Thompson K, Talamini M, et al. Clinical experience with a multifunctional, flexible surgery system for endolumenal, single-port, and NOTES procedures. *Surg Endosc* 2011;**25**(2):586–92.

10 Marks J, Tacchino R, Roberts K, et al. Prospective randomized controlled trial of traditional laparoscopic cholecystectomy versus single-incision laparoscopic cholecystectomy: report of preliminary data. *Am J Surg* 2011;**201**(3):369–72; discussion 72–3.

11 von Delius S, Wilhelm D, Feussner H, et al. Natural orifice transluminal endoscopic surgery: cardiopulmonary safety of transesophageal mediastinoscopy. *Endoscopy* 2010;**42**(5):405–12.

12 Bingener J, Krishnegowda NK, Michalek JE. Immunologic parameters during NOTES compared with laparoscopy in a randomized blinded porcine trial. *Surg Endosc* 2009;**23**(1):178–81.

13 Suzuki K, Yasuda K, Kawaguchi K, et al. Cardiopulmonary and immunologic effects of transvaginal natural-orifice transluminal endoscopic surgery cholecystectomy compared with laparoscopic cholecystectomy in a porcine survival model. *Gastrointest Endosc* 2010;**72**(6):1241–8.

14 von Delius S, Huber W, Feussner H, et al. Effect of pneumoperitoneum on hemodynamics and inspiratory pressures during natural orifice transluminal endoscopic surgery (NOTES): an experimental, controlled study in an acute porcine model. *Endoscopy* 2007;**39**(10):854–61.

15 von Delius S, Sager J, Feussner H, et al. Carbon dioxide versus room air for natural orifice transluminal endoscopic surgery (NOTES) and comparison with standard laparoscopic pneumoperitoneum. *Gastrointest Endosc* 2010;**72**(1):161–9.

16 Bingener J, Michalek J, Winston J, et al. Randomized blinded trial comparing the cardiopulmonary effects of NOTES with standard laparoscopy in a porcine survival model. *Surg Endosc* 2008;**22**(6):1430–34.

17 Bergstrom M, Swain P, Park PO. Measurements of intraperitoneal pressure and the development of a feedback control valve for regulating pressure during flexible transgastric surgery (NOTES). *Gastrointest Endosc* 2007;**66**(1):174–8.

18 Moran E, Hanes M, Huebner M, Gostout C, Bingener J. Comparing peritoneal inflammation for NOTES and laparoscopy in randomized studies. Presented at Digestive Disease Week, 2009.

19 McGee MF, Rosen MJ, Marks J, et al. A reliable method for monitoring intraabdominal pressure during natural orifice translumenal endoscopic surgery. *Surg Endosc* 2007;**21**(4):672–6.

20 Nau P, Anderson J, Needleman B, et al. Endoscopic peritoneal access and insufflation: natural orifice transluminal endoscopic surgery. *Gastrointest Endosc* 2010;**71**(3):485–9.

21 Dubcenco E, Assumpcao L, Dray X, et al. Adhesion formation after peritoneoscopy with liver biopsy in a survival porcine model: comparison of laparotomy, laparoscopy, and transgastric natural orifice transluminal endoscopic surgery (NOTES). *Endoscopy* 2009;**41**(11):971–8.

22 Romagnuolo J, Morris J, Palesch S, et al. Natural orifice transluminal endoscopic surgery versus laparoscopic surgery for inadvertent colon injury repair: feasibility, risk of abdominal adhesions, and peritoneal contamination in a porcine survival model. *Gastrointest Endosc* 2010;**71**(4):817–23.

23 Moran E, Hanes M, Huebner M, Gostout C, Bingener J. Pulmonary and peritoneal inflammatory findings in transgastric notes versus laparoscopy: pooled analysis from randomized porcine survival studies. 2011;**74**(5):1103–7.

24 Dray X, Krishnamurty DM, Donatelli G, et al. Gastric wall healing after NOTES procedures: closure with endoscopic clips provides superior histological outcome compared with threaded tags closure. *Gastrointest Endosc* 2010;**72**(2):343–50.

25  Desilets DJ, Mader TJ, Romanelli JR, Earle DB. Gastric transmu-ral pressure measurements in vivo: implications for natural orifice transluminal endoscopic surgery (NOTES). *Gastrointest Endosc* 2010;**71**(3):583–8.

26  Trunzo JA, McGee MF, Cavazzola LT, et al. Peritoneal inflamma-tory response of natural orifice translumenal endoscopic surgery (NOTES) versus laparoscopy with carbon dioxide and air pneu-moperitoneum. *Surg Endosc* 2010;**24**(7):1727–36.

27  Fan JK, Tong DK, Ho DW, et al. Systemic inflammatory response after natural orifice translumenal surgery: transvaginal chole-cystectomy in a porcine model. *JSLS* 2009;**13**(1):9–13.

28  McGee MF, Schomisch SJ, Marks JM, et al. Late phase TNF-alpha depression in natural orifice translumenal endoscopic surgery (NOTES) peritoneoscopy. *Surgery* 2008;**143**(3):318–28.

29  Buck L, Michalek J, Van Sickle K, Schwesinger W, Bingener J. Can gastric irrigation prevent infection during NOTES mesh placement? *J Gastrointest Surg* 2008;**12**(11):2010–14.

30  Ramamoorthy SL, Lee JK, Mintz Y, et al. The impact of proton-pump inhibitors on intraperitoneal sepsis: a word of caution for transgastric NOTES procedures. *Surg Endosc* 2010;**24**(1):16–20.

31  Giday SA, Dray X, Magno P, et al. Infection during natural orifice transluminal surgery: a randomized, controlled study in a live porcine model. *Gastrointest Endosc* 2010;**71**(4):812–16.

32  Eickhoff A, Vetter S, von Renteln D, et al. Effectivity of current sterility methods for transgastric NOTES procedures: results of a randomized porcine study. *Endoscopy* 2010;**42**(9):748–52.

33  Narula VK, Happel LC, Volt K, et al. Transgastric endoscopic peritoneoscopy does not require decontamination of the stomach in humans. *Surg Endosc* 2009;**23**(6):1331–6.

34  Narula VK, Hazey JW, Renton DB, et al. Transgastric instrumen-tation and bacterial contamination of the peritoneal cavity. *Surg Endosc* 2008;**22**(3):605–11.

# 第 4 章

# NOTES 感染的控制

Peter N. Nau，Jeffrey W. Hazey

# 引 言

NOTES 包含了许多进入腹腔、纵隔腔及胸腔的入路。每一入路各有其独有特征，当选择手术入路时必须首先考虑所经入路的特点。仅就腹腔入路而言，目前主要有三种，即经阴道、经胃、经结肠入路。其中，经阴道入路，受性别限制，仅适用于女性人群，阴道壁内富含的弹性纤维可以使阴道保持充足的弹性，适宜临时性扩张，方便置入套管针和腹腔镜，该入路现已证实是进入腹腔的最佳路径，且入路切口闭合既安全又可靠。经胃入路，适用于所有人群，因胃前壁周围有众多重要的器官和脉管系统(例如肝脏)，且有一潜在的危险因素，即经胃路径中胃网膜动脉及其分支只能在胃部的外壁可见，盲穿胃壁时可能会导致周围器官组织的损伤和严重的出血并发症，而胃壁肌层是唯一能够承受内镜手术剪切力的组织，当前尚没有闭合胃切口的可靠缝合装置，因此其发展受到制约。经结肠入路，也适用于所有人群，该入路有许多优势，其中之一就是内镜手术一旦失败，可中转行结肠切除术，但存在肠道菌群引起腹腔感染的风险，开展起来也是困难重重，目前仅有少数临床报道。

全身创伤反应轻微和康复时间短是腹腔镜手术的优点之一。研究认为，与开腹手术相比，腹腔镜手术对全身免疫系统的损害更小[1]。至于 NOTES，目前尚缺乏感染控制和全身免疫反应的相关数据，人们最关注的是入路问题，而污染水平和自然腔道细菌的种类、菌群特性及其可能的感染机制是选择最佳入路的基本原则。下面分别描述不同入路进腹腔、纵隔腔及胸腔行 NOTES 手术的感染问题。

# 经阴道入路

1813 年，为建立经阴道入腹路径，借鉴 Konrad
Langenbeck 经阴道子宫切除术的经验，实施了阴道切开术[2]。2003 年，Tsin 等发表了一病例报道，该报道描述了后穹隆镜检查和经后穹隆腹腔镜胆囊切除术，手术过程中，经阴道探查腹腔并行子宫切除术，随后经阴道行胆囊切除术[3]。自此，阴道切开术的适应证扩大至妇产科之外，例如，在微创胃、泌尿道和结直肠手术中，可经此取出标本[4-6]。

最近，动物和人类伦理法草案允许经阴道行自然腔道手术。然而，此入路有其内在局限性，仅适用于半数人群。现有文献表明，大部分女性更关注性交疼痛和不育不孕，并不情愿接受经阴道入路[7,8]。鉴于此，虽然经阴道入路是安全可行的，但其可能适应证有待进一步探讨。

阴道子宫切除术后，预防用抗生素是降低盆腔感染率的有效方法[9,10]。而且，与阴道操作相关的感染风险低至 3.9%[11,12]。然而，经阴道自然腔道手术的生理和感染指标的研究，目前刚刚开始。

## 动物资料

近期，Suzuki 等实验研究阐明了经阴道 NOTES 手术相关的生理和感染指标的变化[13]。实验通过猪模型对 NOTES 胆囊切除术和标准的腹腔镜胆囊切除术进行比较。为了评估免疫系统的变化，他们记录 WBC 计数、炎症因子 TNF-α，IL-1α 和 IL-6，术前留取标本一次，术后 1 天、3 天和 7 天各留取一次，这些参数可反映全身免疫系统对手术创伤的反应水平。上述细胞因子的高水平表达同菌量的增加、全身炎性反应综合征(systemic inflammatory response syndrome，SIRS) 和多系统器官衰竭相关联。收集包括心率、平均血压、氧饱和度以及动脉血 $CO_2$ 分压和 $O_2$ 分压等心肺参数，了解经阴道 NOTES 的生理变化。实验结束，处死实验猪并行尸体解剖。研究发现腹腔镜组和 NOTES 组 WBC 计数、IL-1α 和 IL-6 水平无差异，而 NOTES 组，TNF-α

水平显著降低。对心肺数据行统计学分析,结果显示两组在生理变化方面无明显差异。Fan 等做了相同的研究,同样用猪模型行经阴道 NOTES 胆囊切除术和腹腔镜胆囊切除术,术后 24 小时和 48 小时分别测量 TNF-α 和 IL-6 水平[14]。结果表明术后 48 小时 TNF-α 和 IL-6 水平均无明显差异。综上所述,该两项研究中,经阴道 NOTES 与传统的腹腔镜手术相比较,动物生理变化均无明显差异,这可能与研究样本量偏小有关。

了解 NOTES 对心肺系统和免疫系统的影响后,下一步是探讨其在宏观水平上的作用。换言之,内镜通过有菌的自然腔道进入腹腔会出现什么样的感染后果呢? 更进一步说,要达到该项技术的最大安全度,内镜和阴道必须达到何种程度的去污染水平? 这些问题最初是在动物实验中提出的。在大部分病例中,术前仅预防性应用一种抗生素,最常使用的是第一代头孢菌素,偶尔联用甲硝唑。在很多手术中,用聚乙烯吡咯烷酮碘溶液行阴道的术前准备[13,15-17]。在绝大部分研究中,尸检没有发现明显感染和腹腔脓肿的证据。然而,由于技术和报告结果的差异性,很难通过这些研究得出明确的结论。

在一项猪模型实验中,经阴道 NOTES 手术后,对腹腔污染进行了更加严格的评估[17,18]。在 Lomanto 等的研究中,手术结束和尸检时,沿入口进腹腔行腹腔冲洗[17]。收集的样本妥善保存后,行微生物学评估。本实验对象是 5 只猪,其中 4 只均分别成功收集了 3 份样本,另一只猪因麻醉欠佳,仅在阴道切开时收集了 1 份样本。这样,共检测了 13 份冲洗样本。微生物学分析表明,13 份样本中有 4 份呈低污染水平 (31%),但均没有出现感染迹象。

Yang 等进行的实验研究中,对 18 只猪均行经阴道腹腔镜检查和腹腔镜胆囊切除术[18]。该研究方案中,所有猪术前均给予头孢唑啉并持续至术后 3 天。实验组 9 只猪先用碘酒消毒阴道,然后用含头孢唑啉和甲硝唑的溶液在腹腔镜下行腹腔灌洗。对照组的 9 只猪仅用盐水行阴道准备和腹腔灌洗。手术前后均从阴道和腹腔提取组织,尸检时从腹膜提取组织。研究结果表明,对照组 9 只猪中有 6 只细菌培养为阳性(67%),实验组细菌培养均为阴性。两组的 18 只猪均无动物出现腹腔脓肿。综上所述,尽管腹腔具有污染倾向,因缺乏感染并发症证据,该实验结果并无临床意义。

## 临床资料

回顾现有的动物文献可得出如下结论:整体而言,经阴道 NOTES 手术炎症反应轻微,甚至说,此手

术感染风险几乎可以忽略不计。然而,要想把动物实验结果用于临床,尚需要一个漫长的探索过程。目前,已有许多研究,所用病例数从 1 个至 100 多个不等,经阴道行混合及完全 NOTES 手术[19-22]。这些研究绝大多数术前静脉给予第一代头孢菌素,常常联用一定剂量的甲硝唑。仅仅有一项研究,没有提及预防性应用抗生素[23],而是否已应用,并未说明。而且,大部分术前准备谈及用碘代聚维酮清洁阴道,有趣的是,没有一篇文献提及清洁内镜的方法。按此说法,回顾分析的 335 个病例中,仅 1 例出现感染并发症[19]。这是 1 例道格拉斯窝脓肿,经腹腔镜引流治愈。综上分析,预防应用抗生素时,经阴道 NOTES 手术的临床感染风险是最低的。

## 小结

经阴道 NOTES 手术的局限性仍然存在,包括先进工作平台的缺乏和有限的患者资源,而且,现有可用的资料并不充分。在回顾性文献中,缺乏 NOTES 手术标准化方案,包括阴道准备和抗生素预防应用。此外,现有的研究没有明确内镜灭菌的方法。Zorron 等发表的一篇综述讨论了 277 例经阴道阑尾切除术和胆囊切除术,这些手术分别在 9 个国家的 16 个医学中心完成[19]。在这个现有的信息数据库中,仍缺乏清洁内镜的标准方法。研究报道,内镜可用环氧乙烷消毒,也可用 2% 戊二醛或 3% 过氧乙酸溶液彻底消毒,但未提及清洁内镜使 NOTES 感染风险最小化的标准方案。综上所述,现有资料没有明确地将感染作为经阴道 NOTES 手术的潜在限制条件,人们对感染的关注将不会制约经阴道 NOTES 的发展。

# 经胃入路

可屈性内镜用于上消化道疾病的诊疗是一项成熟技术。Kalloo 在他的早期论文中详细介绍了经自然腔道内镜技术,通过猪模型成功实施了一系列经胃腹腔探查术[24]。小结如下:同经阴道技术一样,经胃技术并非没有风险,除非胃切开术和胃造瘘术及传统外科闭合技术合并使用,否则内镜下胃切开术的创口闭合就没有安全性,且没有其他方法弥补;胃内环境具有内在污染性,相比经阴道入路技术,感染风险更隐蔽;胃壁肌层是唯一能承受内镜剪切力的组织,进一步说,胃前壁切开提供了进入整个腹腔的入口。胃的这些独有的特征,是人们质疑其能否作为入腹路径的主要原因。

## 动物资料

人们大多热衷探讨研究经胃入路进入腹腔的新型实用技术，很少有人系统研究经胃 NOTES 技术的可靠性。必须提出的是腹腔和胃内容物间的交叉感染风险。经胃入路的其他问题包括：经胃 NOTES 手术对受试者免疫系统的影响程度？内镜经胃通道期间腹腔交叉感染的水平？如果胃切开前胃和口咽需要灌洗，此区域清洁的方法是什么？

McGee 等通过猪模型研究经胃 NOTES 手术的全身免疫反应水平[25]。该研究将经胃腹腔镜探查与标准腹腔镜探查、传统剖腹探查及对照组进行比较。主要方法如下：①对每只猪，术前、术毕及术后 1 小时、2 天、14 天抽样检查 TNF-α，IL-1α 和 IL-6 水平各一次；②全部猪均行无菌术前准备；③内镜胃切开前大量无菌盐水行胃灌洗；④内镜设备经 0.55% 邻苯二甲醛溶液消毒，但未达到无菌程度。结果表明，三个实验组间 IL-1α 和 IL-6 水平无明显差异，而血液中 TNF-α 水平统计学上有显著差异，经胃 NOTES 组水平最低。研究分析，即使经胃 NOTES 引起的全身性炎症反应最大的情况下，也仅等同于腹腔镜或开腹途径进入腹腔引起的全身性炎症反应水平，即经胃 NOTES 引起的全身炎症反应最轻，创伤最小。

为了探讨预防性应用抗生素和胃冲洗对经胃 NOTES 感染的影响，人们进行了大量的相关实验研究，其中比较典型的研究有三项。第一项研究是 Eickhoff 通过猪模型对比研究不同胃冲洗方法对经胃 NOTES 的影响。该研究对象是 8 只猪，均静脉使用 40mg 埃索美拉唑以预防化学性腹膜炎[26]，并给予预防剂量的头孢呋辛和甲硝唑，实验组用 2% 氯己定行口腔和胃灌洗，随后用包含新霉素的稀释抗生素行胃冲洗，而对照组仅用无菌盐水行胃冲洗，术毕均行细菌培养以评估菌量。结果显示：对照组和 14 天后尸检提取的标本细菌培养呈强阳性，并且菌量显著增大，有 2 只猪有轻微感染的征象，原因可能是经口摄食减少和不恰当的社会行为等有关，而实验组仅一只猪在尸检时呈现肉眼可见的感染迹象。该研究表明，术前应用抗生素和抗生素液冲洗后，腹腔菌量明显下降，而两组腹膜炎发生率无明显差异。第二项研究是 Giday 等比较了预防性应用抗生素对经胃 NOTES 感染的影响[27]，将对照组和治疗组实验结果进行比较，前者腹腔细菌培养明显阳性并更多腹腔脓肿。第三项研究是 McGee 比较了抗生素液、高容量和低容量液冲洗对经胃 NOTES 感染的影响[28]。研究发现三组间腹腔脓肿的数

量无明显差异，冲洗后进行的胃液细菌培养结果是相同的，尸检时，44.4% 猪腹腔细菌培养呈阳性，61% 有感染，然而，三组间感染发生率和阳性细菌培养率并无明显差异。

探讨胃冲洗对经胃 NOTES 感染的影响，现有文献并没有明确结论。显然，胃内容物流出后造成了腹腔污染，而胃内容物的酸性水平直接影响污染的程度[29]。在经胃 NOTES 内镜检查时，腹腔交叉污染的严重程度与细菌数量的关系最为密切，然而，不同的胃冲洗方法对经胃 NOTES 感染的作用仍不明确。

## 临床资料

人们对经胃 NOTES 动物实验结果的临床参考价值提出了广泛质疑。有人认为经胃 NOTES 不具有临床应用价值，也有人认为将经胃 NOTES 用于临床会对患者造成极大的风险。

为了探究以上问题，Hazey 等设计了以下 3 项系列临床实验，其目的是明确内镜经胃入路后的细菌污染水平[30-32]，以阐明细菌数量的临床意义。术前准备及实验方法如下：所用内镜均经戊二醛消毒；每例患者术前均应用预防剂量的抗生素(2mg Ⅳ代头孢唑啉或者如果青霉素过敏则用 600mg 克林霉素和 90mg 庆大霉素)；全部患者术前禁食 12 小时，并不定时行胃灌洗以保持胃流出液澄清；为了明确细菌数量，用扩散板方法进行需氧和厌氧菌平板计数；标准培养期后，通过 Biolog MicroStation™ 系统行菌落计数和菌种鉴定；全部患者随访 30 天以评估晚期感染并发症。

第一项研究对象是 50 例患者，均行腹腔镜 Roux-en-Y 胃旁路手术 (laparoscopic Roux-en-Y gastric bypass，LSRYGB)，目的是评估术前、术中腹腔感染的情况[30]。该研究采集了 3 个不同时期的样本，第一个样本是胃切开前的胃液，第二个是胃切开前的腹腔液，第三个是空肠空肠吻合和胃空肠吻合后腹腔液。结果如下：在胃液样本中菌落形成单位(CFU)平均数为 22 303 CFU/mL；胃切开后腹腔液样本中 CFU 平均数为 1102 CFU/mL；胃切开前 50 个腹腔液样本中，有 44 个(88%)未检测到 CFU。研究表明，胃液细菌含量明显高于腹腔液($P<0.01$)，仅 5 例证实胃菌群交叉污染腹腔，本组病例中，无感染并发症发生。

第二项研究目的是评估内镜本身造成的污染情况[31]，并进一步评估经胃入路时内镜对腹腔污染的作用。要点如下：10 例胰腺癌患者纳入本实验，均行经胃腹腔镜探查以期进行肿瘤分期；为了评估经口途径造成的细菌含量的基础水平，胃镜导入口咽前将无菌冲

洗物收集；为了评估 NOTES 手术前腹腔的菌量，无菌盐水经腹腔镜灌入腹腔，晃动后吸出；为了评估经口内镜对腹腔造成的细菌污染情况，内镜经胃进入腹腔后，通过腹腔镜将无菌盐水灌入腹腔，晃动后收集。结果如下：术前内镜无菌冲洗液 CFU 平均数为 132.2 CFU/mL，这些样本中均未分离鉴定出菌群；胃切开前腹腔灌洗液培养 CFU 平均数为 160.4 CFU/mL，这些样本中也未分离鉴定出菌群；胃切开后的灌洗液中，CFU 平均数为 642.1 CFU/mL，统计学分析表明，同胃切开前样本相比，无显著性差异($P=0.5$)，其中 5 个病例中，胃切开后腹腔灌洗液检测出链球菌菌落(4 例)或者大肠杆菌(1 例)，没有发现交叉污染，此组病例均未出现早期或后期并发症。

最后一项实验是由 Hazey 等完成，该研究通过 40 例患者评估了经胃 NOTES 交叉污染的发生率。要点如下：全部患者均预先行 LSRYGB[32]；每一病例在腹腔镜检查前，均行经胃内镜探查，并与腹腔镜探查结果相比较，然后退出内镜，插入底钉座行胃空肠吻合术；本实验中，术后腹腔出现胃菌群即为交叉污染；胃镜进入胃腔后，通过治疗通道将无菌盐水注入，晃动后经内镜收集；胃切开后，行内镜腹腔探查，然后，植入腹腔镜套管，无菌盐水经腹腔镜灌入腹腔，晃动后采集腹腔液样本。结果如下：胃抽出物的中位细菌水平明显高于胃切开后腹腔内的中位细菌水平（980 比 320 CFU/mL，$P<0.001$），21% 的病例证实存在交叉污染，但无感染并发症发生。

为了探讨质子泵抑制剂 (proton pump inhibitor, PPI)的作用，对第一项和最后一项实验数据进行了亚组分析。第一组 50 例患者仅行 LSRYGB 术，其中 17 例术前使用了 PPI，结果表明，术前使用 PPI 的胃内平均细菌量明显增加，统计学分析有显著性差异（33 000 比 0 CFU/mL，$P=0.018$），而术后继续使用 PPI 不会增加腹腔细菌量。最后一项实验的 40 例患者，均行经胃 NOTES，其中 15 例术前使用了 PPI，结果显示，术前使用 PPI 的患者细菌计数比未使用者($n=15$)显著增高，统计学分析有显著性差异（7 800 000 比 340 CFU/mL，$P=0.01$），而经胃 NOTES 后，继续使用 PPI 不会增加腹腔细菌数量，统计学分析无显著性差异（500 比 300 CFU/mL，$P=0.1$）。结论如下：PPI 提高了胃 pH 值，产生了利于细菌生长和增殖的环境，但这种细菌数量的增高不会增加经胃 NOTES 患者的感染风险。

## 小结

同经阴道入路进腹腔一样，经胃 NOTES 亦有其局限性。内镜下胃切开后切口的整型和闭合，仍然缺乏安全可靠的方法，而且，腹腔内的操作仍无理想的工作平台。回顾分析现有临床资料，经胃 NOTES 仍任重而道远，然而分析经胃 NOTES 感染的研究结果，推测其发展前景还是乐观的。虽然内镜和胃液均可作为感染源造成腹腔感染，使用胃 pH 值调节剂(如 PPI)可能会增加胃腔内的细菌数量，但根据初期研究结果，这并不会增加腹腔内的感染风险。

# 经结肠入路

回顾分析内镜诊疗结直肠疾病的临床资料，结肠作为入腹路径就非常正常了。结肠可以提供进入腹腔和腹膜后间隙的入口，而且，通过结肠入腹腔便于内镜外科医师完成前肠、中肠甚至后肠手术，手术无需结肠镜繁琐的翻转就可顺利完成。资料显示，经肛门内镜显微外科技术治疗直肠肿瘤已达几十年了，截止目前，用该技术治疗的患者已占结直肠患者总数的 3.5%，但并没有增加手术或感染并发症的报道[33]。目前临床上，一种改良的经结肠 NOTES 已用于左半结直肠肿瘤切除[34,35]。然而，同经胃和经阴道技术一样，此技术也有其缺点：结肠的抗张强度较胃小得多，行内镜操作期间，结肠更有可能受到纵向损伤，而且经结肠 NOTES 时，细菌数量会明显增加且感染风险也会相应增高。

## 动物资料

经阴道或经胃 NOTES 感染风险的动物研究，其实验设计精密，研究目的明确，而绝大多数经结肠 NOTES 的动物研究仅仅是考虑该术式是否可行，限于能否完成手术操作的层面上，并未涉及感染的影响等。鉴于此，得出经结肠 NOTES 感染方面的明确结论是不可能的，必须首先独立分析并探讨相关感染影响的实验研究，才有可能进一步得出经结肠 NOTES 感染风险的结论。

接下来的两项实验，研究对象均是猪，目的是评估行内镜下结肠切开术后结肠的愈合能力，其实质均是评价经结肠 NOTES 的感染风险。第一项研究是 Matthews 及其同事进行的，实验共用 8 只猪，均行经结肠 NOTES 腹腔镜检查[36]。其术前准备及方法如下：术前均行无菌盐水灌肠和抗生素灌肠；手术部位备皮并铺无菌单，所有手术器械彻底消毒；结肠切开术后切口闭合，可以使用圈套器($n=5$)或者用内镜夹辅助圈套器($n=2$)或者特定的方法($n=1$)；跟踪 7 天生存期后，处死实验动物并行尸体解剖，采集切口部位组织进行病理检查。结果如下：大体观察未发现腹腔污染证据；病理分析发现，一只猪透壁性肠坏死，另一只出现透壁性溃疡下血管外膜坏死；仅用内镜夹关闭切口的猪，病理检查发现肉芽组织连续性中断。另一项研究是由 Raju 等利用 4 只实验猪进行的。要点如下：术前均行结肠准备及预防用抗生素；均行内镜下结肠切开术，随即用内镜夹闭合切口[37]。结果如下：尸体解剖时，没有发现明显的腹腔污染；组织学分析发现黏膜溃疡(75%)，但出现愈合迹象，包括肉芽组织桥接的结肠切口。

同经胃和经阴道 NOTES 相比，经结肠 NOTES 提供了至腹膜后间隙的直接通路。以下三组动物实验研究均用猪作为研究对象，均行自来水灌肠、预防用抗生素和抗生素灌洗，分别总结了经结肠 NOTES 行腹膜后手术的经验：Bazzi 等报道了经结肠 NOTES 肾切除术的具体方案[38]；Ramamoorthy 等描述了在直肠后间隙建立内镜通道入腹腔的有效方法[39]；Ryou 等介绍了一项联合经阴道和经结肠操作技术，可进入腹膜后间隙行胰腺切除术[15]。实验结束后，处死动物并行尸体解剖，均未发现经结肠入路位置脓肿和腹腔污染。

迄今为止，大部分经结肠 NOTES 的研究聚焦于如何完成腹腔内的操作的层面，常常是在术后即结束观察，此时感染尚未出现，不能提供经结肠 NOTES 是否具有潜在感染的任何信息[40-42]。例如，有些实验研究仅描述了经结肠腹腔镜检查、胆囊切除术，甚至肠切除术的具体手术步骤[43-46]。这些研究均使用预防剂量的头孢唑啉，用生理盐水行结肠准备，仅在一项研究中，补充一定剂量甲硝唑以杀灭厌氧菌[43]；另有两项研究用含头孢唑啉的生理盐水和聚乙烯吡咯烷酮碘灌肠，以清洁直肠和远端结肠[44,45]。以上实验均按照预定生存期，将动物处死并行尸体解剖，包括前面提及的 4 项研究，共18 只猪，其中 17 只无任何并发症发生，并生存至预尸检期。为研究腹腔脓毒症，1 只猪继续留观，最后探查时，结肠切口未完全闭合，形成结肠漏，后使用内镜夹重新闭合结肠缺口[44]。在 4 项实验研究中，其中 3 项使用了组织学分析方法[43-45]。在其中的一项研究中，Dubcenco 等注意到术后结肠切口仅用内镜夹闭合的 4 只猪，黏膜已全层愈合[43]，肉眼观察，已基本正常。Pai 等和 Fong 等进行的另两项研究，通过组织学分析均注意到微溃疡和微脓肿发生[44,45]。以上实验研究使用的如内镜夹、圈套器和专利闭合装置等各种不同的闭合方法，对病理结果无明显影响。

Wilhelm 等进行了一项回顾性研究，发现部分学者过度关注经结肠 NOTES 对周围组织结构造成的污染和多发损伤的问题[47]。鉴于此，该科研团队实验设计了一套保护结肠的方案：常规预防使用抗生素和术前积极灌肠；结肠切开前，用 Veress 气腹针创建流体腹膜腔；为了降低结肠菌群到腹腔的交叉感染，放无菌套管以置入内镜；全部实验完成以前，去除流体腹膜腔。实验结果如下：术后 10 天尸检，没有发现周围器官损害的证据，组织病理学分析显示慢性无菌性炎症，但未发现微脓肿和溃疡等。

## 临床资料

因缺乏经结肠 NOTES 的操作平台及成熟技术，且存在肠道菌群进入腹腔导致腹腔感染的问题，目前经结肠 NOTES 临床仍难以开展。

## 小结

借鉴肠镜诊疗下消化道疾病的丰富经验，经结肠 NOTES 用于临床应为时不远。然而，截止目前，经结肠 NOTES 的动物实验研究结果各不相同。一些研究报道了吻合术后切口痊愈，并未发现感染和黏膜损害等并发症；还有一些却报道发生了微脓肿进而结肠穿孔和因切口闭合不当产生腹腔脓毒症等并发症，这些难以控制的结肠穿孔及感染等并发症发病率，阻碍了经结肠 NOTES 的设计，进而影响其临床应用。随着经验的积累和技术的创新发展，未来的经结肠 NOTES 或许会克服上述障碍最终应用于临床。

# 经尿道入路

泌尿微创技术的应用可追溯到 1806 年，当时 Philip Bozzini 用蜡烛照明，使用一铝管实施了经尿道诊断性内镜检查。当代第一例经泌尿生殖道完成的手术是经膀胱进行的腹腔镜检查[48]。从那以后，陆续有文献报道在动物模型上进行联合或单独的经尿道前列腺切除术和肾切除术。而目前临床上仅有在腹腔镜引导下行经尿道腹腔镜检查的报道。

尽管缺乏经尿道 NOTES 感染方面的相关资料，但仅从感染的角度看，经尿道 NOTES 仍引起人们的广泛兴趣。究其原因，一是泌尿生殖道已证实是无菌的，因此在建立通道期间，很少造成菌丛播散至腹腔的风险；二是在尿道膀胱镜检查期间，并未强烈建议常规预防性应用抗生素；三是最近的两项随机实验评估了经尿道膀胱镜检查前预防性应用抗生素的作用，得出的结论是对照组和实验组术后尿培养阳性率无明显差异[49,50]。迄今为止，经尿道 NOTES 并没有提及感染的影响。假定膀胱镜绝对无菌,通过泌尿生殖道进入腹腔的感染风险应该可以忽略不计。截止目前,开展经尿道 NOTES 手术障碍颇多,困难重重,而能否应用于临床,仍需一个漫长的探索过程。目前讨论其感染风险并无临床意义,感染也不会成为进一步发展经尿道 NOTES 的障碍。

# 经纵隔腔和胸腔入路

鉴于纵隔腔和胸腔最接近食管并且是疾病的多发部位,经食管纵隔镜检查和胸腔镜检查是对 NOTES 的补充。有研究表明,经食管 NOTES 行纵隔淋巴结探查的敏感性和特异性分别为 78% 和 100%[51]。这仅限于气管旁淋巴结和前下淋巴结,此外,NOTES 处理胸腔疑难疾病的能力可以有效地避免不必要的胸廓切开术及相关的并发症。由于食管的特殊生理结构,迄今,所有研究均是在动物模型上完成的。而且,同经结肠入路实验研究一样,大部分研究是模仿已验证的结论,而经食管进入后纵隔甚至前纵隔诊疗疾病的美好前景有望驱动人们在该领域里进一步探索。就其感染风险而言,通过分析现有的文献,很容易得出经纵隔腔和经胸腔 NOTES 感染后果的明确结论。

## 动物资料

经食管入路探查后纵隔腔是 NOTES 手术的优势之一。基于此,罗切斯特梅奥医学中心通过猪模型用一标准胃镜完成经食管纵隔腔探查术[52]。该实验用 4 只猪,食管均用生理盐水并 10% 聚乙烯吡咯烷酮碘溶液冲洗,探查完成后,预防用恩诺沙星 7 天,14 天后处死动物并行尸体检查,结果显示:后纵隔和食管肌层切开处无任何感染征象[52]。

Turner 等用 10 只猪行食管肌切开术,探讨食管支架闭合切口的作用[53]。每只猪术前静脉预防用克林霉素,术后饲服克林霉素 6 天,咽部食管未行冲洗。14 天后,处死动物并行尸体检查,未发现明显的纵隔污染或脓肿。组织学分析表明:未用支架的猪黏膜 100% 完全愈合,用支架的仅为 20%。

梅奥医学中心和 Turner Gee 等利用同样的技术,用 7 只猪完成了经食管纵隔镜检查和胸腔镜检查[54]。术前准备:全部猪均术前静脉用头孢氨苄,碘伏冲洗食管。结果如下:4 只猪行纵隔镜检查,可清晰观察到关键结构,3 只行胸腔镜检查,能清晰观察到胸膜和胸腔内器官;该实验中,2 只猪存活了 8 天,另 2 只存活了 12 天,尸体检查均未发现感染征象;用内镜夹闭合

穿刺孔的猪,追踪期后处死并行尸体检查,发现食管隧道黏膜下均有脓肿发生。

Fritscher-Ravens 及其同事成功地为 7 只猪实施了 NOTES 纵隔腔探查术[55]。具体如下:3 只猪术前及术后预防性应用抗生素,4 只未预防性应用抗生素;食管切口用内镜夹 (3 只) 关闭或用专利 T 字架系统(4 只)关闭;3 猪生存期 2~6 周。实验结果如下:按不同的闭合技术和不同的生存期对实验猪进行分类并进行尸体检查,肉眼观察及病理分析均未发现脓肿。分析认为,因样本量偏小等原因,该结果并无临床意义。借鉴以上研究经验,该课题组又对 24 只猪进行了生存方面的研究[56],其中 12 只从健康猪中随机选出,另 12 只是病态缺乏免疫力的猪。该研究的目的是比较食管壁全层损伤内镜闭合和金标准的胸腔镜修补,用专利 T 字形闭合系统完成内镜闭合 (TAS;Ethicon Endo-surgery, 美国俄亥俄州辛辛那提)。要点及结果如下:每只猪均给予 1 天预防抗生素,追踪 3 个月生存期后,处死动物并行尸体检查。至研究结束,对照组 12 只健康猪全部无病生存,尸检时均未发现感染或污染征象;实验组 12 只缺乏免疫力的猪,因纵隔腔污染及随后的纵隔炎,行胸腔镜闭合的 1 只和行内镜闭合的 1 只提前死亡,1 只行内镜闭合的猪由于术中胃食管反流出现纵隔脓肿,其余动物至研究结束,结果同对照组。

## 临床资料

经纵隔腔和胸腔 NOTES 同经结肠 NOTES 的研究结论类似,因其食管穿孔的发病率非常高,故目前尚难以进行临床应用及推广。

## 小结

同经结肠 NOTES 手术一样,经食管施行的纵隔镜检查和胸腔镜检查也是在动物模型上完成的。Fritscher-Ravens 等的动物实验研究结果表明:即使在心肺功能不全和有胃食管反流的情况下,经食管行 NOTES 手术在合理安全的配置下顺利完成也是可行的,且经食管 NOTES 可进入整个纵隔腔和胸腔。截止目前,没有任何研究结果提示感染不可控制。当前的动物实验研究结果表明,经食管行 NOTES 还是有前景的,但考虑到受 NOTES 治疗胸部疾病范围较小所限,该研究并未引起更多人的重视。

# 结　论

NOTES 仍处于其初始阶段,临床普及需要一个漫

长的探索过程,仅就进入腹腔路径的多功能平台的研发就需一些时日, 即使一种技术已被证明安全可行,临床应用仍会引起人们的担忧,需要动物实验反复验证及人们观念的转变,这都需要时间考验。况且,同 20 世纪 80 年代末和 90 年代初人们对腹腔镜的抵制一样,NOTES 也受到了来自主流外科的阻力,这又会进一步推迟其临床普及。就本章谈及的不同入路进腹腔、纵隔腔及胸腔行 NOTES 的感染问题,目前并没有强有力的证据表明感染不可控制,进而阻止人们对 NOTES 进一步探索及 NOTES 的发展。经阴道和经胃入路动物实验表明,NOTES 手术造成的生理学方面的损害与腹腔镜并无明显差异, 而 Hazey 等的动物实验研究表明,NOTES 手术与腹腔镜手术及开腹手术造成的腹腔感染的风险差异并无临床意义,经结肠、经尿道和经胸腔 NOTES 手术的动物实验研究也证实 NOTES 是安全可行的。总之,NOTES 作为常规诊疗腹腔、胸腔及纵隔腔等部位病变的时代终将会到来,与 NOTES 相关的感染风险并不会影响 NOTES 的发展和成熟。

(方汝亮 译　牛军 校)

# 参考文献

1　Gupta A, Watson DI. Effect of laparoscopy on immune function. *Br J Surg* 2001;**88**(10):1296–306.

2　Nau P, Ellison EC, Muscarella P Jr, et al. A review of 130 humans enrolled in transgastric NOTES protocols at a single institution. *Surg Endosc* 2011;**25**(4):1004–11.

3　Tsin DA, Sequeria RJ, Giannikas G. Culdolaparoscopic cholecystectomy during vaginal hysterectomy. *JSLS* 2003;**7**(2):171–2.

4　Jeong SH, Lee YJ, Choi WJ, et al. Trans-vaginal specimen extraction following totally laparoscopic subtotal gastrectomy in early gastric cancer. *Gastric Cancer* 2011;**14**(1):91–6.

5　Park JS, Choi GS, Lim KH, et al. Clinical outcome of laparoscopic right hemicolectomy with transvaginal resection, anastomosis, and retrieval of specimen. *Dis Colon Rectum* 2010;**53**(11):1473–9.

6　Serrano-Ysern A, Lopez A, Mendez F, Perez L, Acosta J. Laparoscopic nephrectomy with laparoscopically assisted transvaginal extraction of intact kidney. *Bol Asoc Med P R* 2008;**100**(1):81–5.

7　Bucher P, Ostermann S, Pugin F, Morel P. Female population perception of conventional laparoscopy, transumbilical LESS, and transvaginal NOTES for cholecystectomy. *Surg Endosc* 2011;**25**(7):2308–15.

8　Benhidjeb T, Gericke C, Spies C, et al. [Perception of natural orifice surgery: results of a survey of female physicians and nursing staff]. *Chirurg* 2011;**82**(8):707–13 (in German).

9　Duff P, Park RC. Antibiotic prophylaxis in vaginal hysterectomy: a review. *Obstet Gynecol* 1980;**55**(5 suppl):193S–202S.

10　Bivens MD, Neufeld J, McCarty WD. The prophylactic use of Keflex and Keflin in vaginal hysterectomy. *Am J Obstet Gynecol* 1975;**122**(2):169–75.

11　Targarona EM, Maldonado EM, Marzol JA, Marinello F. Natural orifice transluminal endoscopic surgery: the transvaginal route moving forward from cholecystectomy. *World J Gastrointest Surg* 2010;**2**(6):179–86.

12　Garry R, Fountain J, Mason S, et al. The eVALuate study: two parallel randomised trials, one comparing laparoscopic with abdominal hysterectomy, the other comparing laparoscopic with vaginal hysterectomy. *BMJ* 2004;**328**(7432):129.

13　Suzuki K, Yasuda K, Kawaguchi K, et al. Cardiopulmonary and immunologic effects of transvaginal natural-orifice transluminal endoscopic surgery cholecystectomy compared with laparoscopic cholecystectomy in a porcine survival model. *Gastrointest Endosc* 2010;**72**(6):1241–8.

14　Fan JK, Tong DK, Ho DW, et al. Systemic inflammatory response after natural orifice translumenal surgery: transvaginal cholecystectomy in a porcine model. *JSLS* 2009;**13**(1):9–13.

15　Ryou M, Fong DG, Pai RD, et al. Dual-port distal pancreatectomy using a prototype endoscope and endoscopic stapler: a natural orifice transluminal endoscopic surgery (NOTES) survival study in a porcine model. *Endoscopy* 2007;**39**(10):881–7.

16　Whang SH, Satgunam S, Miedema BW, Thaler K. Transvaginal cholecystectomy by using a prototype flexible clip applier. *Gastrointest Endosc* 2010;**72**(2):351–7.

17　Lomanto D, Chua HC, Myat MM, et al. Microbiological contamination during transgastric and transvaginal endoscopic techniques. *J Laparoendosc Adv Surg Tech A* 2009;**19**(4):465–9.

18　Yang QY, Zhang GY, Wang L, et al. Infection during transgastric and transvaginal natural orifice transluminal endoscopic surgery in a live porcine model. *Chin Med J (Engl)* 2011;**124**(4):556–61.

19　Zorron R, Palanivelu C, Galvão Neto MP, et al. International multicenter trial on clinical natural orifice surgery – NOTES IMTN study: preliminary results of 362 patients. *Surg Innov* 2010;**17**(2):142–58.

20　Niu J, Song W, Yan M, et al. Transvaginal laparoscopically assisted endoscopic cholecystectomy: preliminary clinical results for a series of 43 cases in China. *Surg Endosc* 2011;**25**(4):1281–6.

21　Cuadrado-Garcia A, Noguera JF, Olea-Martinez JM, et al. Hybrid natural orifice transluminal endoscopic cholecystectomy: prospective human series. *Surg Endosc* 2011;**25**(1):19–22.

22　Decarli LA, Zorron R, Branco A, et al. New hybrid approach for NOTES transvaginal cholecystectomy: preliminary clinical experience. *Surg Innov* 2009;**16**(2):181–6.

23　Ramos AC, Murakami A, Galvão Neto M, et al. NOTES transvaginal video-assisted cholecystectomy: first series. *Endoscopy* 2008;**40**(7):572–5.

24　Kalloo AN, Singh VK, Jagannath SB, et al. Flexible transgastric peritoneoscopy: a novel approach to diagnostic and therapeutic interventions in the peritoneal cavity. *Gastrointest Endosc* 2004;**60**(1):114–17.

25　McGee MF, Schomisch SJ, Marks JM, et al. Late phase TNF-alpha depression in natural orifice translumenal endoscopic surgery (NOTES) peritoneoscopy. *Surgery* 2008;**143**(3):318–28.

26　Eickhoff A, Vetter S, von Renteln D, et al. Effectivity of current sterility methods for transgastric NOTES procedures: results of a randomized porcine study. *Endoscopy* 2010;**42**(9):748–52.

27　Giday SA, Dray X, Magno P, et al. Infection during natural orifice transluminal endoscopic surgery: a randomized, controlled study in a live porcine model. *Gastrointest Endosc* 2010;**71**(4):812–16.

28　McGee MF, Marks JM, Onders RP, et al. Infectious implications in the porcine model of natural orifice transluminal endoscopic surgery (NOTES) with PEG-tube closure: a quantitative bacteriologic study. *Gastrointest Endosc* 2008;**68**(2):310–18.

29　Ramamoorthy SL, Lee JK, Mintz Y, et al. The impact of proton-pump inhibitors on intraperitoneal sepsis: a word of caution for transgastric NOTES procedures. *Surg Endosc* 2010;**24**(1):16–20.

30 Narula VK, Hazey JW, Renton DB, et al. Transgastric instrumentation and bacterial contamination of the peritoneal cavity. *Surg Endosc* 2008;**22**(3):605–11.

31 Nau P, Anderson J, Yuh B, et al. Diagnostic transgastric endoscopic peritoneoscopy: extension of the initial human trial for staging of pancreatic head masses. *Surg Endosc* 2010;**24**(6):1440–46.

32 Memark VC, Anderson JB, Nau PN, et al. Transgastric endoscopic peritoneoscopy does not lead to increased risk of infectious complications. *Surg Endosc* 2011;**25**(7):2186–91.

33 Bretagnol F, Merrie A, George B, Warren BF, Mortensen NJ. Local excision of rectal tumours by transanal endoscopic microsurgery. *Br J Surg* 2007;**94**(5):627–33.

34 Cheung HY, Leung AL, Chung CC, Ng DC, Li MK. Endolaparoscopic colectomy without mini-laparotomy for left-sided colonic tumors. *World J Surg* 2009;**33**(6):1287–91.

35 Ooi BS, Quah HM, Fu CW, Eu KW. Laparoscopic high anterior resection with natural orifice specimen extraction (NOSE) for early rectal cancer. *Tech Coloproctol* 2009;**13**(1):61–4.

36 Mathews JC, Chin MS, Fernandez-Esparrach G, et al. Early healing of transcolonic and transgastric natural orifice transluminal endoscopic surgery access sites. *J Am Coll Surg* 2010;**210**(4):480–90.

37 Raju GS, Pham B, Xiao SY, Brining D, Ahmed I. A pilot study of endoscopic closure of colonic perforations with endoclips in a swine model. *Gastrointest Endosc* 2005;**62**(5):791–5.

38 Bazzi WM, Wagner O, Stroup SP, et al. Transrectal hybrid natural orifice transluminal endoscopic surgery (NOTES) nephrectomy in a porcine model. *Urology* 2011;**77**(3):518–23.

39 Ramamoorthy SL, Fischer LJ, Jacobsen G, et al. Transrectal endoscopic retrorectal access (TERA): a novel NOTES approach to the peritoneal cavity. *J Laparoendosc Adv Surg Tech A* 2009;**19**(5):603–6.

40 Voermans RP, van Berge Henegouwen MI, Bemelman WA, Fockens P. Feasibility of transgastric and transcolonic natural orifice transluminal endoscopic surgery peritoneoscopy combined with intraperitoneal EUS. *Gastrointest Endosc* 2009;**69**(7):e61–7.

41 Voermans RP, Faigel DO, van Berge Henegouwen MI, Sheppard B, Fockens P. Comparison of transcolonic NOTES and laparoscopic peritoneoscopy for the detection of peritoneal metastases. *Endoscopy* 2010;**42**(11):904–9.

42 Meining A, Wilhelm D, Burian M, et al. Development, standardization, and evaluation of NOTES cholecystectomy using a transsigmoid approach in the porcine model: an acute feasibility study. *Endoscopy* 2007;**39**(10):860–64.

43 Dubcenco E, Grantcharov T, Eng FC, et al. "No scar" small bowel resection in a survival porcine model using transcolonic

NOTES(®) and transabdominal approach. *Surg Endosc* 2011;**25**(3):930–34.

44 Pai RD, Fong DG, Bundga ME, et al. Transcolonic endoscopic cholecystectomy: a NOTES survival study in a porcine model (with video). *Gastrointest Endosc* 2006;**64**(3):428–34.

45 Fong DG, Pai RD, Thompson CC. Transcolonic endoscopic abdominal exploration: a NOTES survival study in a porcine model. *Gastrointest Endosc* 2007;**65**(2):312–18.

46 Leroy J, Cahill RA, Perretta S, et al. Natural orifice translumenal endoscopic surgery (NOTES) applied totally to sigmoidectomy: an original technique with survival in a porcine model. *Surg Endosc* 2009;**23**(1):24–30.

47 Wilhelm D, Meining A, von Delius S, et al. An innovative, safe and sterile sigmoid access (ISSA) for NOTES. *Endoscopy* 2007;**39**(5):401–6.

48 Granberg CF, Frank I, Gettman MT. Transvesical NOTES: current experience and potential implications for urologic applications. *J Endourol* 2009;**23**(5):747–52.

49 Karmouni T, Bensalah K, Alva A, et al. Role of antibiotic prophylaxis in ambulatory cystoscopy. *Prog Urol* 2001;**11**(6):1239–41.

50 Cam K, Kayikci A, Erol A. Prospective evaluation of the efficacy of antibiotic prophylaxis before cystoscopy. *Indian J Urol* 2009;**25**(2):203–6.

51 Detterbeck FC, Jantz MA, Wallace M, et al. Invasive mediastinal staging of lung cancer: ACCP evidence-based clinical practice guidelines (2nd edition). *Chest* 2007;**132**(3 suppl):202S–20S.

52 Sumiyama K, Gostout CJ, Rajan E, Bakken TA, Knipschield MA. Transesophageal mediastinoscopy by submucosal endoscopy with mucosal flap safety valve technique. *Gastrointest Endosc* 2007;**65**(4):679–83.

53 Turner BG, Kim MC, Gee DW, et al. A prospective, randomized trial of esophageal submucosal tunnel closure with a stent versus no closure to secure a transesophageal natural orifice transluminal endoscopic surgery access site. *Gastrointest Endosc* 2011;**73**(4):785–90.

54 Gee DW, Willingham FF, Lauwers GY, Brugge WR, Rattner DW. Natural orifice transesophageal mediastinoscopy and thoracoscopy: a survival series in swine. *Surg Endosc* 2008;**22**(10):2117–22.

55 Fritscher-Ravens A, Patel K, Ghanbari A, et al. Natural orifice transluminal endoscopic surgery (NOTES) in the mediastinum: long-term survival animal experiments in transesophageal access, including minor surgical procedures. *Endoscopy* 2007;**39**(10):870–75.

56 Fritscher-Ravens A, Cuming T, Eisenberger CF, et al. Randomized comparative long-term survival study of endoscopic and thoracoscopic esophageal wall repair after NOTES mediastinoscopy in healthy and compromised animals. *Endoscopy* 2010;**42**(6):468–74.

# 第 5 章

# NOTES 入路技术

Eduardo A. Bonin，Christopher J. Gostout

## 引 言

这篇论文报道的三个病例告诉我们：在一般全身麻醉的情况下，外科医生就可以打开胸腔进行手术操作……其实这不是什么新闻，我很早以前就知道，可以通过手术取出留在士兵肺里的弹片。

Flint ER，The Surgery of access to the Pleural cavity，*Br Med J*，　　　　　　1929

NOTES 是一种由手术入路类型定义的外科技术。不同于传统手术，NOTES 手术通过自然腔道进入腹腔或胸腔。NOTES 手术不仅局限在体腔，还能够进入解剖筋膜腔隙进行操作，例如经口咽舌下入路在甲状腺和颈部手术中的应用[1]。

理论上，NOTES 手术主要优势在于保留了体壁的感觉神经，从而减少了术中和术后的疼痛，而传统腹腔镜手术或开腹手术通常会损伤壁神经。NOTES手术建立气腹需要较少的气体，再加上麻醉和术后镇痛的应用，或许可以不在传统手术室中开展 NOTES手术[2]。例如，在 ICU 病房中对不能施行麻醉的高危患者进行床边 NOTES 手术。由于没有皮肤切口，NOTES手术较其他外科手术具有显著的美容优势。这特别有利于有皮肤受损的患者，如烧伤后皮肤瘢痕、肥厚或瘢痕疙瘩形成。无瘢痕对于儿童或者对术后美观要求较高的患者(例如模特、演员)是很有意义的。然而，没有腹壁切口并不能避免手术入路涉及的脏器产生炎症修复反应。因此，在某种意义上讲，NOTES 是一种创伤最小的手术，但不等同于完全"无创"手术。

20 世纪 40 年代，妇产科医生最早提出了通过自然腔道进行外科手术的概念，当时，他们所使用的经阴道内镜主要是用来发现不孕症的原因。腹腔镜外科中，自然腔道最初是用来将较大标本移出腹腔，从而避免扩

大腹壁切口[3,4]，上述手术方法现在称为经自然腔道标本移除(natural orifice specimen extraction，NOSE)[5]。2004—2005 年，在首例经胃阑尾切除术成功实施后，经自然腔道的概念被广泛提出(表 5.1)[6]。由于其复杂和新奇的特点，经自然腔道被认为是一种创新的手术入路，甚至被誉为是微创手术的革命，自此外科手术进入了 NOTES 时代。

经过近 6 年的发展和创新，NOTES 技术已经能灵活地应用于伦理审查委员会 (Institutional Board Review，IBR)批准的各式手术。目前一系列经阴道胆囊切除手术的实施展现了 NOTES 在技术上的灵活性和安全性，同时，在世界范围内，至少已有 2000 例的NOTES 辅助泌尿系统、结直肠以及代谢综合征手术得以开展[8,9]。经阴道是目前人类 NOTES 手术最常用的手术入路(图 5.1)。

**表5.1 人类NOTES手术**

| 入路 | 操作 | 时间 |
|---|---|---|
| 口腔 | 经胃腹膜后入路坏死性胰腺炎手术 (坏死组织清除术) | 1998 |
| | 经胃腹腔镜阑尾切除术 | 2004 |
| | 经食管肌层切开 | 2008 |
| | 经气管甲状腺切除术 | 2009 |
| 阴道 | 使用可屈式器械的经阴道腹腔镜检查 | 1999 |
| | 经阴道辅助的腹腔镜胆囊切除术 | 2003 |
| | 混合经阴道 NOTES 胆囊切除术 | 2007 |
| | 单纯经阴道 NOTES 胆囊切除术 | 2009 |
| 肛门 | 经直肠标本移出 | 1994 |
| | 经直肠腹腔镜脓肿引流术 | 2008 |
| | 经直肠辅助的腹腔镜乙状结肠切除术 | 2009 |
| | 腹腔镜辅助的经直肠全系膜切除术 | 2009 |
| 尿道 | 经尿道腹腔镜检查 | 2007 |

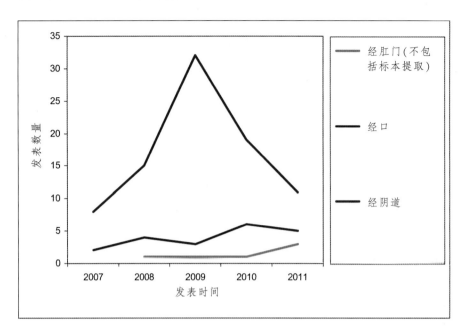

图 5.1 过去 5 年人类 NOTES 手术发表数量(除经胃胰腺坏死组织清除术)。一共 119 例,包括美国和欧洲国家级大会和会议:消化系统疾病周刊(DDW)、美国胃肠内镜外科协会(SAGES)、欧洲内镜手术协会(EAES)。

目前,NOTES 手术在进行腹腔探查、解剖、组织游离以及止血等复杂的外科操作时仍然有一定的局限性。同时, 预防感染以及安全闭合入路通道仍是 NOTES 手术亟需解决的问题。在 NOTES 手术成为首选式式或者其优势充分发挥之前, 需要开展大量 NOTES 与标准手术(例如腹腔镜手术)对照的临床试验。本章主要介绍目前 NOTES 手术中建立入路的技术,其中包括选择指征、技术问题、优势和局限性。

# NOTES 入路的关键技术问题

NOTES 入路可以分为 3 个部分:①自然腔道;②穿刺通道;③腹腔内通道(图 5.2)。

自然腔道和穿刺通道组成了整个腔内通道部分。口腔、阴道、直肠以及尿道四个人体主要腔道可以在腹腔、胸腔手术中单独或者联合作为手术入路(表 5.2)。

## 自然腔道的准备

入路准备对 NOTES 手术的成功实施尤为关键。

入路位置会影响到手术操作的灵活性、功效性和安全性(表 5.3)。同时,也直接影响内镜探查、空间定位和器械操作(图 5.3)。目前 NOTES 术前规划准备应该力保置入管道呈垂直状态[10]。如果有反折存在会导致严重的影像颠倒,而且会限制器械操作,严重时能阻碍接近病灶部位。例如,人体标本试验显示,经阴道直接通路要比经胃的折返通路更容易接近胆囊[11]。实际上根据我们的经验, 如果经胃进行肝脏或者其他腹腔上部操作,内镜往往会发生折返[12]。这种情况可以通过以

表5.2 经自然腔道内镜手术入路种类

| 入路 | 入路种类 |
|---|---|
| 口腔,上端胃肠通路 | 经口腔(舌下)、经食管、经胃(胃体、胃窦) |
| | 经十二指肠入路(十二指肠球) |
| 肛门,下段胃肠通路 | 经直肠、经结肠通路(乙状结肠) |
| 尿道通路 | 经膀胱入路 |
| 阴道通路 | 经阴道后隐窝入路 |
| 脐带通路 [a] | 经脐入路 |

注:[a] 经脐通路是天生的瘢痕通路。

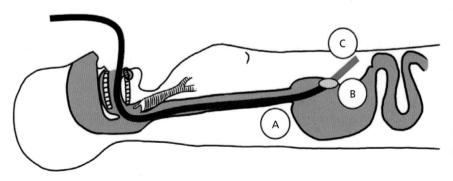

图 5.2 NOTES 入路通道的组成。该图描绘了可屈式内镜从口腔插入经胃到达腹腔。(A)自然孔通道。(B)内脏切口。(C)腔内通道。

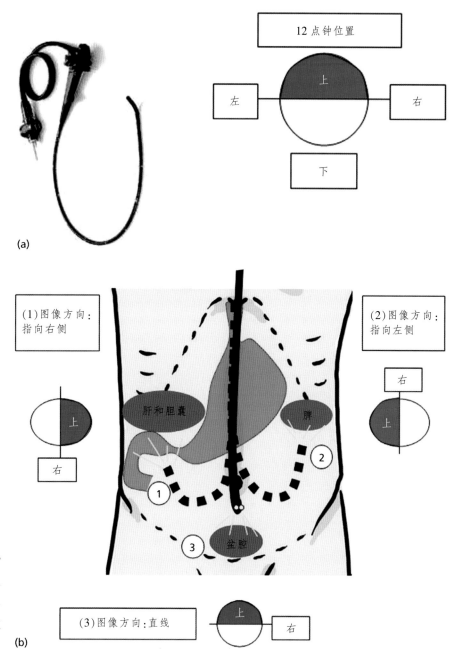

**图 5.3**　标准内镜图像定位的原理图。(a)标准可屈式内镜在中间位置。左侧，内镜轴弯曲指向 12 点钟方向；右侧，图像指向中间位置。(b)在经胃的过程中可屈式内镜图像定位像显示内镜在腹腔内不同的定位。

下方法解决：①使用双弯内镜；②在进腹腔之前，通过胃黏膜下隧道来固定置入的操作通道的方向[13]。

两种自然腔道入路联合手术时(图 5.4)，需要使用内镜和组织牵拉器械[14-17]，例如经胃、肛门联合入路乙状结肠切除术[16]。此术式中使用了一个经肛门的钝头操作臂进行结肠的暴露和游离，经胃通道进入的器械进行肠系膜的游离，而标本的移出和结直肠吻合则通过肛门入路完成。另外一种所谓的"纯粹"NOTES 手术，则是通过一个自然腔道置入两个内镜。这种技术已经在临床试验中报道，如经阴道胆囊切除术中，使用一个内镜用于牵拉胆囊[18]。

内镜和手术平台技术的创新会逐渐克服组织探查和定位时存在的困难。但是哪种入路更具优势目前还难以定论[19]。

## 预防腹腔污染

与腹腔镜手术不同，NOTES 手术顾名思义需要通过某种器官建立手术入路。穿刺建立通路导致并发症在所难免。NOTES 入路最主要的并发症包括瘘管和腹腔脓肿形成[8]。同时，在肿瘤切除时，可能会造成肿瘤的腹腔种植转移。

NOTES 手术的关键是减少腹腔污染和促进入路愈合(图 5.5)。避免腹腔污染的主要措施就是内镜穿刺点的保护(图 5.6 和图 5.7)[20,21]。目前合理的解决办法是使

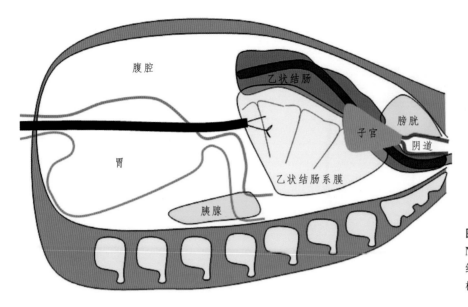

图 5.4　联合入路方法。示例为纯粹 NOTES 乙状结肠切除术。为了进行乙状结肠系膜游离，内镜可经胃进入。经肛机械臂用于取出标本。

| 表5.3　NOTES入路的重要技术因素 |
| --- |
| 1. NOTES 入路的可行性(评估自然腔道,例如有无狭窄、损伤、粘连以及手术史) |
| 2. 麻醉方式和患者体位 |
| 3. 污染风险:肿瘤细胞以及微生物 |
| 4. 入路准备 |
| 　i.患者自然腔道的解剖学以及工程学因素 |
| 　ii.使用腹腔镜、腔道、NOTES 联合器械 |
| 5. 入路穿刺点关键技术 |
| 　i.预先建立气腹 |
| 　ii.借助影像引导 |
| 　iii.建立穿刺点 |
| 　iv.入路固定以及防止污染 |
| 6. 取出标本 |
| 7. 安全闭合 |

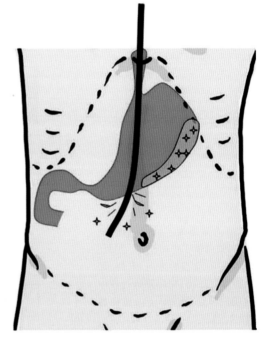

图 5.5　腹膜污染原理图。可屈式内镜经胃进入腹腔。

用套管样接口。这种接口像一个无菌导管,通过自然腔道到达腹腔,从而保护入路和减少腹腔污染。例如,在疝修补术中使用无菌导管置入修补材料[22]。

## 入路建立技术:内镜超声和建立气腹

　　NOTES 手术另外一个关键问题就是穿刺的安全性。正如腹腔镜手术,穿刺进入腹腔容易损伤周围脏器和血管(表 5.4)。NOTES 手术中,建立气腹已成为经胃或者经阴道穿刺前的关键步骤[8,23]。许多学者借鉴腹腔镜手术指南,试图提高 NOTES 入路建立的安全性。气

腹的建立使经胃入路通道的建立更加安全可靠[24],只需要一个 5mm 的套管和腹腔镜就能完成(图 5.8)。

　　尽管超声内镜(endoscopic ultrasound,EUS)还没用于临床 NOTES 手术,但该技术早已被建议用于入路建立前腹腔或者胸腔的定位(图 5.9)[25]。动物实验发现,EUS 引导能够明显提高 NOTES 手术中穿刺的安全性[25,26]。然而,EUS 引导并不能完全避免周围脏器损伤的风险[26]。EUS 引导结合腔内提前注水会在一定程度上降低损伤的风险[27]。当遇到门静脉高压、脾静脉栓塞以及入路位置不规则等情况时, 贴近胃大弯使用

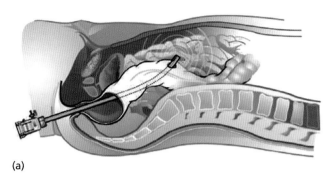

(a)

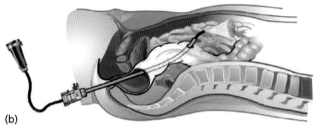

(b)

图 5.6　NOTES 无菌操作通道原理图。(a)操作通道通过高位
直肠/低位乙状结肠穿刺孔置入。预先留置的荷包缝合用于固定
操作通道。(b)可屈式内镜通过无菌操作通道进入腹腔。(Repro-
duced from Wilhelm D, Meining A, von Delius S, et al. An innova-
tive, safe and sterile sigmoid access (ISSA) for NOTES. *Endoscopy*
2007;39(5):401‐6 with permission from Georg Thieme Verlag KG,
Stuttgart.)

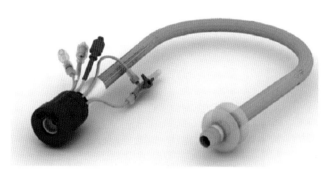

图 5.7　胃入路操作通道(Apollo Endosurgery,美国得克萨斯奥
斯汀)。

表5.4　NOTES入路相关并发症

| 入路 | 并发症 |
| --- | --- |
| 阴道 | 术中并发症:阴道出血、外阴撕裂、直肠黏膜撕裂、直肠穿孔、结肠穿孔、阴道后隐窝出血、尿道膀胱穿孔、小肠损伤 |
| | 术后并发症:阴道外阴炎、阴道切口裂开、道格拉斯窝脓肿、性功能障碍、阴道后隐窝术后出血、阴道壁溃疡、阴道炎、轻度血尿、阴道出血、阴道肉芽肿 |
| 口腔 | 术中并发症:胃大弯侧出血和血肿、食管血肿、食管撕裂、气胸 |
| | 术后并发症:腹膜炎、食管穿孔、纵隔炎 |

注:其他与入路无关的技术问题未包括在内。

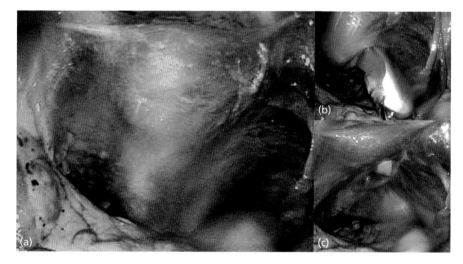

图 5.8　NOTES 气腹和腹腔镜监视。
(a)用腹腔镜持钳暴露阴道后壁。(b)经
阴道向道格拉斯窝置入套管。(c)使用
多孔装置保护入路。

EUS 可以探测、辨识穿刺部位潜在的血管。但是,穿刺时仅仅依靠 EUS 是不可取的,仍然需要熟悉解剖学重要的结构标记。

## 取出标本

在进行穿刺口较小的 NOTES 手术时,从腹腔或者胸腔取出标本对术者尤为困难。经胃切除充满结石的胆囊时,取出胆囊标本会发生一系列的并发症,如食管撕裂后纵隔炎症[8]。所以,在经胃 NOTES 胆囊切除术前,需要根据超声检查判断胆囊内容物来决定入路穿刺位置[28]。

根据标本的大小、性质以及穿刺口的尺寸,决定是否需要将标本粉碎后取出[29];然而,这种方法可能导致恶性肿瘤的种植转移[30]。目前,市场上仅有一些硬质的粉碎

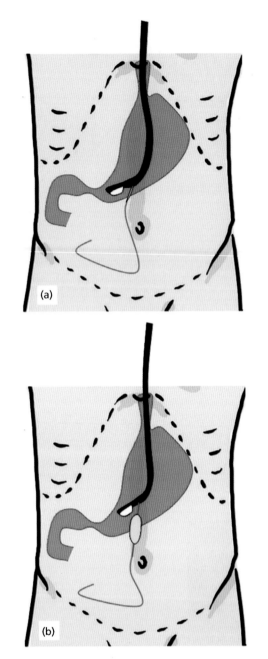

**图 5.9** 超声内镜引导的 NOTES 入路建立。(a)带有导丝的穿刺针在超声引导下置入腹腔。(b)沿导丝置入扩张球囊，扩大入路口径。

器械[31]。经阴道入路可以取出一些较大的标本，如完整的肾脏[32]，但是，如果试图扩大穿刺口取出大型标本，则可能导致出血、血运障碍以及愈合困难等严重后果。

# 口腔入路:经口咽、食管、胃／十二指肠

首例经口腔阑尾切除术的报道已有 5 年[6]，目前经口腔依然是 NOTES 手术最常使用的入路。经口食管黏膜下肌层切开术治疗贲门失迟缓症引起了许多学者的关注(表 5.5)[7]。同时，急性重症坏死性胰腺炎病例中，经胃内镜下坏死组织清除术已逐渐成为治疗的新标准[33]。口咽入路有四个穿刺位置:舌下、食管、胃和十二指肠(见表 5.2)。通过此入路可以进行颈前间隙(甲状腺和甲状旁腺)、纵隔、胸腔、腹膜后间隙以及腹腔内的操作。

## 经口腔入路

经口腔入路需要在口腔内建立三个切口，形成一个三角形的操作关系(图 5.10)[1]。目的是确保进入解剖学筋膜间隙，从而避免损伤颈部肌群后产生的术后吞咽困难。具体指征和手术技术将在第 18 章中介绍。建立入路时需要使用 3.7mm 口径的硬质内镜设备和190mm 长、直径 5.5mm 的特制套管。

## 经食管入路

目前广泛接受的是以黏膜瓣安全阀黏膜下内镜技术 (submucosal endoscopy with mucosal flap，SEMF)为基础的完全经食管黏膜下间隙通路。此入路被用作贲门失迟缓症的治疗，同时，通过此入路进入纵隔间隙，从而实现 NOTES 心脏介入手术和纵隔淋巴结活检术等[13,34,35]。

### 黏膜瓣安全阀黏膜下内镜技术(视频 5.1)

黏膜瓣安全阀黏膜下内镜技术为内镜置入操作提供了一个足够的黏膜下空间[36]。此项技术需要在黏膜下层开辟通路进入胸腔或者腹腔。首先，黏膜下组织注射生理盐水形成水泡隆起(图 5.11a)，然后，通过一个 23 号针导管将高压 $CO_2$ 气体注入黏膜下层，建立一个延伸至食管下段的充满 $CO_2$ 的气泡 (图5.11b)。注射 0.83% 的羟乙基甲基纤维素防止气体爆炸并维持气泡存在。在气液黏膜隆起上做一小的黏膜切口，然后将胆管结石探子伸入切口，有效地分离黏膜下间隙。也有人用电凝器分离黏膜下间隙[37]。此操作要保证在黏膜入口和黏膜下间隙顺利置入内镜设备。在黏膜下间隙内，距黏膜入口 4~5cm 的肌层，通过黏膜下内镜切除技术切开一个切口，从而进入纵隔或者腹腔(图 5.11c)。该技术的优势在于利用黏膜作为生物安全瓣膜防止污染物通过穿刺口进入胸腔或者腹腔。并且黏膜入口可以通过内镜夹或者其他闭合设备加以关闭(图 5.11d)。

## 经胃腹腔入路

经胃入路可以进行腹腔和腹膜后间隙的操作。腹

表5.5　经口腔手术(不包括经胃胰腺坏死组织清除术)

| 入路 | 参考文献 | 年份 | 国家 | *n* | 手术操作 |
|---|---|---|---|---|---|
| 经胃入路 | Marks 等 | 2007 | 美国 | 1 | PEG |
| | Pearl 等 | 2007 | 美国 | 4 | 腹腔镜探查 |
| | Rao 等 | 2008 | 印度 | 3 | 腹腔镜探查+肝脏活检 |
| | | | | 10 | 阑尾切除术 |
| | | | | 1 | 输卵管结扎 |
| | Hyder 等 | 2008 | 巴基斯坦 | 1 | 腹腔镜探查(胃出口梗阻) |
| | Steele 等[a] | 2008 | 美国 | 3 | 腹腔镜探查+肝脏活检 |
| | Swanstrom 等[a] | 2008 | 美国 | 4 | 胆囊切除术 |
| | Tabusadze 等 | 2009 | 格鲁吉亚 | 6 | 胆囊切除术 |
| | Auyang 等 | 2009 | 美国 | 4 | 胆囊切除术 |
| | Horgan 等 | 2009 | 美国 | 8 | 胆囊切除术 |
| | | | | 1 | 阑尾切除术 |
| | | | | 4 | 胃袖状切除术(取出标本) |
| | Dallemagne 等 | 2009 | 法国 | 11 | 胆囊切除术 |
| | Salinas 等 | 2010 | 秘鲁 | 27 | 胆囊切除术 |
| | Park 等 | 2010 | 瑞士 | 3 | 阑尾切除术 |
| | Campos 等 | 2010 | 巴西 | 1 | 腹腔脓肿引流 |
| | Nau 等 | 2011 | 美国 | 100 | 腹腔镜探查(20 例胰腺肿瘤) |
| | Sweetser 等 | 2011 | 美国 | 1 | PEG |
| 经口腔入路 | Wilhelm 等 | 2011 | 德国 | 8 | 甲状腺切除术 |
| 经食管入路 | Horgan 等[b] | 2011 | 美国 | 5 | 食管肌层切开术 |
| | Ionue 等[b] | 2011 | 日本 | 56 | 食管肌层切开术 |
| 经十二指肠入路 | Bingener 等[a] | 2010 | 美国 | 2 | 溃疡穿孔修补术 |
| 总计 | | | | 264 | |

注:[a] 仅在学术大会和会议上发表的摘要;[b] 在学术大会和会议上发表的最新摘要。

腔镜检查是目前报道最多的操作,可以用于腹壁探查和粘连松解[38]。经胃入路的建立需要腹腔镜或者经皮内镜胃切开术 (percutaneous endoscopic gastrostomy,

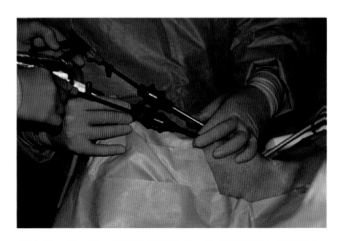

图 5.10　经口腔入路甲状腺切除术。注意喉结下方的穿刺点。

PEG)的辅助,防止损伤周围血管[39]。同样需要 SEMF 技术,以保证操作的单向性和置入内镜的稳定性[13,40]。为了利于胃壁关闭和避免损伤血管、周围脏器,合理的穿刺位置应当同胃大弯和胃小弯保持一定距离[24]。最理想的穿刺位置是胃体末端的前壁,这样能使内镜置入后在腹腔内保持一条直线。

Kalloo 团队最早报道牵拉括约肌切开经胃入路进入腹膜腔的 NOTES 手术[41],他们利用内镜外科电针刀经胃壁建立通道,通过该通道利用括约肌切开器,扩大切口至 15~20mm,以便内镜置入。由于穿刺难度较大,并且扩张器械难以通过,所以不建议使用非热式或者 Seldinger 式针。这种方法逐渐被球囊胃切开术所取代。

### 球囊胃切开术(图 5.12,视频 5.2)

首先也是要用针刀进行穿刺,然后用球囊扩张器(直径>18mm)行胃切开。多腔针刀能快速置入导丝,

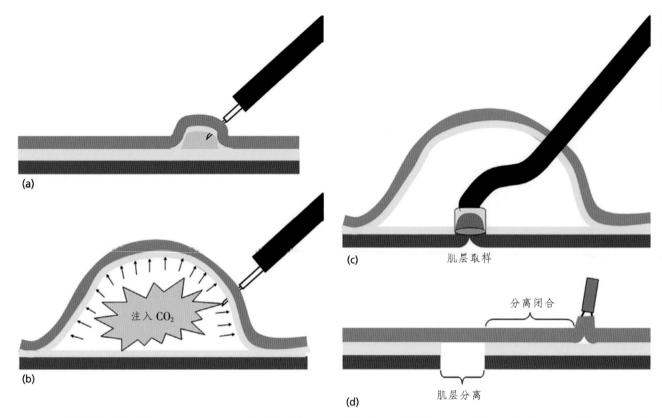

**图 5.11**　内镜黏膜瓣膜技术。(a)注入生理盐水检测针头是否进入黏膜下。(b)使用高压 $CO_2$ 分离黏膜下层。(c)利用 cap-EMR 技术切开黏膜下肌层。(d)利用重叠黏膜瓣封闭肌层缺损。(Reproduced from Sumiyama K, Gostout CJ, Rajan E, et al. Transesophageal mediastinoscopy by submucosal endoscopy with mucosal flap safety valve technique. *Gastrointest Endosc*;65(4):679‐83,©2007 Elsevier.)

从而明显降低了操作难度。而且,被置入的导丝可以作为定位标记,有利于胃切口关闭时的定位和避免内镜意外退回胃腔内。

　　球囊完全膨胀后,内镜与球囊迅速伸入腹腔。由于内镜置入时柔软易曲的特性,操作时难以将内镜与球囊和导管对位,所以此步骤操作难度较大。要求术者非直线用力,否则内镜置入时就会偏离胃切口的中心位置。该方法最大的困难是当胃前壁入路口离贲门较近时,需要内镜头端有 30°~45°的折角。内镜进入切口受阻时,可以用大号球囊反复扩张切口或者经内镜扩大切口。目前特制套管在一定程度上解决了这个问题。球囊胃切开术使得全层胃切开更加易于操作。膨胀性建立胃壁开口,能最大限度地避免损伤周围血管,一旦出血,球囊还能用来压迫止血。针刀、导管、球囊联合多通道装置可以明显节省操作时间(图 5.13)[42]。有研究对上述方法进行改进,在球囊切开前行胃全层折叠术[43]。皱褶的胃壁起瓣膜的作用,保持内镜进入腹腔时胃的扩张。

## PEG 辅助的经胃入路(图 5.14)

　　30 年前,PEG 的概念诞生,而经皮辅助胃入路就是以 PEG 为基础发展起来的。胃内注入气体使胃前壁贴近腹壁,同时将周围脏器推开,防止穿刺时受到损伤。同时,有利于胃切口的缝合[44]。有研究表明,胃穿刺的套管不仅可以用作胃入路的入口,还可以扩张入口大小。随后,置入复合持针器进行多种 NOTES 手术操作[45]。

## 经胃腹膜后入路(图 5.15)

　　目前腹膜后入路主要适用于坏死性胰腺炎周围坏死组织的引流(视频 5.1)。理想的腹膜后入路位点应与经胃入路位点相对,即胃后壁,胃大弯与胃小弯之间中段,胃窦前(大约距胃切迹 2cm)。其入路建立操作主要包括:置入导管、球囊胃切开后行针刀穿刺。经此入路可以探查到微小的胰腺肿瘤,而且还能评估腹膜后腹腔镜切除胰腺肿瘤的可行性[46]。

## 经十二指肠入路

　　目前临床上,我们团队主要通过十二指肠入路进行肠腔内辅助溃疡穿孔网膜修补术(未发表)(表 5.5)。患者呈仰卧位,术前应行胃、十二指肠和腹腔的腹腔

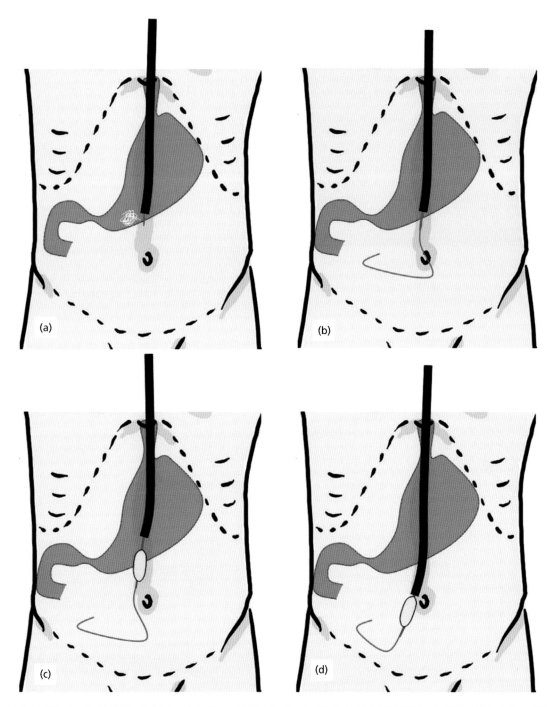

**图 5.12** 球囊胃切开术。(a)针刀建立入口。(b)通过入口置入导丝。(c)沿导丝置入扩张球囊。(d)腹腔置入内镜。球囊置于内镜头端以利于内镜进入。

镜辅助的内镜预评估。如果穿孔的溃疡允许置入标准的可屈式内镜,那么溃疡修补术就可以通过置入腹腔的内镜完成。腹腔大量灌洗后,网膜能够聚集进入溃疡穿孔处(图 5.16a),然后用内镜夹将网膜固定于十二指肠(图 5.16b)。如果溃疡直径小于 10mm,需要腹腔镜辅助行网膜填塞术。腹腔镜引导下将网膜填入止血夹开口处,通过内镜将网膜固定于十二指肠黏膜

(胃溃疡穿孔可以使用类似方法)。

# 经阴道入路

　　阴道最早是产科医生进行内镜检查的通路。在 20 世纪 40 年代,妇产科医生就通过阴道入路进行穹隆镜操作。最早的穹隆镜装有一个带光源的硬式内镜,

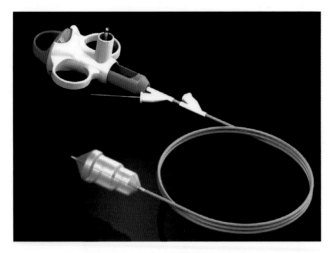

**图 5.13** 带有针刀的多室球囊。

可进行后穹隆切开。上述操作需要患者取胸膝位,在腹部重力和负压的作用下改变腹腔脏器位置,从而使术者获得更好的视野。

随着电视腹腔镜的普及,穹隆镜技术逐渐发展为非盆腔操作[47,48]。2003 年,首次报道了经穹隆腹腔镜胆囊切除术[48],此术式有助于视野的暴露和标本的取出。术中使用的 2~3mm 小型腔镜能够显著缩小术后瘢痕。阴道套管穿刺前需行腹腔镜探查,从而防止穿刺并发症。

随着 NOTES 技术的发展,经阴道入路的腔内操作器械变得越来越小巧精细。2007 年,在首例经阴道腹腔镜辅助胆囊切除术中,阴道同时作为内镜和器械通路[49,50]。此手术中,腹腔镜直视下定位穿刺位点,通过一个套管通路进行牵拉胆囊的操作。2009 年,有学

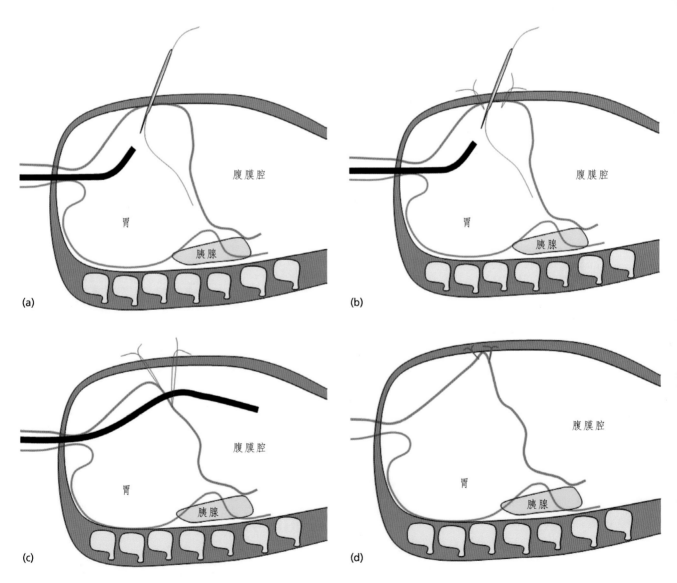

**图 5.14** PEG 辅助经胃入路。(a)胃内注入气体,使胃前壁贴于腹壁。经皮穿刺将带有引导线的针置入胃内。(b)皮肤缝合两针,易于入口关闭。(c)将内镜置入胃内。(d)收紧两根缝合线关闭入口。

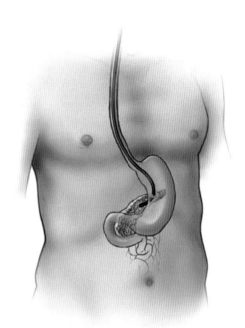

图 5.15　腹膜后经胃入路。可屈式内镜经胃置入网膜囊,进行胰腺探查。(From Moran EA, Bingener J, Murad F, et al. The challenges with NOTES retroperitoneal access in humans. *Surg Endosc* 2011;25 (4):1096–100. With kind permission from Springer Science +Business Media.)

者发现通过建立额外阴道操作孔或者使用第二个专门用于牵拉胆囊的内镜,使得纯粹的经阴道胆囊切除成为可能[18]。在此之前,胆囊的暴露是很棘手的问题。经阴道入路也可进入腹膜后间隙进行肾脏、肾上腺和胰尾的手术[51]。同样,选择经阴道入路时,需要考虑许多利弊(表 5.6)。

| 表5.6　经阴道入路的主要决定因素 |
| --- |
| **优点** |
| 采用时间最长 |
| 入口或闭口操作无需特定平台 |
| 最易闭合,最利于康复 |
| 易于消毒 |
| 不分泌大量液体 |
| 进入腹腔的便捷通道 |
| **缺点** |
| 只适用于 50% 的人群 |
| 可能导致盆腔粘连和生育问题? |
| 暂时性术后性欲节制和性功能障碍? |
| 年轻育龄女性不认可 |
| 文化障碍? |
| **禁忌证(同后陷凹镜检查 a)** |
| 直肠子宫腔阻碍或不畅 |
| 子宫后曲 |
| 子宫或子宫颈单侧倾斜 |
| 盆腔肿块 |
| 盆腔感染 |
| 出血 |
| 阴道狭窄 |
| 先前多次腹部或盆腔手术 |
| 先前未经超声扫描 |

a: Christian J, Barrier BF, Schust D, et al. Culdoscopy: a foundation for natural orifice surgery-past, present, and future. *J Am Coll Surg* 2008;207(3):417–22.

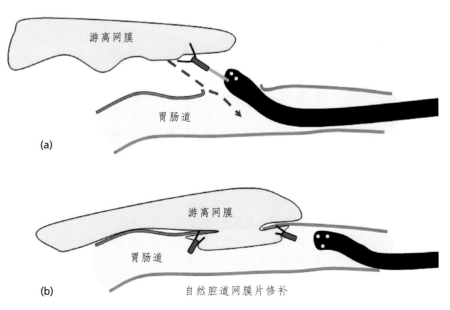

自然腔道网膜片修补

图 5.16　经十二指肠入路手术治疗溃疡穿孔。(a)经十二指肠腔移动网膜。使用内镜钳抓持网膜。(b)经十二指肠腔固定网膜。

## 经阴道入路技术

目前，多数 NOTES 的经阴道入路技术都是借鉴以往后穹隆操作的经验。术前建议行常规的妇科检查，比如盆腔超声、CT，以排除盆腔粘连等手术禁忌[52]。有研究发现，1589 例行后穹隆操作的患者中，约 5.7% 存在盆腔异常（主要是子宫内膜异位和子宫后倾），以上因素都会影响阴道入路的建立[53]。因此，子宫颈检查对于判断手术禁忌十分关键。检查时将子宫颈向中线推移，韧带拉伸诱发疼痛。有人认为出现此征象即是后穹隆操作禁忌，需要转为腹腔镜手术[54]。

患者术前当晚空腹，肠道准备不是此手术的绝对要求；手术需在气管插管全身麻醉下进行；患者呈 Lloyd-Davies 体位，同时后倾有利于盆腔脏器的牵引；碘伏或者氯己定消毒会阴；留置尿管，手术开始后拔除。

### 直视经阴道入路（经典入路）[8]（图 5.17）

适当牵拉阴道壁后，向上牵引子宫颈。进入腹腔需在子宫颈下道格拉斯窝阴道黏膜处做一个 5~10mm 半月形切口（图 5.17a）。如果是进入腹膜后间隙，则需行阴道侧壁切口。为避开盆腔肌肉和周围组织结构，切口必须在阴道上 1/3 处。

切开阴道肌层后，Allis 钳钳夹切口上缘，剪刀锐性分离，打开阴道后穹隆处腹膜（图 5.17c）。置入内镜或者外科操作平台，待器械进入腹腔后，注入 $CO_2$ 建立气腹。

### 经阴道腹腔灌注入路[55]

此技术需要预先在道格拉斯窝注入生理盐水以降低直肠损伤的风险。然后置入放射状可扩张套管和钝头扩张套管，使用气腹针建立入路。起初用 5cm 放射状可扩张套管和气腹针直接穿刺子宫颈后部下方 5~10mm 的阴道后穹隆，此位置介于骶子宫韧带之间（图 5.18）。入口要保持水平位，同时要避免将穿刺针穿入子宫穹隆和腹膜之间。所以，操作时可以利用 Pozzi 持钩将子宫颈固定在 8 点钟方向，然后向道格拉

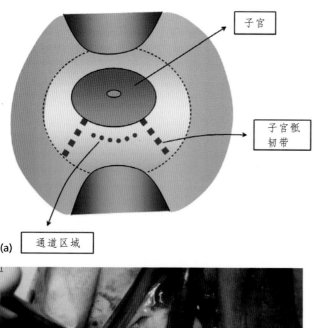

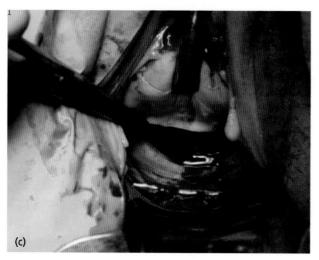

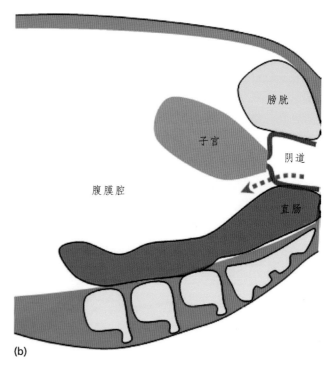

图 5.17　经阴道入路。(a)引导牵拉暴露后隐窝区域。此区域在子宫颈下 5~10cm，骶子宫韧带之间。(b)阴道入路的矢状位视野。通过穿刺道格拉斯窝建立入路。注意邻近的直肠。(c)经典经阴道入路。注意向上牵拉子宫颈以暴露黏膜和腹膜开口。(Parts a and c adapted from Watrelot A, Wattiez A, Transvaginal access. Epublication: eats.fr, 2007 Jun;7(6). At www.eats.fr/doi-lt01enwatrelot001.htm. Accessed April 2011. Copyright. IRCAD-WeBSurg-EATS. Reproduced with permission.)

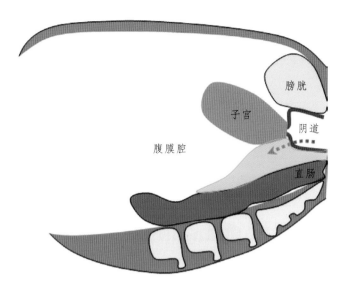

图 5.18　腹腔注水阴道后入路。该图显示水沿着道格拉斯窝注入以防止损伤直肠。(Based on Watrelot A, Nassif J, Law WS, Marescaux J, Wattiez A. Safe and simplified endoscopic technique in transvaginal NOTES. *Surg Laparosc Endosc Percutan Tech* 2010;20(3):e92‐4.)

斯窝内注入 150~200mL 的生理盐水；使用 30 号内镜行盆腔检查判断能否进行手术；随后，缓慢插入钝头扩张套管(12mm)；套管插入后，伸入可屈式内镜；通过套管建立气腹。

### 腹腔镜辅助的经阴道入路[8]

这是目前世界上使用最多的 NOTES 手术入路。外科医生手术时位于患者两条腿之间；第一助手负责控制内镜。如果需要腹腔镜辅助，第二助手位于患者左侧。可以使用腹腔镜注气设备或者经阴道套管和气腹针建立气腹。

手术开始时，左侧肋缘下或者脐部穿刺建立气腹；然后脐部穿刺置入 5mm 套管，腹腔镜探查腹腔和道格拉斯窝。

确定手术可行后，在腹腔镜引导下于阴道后穹隆处穿刺置入 10~12mm 腹腔镜套管。牵拉子宫呈前倾位以保证后穹隆处良好的手术视野。内镜通过套管置入腹腔。目前有一种一次性单孔入路器械较套管有更明显的优越性，其优越性在于建立气腹的可靠性，以及允许使用可屈式内镜和直径为 5~12mm 的器械。

内镜进入腹腔后缓慢向前深入。腹腔内的定位和内镜探视时，要以反特伦德伦伯格(Trendelenburg)卧位时的腹壁位置和腹部器官为参考。阴道切口在直视下用可吸收线连续或间断缝合。患者术后停止性生活 2 周。绝经后的患者间断服用雌激素 4 周。

## 肛门入路:经直肠/结肠入路

经肛门入路最早用于腹腔镜结肠切除后标本的移出，目前，经肛门自然腔道完成直肠乙状结肠切除也受到了更多的关注[56]。这项创新性的 NOTES 技术主要依靠经肛门内镜显微外科(transanal endoscopic microsurgery，TEM)平台实现，此平台可以完成复杂的内镜外科手术，如非侵袭性直肠肿瘤的完整切除。TEM 的成功开展将腹腔镜手术转变为一种内镜环境下的手术。经肛门注入 $CO_2$，视野暴露良好，传统的手术器械就可以完成缝合、游离等操作。除了最初用来做直肠肿瘤切除，TEM 平台现在用于 NOTES 手术和腹腔镜辅助经肛门直肠乙状结肠切除术(表 5.7)。

### 经肛门 TEM 下直肠乙状结肠切除术

目前 NOTES 经肛门直肠乙状结肠切除术需要使用下面所讲的 TEM 技术。肠道准备后，患者取截石位，直肠用碘伏溶液灌洗。脐部插入气腹针，气体压力维持在 12mmHg。造瘘口位置(右腹下 1/4)置入 5mm 腹腔镜套管，然后气腹针更换为 2mm 套管，该套管用于置入腹腔镜持钳。确定乙状结肠周围无粘连后，撤

表5.7　肛门入路NOTES辅助手术(不包括自然腔道标本取出)

| 作者 | 年份 | 国籍 | 手术操作 |
|---|---|---|---|
| Abbas 等 | 2008 | 美国 | 腹腔、盆腔脓肿引流 |
| Velhote 和 Velhote | 2009 | 巴西 | 经肛门辅助乙状结肠血管结扎(用于 Hirschprung 的经肛门结肠清除术) |
| Sylla 等 | 2010 | 美国 | 经肛门辅助直肠乙状结肠切除+TME |
| Donatelly 等 | 2011 | 法国 | 腹主动脉旁脓肿引流 |
| Tuech 等 | 2011 | 法国 | 经肛门辅助直肠乙状结肠切除+TME |
| Horgan 等 | 2011 | 美国 | 直肠旁腹腔镜探查 |
| Zorron 等 | 2011 | 巴西 | 经肛门辅助直肠乙状结肠切除+TME |

出腹腔镜设备,然后进行经肛门的游离解剖。

患者取截石位,将吻合器痔上黏膜环切术(procedure for prolapse and Hemorrhoids,PPH,Ethicon Endo-Surgery,俄亥俄州辛辛那提)使用的肛门镜经肛门插入,并缝合固定于肛门周围皮肤。距肛缘 4cm 处荷包缝合,封闭直肠。置入 7.5cm TEM 直肠镜,9mmHg 压力建立 $CO_2$ 气腹。于荷包缝线末端做环形黏膜标记,然后用超声刀和 TEM 分离器械全层横断直肠。之后,要注意保护残留的肛门内括约肌纤维。深入到直肠系膜之后,更换 15cm 直肠镜以改善视野暴露。然后按照第 14 章的方法行直肠乙状结肠切除术。

经直肠入路也可以通过置入可屈式手术器械,实施远端腹腔或者腹膜后间隙脏器的手术。此入路分为经直肠前壁和经直肠后壁两种。经直肠前壁需要在腹膜折返处做切口直接进入腹腔(图 5.19a)。经直肠后壁入路则可以完成腹膜后间隙脏器(如胰腺)的手术(图 5.19b)[46]。如果使用直肠低位切口,经直肠入路就和经阴道入路一样,可以通过传统器械建立入路。

## 经结肠(乙状结肠)入路

经结肠入路概念的提出为 NOTES 上腹部手术提供了新的入路选择。通常选择乙状结肠为入口,所以又叫做经乙状结肠入路。在穿刺点之前行荷包缝合,有利于术后切口闭合。与其他多数 NOTES 手术试验一样,首例经结肠入路 NOTES 手术也是在实验猪模型上使用可屈式内镜完成的胆囊切除术[57]。两项研究显示,经结肠是胆囊手术理想的入路,但是仍然存在技术局限性:残留粪便和内镜下结肠闭合(11 只猪中有 1 只出现切口闭合失败)。尽管实验用猪术后给予了抗生素治疗,仍然会出现腹腔粘连和脓肿。所以,在经结肠入路手术时,特别需要结肠灌洗和消毒,甚至使用特殊的操作通道,以保证手术的安全性。

# 尿道入路:经膀胱入路

2006 年,首次报道的经膀胱入路是使用可屈式内镜进行的诊断性腹腔探查术[58]。该试验中,术者可以在上腹部操作,并成功进行了肝脏活检。2007 年,在一例机器人辅助前列腺全切手术中,人类经膀胱腹腔镜 NOTES 手术成功实施[59]。经膀胱入路有许多优势[60]:①入路处于无菌环境;②位置优越,可以直达上腹部和肠袢上部;③类似经阴道入路,能够置入硬质器械;④易于建立和维持气腹;⑤手术开展不受性别限制。

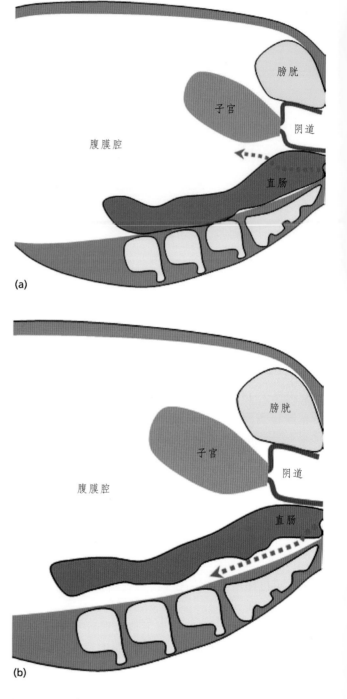

图 5.19　经直肠入路。(a)经直肠前壁进入腹腔。(b)直肠后壁入路。注意低位后切口。此入路也可以进入腹膜后间隙。

尽管许多学者都致力于研究膀胱入路的技术,但是临床中此入路还没有深入地探索应用。主要局限有:尿道直径限制了器械的使用和切除标本的移出;膀胱切口闭合的安全性。手术后留置导尿管会增加感染的机会。使用非可吸收闭合器械可能会导致尿路的阻塞。一些患者术后可能需要尿路扩张解决尿路梗阻并发症。最终患者可能会因为尿路扩张导致暂时性或

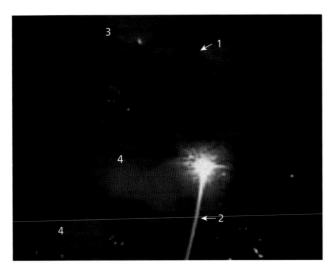

图 5.20　经膀胱入路。（Reproduced with permission from Gettman MT [59],©2007 Elsevier.）

者长期尿失禁。

## 经膀胱入路技术

目前已有人类膀胱入路的报道[59,61]。患者取特伦德伦伯格卧位,建立气腹,按机器人辅助前列腺切除术的方法安置腹腔镜套管。置入标准硬质膀胱镜后,在腹腔镜和内镜联合引导下,通过膀胱壁穿入内镜注射针建立腹腔通道。使用球囊扩张膀胱切口,于膀胱切口置入可屈式输尿管镜,然后进行腹腔内探查术(图 5.20)。取出输尿管镜,2–0 可吸收线"8"字缝合切口。

## 结　论

NOTES 手术技术经过近 5 年的发展,经口腔、阴道、直肠入路的 NOTES 手术已经在临床顺利开展。但是,仍然存在技术上、伦理上以及经济上的问题,限制了其广泛的实施。同时,需要大量的随机对照研究来证实 NOTES 手术较其他标准术式有明显的优势。然而,NOTES 手术达到了微创手术的目的,从而改变了外科手术的前景。首次实现了患者自主选择手术通路,完成常见的外科手术(如胆囊切除术)。

---

**视频片断**

视频 5.1 经胃入路。胰腺炎坏死组织引流

视频 5.2 经食管入路。内镜下食管肌层切开术

---

（梁本甲　译　牛卫博　徐克森　校）

## 参考文献

1 Wilhelm T, Metzig A. Endoscopic minimally invasive thyroidectomy (eMIT): a prospective proof-of-concept study in humans. *World J Surg* 2011;**35**(3):543–51.

2 Moran EA, Gostout CJ, McConico AL, et al. Natural orifice translumenal endoscopic surgery used for perforated viscus repair is feasible using lower peritoneal pressures than laparoscopy in a porcine model. *J Am Coll Surg* 2010;**210**(4):474–9.

3 Breda G, Silvestre P, Giunta A, et al. Laparoscopic nephrectomy with vaginal delivery of the intact kidney. *Eur Urol* 1993;**24**(1):116–17.

4 Darzi A, Super P, Guillou PJ, et al. Laparoscopic sigmoid colectomy: total laparoscopic approach. *Dis Colon Rectum* 1994;**37**(3):268–71.

5 Palanivelu C, Rangarajan M, Jategaonkar PA, et al. An innovative technique for colorectal specimen retrieval: a new era of "natural orifice specimen extraction" (NOSE). *Dis Colon Rectum* 2008;**51**(7):1120–24.

6 Reddy N, Rao P. Per oral transgastric endoscopic appendectomy in human. Paper presented at 45th Annual Conference of the Society of Gastrointestinal Endoscopy of India, February 28–29, 2004, Jaipur, India.

7 Rattner DW, Hawes R, Schwaitzberg S, Kochman M, Swanstrom L. The Second SAGES/ASGE White Paper on natural orifice transluminal endoscopic surgery: 5 years of progress. *Surg Endosc* 2011;**25**(8):2441–8.

8 Zorron R, Palanivelu C, Galvão Neto MP, et al. International multicenter trial on clinical natural orifice surgery – NOTES IMTN study: preliminary results of 362 patients. *Surg Innov* 2010;**17**(2):142–58.

9 National NOTES registry of the DGAV. At www.dgav.de/english/notes.html. Accessed April, 2011.

10 Zheng B, Cassera MA, Swanström LL, et al. Maintaining forward view of the surgical site for best endoscopic practice. *Stud Health Technol Inform* 2011;**163**:743–8.

11 Bonin EA, Moran E, Knipschield M, et al. Navigation for NOTES: which tool for which target? A cadaveric study. Abstract presented at the Society of Gastroenterological Endoscopic Surgeons (SAGES) meeting 2011, AB P228.

12 Sugimoto M, Yasuda H, Koda K, et al. Evaluation for transvaginal and transgastric NOTES cholecystectomy in human and animal natural orifice translumenal endoscopic surgery. *J Hepatobiliary Pancreat Surg* 2009;**16**(3):255–60.

13 Sumiyama K, Gostout CJ, Rajan E, et al. Transgastric cholecystectomy: transgastric accessibility to the gallbladder improved with the SEMF method and a novel multibending therapeutic endoscope. *Gastrointest Endosc* 2007;**65**(7):1028–34.

14 Sawyer MD, Cherullo EE, Elmunzer BJ, et al. Pure natural orifice translumenal endoscopic surgery partial cystectomy: intravesical transurethral and extravesical transgastric techniques in a porcine model. *Urology* 2009;**74**(5):1049–53.

15 Mintz Y, Horgan S, Cullen J, et al. Dual-lumen natural orifice translumenal endoscopic surgery (NOTES): a new method for performing a safe anastomosis. *Surg Endosc* 2008;**22**(2):348–51.

16 Leroy J, Cahill RA, Perretta S, et al. Natural orifice translumenal endoscopic surgery (NOTES) applied totally to sigmoidectomy: an original technique with survival in a porcine model. *Surg Endosc* 2009;**23**(1):24–30.

17 Lima E, Rolanda C, Correia-Pinto J. NOTES performed using

multiple ports of entry: current experience and potential implications for urologic applications. *J Endourol* 2009;**23**(5):759–64.

18 de Sousa LH, de Sousa JA, de Sousa Filho LH, et al. Totally NOTES (T-NOTES) transvaginal cholecystectomy using two endoscopes: preliminary report. *Surg Endosc* 2009;**23**(11):2550–55.

19 Karimyan V, Sodergren M, Clark J, et al. Navigation systems and platforms in natural orifice translumenal endoscopic surgery (NOTES). *Int J Surg* 2009;**7**(4):297–304.

20 Hashiba K, Siqueira PR, Brasil HA, et al. Expandable gastric port for natural orifice translumenal endoscopic surgery. *J Laparoendosc Adv Surg Tech A* 2010;**20**(7):623–5.

21 Wilhelm D, Meining A, von Delius S, et al. An innovative, safe and sterile sigmoid access (ISSA) for NOTES. *Endoscopy* 2007;**39**(5):401–6.

22 Buck L, Michalek J, Van Sickle K, et al. Can gastric irrigation prevent infection during NOTES mesh placement? *J Gastrointest Surg* 2008;**12**(11):2010–14.

23 Ko CW, Shin EJ, Buscaglia JM, et al. Preliminary pneumoperitoneum facilitates transgastric access into the peritoneal cavity for natural orifice transluminal endoscopic surgery: a pilot study in a live porcine model. *Endoscopy* 2007;**39**(10):849–53.

24 Linke GR, Zerz A, Kapitza F, et al. Evaluation of endoscopy in localizing transgastric access for natural orifice transluminal endoscopic surgery in humans. *Gastrointest Endosc* 2010;**71**(6):907–12.

25 Fritscher-Ravens A, Ghanbari A, Cuming T, et al. Comparative study of NOTES alone vs. EUS-guided NOTES procedures. *Endoscopy* 2008;**40**:925–30.

26 Elmunzer BJ, Schomisch SJ, Trunzo JA, et al. EUS in localizing safe alternate access sites for natural orifice transluminal endoscopic surgery: initial experience in a porcine model. *Gastrointest Endosc* 2009;**69**(1):108–14.

27 Elmunzer BJ, Chak A, Taylor JR, et al. Hydroperitoneum-facilitated EUS-guided peritoneal entry and closure of alternate access sites for NOTES. *Surg Innov* 2010;**17**(2):101–7.

28 Santos BF, Auyang ED, Hungness ES, et al. Preoperative ultrasound measurements predict the feasibility of gallbladder extraction during transgastric natural orifice translumenal endoscopic surgery cholecystectomy. *Surg Endosc* 2011;**25**(4):1168–75.

29 Baldwin DD, Tenggardjaja C, Bowman R, et al. Hybrid transureteral natural orifice translumenal endoscopic nephrectomy: a feasibility study in the porcine model. *J Endourol* 2011;**25**(2):245–50.

30 Anupama R, Ahmad SZ, Kuriakose S, et al. Disseminated peritoneal leiomyosarcomas after laparoscopic "myomectomy" and morcellation. *J Minim Invasive Gynecol* 2011;**18**(3):386–9.

31 Kim YW, Park BJ, Ro DY, et al. Single-port laparoscopic myomectomy using a new single-port transumbilical morcellation system: initial clinical study. *J Minim Invasive Gynecol* 2010;**17**(5):587–92.

32 Alcaraz A, Musquera M, Peri L, et al. Feasibility of transvaginal natural orifice transluminal endoscopic surgery-assisted living donor nephrectomy: is kidney vaginal delivery the approach of the future? *Eur Urol* 2011;**59**(6):1019–25.

33 Friedland S, Kaltenbach T, Sugimoto M, et al. Endoscopic necrosectomy of organized pancreatic necrosis: a currently practiced NOTES procedure. *J Hepatobiliary Pancreat Surg* 2009;**16**(3):266–9.

34 Inoue H, Minami H, Kobayashi Y, et al. Peroral endoscopic myotomy (POEM) for esophageal achalasia. *Endoscopy* 2010;**42**(4):265–71.

35 Sumiyama K, Gostout CJ, Rajan E, et al. Transesophageal mediastinoscopy by submucosal endoscopy with mucosal flap safety valve technique. *Gastrointest Endosc* 2007;**65**(4):679–83.

36 Sumiyama K, Gostout CJ, Rajan E, et al. Submucosal endoscopy with mucosal flap safety valve. *Gastrointest Endosc* 2007;**65**(4):688–94.

37 Yoshizumi F, Yasuda K, Kawaguchi K, et al. Submucosal tunneling using endoscopic submucosal dissection for peritoneal access and closure in natural orifice transluminal endoscopic surgery: a porcine survival study. *Endoscopy* 2009;**41**(8):707–11.

38 Nau P, Anderson J, Happel L, et al. Safe alternative transgastric peritoneal access in humans: NOTES. *Surgery* 2011;**149**(1):147–52.

39 Sohn DK, Turner BG, Gee DW, et al. Reducing the unexpectedly high rate of injuries caused by NOTES gastrotomy creation. *Surg Endosc* 2010;**24**(2):277–82.

40 Pauli EM, Haluck RS, Ionescu AM, et al. Directed submucosal tunneling permits in-line endoscope positioning for transgastric natural orifice translumenal endoscopic surgery (NOTES). *Surg Endosc* 2010;**24**(6):1474–81.

41 Kalloo AN, Singh VK, Jagannath SB, et al. Flexible transgastric peritoneoscopy: a novel approach to diagnostic and therapeutic interventions in the peritoneal cavity. *Gastrointest Endosc* 2004;**60**(1):114–17.

42 Teoh AY, Chiu PW, Lau JY, Ng EK. Randomized comparative trial of a novel one-step needle sphincterotome versus direct incision and balloon dilation used to create gastrotomies for natural orifice translumenal endoscopic surgery (NOTES) in the porcine model. *Surg Endosc* 2011;**25**(9):3116–21.

43 Ujiki MB, Martinec DV, Diwan TS, et al. Video: natural orifice translumenal endoscopic surgery (NOTES): creation of a gastric valve for safe and effective transgastric surgery in humans. *Surg Endosc* 2010;**24**(1):220.

44 Sporn E, Miedema BW, Astudillo JA, et al. Gastrotomy creation and closure for NOTES using a gastropexy technique (with video). *Gastrointest Endosc* 2008;**68**(5):948–53.

45 Sugimoto M, Yasuda H, Koda K, et al. Rendezvous gastrotomy technique using direct percutaneous endoscopic gastrostomy for transgastric cholecystectomy in hybrid natural orifice translumenal endoscopic surgery. *J Hepatobiliary Pancreat Surg* 2009;**16**(6):758–62.

46 Moran EA, Bingener J, Murad F, et al. The challenges with NOTES retroperitoneal access in humans. *Surg Endosc* 2011;**25**(4):1096–100.

47 Tsin DA. Culdolaparoscopy: a preliminary report. *JSLS* 2001;**5**(1):69–71.

48 Tsin DA, Sequeria RJ, Giannikas G. Culdolaparoscopic cholecystectomy during vaginal hysterectomy. *JSLS* 2003;**7**(2):171–2.

49 Zorron R, Filgueiras M, Maggioni LC, et al. NOTES. Transvaginal cholecystectomy: report of the first case. *Surg Innov.* 2007;**14**(4):279–83.

50 Marescaux J, Dallemagne B, Perretta S, et al. Surgery without scars: report of transluminal cholecystectomy in a human being. *Arch Surg* 2007;**142**(9):823–6.

51 Allemann P, Perretta S, Asakuma M, et al. NOTES new frontier: natural orifice approach to retroperitoneal disease. *World J Gastrointest Surg* 2010;**2**(5):157–64.

52 Niu J, Song W, Yan M, et al. Transvaginal laparoscopically assisted endoscopic cholecystectomy: preliminary clinical results for a series of 43 cases in China. *Surg Endosc* 2011;**25**(4):1281–6.

53 Watrelot A. Place of transvaginal fertiloscopy in the manage-

ment of tubal factor disease. *Reprod Biomed Online* 2007;**15**(4): 389–95.

54 Batt RE. Development of flexible culdoscopy. *J Am Assoc Gynecol Laparosc* 2000;**7**(3):440–42.

55 Watrelot A, Nassif J, Law WS, et al. Safe and simplified endoscopic technique in transvaginal NOTES. *Surg Laparosc Endosc Percutan Tech* 2010;**20**(3):e92–4.

56 Sylla P, Rattner DW, Delgado S, et al. NOTES transanal rectal cancer resection using transanal endoscopic microsurgery and laparoscopic assistance. *Surg Endosc* 2010;**24**(5):1205–10.

57 Shin EJ, Kalloo AN. Transcolonic NOTES: current experience and potential implications for urologic applications. *J Endourol* 2009;**23**(5):743–6.

58 Lima E, Rolanda C, Pêgo JM, et al. Transvesical endoscopic peritoneoscopy: a novel 5 mm port for intra-abdominal scarless surgery. *J Urol* 2006;**176**(2):802–5.

59 Gettman MT, Blute ML. Transvesical peritoneoscopy: initial clinical evaluation of the bladder as a portal for natural orifice translumenal endoscopic surgery. *Mayo Clin Proc* 2007;**82**(7): 843–5.

60 Branco F, Pini G, Osório L, et al. Transvesical peritoneoscopy with rigid scope: feasibility study in human male cadaver. *Surg Endosc* 2011;**25**(6):2015–19.

61 Granberg CF, Frank I, Gettman MT. Transvesical NOTES: current experience and potential implications for urologic applications. *J Endourol* 2009;**23**(5):747–52.

# 第 6 章

# NOTES 闭合技术

Erwin Rieder, Lee L. Swanstrom

## 引 言

25 年前, Erich Mühe 报道了首例经腹腔镜胆囊切除术[1]。此后手术方式逐渐向微创手术的方向发展。现在, 微创外科(minimally invasive surgery, MIS)已经取代了大多数传统开腹手术。尽管腹腔镜手术有确切的优势, 但皮肤屏障的破坏会造成特有的并发症, 如疝的形成、伤口感染、慢性疼痛。1998 年, Pasricha 等首次提出使用可屈式内镜完成腹腔镜手术的设想, 此后通过胃肠器官进入腹腔的新概念逐步形成[2]。NOTES[3]的这种通过自然腔道(如口腔、阴道、肛门)"减少瘢痕"的新手术方式, 其基本目标是减少外科手术对患者的影响, 理论上能够改善手术效果。Kallo[4,5]首次在活体猪模型中证实了经口胃入路到达腹腔的可行性与安全性, 并认为通过自然腔道基本上可以进行所有器官的手术。几年前 NOTES 还仅是概念性的实验室手术操作, 现在已有多个中心将其应用于临床[6]。NOTES 提出了进入腹腔的新路径。其与开腹手术或腹腔镜手术的根本区别在于入路的建立与关闭方法。但是, 破坏完好的胃肠器官也是对传统手术理念的一种挑战。目前, 传统手术入路的并发症(伤口感染、瘢痕、疼痛、疝等)已为人们所认识, 然而对于 NOTES 手术, 入路闭合技术中的任何失误均有可能危及患者的生命。因此, NOTES 手术中要彻底避免入路闭合失败。此要求在 SAGES 和 ASGE NOTES 的论文中有明确的阐述和讨论[3]。下文简要概括了现有的闭合技术以及最新的经自然腔道入路安全闭合的尝试。

## 非闭合手术

在早期 NOTES 实验中, 多位学者提出关闭较小

的小肠切口可能没有必要。Jagannath 团队以活体猪为实验对象, 进行了小的胃壁切开并应用了内镜球囊扩张, 胃壁全层开口不做闭合处理, 使其自行愈合, 2 周之后无腹腔内感染发生[7]。另外, Ryou 等发现, 在胃切开术对照实验中, 开放切口时可承受 15mmHg 的气压[8]。这一发现提示全层组织闭合并不是完全必需的。但是, 我们知道猪与人的胃存在差异, 猪胃的组织耐受性与愈合能力可能与人胃有所不同。

在动物实验和临床研究中, 经膀胱入路已有报道。因为泌尿道是无菌环境, 而且只需插入导管就可使内脏切口愈合, 所以人们推断经膀胱入路更为简单。一个葡萄牙医疗团队在活体猪模型实验中发现, 行经膀胱腹腔镜术后, 放置导尿管引流 4 天, 膀胱切口可以完全闭合[9]。2007 年, 梅奥医学中心的团队证实了经膀胱腹腔镜手术的临床可行性[10]。在机器人辅助前列腺切除术出现之前, 经膀胱入路腹腔镜手术是在腹腔镜引导下通过软式输尿管镜实现的。学者们发现在去除输尿管镜后膀胱立即减小到更小尺寸, 但并非完全密闭。在这一病例中, 膀胱的切口由机器人行 8 字缝合进行闭合。

黏膜活瓣切开技术是一种既能打开黏膜下层的通道(如 Heller 肌切开术[11])也能提供一个瓣膜以避免闭合 NOTES 内脏切口的手术技术[12]。这项技术的关键步骤包括: 通过黏膜下注射生理盐水创建黏膜隆起, 随后在小黏膜切口处插入可屈式内镜至黏膜下层空间。通过球囊扩张, 高压 $CO_2$ 或针刀烧灼机械性地切开黏膜下层建立通道(视频 6.1)。穿刺肌肉和浆膜层作为进入纵隔或腹部的开口(图 6.1)。通道上方的黏膜层可作为一个生物性的安全瓣阀, 起到控制污染、保证闭合安全性的作用。目前, 最安全的闭合方法是通过内镜夹闭合黏膜切口, 但也有其他不关闭的创新方法报道。

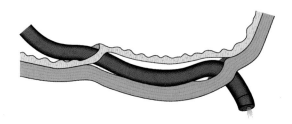

图 6.1 肠黏膜下建立入路通道。

经食管入路手术中,使用食管支架是闭合黏膜切口的一种新选择。一项活体动物实验研究发现,食管支架闭合技术会严重影响黏膜愈合,而对照组愈合良好[13]。由此说明,黏膜下通道自身即可确保切口的闭合,并不需要其他闭合器械。上述黏膜活瓣技术同样在经胃入路手术中得到了应用[14]。尽管此技术闭合胃切口有其优势,但较直接黏膜穿刺通路而言,弯曲黏膜下通道会使内镜操作更加困难。目前已经提出了许多简单易行的"非闭合"技术,但是在临床应用中还存在诸多问题。因此,NOTES 手术切口的闭合还是有一定意义的。

# 传统闭合技术

有文献报道,可以使用传统经皮内镜胃造口术(percutaneous endoscopic gastrostomy,PEG)导管进行胃壁切口闭合,但是,胃瘘的发生率很高[15]。术后腹腔感染及脓肿的形成使此方法很快被摒弃。据报道,一种胃固定闭合技术已应用于活体动物实验[16]。在内镜引导下,三条经皮固定缝线标记入路位置,并将缝线缝合在胃壁切口附近的腹壁上。虽然此方法在动物实验中被证实简单、经济、实用,但是在临床应用前仍然需要大量研究。研究者证实,由胃切口管道导致的术后粘连不会引起远期并发症。

NOTES 手术最初被认为是经胃入路进行的内镜操作。但是,随着 NOTES 手术的广泛运用和报道,其又被称为妇产科经阴道手术[6,17]。其主要原因是因为阴道切口闭合的简易性和安全性[18]。阴道入路用于腹腔手术操作有很长的历史,早在 1949 年,子宫切除术中经阴道阑尾切除就有报道,妇产科医师在经阴道操作和阴道切口安全闭合上有丰富的经验。

1~2cm 的阴道切口只需要通过一个阴道窥镜和传统外科器械就可以闭合。间断或者连续可吸收线缝合都可以选择。

最近一项大规模的病例研究报道指出,在德国 NOTES 手术登记的首批 551 例患者中[17],基本全部为经阴道手术,并且阴道切口使用可吸收线缝合,其中 2 例出血和 1 例 Douglas 陷窝脓肿(并发症发生率0.6%)。另一个多中心研究报道显示,约 88% 的 NOTES 患者采取经阴道入路,同样采用切口直接缝合[6],其中有 1 例出现阴道肉芽肿(0.3%闭合相关并发症)。上述 2 项研究表明经阴道闭合切口安全简单。

另一项切实有效的"标准"外科技术是经肛门直肠和直肠乙状结肠全层切除术切口的闭合技术。由于存在感染的风险,经结肠入路没有被大多数学者接受,但是其在 NOTES 结肠切除术中的优势已逐渐显现[19],其中最明显的优势就是有利于标本的取出(视频6.2)。同时,将手术通道合并入吻合口可以避免破坏脏器的连续性。

应用特制牵引器,可以完成直肠切除后切口的关闭工作,或者可以通过外科吻合器闭合切口。但是此方法仅限用于距结肠末端 8cm 以内病变的手术。而高位的分离切除会增加患者的手术风险。Sylla 等报道,在活体动物和人类病例中,此结肠闭合技术均取得了较好的效果[20]。

距肛缘 12~15cm 的直肠或者乙状结肠为腹膜内位器官,通过此处可以进入腹腔。然而,此处直肠位置较高,无法使用传统器械进行切口闭合。不过许多大型医疗机构都有成熟的闭合技术。经肛门内镜显微外科(transanal endoscopic microsurgery,TEM)(Richard Wolf,德国图宾根)手术平台已有 30 多年的历史,广泛用于直肠息肉和早期直肠癌的切除手术[21]。其可以使外科医生在直视下完成直肠全层缝合(图 6.2,视频6.3),并且可以保证安全性[22]。目前已有大量关于 TEM 及其相关设备在 NOTES 手术中应用的报道[20,23-25]。

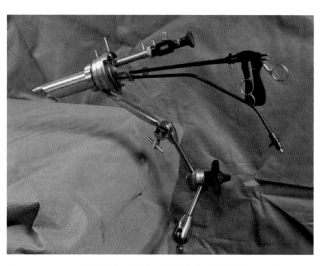

图 6.2 TEM 系统能够以类似腹腔镜的方式缝合距肛门 20cm 的切口。

一项 NOTES 手术人体标本试验研究证实，虽然通过 TEM 可以实现经肛门的切口闭合，但是仍然需要使用标准的端端吻合器(end-to-end anastomosis，EEA)。正如 Whiteford 团队所说，经肛门切除直肠后，将吻合器底钉座荷包缝合于结肠近端，并保证缝线留有足够长的距离能够连接 EEA 闭合器。将结肠回纳入腹腔后，重新置入直肠镜并建立气腹，在开放直肠的近端行荷包缝合，将先前置入的底钉座沿预留缝合线移至结肠残端。收紧荷包线，使用吻合器闭合切口[23]（视频 6.4）。近来也有研究发现此闭合技术存在许多不足[26]，但是通过 TEM 直肠镜重新建立气腹可以在直视下检查和弥补闭合切口出现的问题。

# 内镜金属钛夹

Kalloo 团队首次描述了 NOTES 手术中胃壁切口的闭合操作[4]。该团队在活体动物实验中，使用传统内镜钛夹闭合了胃壁切口。大约使用 4~6 个钛夹闭合扩张后的胃壁切口。术后 2 周未发现并发症。Rao 和 Reddy 报道，在临床 NOTES 阑尾切除术和肝脏活检术中，同样采取此方法闭合了胃壁切口。但是，内镜钛夹设计之初只是为了黏膜止血，所以它只能夹闭黏膜层而不能到达固有层和浆膜层（视频 6.5）。所以，仅使用钛夹闭合切口存在一定风险。

许多学者研究了新的钛夹闭合技术，力求得到安全保证。华盛顿大学的研究团队研发了一种可靠的胃壁闭合技术，其通过钛夹和可拆分内镜结扎环完成闭合[27]。这种可伸缩钛夹辅助套环闭合技术需要将长线结扎到标准内镜夹上。内镜球囊经胃切口伸入腹腔，于胃腔外膨胀，使浆膜层翻转入胃腔，以便在切口边缘的浆膜层放置多个钛夹。使用双腔内镜，将缝合残端伸入圈套器中，并由活检腔管拉出。封闭切口时，需收紧圈套器，从而保证胃壁切口的全层闭合。另一种类似技术叫做"Queens 闭合"。此技术使用的是多环结扎器械。尽管该技术能够保证彻底的闭合，但是需要相对较长的操作时间（平均 1.2 小时）[28]。

借助大网膜夹闭胃壁切口的研究报道十分有限[29]。尽管该技术较为经济，但是实验动物术后尸体检查时发现了一系列的感染并发症，同时，该方法也造成了不可避免的腹腔粘连。

钛夹经常用于闭合医源性的结肠穿孔。Mathews 等研究了 NOTES 手术中内镜钛夹和内镜圈套器对结肠切口的闭合效果[30]。研究中结肠使用抗生素、碘伏等，充分灌肠。经结肠腹腔镜检查术后，首先采取内镜

套环闭合切口。如果闭合不确切，需要加用钛夹闭合。其中 1 组实验动物仅使用内镜夹闭合结肠。7 天后解剖观察发现，除 1 只动物外，其他动物结肠浆膜层均能正常愈合。有趣的是，单纯钛夹闭合显微镜下观察肉芽组织不具有连续性。

# 全层闭合夹

现行止血钛夹的不完善促使了新的闭合夹的出现，全层闭合夹，可以用作止血和肠壁闭合。第一个商品化的超范围闭合夹叫做 OTSC(Ovesco GmbH，德国图宾根)。其由镍合金制成，外形呈 U 形（图 6.3）。整个闭合夹由一个塑料帽和镍合金夹组成，并固定于可屈式内镜的头端。激发栓由内镜穿刺腔道引出，安装在内镜操控柄上。牵引肠切口边缘到闭合夹范围内，然后激发闭合夹闭合切口（视频 6.6）。许多研究证实可以利用此设备成功闭合胃壁缺口[31,32]。OTSC 已在欧洲和美国上市，但目前仍无其在临床 NOTES 手术中运用的报道。

类似的闭合器械还有 Lock-It 公司研发的 Padlock-G®(Aponos Medical，美国新罕布什尔州金斯顿)。由于其使用更柔软的材料和平整的外形，所以能够在错位闭合后进行拆除[33]。体外和活体动物实验都证实，用此器械闭合胃切口后，具有足够的张力[34,35]。然而，该器械目前还未应用于临床（图 6.4）。

# T 形收线器闭合

T 形收线器内镜缝合系统是早期肠切口闭合的一

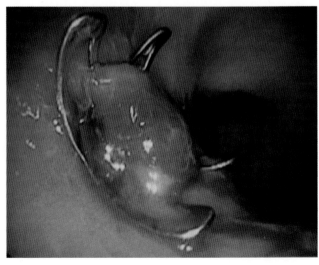

**图 6.3**    术中的 Ovesco 夹（美国和欧洲已商业化生产）。

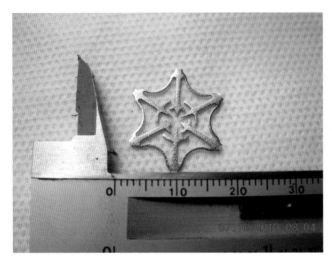

图 6.4　Aponos 套叠闭合夹(尚未商业化)。

种方法。2007 年,该技术成功应用于活体动物经食管入路纵隔手术的食管切口的闭合[36]。T 字架系统近来也在临床中用于术后食管瘘的闭合[37]。组织并合系统(TAS, Ethicon Endo-Surgery Inc., 美国俄亥俄州辛辛那提)是 T 形收线器闭合器械商品化的版本。2003 年最初的 TAS 系统包括传送针、T 字架缝线组合以及缝合锁和钳抓装置(图 6.5)。该系统通过韧性空心针使 T 字架通过 2.8mm 的内镜通道穿过组织。针的长度可以调节,使 T 字架适应不同的胃肠组织。成对的 T 字架通过内镜固定于肠缺口周围,然后使缝线两头穿过安装在韧性推杆上的塑料钳抓器。TAS 系统已经成功应用于人体 NOTES 手术研究[38-41](视频 6.7)。但是也有学者认为非直视下放置 T 字架缝合器可能会误伤周围器官。

有文献报道,类似的 T 形收线器系统(Wilson-Cook Medical, Winston-Salem, 美国北卡罗来纳州;Bard Medical Division, 佐治亚州卡温顿;Olympus,日本东京)已经应用于动物 NOTES 手术实验并获得成功。

Baystate 医疗中心在活体猪上通过 Cook 系统研发了一种"链锚荷包缝合"技术[42]。此项技术需要在胃肠切口附近放置 4 个链锚。首先将一个单线环安装在扣件的环上,闭合时,应用收紧套管收紧缝线,并使用压接金属项圈缝合,以完成闭合。该技术早期在动物实验中获得了成功(图 6.6),同时,T 字架系统也成功地完成了结肠切口的闭合[43]。

# 可屈式内镜缝合器械、系统

NOTES 手术首要的目标就是能使内镜闭合达到常规外科手术闭合时的安全性。为此,在内镜闭合技术上做了大量的研究。这在经胃入路 NOTES 手术中显得尤为重要[44-46]。

第一个临床应用的胃内镜全层闭合系统是 g-Prox™(USGI Medical,美国加利福尼亚州圣克莱蒙特)(图 6.7)。5mm 的可动持抓器可以同时装备空心导管和可扩张聚酯组织篮/锚(g-Cath™,USGI Medical)。联合使用螺旋式持抓器(g-Lin™,USGI Medical),可以将

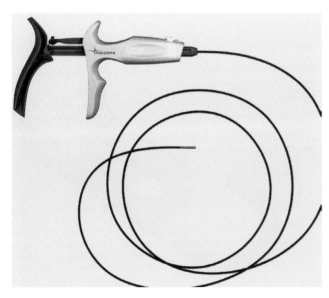

图 6.5　Ethicon TAS T 形扣件系统(试验阶段)。

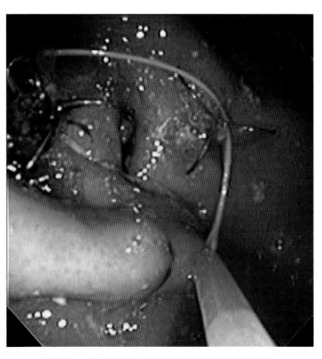

图 6.6　Cook 环形扣件闭合系统(尚未商业化)。

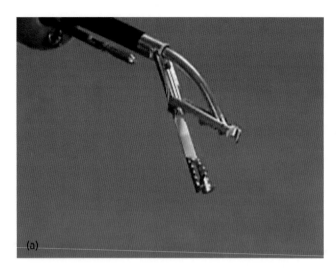

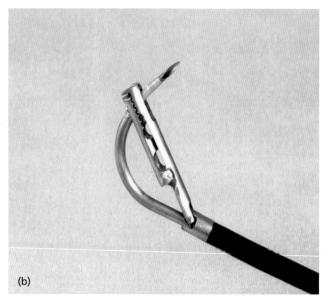

**图 6.7**　USGI 公司的 g-Prox™。(a)器械外形类似一个大的持抓器。(b)一旦钳合,针头会穿透组织,然后布置缝合线(美国和欧洲有售)。

脏器壁全层推入器械的峡口内,从而保证全层闭合。持抓组织后,空心 g-Cath 针垂直穿过对折的组织(黏膜、肌层、浆膜;浆膜、肌层、黏膜)。针尖穿入肠腔后,直视下置入固定锚。之后抽出 g-Cath 针,在切口另一边缘释放第二个连于固定锚末端的聚酯篮。沿相同方向用力拉紧两个聚酯篮,从而闭合组织(视频 6.8)。此闭合器械对器械的大小有一定的要求。18mm 直径的 TransPort 内镜传送平台拥有 4 个大号通道,其中一个 5mm 通道用于置入小型可动内镜、固定装置 [46] (图 6.8)。2007 年,人类第一例经胃胆囊切除术就是使用的这套闭合器械 [44]。NDO 公司发明了另一种闭合器械,最初是应用于治疗胃食管反流病。这种设备含有两个带有可回缩螺旋组织持抓器的钳口,以及一个内

镜。两个钳口备有聚四氟乙烯(ePTFE)缝线,同时装有钛合金固定锚,因此可以实现 U 形缝合(图 6.9)。虽然动物实验证实了该技术在切口闭合中的可行性 [47],但目前还未应用于临床。

另外,还存在另一种未得到广泛应用的内镜闭合器械 (LSI Solutions,美国纽约),该器械可以将肠壁组织吸入一个小的腔室,在此可以同时完成肠壁 2.5cm 线性切开,以及切口的荷包缝合。切口缝合时,需要使用另外的钛合金打结器械收紧荷包线。间接动物体内实验已经证实了此闭合器械在胃壁切口闭合时的快捷性和安全性[48](图 6.10)。也有研究机构对其在结肠切口闭合时的效果进行了评估,并与内镜套环和内镜夹进行了对比[49]。使用此器械和内镜套环都可以在闭

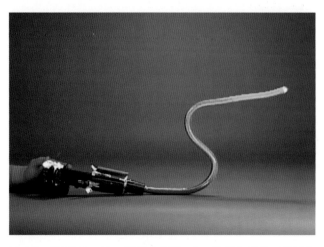

**图 6.8**　USGI TransPort 镜联合使用 g-Prox™ 闭合器械 (美国和欧洲有售)。

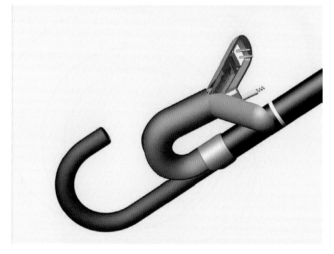

**图 6.9**　NDO 腔内闭合器械(不再生产)。

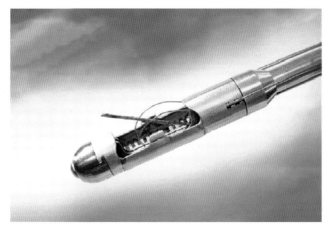

图 6.10  LSI 一步荷包缝合/肠切开原型器械。

合时使组织发生转位,这样有利于切口的充分闭合。

OverStitch™(Apollo Endosurgery,美国得克萨斯州奥斯汀)内镜闭合系统是一种不需要特殊传递装置的内镜闭合系统。该系统起初叫做 "鹰爪"(Olympus Medical Systems,日本东京),由 Apollo 公司和 Olympus 公司共同研发,主要用于闭合胃溃疡出血,但后来很快应用于经胃入路 NOTES 手术中入路切口的闭合[50,51]。OverStitch 安装在双腔内镜的前端,并配备一个供全层缝合的弯曲的大号缝针(图 6.11)。活体动物测试中,使用该系统闭合胃切口 2 周后,未见闭合口瘘的并发症。闭合胃壁切口平均需要使用 3 根缝线。虽然目前仍无关于该系统应用于 NOTES 手术切口闭合的报道,已经有文献称其具有广泛的临床应用价值(如医源性脏器缺口的闭合)[52](视频 6.9)。尽管

还需要更多的试验评估,通过模仿外科手术操作中对胃肠道组织的缝合,该设备开创了内镜下缝合器械的先河。

最新研发的 Endo Stitch (Covidien,美国康涅狄格州北哈芬)同样也是一种灵活的新型闭合系统,间接动物模型实验证实,该技术在胃壁缺口闭合中具有优秀的抗张能力[53]。这种器械使用经典机械原理:带线缝针在器械的夹口之间交替穿行,从而缝合组织(图 6.12)。但是该系统还没有对外发布。

# 钉合器械

在开腹或腹腔镜手术中,钉合器械是与缝合技术同样常见(且更加常用)的胃肠吻合与闭合方法。几年前,市场上曾经出现过一种带有 60cm 长操作杆的可屈式内镜直线钉合装置(Natural Orifice Linear Cutter,Power Medical Interventions),该装置使用一体能量单元,并且有可能在不久的将来重新出现在市面上(图 6.13)。尽管钉合器的发展和革新面临着技术上的难题,但是这一技术代表了 NOTES 将来发展的重要一步[54]。一些临床前研究证实了其在闭合切口中的优势。在一项体外对比研究中,该订合器较其他器械能产生更高的闭合后空气耐压性[8]。除此之外,该设备已成功应用于临床胃全层切除术[55],其在 NOTES 手术闭合操作中的应用前景被广泛看好。最近,有文献报道了将 EEA 环形内痔、直肠脱垂吻合器用于 NOTES 部分结肠切除术后入路切口的闭合[56]。

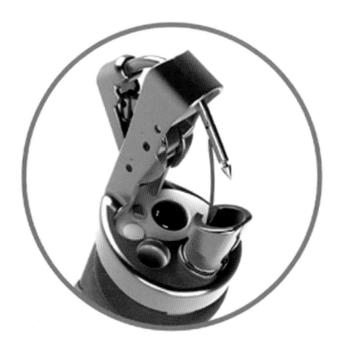

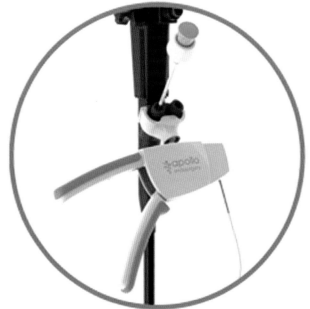

图 6.11  Apollo OverStitch 内镜外科器械(美国和欧洲有售)。

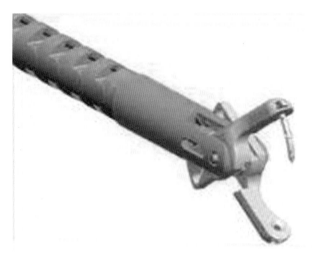

图 6.12 Covidien 灵活内镜缝合器械(试验阶段)。

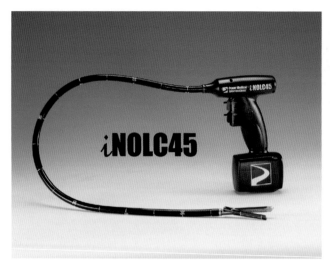

图 6.13 Power Medical 的灵活线性切割闭合器(不再生产)。

## 其他闭合技术

斯特拉斯堡的 IRCAD 公司研究报道,将心脏房间隔缺损封堵器械 (Nitinol Septal Occluder, Occlutech,瑞典赫尔辛堡)用于闭合技术[57]。顾名思义,该器械用于心脏房间隔或者室间隔缺损的介入治疗,其由一个相连的自膨胀式双伞型镍钛合金网组成 (图6.14),同时,伞型结构充满了非渗透性的聚乙烯对苯二甲酸乙二醇酯片。由于使用的是镍钛合金材料,该器械可以装入空心套管,并且,两个伞型网片可以分别置入封闭口的内外侧。镍钛合金网片直径为 23mm 和 25mm,能够保证切口充分的封堵闭合。使用该技术在活体猪模型上进行胃切口全层闭合后,观察 12 周,无相关并发症发生。但由于该器械无法吸收且造价高昂,故限制了其在 NOTES 手术中的广泛应用。

也有研究应用封堵肠瘘管时使用的组织胶进行NOTES 手术经胃入路的切口闭合,但是其安全性仍待商榷。

## 结 论

为了确保手术安全,并保证入路切口的确切闭合,目前大多数临床 NOTES 都是混合或者腹腔镜辅助手术。只有切口安全有效地闭合,才能实现纯粹意义上的 NOTES 手术。本章对近年来切口闭合技术的研究进展进行了概括,其中涉及的多种新型闭合技术将会促进 NOTES 手术技术的发展,同时也将为内镜外科的发展奠定基础。尽管存在各种技术上的限制,但 NOTES 闭合技术已经得到了比较广泛的应用,并

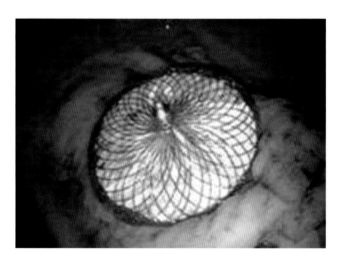

图 6.14 动物实验中,心脏手术中的纵隔封堵器械也用于闭合切口。

且在可靠性和操作简便性方面都有了长足的进步。

---

*视频片断*

视频 6.1 食管黏膜瓣

视频 6.2 经直肠/肛门移动乙状结肠

视频 6.3 经肛门内镜显微外科(TEM)缝合

视频 6.4 NOTES 结肠吻合

视频 6.5 内镜夹闭合食管黏膜

视频 6.6 OTSC

视频 6.7 使用 TAS 系统进行闭合

视频 6.8 g-Prox 在 NOTES 胃切除术中的应用

视频 6.9 使用 OverStitch 闭合胃穿孔

---

(梁本甲 译 赵传宗 李鹏 校)

# 参考文献

1 Mühe E. [Laparoscopic cholecystectomy – late results]. *Langenbecks Arch Chir Suppl Kongressbd* 1991(11):416–23 (in Russian).

2 Pasricha PJ. NOTES: a gastroenterologist's perspective. *Gastrointest Endosc Clin N Am* 2007;**17**:611–16, viii–ix.

3 Rattner D, Kalloo A. ASGE/SAGES Working Group on Natural Orifice Translumenal Endoscopic Surgery. October 2005. *Surg Endosc* 2006;**20**(2):329–33.

4 Kalloo A, Kantsevoy, SV, Singh, VK, et al. Flexible transgastric peritoneoscopy: a novel approach to diagnostic and therapeutic interventions in the peritoneal cavity. *Gastroenterology* 2000;**118**: A1039.

5 Kalloo AN, Singh VK, Jagannath SB, et al. Flexible transgastric peritoneoscopy: a novel approach to diagnostic and therapeutic interventions in the peritoneal cavity. *Gastrointest Endosc* 2004;**60**: 114–17.

6 Zorron R, Palanivelu C, Galvao Neto MP, et al. International multicenter trial on clinical natural orifice surgery – NOTES IMTN study: preliminary results of 362 patients. *Surg Innov* 2010;**17**:142–58.

7 Jagannath SB, Kantsevoy SV, Vaughn CA, et al. Peroral transgastric endoscopic ligation of fallopian tubes with long-term survival in a porcine model. *Gastrointest Endosc* 2005;**61**: 449–53.

8 Ryou M, Fong DG, Pai RD, Rattner DW, Thompson CC. Transluminal closure for NOTES: an ex vivo study comparing leak pressures of various gastrotomy and colotomy closure modalities. *Endoscopy* 2008;**40**:432–6.

9 Lima E, Henriques-Coelho T, Rolanda C, et al. Transvesical thoracoscopy: a natural orifice translumenal endoscopic approach for thoracic surgery. *Surg Endosc* 2007;**21**:854–8.

10 Gettman MT, Blute ML. Transvesical peritoneoscopy: initial clinical evaluation of the bladder as a portal for natural orifice translumenal endoscopic surgery. *Mayo Clin Proc* 2007;**82**: 843–5.

11 Inoue H, Minami H, Kobayashi Y, et al. Peroral endoscopic myotomy (POEM) for esophageal achalasia. *Endoscopy* 2010;**42**: 265–71.

12 Sumiyama K, Gostout CJ, Rajan E, et al. Submucosal endoscopy with mucosal flap safety valve. *Gastrointest Endosc* 2007;**65**: 688–94.

13 Turner BG, Kim MC, Gee DW, et al. A prospective, randomized trial of esophageal submucosal tunnel closure with a stent versus no closure to secure a transesophageal natural orifice transluminal endoscopic surgery access site. *Gastrointest Endosc* 2011;**73**:785–90.

14 Sumiyama K, Gostout CJ, Rajan E, et al. Transgastric cholecystectomy: transgastric accessibility to the gallbladder improved with the SEMF method and a novel multibending therapeutic endoscope. *Gastrointest Endosc* 2007;**65**:1028–34.

15 McGee MF, Marks JM, Onders RP, et al. Infectious implications in the porcine model of natural orifice transluminal endoscopic surgery (NOTES) with PEG-tube closure: a quantitative bacteriologic study. *Gastrointest Endosc* 2008;**68**:310–18.

16 Sporn E, Miedema BW, Astudillo JA, et al. Gastrotomy creation and closure for NOTES using a gastropexy technique (with video). *Gastrointest Endosc* 2008;**68**:948–53.

17 Lehmann KS, Ritz JP, Wibmer A, et al. The German registry for natural orifice translumenal endoscopic surgery: report of the first 551 patients. *Ann Surg* 2010;**252**:263–70.

18 Zornig C, Emmermann A, von Waldenfels HA, Mofid H. Laparoscopic cholecystectomy without visible scar: combined transvaginal and transumbilical approach. *Endoscopy* 2007;**39**: 913–15.

19 Whiteford MH, Spaun GO. A colorectal surgeon's viewpoint on natural orifice translumenal endoscopic surgery. *Minerva Chir* 2008;**63**:385–8.

20 Sylla P, Rattner DW, Delgado S, Lacy AM. NOTES transanal rectal cancer resection using transanal endoscopic microsurgery and laparoscopic assistance. *Surg Endosc* 2010;**24**:1205–10.

21 Denk PM, Swanstrom LL, Whiteford MH. Transanal endoscopic microsurgical platform for natural orifice surgery. *Gastrointest Endosc* 2008;**68**:954–9.

22 Gavagan JA, Whiteford MH, Swanstrom LL. Full-thickness intraperitoneal excision by transanal endoscopic microsurgery does not increase short-term complications. *Am J Surg* 2004;**187**:630–34.

23 Whiteford MH, Denk PM, Swanstrom LL. Feasibility of radical sigmoid colectomy performed as natural orifice translumenal endoscopic surgery (NOTES) using transanal endoscopic microsurgery. *Surg Endosc* 2007;**21**:1870–74.

24 Zorron R, Phillips HN, Coelho D, et al. Perirectal NOTES access: "down-to-up" total mesorectal excision for rectal cancer. *Surg Innov* 2011;Jul 7 [Epub ahead of print].

25 Wilhelm D, Meining A, von Delius S, et al. An innovative, safe and sterile sigmoid access (ISSA) for NOTES. *Endoscopy* 2007;**39**:401–6.

26 Rieder E, Spaun GO, Khajanchee YS, et al. A natural orifice transrectal approach for oncologic resection of the rectosigmoid: an experimental study and comparison with conventional laparoscopy. *Surg Endosc* 2011;**25**(10):3357–63.

27 Lee SS, Oelschlager BK, Wright AS, et al. Assessment of a simple, novel endoluminal method for gastrotomy closure in NOTES. *Surg Endosc* 2011;**25**(10):3448–52.

28 Hookey LC, Khokhotva V, Bielawska B, et al. The Queen's closure: a novel technique for closure of endoscopic gastrotomy for natural-orifice transluminal endoscopic surgery. *Endoscopy* 2009;**41**:149–53.

29 Dray X, Giday SA, Buscaglia JM, et al. Omentoplasty for gastrotomy closure after natural orifice transluminal endoscopic surgery procedures (with video). *Gastrointest Endosc* 2009;**70**: 131–40.

30 Mathews JC, Chin MS, Fernandez-Esparrach G, et al. Early healing of transcolonic and transgastric natural orifice transluminal endoscopic surgery access sites. *J Am Coll Surg* 2010;**210**:480–90.

31 Voermans RP, van Berge Henegouwen MI, Bemelman WA, Fockens P. Novel over-the-scope-clip system for gastrotomy closure in natural orifice transluminal endoscopic surgery (NOTES): an ex vivo comparison study. *Endoscopy* 2009;**41**: 1052–5.

32 von Renteln D, Vassiliou MC, Rothstein RI. Randomized controlled trial comparing endoscopic clips and over-the-scope clips for closure of natural orifice transluminal endoscopic surgery gastrotomies. *Endoscopy* 2009;**41**:1056–61.

33 von Renteln D, Vassiliou MC, Rothstein RI. Endoscopic removal of the Padlock-G clip. *Endoscopy* 2010;**42**(suppl 2):E241–2.

34 Romanelli JR, Desilets DJ, Earle DB. Natural orifice transluminal endoscopic surgery gastrotomy closure in porcine explants with the Padlock-G clip using the Lock-It system. *Endoscopy* 2010;**42**: 306–10.

35 Desilets DJ, Romanelli JR, Earle DB, Chapman CN. Gastrotomy closure with the Lock-It system and the Padlock-G clip: a sur-

vival study in a porcine model. *J Laparoendosc Adv Surg Tech A* 2010;**20**:671–6.

36  Fritscher-Ravens A, Patel K, Ghanbari A, et al. Natural orifice transluminal endoscopic surgery (NOTES) in the mediastinum: long-term survival animal experiments in transesophageal access, including minor surgical procedures. *Endoscopy* 2007;**39**: 870–75.

37  Hampe J, Schniewind B, Both M, Fritscher-Ravens A. Use of a NOTES closure device for full-thickness suturing of a postoperative anastomotic esophageal leakage. *Endoscopy* 2010;**42**:595–8.

38  Ikeda K, Fritscher-Ravens A, Mosse CA, et al. Endoscopic full-thickness resection with sutured closure in a porcine model. *Gastrointest Endosc* 2005;**62**:122–9.

39  Park PO, Bergstrom M, Ikeda K, Fritscher-Ravens A, Swain P. Experimental studies of transgastric gallbladder surgery: cholecystectomy and cholecystogastric anastomosis (videos). *Gastrointest Endosc* 2005;**61**:601–6.

40  Austin RC, Mosse CA, Swain P. A novel use of T-tag sutures for the safe creation and closure of the NOTES gastrotomy using a hybrid technique. *Surg Endosc* 2009;Aug 19 [Epub ahead of print].

41  Lima E, Rolanda C, Osorio L, et al. Endoscopic closure of transmural bladder wall perforations. *Eur Urol* 2009;**56**:151–7.

42  Romanelli JR, Desilets DJ, Chapman CN, et al. Loop-anchor purse-string closure of gastrotomy in NOTES procedures: survival studies in a porcine model. *Surg Innov* 2010;**17**:312–17.

43  Sporn E, Bachman SL, Miedema BW, et al. Endoscopic colotomy closure for natural orifice transluminal endoscopic surgery using a T-fastener prototype in comparison to conventional laparoscopic suture closure. *Gastrointest Endosc* 2008;**68**:724–30.

44  Ujiki MB, Martinec DV, Diwan TS, et al. Video: natural orifice translumenal endoscopic surgery (NOTES): creation of a gastric valve for safe and effective transgastric surgery in humans. *Surg Endosc* 2010;**24**:220.

45  Dallemagne B, Perretta S, Allemann P, Asakuma M, Marescaux J. Transgastric hybrid cholecystectomy. *Br J Surg* 2009;**96**: 1162–6.

46  Horgan S, Thompson K, Talamini M, et al. Clinical experience with a multifunctional, flexible surgery system for endolumenal, single-port, and NOTES procedures. *Surg Endosc* 2011;**25**: 586–92.

47  McGee MF, Marks JM, Onders RP, et al. Complete endoscopic closure of gastrotomy after natural orifice translumenal endoscopic surgery using the NDO Plicator. *Surg Endosc* 2008;**22**: 214–20.

48  Ryou M, Pai RD, Sauer JS, Rattner DW, Thompson CC. Evaluating an optimal gastric closure method for transgastric surgery. *Surg Endosc* 2007;**21**:677–80.

49  Ryou M, Fong DG, Pai RD, Sauer J, Thompson CC. Evaluation of a novel access and closure device for NOTES applications: a transcolonic survival study in the porcine model (with video). *Gastrointest Endosc* 2008;**67**:964–69.

50  Hu B, Chung SC, Sun LC, et al. Endoscopic suturing without extracorporeal knots: a laboratory study. *Gastrointest Endosc* 2005;**62**:230–33.

51  Chiu PW, Lau JY, Ng EK, et al. Closure of a gastrotomy after transgastric tubal ligation by using the Eagle Claw VII: a survival experiment in a porcine model (with video). *Gastrointest Endosc* 2008;**68**:554–9.

52  Rieder E, Martinec DV, Dunst CM, Swanström LL. Early clinical experience with a new endoluminal suturing device used in multiple clinical applications. *Gastrointest Endosc* 2011;**73**: AB108.

53  Voermans RP, Worm AM, van Berge Henegouwen MI, et al. In vitro comparison and evaluation of seven gastric closure modalities for natural orifice transluminal endoscopic surgery (NOTES). *Endoscopy* 2008;**40**:595–601.

54  Fuchs KH, Breithaupt W, Schulz T, Reinisch A. Experience with flexible stapling techniques in laparoscopic and conventional surgery. *Surg Endosc* 2011;**25**:1783–90.

55  Kaehler G, Grobholz R, Langner C, Suchan K, Post S. A new technique of endoscopic full-thickness resection using a flexible stapler. *Endoscopy* 2006;**38**:86–9.

56  Leroy J, Diana M, Perretta S, et al. Original technique to close the transrectal viscerotomy access in a NOTES transrectal and transgastric segmental colectomy. *Surg Innov* 2011;**18**(3): 193–200.

57  Perretta S, Sereno S, Forgione A, et al. A new method to close the gastrotomy by using a cardiac septal occluder: long-term survival study in a porcine model. *Gastrointest Endosc* 2007;**66**: 809–13.

# 第 7 章

# 微型腹腔镜在内镜学中的应用

Arthur Hoffman，Ralf Kiesslich

# 引 言

虽然近年来人们针对肝脏疾病的诊断与分期研发了大量的无创技术，但综合评估与组织学检查仍是肝脏疾病严重程度与分期最准确的评估方法[1,2]。在很长一段时间内，腹腔镜都是胃肠病学家的主要检查手段。最早的腹腔镜是由 Kelling 于 1901 年在狗的身上进行的，而后在 1910 年由 Jacobaeus 应用于人体[3,4]。20 世纪 30 年代，腹腔镜检查已发展成为一种内科常规检查技术，其中 Heinz Kalk 做出的贡献尤为突出[4,5]。然而，随着之后无创影像诊断方法如超声、CT、MRI，以及最近兴起的超声内镜的发展，腹腔镜沦为次要检查方法[6]。

20 世纪 90 年代，随着腹腔镜外科技术的发展和新的光学仪器与操作器械的出现，该技术再次引起了人们的兴趣[7]。而这也反过来加快了技术的进步，产生了许多在今天看来也有着卓越性能的小型器械和微型光学仪器[8]。因此，腹腔镜这一拥有众多优势的操作手段在胃肠病学微创手术中得到了广泛应用。除了无创影像学检查和实验室检查，在区域麻醉复合镇静下进行的诊断性腹腔镜检查在各个方面均优于其他检查手段，尤其是在鉴别诊断或者对肝脏疾病以及消化道肿瘤进行分期时，优势更为明显[9]。

微型腹腔镜通过单个窄操作孔进行操作，比传统腹腔镜创伤更小。该技术仅需要一个穿刺点建立气腹并放入操作器械[10]。

# 适应证

腹腔镜检查是鉴别肝硬化与肝纤维化的首选确诊方法，同时也是复杂肝脏疾病的首选检查方法。此外，腹腔镜检查是鉴别腹膜转移癌与结核性腹膜炎最灵敏的方法[11]。

腹腔镜检查同样适用于有出血风险的患者进行肝穿刺，可以在直视下进行穿刺，并及时通过电凝止血。

腹腔镜检查还有其他几种适应证：淋巴瘤疑似患者的脾穿刺活检，明确肝脏表层或深层损伤，明确不同肿瘤的手术可切除性，以及作为对肝移植患者的准备性诊断检查方法[12,13]。

## 慢性肝病的分期

慢性肝病的新治疗手段需要准确的治疗前诊断，尤其是对肝硬化的准确诊断。除预后评估方面的意义外，对肝硬化的治疗前诊断还影响治疗方案（例如，在患有丙型肝炎时干扰素的应用）和监测患者癌变[14]。肝穿刺活检被认为是诊断肝硬化的金标准。然而，经皮肝穿刺活检和影像学检查都不能完全排除肝硬化[15]。据报道，经过对 6242 例病例的统计，经皮肝穿刺活检诊断肝硬化的平均假阴性率为 24%（1%~61%）[16,17]。而腹腔镜检查的假阴性率仅为 9%（4%~18%）[16,17]。因此，大体评估与组织学检查的结合应该作为诊断肝硬化的金标准[18]。一项针对 434 例患者的回顾性调查证实，大体评估在诊断肝硬化方面较组织学检查具有更高的准确性[18]。在大体评估诊断为肝纤维化的患者中，有 0.8% 经组织学检查显示为肝硬化。在 32% 大体评估为肝硬化的患者中，由于肝硬化组织学诊断标准（可见再生结节及结节周围纤维化或纤维化包围大片组织）是不充分的（组织学检查：敏感性 68%；特异性 99%；阴性预测值 83%；阳性预测值 98%），因此几乎没有组织学诊断肝纤维化的病例[19]。在另一项相似规模的研究中，研究者利用微型腹腔镜评估和穿刺活检对 110 例肝硬化患者进行研究，发现存在抽样误差。抽样误差是由 Child 分级 A 级肝硬化引起的,它是一种肝内不均一分布的形态学改变,也称为大结节性肝硬化[19]。

同样,在 85 例无肝硬化的慢性病毒性肝炎患者中,腹腔镜活检证实,有 20 例(23.5%)在炎症活动和肝实质受损方面的结论与组织学不同[20]。只有 5% 的患者,两侧肝叶具有相似程度的组织学损害。

以上数据说明运用宏观评估与不同部位定点活检相结合的方法,对肝硬化进行总体评价诊断是可靠和必要的。

## 复杂肝脏疾病/局灶性肝脏疾病

难以确诊的肝脏肉芽肿性疾病(如肝肉瘤样病、霍奇金淋巴瘤及非霍奇金淋巴瘤)的鉴别诊断是腹腔镜检查的适应证[21]。有报道称,对于霍奇金淋巴瘤或非霍奇金淋巴瘤侵犯肝脏的诊断,使用腹腔镜评估结合病变部位定点活检的方法,诊断特异性可以达到 100%,然而该方法敏感性仅有 40%[21]。

潜在的血液系统肿瘤是腹腔镜检查的另一重要适应证,尤其适用于正在接受某些特定治疗的患者。例如,在接受骨髓移植或干细胞移植后,发生不明原因肝脏病变的患者,鉴别诊断的内容可能包括移植物抗宿主反应、静脉闭塞症、感染性肝病以及原发病的复发[22]。除此之外,HIV 感染者在 AIDS 阶段可能合并的肝脏感染性或恶性病变,也可以通过腹腔镜进行确诊。由于一个明确的特异性诊断对于疾病的后续治疗有着决定性的作用,对于不明原因的特异性肝脏病变如卡波肉瘤,腹腔镜检查完全可以作为一种诊断性检查方法,以期得到结论性的明确诊断[23]。

## 腹腔内恶性肿瘤的分期

通过腹腔镜检查对腹腔内恶性肿瘤进行分期,其目的是避免不必要的手术[24,25]。应用微型腹腔镜可以探查腹腔但无法进入腹膜后间隙。多项研究证实,与影像学检查方法相比,腹腔镜检查结合定点穿刺活检在对消化道肿瘤的腹膜转移或肝脏恶性肿瘤扩散的诊断中更具优越性[23-35]。腹腔镜检查的敏感性及特异性均高于影像学检查方法。这是由于腹腔镜检查可以识别直径小于 10mm 的微小病变,同时对于可疑位置可以进行穿刺活检以获得组织学确认(图 7.1)。

诊断性腹腔镜检查用于肿瘤治疗前分期的前提是:术前影像学检查肿瘤分期大于 T2,并有可能行根治性切除[33]。近期研究发现,腹腔镜检查分期适用于远端食管癌、胃癌、胰腺癌及肝细胞癌。

## 腹膜疾病

除了对腹膜转移的诊断,腹腔镜检查结合定点穿刺活检同样适用于间皮瘤及腹膜结核的诊断[36]。因此诊断性腹腔镜检查适用于不明原因发热的患者。

## 不明原因腹水

对于细胞学及微生物学检查结果为阴性的腹水患者,腹腔镜检查是明确诊断的有效方法。Trujillo 及其团队对 48 例不明原因腹水的患者进行了腹腔镜检查,其中 43 例得到确诊(89%)[37]。

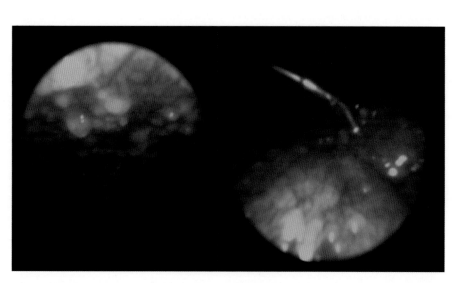

图7.1 腹腔镜检查结合定点穿刺活检在对消化道肿瘤的腹膜转移的诊断中具有优越性。

# 禁忌证

　　腹腔镜本身的微创特性已经改变了其原本的禁忌证。器官穿刺活检后的出血可以通过一系列止血措施得到有效控制,例如压迫、凝固止血(氩等离子凝固、单极电凝等),在发生渗血情况时可在可视环境下放置纤维蛋白黏着剂(止血材料)。

　　对于凝血功能障碍及严重门脉高压患者,微型腹腔镜检查有着重要的意义,凝血功能异常在目前只是腹腔镜检查的一个相对禁忌证。在以往研究中,我们对超过 1000 例凝血功能异常(INR>1.5;血小板<50/μL或两者兼有)或严重门脉高压的患者样本进行了微型腹腔镜检查结合肝脏穿刺活检,并记录了相关的出血情况(图 7.2)[38,39]。

　　由于大量腹水将影响腹腔镜检查的进行,因此临床医生在检查前应首先对患者进行腹水穿刺引流。

　　由于存在肠穿孔的风险,细菌性腹膜炎和肠梗阻是腹腔镜检查的禁忌证。在行肝脏穿刺活检之前应通过超声检查排除阻塞性胆汁淤积的存在(表 7.1)。

　　对于患有严重心肺疾病的患者,应权衡利弊后决定是否行腹腔镜检查。然而,即使对于重症监护患者,如果并发症发生概率相对较低,仍可考虑行腹腔镜检查[8]。

　　传统腹腔镜的相对禁忌证包括严重的凝血障碍及合并脐周静脉曲张的门脉高压,两者都是由于存在腹壁血管破裂出血的风险。术后粘连也是传统腹腔镜检查的相对禁忌证。

| 表7.1　微型腹腔镜检查禁忌证 |
| --- |
| 腹膜感染 |
| 有粘连风险的手术史 |
| 肠梗阻 |
| 阻塞性黄疸 |
| 脐周静脉曲张(腹腔出血) |
| 即使伴有严重心力衰竭或呼吸衰竭也可在重症监护条件下行微型腹腔镜检查 |

# 检查技术

　　腹腔镜检查可以在内镜室中进行。可调整倾斜的检查台使患者能够以合适的体位进行检查,因此大大简化了腹腔镜检查的过程。检查需要两位医师共同完成。需要一位巡回护士完成检查过程中的非无菌操作,如调整检查台,连接气腹系统和影像系统,以及对患者进行麻醉镇静等操作。

## 仪器

　　除了气腹针,最重要的仪器是腹腔镜(传统腹腔镜及微型腹腔镜)(图 7.3)。其他仪器包括一台 $N_2O$ 气腹机(不推荐 $CO_2$ 气腹,因其容易刺激腹膜引起疼痛)和一张可倾斜操作台以及固定患者所必需的装置。

## 检查操作流程

　　在腹腔镜检查之前应行超声检查,以明确器官大小,门脉高压患者的侧支循环情况,并及时终止合并肝内胆汁淤积患者的肝脏穿刺活检。

　　除了气腹针,微型腹腔镜的核心就是直径 1.9mm 的 0° 微型光学镜头。

　　直径 2.75mm 的改良型套管同时适用于微型光学镜头和气腹针(直径 2.3mm);套管针上同时带有连接 $N_2O$ 气腹的气孔。如前文所述,微型腹腔镜检查通常在静脉镇静的条件下进行。患者腹壁经碘伏消毒后覆盖无菌巾。穿刺点选取脐左上 2cm 的 Kalk 点(图 7.4)。穿刺点用 10mL 1% 卡波卡因局部麻醉后,直径 2.3mm 气腹针穿过直径 2.75mm 套管进行穿刺(Richard Wolf GmbH,德国图宾根)。嘱患者做瓦氏动作(堵鼻鼓气),将气腹针依次穿透皮肤、浅筋膜及腹膜(图 7.4)(视频 7.1)。

　　控制气腹针位置,注入 1.5~2L $N_2O$,注入 10~

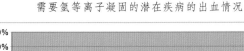
需要氩等离子凝固的潜在疾病的出血情况

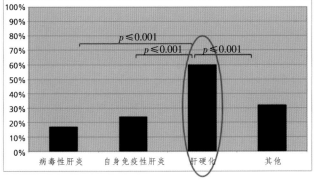

**图7.2**　显著凝血障碍患者微型腹腔镜肝穿刺活检后总出血率。(Modified from Hoffman et al. Mini-laparoscopy in the endoscopy unit: safety and outcomes in over one thousand patients. *World J Gastrointest* Endosc 2011;3:6–10.)

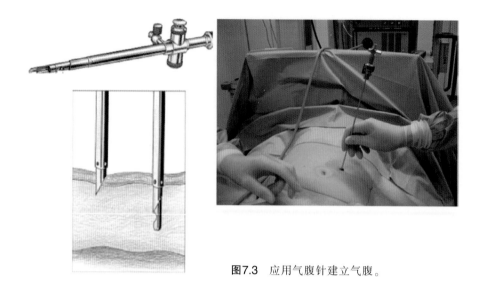

图7.3 应用气腹针建立气腹。

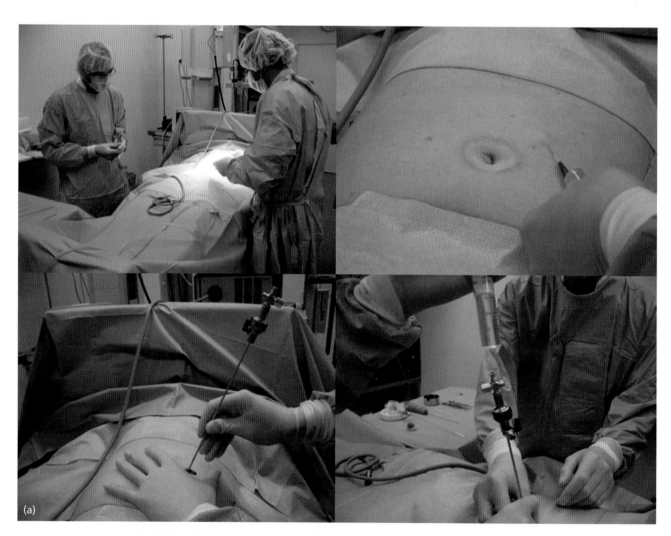

(a)

图 7.4 微型腹腔镜技术。(a)腹壁消毒后,嘱患者做瓦氏动作,用气腹针在Kalk点进行穿刺。(待续)

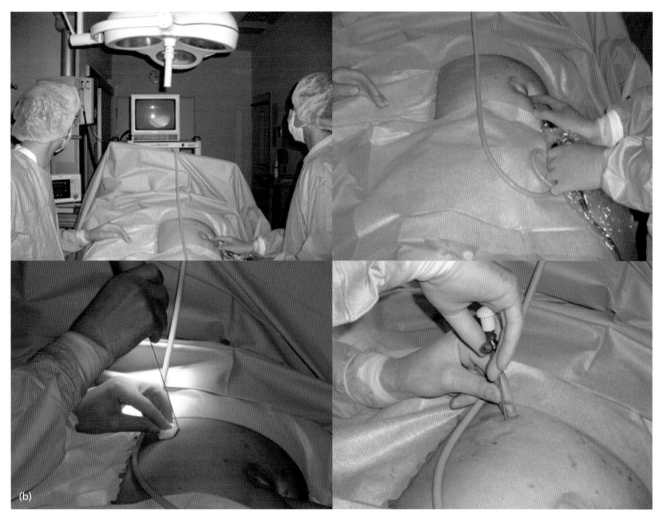

图7.4(续)　(b)气腹建立后,取出气腹针,放入腹腔镜镜头。按照常规顺序观察腹腔。之后可在腹腔镜直视下进行肝穿刺。

20mL 生理盐水,建立气腹。取出气腹针,置入腹腔镜镜头(视频 7.2)。应用氩气光源作为腹腔内照明光源。按照常规顺序观察腹腔。0°同向微型光学镜头要完成对肝脏表面的观察有一定困难,尤其是对肝脏膈面进行观察时。但至少 70%的肝脏表面可以被看到。为了尽可能全面地观察肝脏,我们建议使用旋转手术台。可将患者头侧抬高并轻度向左旋转。除了对肝脏的宏观评估,还应该对上腹部进行系统检查,寻找门脉高压表现,如脾大、腹壁内血管扩张或腹膜转移癌(视频 7.3)。之后可在右上腹再做 3mm 切口并经由此用 14、16 或 18 号活检针在腹腔镜直视下对肝脏进行穿刺活检(图 7.5)(视频 7.1 和视频 7.4)。穿刺点可酌情选择肝右叶或肝左叶。

如果穿刺后立即出现较明显的出血或出血 2 分钟后仍没有停止,可经活检穿刺点将一直径 3mm 套管置入腹壁,在直视下利用氩等离子凝固(argon plasma coagulation,APC)止血。对于出血风险较高的患者,必要时可在进行肝脏穿刺活检前在右上腹穿刺点置入第二枚套管,以便在穿刺活检后直接迅速地使用 APC(视频 7.5)。凝固止血后 2 分钟无活动性出血迹象视为凝固止血成功。局灶性病变可使用取样钳活检。取样钳活检也同样适用于腹膜可疑病变的取样活检,尤其适用于腹膜转移癌(图 7.1)。

观察结束并撤气腹后,穿刺点不需要进行皮肤缝合(视频 7.6)。

## 检查后监护

如检查操作顺利完成,患者需继续卧床 4 小时。期间每半小时检测并记录患者血压和脉搏。询问患者是否感到疼痛或不适。如无并发症发生,患者可在检查后 2 小时少量饮水,4 小时后可少量进食。患者可在第二日上午出院。微型腹腔镜检查可以作为门诊手术进行。

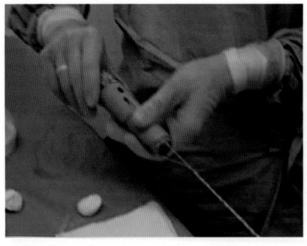
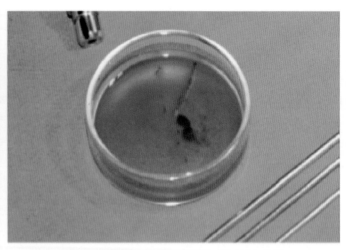

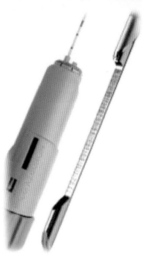

图 7.5    经由 3mm 切口在腹腔镜直视下用活检针对肝脏进行穿刺活检。

## 止血

在对脏器(如肝脏、脾脏)进行穿刺活检后,应仔细观察穿刺点。出现明显出血或持续缓慢出血(超过 5 分钟)时,应采取止血措施,如凝固止血或应用/置入纤维蛋白黏着剂(止血材料)(图 7.6)。

## 并发症

文献报道的关于腹腔镜的严重甚至致死性并发症几乎都与出血有关,尤其是在建立气腹或置入套管建立操作通道的过程中引起的腹壁出血[40]。器官(肝

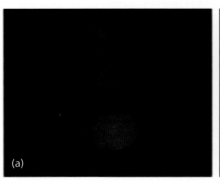
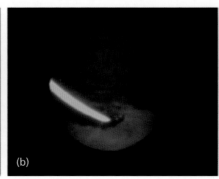
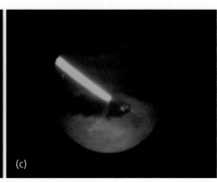

图7.6    腹腔镜肝穿刺后止血。(a)肝穿刺活检后出血点。(b,c)氩等离子凝固。

脏)穿刺活检后延迟出血或胆瘘引起胆汁性腹膜炎最终导致患者死亡的病例也有报道。穿刺活检后出血的危险因素包括凝固止血不充分、门脉高压伴肝硬化，以及脏器的恶性肿瘤侵犯[39,41-43]。存在以上危险因素时，即使患者出血并不剧烈，检查者也应在脏器穿刺活检后预防性地采取止血措施(例如各种方式的凝固止血)。对于发生胆瘘的患者，必须对穿刺点进行处理，防止发生胆汁性腹膜炎。

根据对以往积累数据的统计，诊断性腹腔镜检查的并发症发生率为1.86%[40]。需要入院治疗或手术介入的严重并发症发生率为0.15%。腹腔镜检查后致死性并发症的发生率为0.05%，换句话说，大约每2000例患者中会出现1例死亡病例。

在最近发表的一项研究中，我们对1071例行微型腹腔镜肝穿刺活检的患者进行了回顾性的研究，所有患者的检查操作均在内镜室完成[39]。相关文献和我们的回顾性研究都肯定了诊断性腹腔镜检查在多种消化道疾病诊断中的价值。选择微型腹腔镜检查而非经皮肝穿刺的主要原因有以下两点：第一，前者可以对可能出现的出血并发症进行控制；第二，腹腔镜检查可以对肝脏进行宏观评估(如果仅依据穿刺活检的组织学检查结果有可能对肝损害的严重程度评估不足)(图7.7)。微型腹腔镜检查中行肝穿刺活检后出现的出血，都可以在内镜室得到很好的控制。除了能获得宏观评估的信息外，对于严重肝硬化患者，高出血风险成为经皮肝穿刺活

检的禁忌证，而微型腹腔镜检查可以对此类患者进行组织学检查[22]。微型腹腔镜还可以用于上消化道恶性肿瘤(如胃癌、胰腺癌)的分期，同时对诊断腹膜转移癌也有很高的敏感度[24-35]。对于肝脏疾病，微型腹腔镜不仅可以对肝脏进行宏观的整体评估，还可以对肝脏表面的局灶性病变进行定点穿刺活检。此外，脾脏的穿刺活检也可以通过诊断性腹腔镜检查进行[44]。

微型腹腔镜是一种较传统腹腔镜对腹壁创伤更小的微创技术，它作为一种非手术性的诊断操作表现出了极高的应用价值。

我们在新近发表的一项研究调查中发现，肝硬化患者肝脏穿刺活检引起出血的概率明显高于非肝硬化患者，而这也导致肝硬化患者有更大概率需要在穿刺点使用APC止血(图7.6)[39]。可能是使用了APC的原因，我们的患者中没有出现术后大出血的情况。即使对于合并门脉高压和严重凝血障碍的Child分级C级的肝硬化失代偿期患者，在输注新鲜冰冻血浆或血小板后，也可以安全地进行腹腔镜肝穿刺活检(图7.8)。

由此我们可以得出结论，微型腹腔镜引导下肝穿刺活检是肝脏疾病安全有效的病情评估方法[44]。检查可以在内镜室中进行，同时可以对肝脏进行宏观的评估，并且对于高出血风险患者也有进行肝穿刺活检的可能。这种检查方法可以帮助临床医师减少并发症的发生，还可以对严重肝脏疾病或肝硬化患者进行组织学诊断。

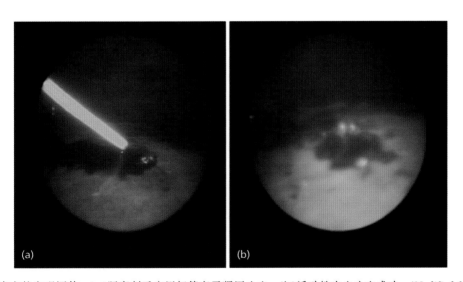

**图 7.7**　对于肝脏病变的宏观评估。(a)肝穿刺后应用氩等离子凝固止血。(b)活动性出血止血成功。(Modified from Hoffman et al. Mini-laparoscopy in the endoscopy unit: safety and outcomes in over one thousand patients. *World J Gastrointest Endosc* 2011;3:6‑10.)

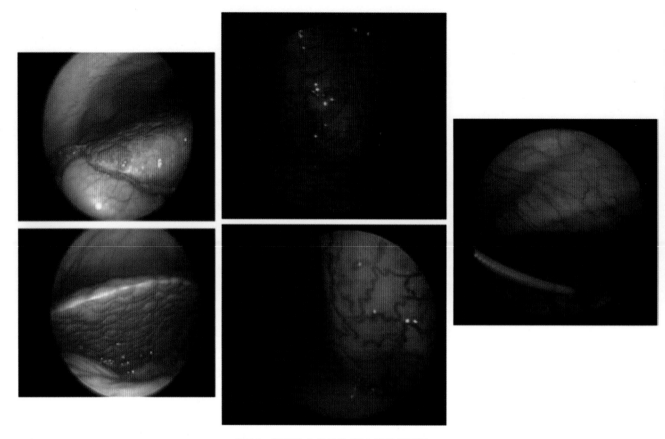

图7.8 肝硬化合并门脉高压,腹腔镜所见。

视频片断

视频 7.1 腹壁穿刺

视频 7.2 可视下替换气腹针,并进行腹腔探查

视频 7.3 使用旋转操作台对肝脏进行探查

视频 7.4 肝脏活检

视频 7.5 凝血过程

视频 7.6 肝脏活检标本

(邹雪青 译 赵传宗 任鹏 校)

# 参考文献

1 Wong GL, Wong VW, Choi PC, et al. Assessment of fibrosis by transient elastography compared with liver biopsy and morphometry in chronic liver diseases. *Clin Gastroenterol Hepatol* 2008;**6**:1027–35.

2 Buckley A, Petrunia D. Practice guidelines for liver biopsy. *Can J Gastroenterol* 2000;**14**:481–2.

3 Desmet VJ, Gerber M, Hoofnagle JH, et al. Classification of chronic hepatitis: diagnosis, grading and staging. *Hepatology* 1994;**19**:1513–20.

4 Schollmeyer T, Soyinka AS, Schollmeyer M, Meinhold-Heerlein I. Georg Kelling (1866–1945): the root of modern day minimal invasive surgery. A forgotten legend? *Arch Gynecol Obstet* 2007;**276**(5):505–9.

5 Hatzinger M, Kwon ST, Langbein S, et al. Hans Christian Jacobaeus: inventor of human laparoscopy and thoracoscopy. *J Endourol* 2006;**20**(11):848–50.

6 Litynski G, Schaeff B, Paolucci V. [The 100th birthday of Heinz Kalk. A breakthrough in laparoscopy]. *Z Gastroenterol* 1995;**33**(10):594–7 (in German).

7 Angst E, Hiatt JR, Gloor B, Reber HA, Hines OJ. Laparoscopic surgery for cancer: a systematic review and a way forward. *J Am Coll Surg* 2010;**211**(3):412–23.

8 Helmreich-Becker I, Meyer zum Büschenfelde KH, Lohse AW. Safety and feasibility of a new minimally invasive diagnostic laparoscopy technique. *Endoscopy* 1998;**30**:756–62.

9 Poniachik J, Bernstein DE, Reddy KR, et al. The role of laparoscopy in the diagnosis of cirrhosis. *Gastrointest Endosc* 1996;**43**: 568–71.

10 Denzer UW, Lohse AW. Mini laparoscopy. *Dtsch Med Wochenschr* 2008;**133**(30):1585–8.

11 Hünerbein M, Rau B, Hohenberger P, Schlag PM. The role of staging laparoscopy for multimodal therapy of gastrointestinal cancer. *Surg Endosc* 1998;**12**:921–5.

12 Denzer U, Helmreich-Becker I, Galle PR, Lohse AW. Liver assessment and biopsy in patients with marked coagulopathy: value of mini-laparoscopy and control of bleeding. *Am J Gastroenterol* 2003;**98**(4):893–900.

13 Denzer U, Arnoldy A, Kanzler S, et al. Prospective randomized comparison of minilaparoscopy and percutaneous liver biopsy: diagnosis of cirrhosis and complications. *J Clin Gastroenterol* 2007; **41**(1):103–10.

14 Gebo KA, Herlong HF, Torbenson MS, et al. Role of liver biopsy in management of chronic hepatitis C: a systematic review. *Hepatology* 2002;**36**(5 suppl 1):S161–72.

15 Grant A, Neuberber J. Guidelines of the use of liver biopsy in clinical practice. *Gut* 1999;**45**(suppl IV): IV1–11.

16 Buckley A, Petrunia D. Practice guidelines for liver biopsy. *Can J Gastroenterol* 2000;**14**:481–2.

17 Nord HJ. Biopsy diagnosis of cirrhosis: blind percutaneous versus direct vision techniques – a review. *Gastrointest Endosc* 1992;**28**:102–4.

18 Poniachik J, Bernstein DE, Reddy R, et al. The role of laparoscopy in the diagnosis of cirrhosis. *Gastrointest Endosc* 1996;**43**: 568–71.

19 Helmreich-Becker I. Mini-Laparoskopie in der Leberdiagnostik – ein Vorteil? *Z Gastroenterol* 2001;**S39**: 7–9.

20 Jeffers LJ, Findor A, Thung SN, et al. Minimizing sampling error with laparoscopic guided liver biopsy of right and left lobes. *Gastrointest Endosc* 1991;**37**:A266.

21 Sans M, Andreu V, Bordas JM, et al. Usefulness of laparoscopy with liver biopsy in the assessment of liver involvement at diagnosis of Hodgkin's and non-Hodgkin's lymphomas. *Gastrointest Endosc* 1998;**47**:391–5.

22 Denzer U, Helmreich-Becker I, Mergener K, et al. Safety and value of minilaparoscopally guided liver biopsy in high risk patients. *Hepatology* 1999;**30**:166A.

23 Jeffers LJ, Alzate J, Reddy KR. Laparoscopic findings in AIDS and ARC patients. *Gastrointest Endosc* 1991;**237**:267.

24 Feussner H, Omote K, Fink U, Walker SJ, Siewert JR. Pretherapeutic laparoscopic staging in advanced gastric carcinoma. *Endoscopy* 1999;**31**:342–7.

25 Van Dijkum EJ, de Wit LT, van Delden OM, et al. Staging laparoscopy and laparoscopic ultrasonography in more than 400 patients with upper gastrointestinal carcinoma. *J Am Coll Surg* 1999;**189**:459–65.

26 Watt I, Stewart I, Anderson D, Bell G, Anderson JR. Laparoscopy, ultrasound and computed tomography in cancer of the oesophagus and gastric cancer: a prospective comparison in detecting intra-abdominal metastasis. *Br J Surg* 1989;**76**: 1036–9.

27 O'Brien MG, Fitzgerald EF, Lee G, et al. A prospective comparison of laparoscopy and imaging in the staging of oesophagogastric cancer before surgery. *Am J Gastroenterol* 1997;**92**:1399–400.

28 Stell DA, Carter CR, Stewart I, Anderson JR. Prospective comparison of laparoscopy, ultrasonography and computed tomography in the staging of gastric cancer. *Br J Surg* 1996;**84**: 1260–62.

29 Hünerbein M, Rau B, Hohenberger P, Schlag PM. The role of staging laparoscopy for multimodal therapy of gastrointestinal cancer. *Surg Endosc* 1998;**12**: 921–5.

30 John TG, Wright A, Allan PL, et al. Laparoscopy with laparoscopic ultrasonography in the TNM staging of pancreatic carcinoma. *World J Surg* 1999;**23**:870–81.

31 Rahusen FD, Cuesta MA, Borgstein PJ, et al. Selection of patients for resection of colorectal metastases to the liver using diagnostic laparoscopy and laparoscopic ultrasonography. *Ann Surg* 1999; **230**:31–7.

32 Reddy KR, Levi J, Livingstone A, et al. Experience with staging laparoscopy in pancreatic malignancy. *Gastrointes Endosc* 1999;**49**:498–503.

33 Arnold JC, Schneider ARJ, Zöpf Z, et al. [Laparoscopic tumor staging in gastrointestinal carcinomas: significance of internal medicine laparoscopy]. *Z Gastroenterol* 2001;**39**(1 suppl):19–23.

34 Ido K, Nakazawa Y, Isoda N, et al. The role of laparoscopic US and laparoscopic US-guided aspiration biopsy in the diagnosis of multicentric hepatocellular carcinoma. *Gastrointest Endosc* 1999;**50**:523–6.

35 Denzer U, Hoffmann S, Helmreich-Becker I, et al. Minilaparoscopy in the diagnosis of peritoneal tumor spread: prospective controlled comparison with computed tomography. *Surg Endosc* 2004;**18**:1067–70.

36 Henning H. Value of laparoscopy in investigating fever of unexplained origin. *Endoscopy* 1992;**24**:687–8.

37 Trujillo NP. Peritoneoscopy and guided biopsy in the diagnosis of intraabdominal disease. *Gastroenterology* 1976;**71**:1083–5.

38 Denzer U, Helmreich-Becker I, Mergener K, Galle PR, Lohse AW. Safety and value of minilaparoscopally guided liver biopsy in high risk patients. *Hepatology* 1999;**30**:166A.

39 Hoffman A, Rahman F, Prengel S, et al. Mini-laparoscopy in the endoscopy unit: safety and outcomes in over one thousand patients. *World J Gastrointest Endosc* 2011;**3**(1):6–10.

40 Nord HJ. Complicationes of laparoscopy. *Endoscopy* 1992;**24**: 693–700.

41 McGill DB, Rakela J, Zinsmeister AR, Ott BJ. A 21-year experience with major hemorrhage after percutaneous liver biopsy. *Gastroenterology* 1990;**99**:1396–1400.

42 Piccinino F, Sagnelli E, Pasquale G, Giusti G. Complications following percutanous liver biopsy. *J Hepatol* 1986;**2**:164–73.

43 Perrault J, McGill DB, Ott BJ, Taylor WF. Liver biopsy: complications in 1000 inpatients and outpatients. *Gastroenterology* 1978;**74**:103–6.

44 Denzer U, Helmreich-Becker I, Galle PR, Lohse AW. Minilaparoscopy-guided spleen biopsy in systemic disease with splenomegaly of unknown origin. *Endoscopy* 2002;**34**:495–8.

# 第 **8** 章

# 单孔腹腔镜外科

Ricardo Zorron, Katherine Gash, Anthony R. Dixon

## 引 言

自从腹腔镜胆囊切除术的概念产生以来,它并没有实质性的改变。在这期间,许多外科医生想要对手术方式进行改进,但都没有取得实质性的进展。单孔外科(腹腔-内镜单孔外科、单切口腹腔镜外科)比传统腹腔镜更加能够满足外科医生对于微创的追求。腹腔镜-内镜单孔外科手术(laparoendoscopic single-site, LESS)涵盖了对已有知识和技术的适当改动,现在已经越来越多地应用于外科临床中。Navarra 等[1]于 1996 年报道了一例单孔腹腔镜胆囊切除术,术中应用了经腹缝合技术。他们通过经脐单切口置入两个套管完成手术,同时经腹牵引缝合在手术中起到了重要作用。Piskun 和 Rajpal[2]于 1999 年同样应用了经脐单切口置入多个套管(两个 5mm 口径套管)和牵引缝合的方法;Bresadola 等[3]也进行了相关报道,他们的团队于 1996 年在 95 例患者中施行了上述手术[4]。他们在研究中对单孔腹腔镜胆囊切除术和标准腹腔镜胆囊切除术进行了比较,并证实单孔组术后引起的疼痛较轻。1998 年,Esposito 报道了应用一个带有摄像头的工作套筒进行单孔腹腔镜阑尾切除术[5]。

Cuesta 等提出了"隐形胆囊切除术"的概念,重新定义了外科手术的宗旨,即无瘢痕手术[6]。微型腹腔镜近年来的迅猛发展,使手术创伤和切口可以变得更小[7]。在后来的报道和应用中,这类技术虽然具有一定创新性,但却并不能带来实质上的进步。近年来,许多医学中心在文献中提及并采用了一种新的概念,称为"少孔外科医学",比如经脐三孔胆囊切除术[8]。虽然这一技术的进步并不明显,但如果同样可以安全地完成手术,为什么还要多开一个操作孔?再接下来的技术革新就是由多孔腹腔镜向单孔腹腔镜的转变。

## 单孔通路的手术理念

2007 年,第一例人体经自然腔道手术的成功标志着外科手术的理念发生了变革,此后涌现出大量的临床研究报道,包括多中心的研究项目,表明这一新技术得到了广泛的接受和认可[9,10]。尽管能够从客观上完全避免切口并发症的发生,NOTES 并没有快速普及,主要原因包括技术性难题,以及阴道入路和多变的手术方式对普外科医生的限制。外科手术理念产生的这一变化激励了外科医生与手术器械制造商,为了使这一概念性的手术(如单孔腹腔镜手术)得以实现,他们展开了重要课题的攻关和新技术的研发。

经脐胆囊切除术与经阴道手术是竞争关系。有可能是受到这些技术的影响,2007 年产生了一种新的技术,该技术通过单个通道或切口置入多个操作器械,或应用牵引缝合完成手术操作。短时间内大量手术方式涌现出来,它们代表了人类渴望变革与发展的决心,然而这些技术都无法完全满足人们的需要。

费城 Curcillo 团队引入了单通道外科的概念,他们经由同一经脐皮肤切口置入多个套管,从筋膜的不同位置穿出,用当时现有的腹腔镜器材实现了更好的三角操作关系[8,11](视频 8.1)。在技术研发过程中,由于手术视角理论上无法达到分离胆总管与胆囊管所需的理想角度,团队成员担心因此而"牺牲"掉关键性的安全手术视野[11]。早在单通道胆囊切除术发展的初期,就已经注定了它的焦点问题不会是操作器械或者操作通道设备的问题,而将会集中于如何在保证安全切除的同时,尽量保留手术医师熟悉的操作方式这一问题上。对安全的保障是至关重要的,只有这样这项技术才是安全可重复的,才能被广大外科医生接受,进而提供给更多的患者。

通过对经验的总结,Curcillo 团队经同一切口加入了第四件操作器械来进行侧向的牵引,以求得到胆囊三角的安全手术视野。应用分离的套管替代经脐单通道设备,这使得每件操作器械可以独立活动;一件器械的移动不会对其他器械造成影响。而由于周围的密封保护膜的存在,多孔套管不具备这样的性质。操作器械可以以套管为单位相互独立地活动,这样一来,术者就可以在胆囊三角内进行安全的游离。这项发明的人体工程学优势将在未来的研究中得到印证。

# 单孔腹腔镜的收益与风险

2008 年,Prashanth Rao 等在前期试验中提到单通道外科仍存在三个有待未来科技解决的问题[12,13]。第一个问题是,操作器械经由单孔进入,造成器械相互之间碰撞、干扰,加之所谓的"筷子效应",使手术完全失去了三角操作关系。这一问题在最近的案例中通过应用新式操纵杆,即带有一定角度的改良抓钳和切割器,得到了很大的改善。第二个问题是,镜头上与之垂直的外接光电缆与器械之间碰撞干扰的问题,而应用同轴光缆镜头很好地解决了这一问题。第三个技术性问题是,需要夹闭较粗胆囊管时如何置入 10mm 施夹器的问题,而随着新型 5mm 施夹器的应用,这一问题也得到了很好的解决。

经脐腹腔镜胆囊切除术的优势包括[14]:①操作技术与传统腹腔镜手术相似;②最大程度减少了皮肤切口并发症的发生率(术后切口疼痛和肌肉痉挛时间缩短以及避免上腹部血管损伤);③手术唯一的切口隐藏在肚脐中,使得手术实质上不产生瘢痕(极大地提高了美观性);④必要时手术可随时转为传统腹腔镜手术;⑤与 NOTES 技术相比,经脐腹腔镜胆囊切除术操作更加简单,同时可能更加安全;⑥可以使用传统腹腔镜器械和夹闭装置,并使用硬式器材提供牵引。

经脐腹腔镜胆囊切除术的缺点包括:①与传统腹腔镜相比,三角操作关系不佳,以及解剖胆囊三角时无法提供侧向牵引;②左右手器械操作杆相互平行且靠近,容易导致腹腔镜与器械间的"干扰";③器械与腹腔镜之间的碰撞非常常见,因此,术者与镜头操作者之间配合默契尤为重要;④与传统多孔腹腔镜相比,经由单孔的切割操作更加困难(表 8.1)。

器械的尺寸同样受到操作通道直径的限制,由于大部分操作通道设备适配 5mm 直径的镜头,有时为了

**表8.1　经脐腹腔镜胆囊切除术的优缺点**

| 优点 | 缺点 |
| --- | --- |
| 操作技术与腹腔镜相似 | 三点操作性不佳 |
| 最大程度减少皮肤切口并发症 | 器械间碰撞 |
| 无痕手术(隐藏切口) | 切割操作困难 |
| 方便增加操作孔 | 器械尺寸限制 |
| 单切口缝合 | 切口疝和切口感染 |
| 适合较大器官标本采集 | 切口大于标本(对于小器官) |

适配 10mm 直径镜头将口径扩大至 10mm,因此对 5mm 施夹器的要求也是可以通过直径 5mm 的操作通道。由于 5mm 夹有时无法完成胆囊管的夹闭,必须引入如圈套器等其他方法,而这延长了该技术的学习周期和手术时间。

此外,切口疝形成、切口血肿和切口感染的发生率也有所增加。由于手术切口要求长度达到 2.4~4cm,因此可以认为经脐腹腔镜胆囊切除术术后发生切口疝、粘连和肠梗阻的风险更高。由于某些并发症可能在术后数年发生,而这一技术又诞生不久,因此目前还没有数据对这些理论上的缺点进行支持。由于相比于多孔腹腔镜手术,单孔腹腔镜手术的皮肤切口和皮下切开范围都更大,因此发生早期切口并发症的风险有可能更高。当术中需要取出较大标本(如脾、肾、结肠)时,由于需要做腹部小切口取出这些标本,商品化的穿刺器装置是理想的选择。与此相反,对于胆囊这种较小的标本,或手术无需取出标本(Nissen 操作)时,建立操作孔所需的切口就显得有些夸张了,并且造成了术后更严重的疼痛。

单孔手术与传统腹腔镜手术的对比研究正在进行中,而随机的前瞻性研究亟待展开以确定这类新技术的地位。虽然目前单孔腹腔镜手术发生切口感染、切口疝,甚至胆系术后并发症的可能性较高,但根据新技术发展的规律,最终并发症的发生率应低于传统腹腔镜。

# 单孔腹腔镜外科手术器械

## 三孔转换器(TriPort)和四孔转换器(Quad-Port)(Olympus)

ASC 公司(Advanced Surgical Concepts,爱尔兰威克洛)生产的 TriPort™(三孔转换器)(图 8.1),也称为

R-port,是一种应用于单独切口的转换装置,切口通常选择脐[21]。切口长度大约 1.5~2cm,深达筋膜。将一个鞘装置经筋膜切口置入,鞘的腹膜面有一外周凸起的固定环,使 TriPort 能够固定在壁腹膜内侧。由于鞘装置的尺寸可调,因此转换器的外部组件可以紧密地固定在皮肤上而不受腹壁厚度的影响。TriPort 通过一个引导装置经由筋膜缺口置入腹腔。TriPort 的外部组件有 3 个操作孔:2 个 5mm 操作孔和 1 个 12mm 操作孔。为了维持气腹,转换器带有与手助腹腔镜手术(hand-assisted laparoscopic surgery,HALS)的 GelPort (Advanced Surgical Concepts)相同的明胶材料。为了避免经过操作孔时不必要的摩擦,器械需要润滑。碘溶液具有出色润滑作用而且不会像黏性润滑剂那样覆盖在镜头表面阻挡视野,是理想的润滑剂。另外,TriPort 还带有一个气腹接入口,可以由此调节气腹而不需要使用气腹针。

将 TriPort 置入时需要将固定环折叠收起后再将 TriPort 放入钝性引导装置(图 8.2)。之后将两装置一并经由 2cm 切口置入腹膜腔(图 8.3)。撤出引导装置,拔起袖装置,直到腹腔内凸起环与腹前壁的壁腹膜妥善贴合固定(图 8.4)。将装置外侧固定环下推至皮肤,拉起并除去袖装置(图 8.5)。

## SILS™–单孔腹腔镜手术

目前,柯惠医疗股份有限公司(康涅狄格州诺瓦克)正在推广一种单孔腹腔镜手术(single-incision laparoscopic surgery,SILS™)操作套装;包括相关的一次性耗材和一个 SILS™ 操作通道装置(SILS™ 操作孔)

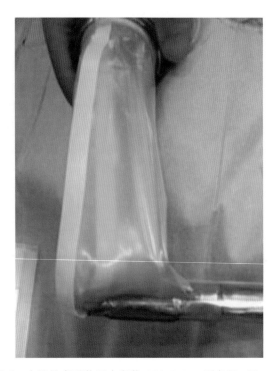

图 8.2　在钝性牵引装置内安装 ASC TriPort 固定环。(Courtesy of Mr Tony Dixon, consultant surgeon, UK.)

(图 8.6)。装置由弹性聚合材料制成,略呈沙漏状,可放置于 2cm 长的筋膜切口。装置带有 4 个接口:一个可接直角气腹接口,另外 3 个可适配 5~12mm 套筒。弹性聚合材料的可压缩性使得装置可以充满并适应

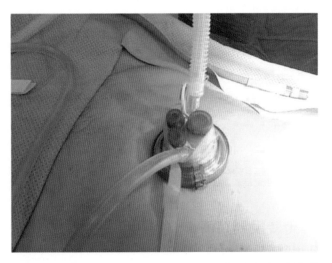

图 8.1　经脐置入 ASC TriPort(Olympus,日本)行腹腔–内镜单孔胆囊切除术。(Courtesy of Mr Tony Dixon, consultant surgeon, UK.)

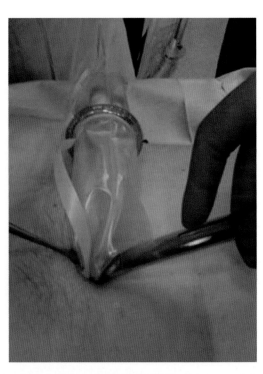

图 8.3　经 2cm 脐切口将装置置入腹腔。(Courtesy of Mr Tony Dixon, consultant surgeon, UK.)

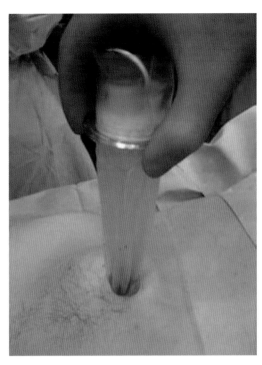

图 8.4　除去牵引装置后拉起袖装置。(Courtesy of Mr Tony Dixon, consultant surgeon, UK.)

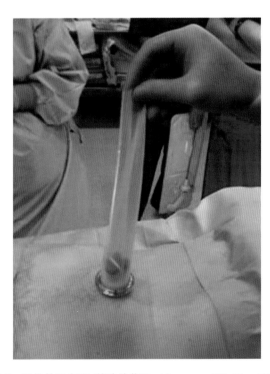

图 8.5　下推外固定环,剪除袖装置。(Courtesy of Mr Tony Dixon, consultant surgeon, UK.)

切口形状,同时可以使通过装置的工作通道获得充分的操作空间。

　　进行胆囊切除术时,柯惠 SILS™ 操作孔被放置在一个小 Alexis 切口保护套(用于术后取出标本)中置

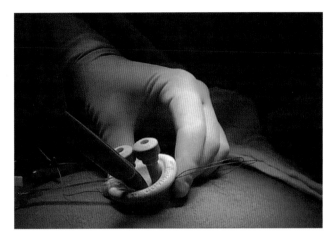

图 8.6　经脐切口置入 SILS™ 操作孔(Covidien,美国纽黑文)。

入腹膜腔。我们发现,建立气腹之前在 SILS™ 操作孔中置入三个独立的塑料套管可以有效防止气腹建立过程中血滴被吹入操作孔而影响术中视野。

　　任何腹腔镜手术成功的基础都是获得理想、安全的手术视野。我们使用 5mm 与 10mm 30°腹腔镜结合的方法。有些 10mm 腹腔镜带有一个灵活的 EndoEYE™ 小头 (Olympus KeyMed, 英国滨海绍森德市),可以使光线更好地传输而提供理想的画面质量。而当需要使用吻合器或者其他 12mm 器械时,需要更换 5mm 镜头,这会导致画面质量有所下降。有些公司推行长度较长的腹腔镜镜头(肥胖者适用),这种镜头同时装有偏心光缆,使镜头远离术者双手和手术器械。长镜头的一大问题是镜头变长使得光线传输受到影响,进而导致画面质量变差。然而这一问题已经得到了解决,一种末端可延长的 5mm 终端光源视频腹腔镜(Olympus)(图 8.7)很好地保证了照明的质量,并减少了潜在的器械间相互碰撞影响的可能。我们的最终

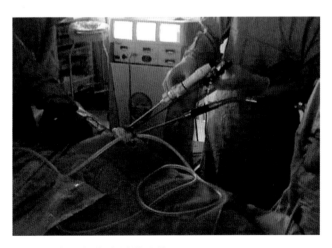

图 8.7　光源与镜头同轴连接。(Courtesy of Mr Tony Dixon, consultant surgeon, UK.)

思路就是要引入高质量的腹腔镜、先进的光缆以及高分辨率的摄像系统;任何影像系统的不完善都有可能增加手术潜在的危险,因为清晰的图像是这类手术成功的关键。

## 剑桥内镜器械

传统腹腔镜手术是在器械和腹腔镜三角关系的基础上建立的。而正如文献中描述的[8-13],SILS技术基于同样的基础,为了对它更好地继承和发展,"可弯折"器械应运而生(Cambridge Endo)(图8.8)。这些器械需要经由一个稳固的平台置入,即一个大口径的套管或者是几个相邻放置的小口径套管。器械相互毗邻且可以在7°的范围内自由移动。握持这些器械的手的活动范围也被限制在相同范围内。对器械末端的精确操作,如轴向旋转钮与末端转向锁定,可以通过单手操作完成。器械末端的移动与术者手掌的移动是联动的。转动轴向旋转钮,器械末端可以在任意角度围绕长轴做360°旋转;因此,器械的可活动关节使得原本相互平行的器械间实现了三角操作关系。

关于SILS应该应用直式手术器械还是弯曲手术器械一直存在争论。我们认为,应用固定弯曲器械或者可旋转器械仅仅是过分复杂化了操作过程,增加了术者的思考步骤和手术的挑战性。

## 蜘蛛系统

近期又出现了一种有趣的单孔手术备选通道设备,但目前关于此设备仅有实验数据[22]。单孔器械传输扩展研究系统(SPIDER)由TransEnterix股份有限公司(Research Triangle Park,北卡罗来纳州)开发,是一种无菌一次性器材,用于腹腔镜手术操作中增加多件操作器械的活动性及其他多种功能。切开操作后,经由

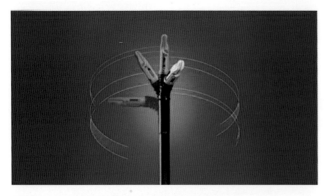

图8.8 应用于单通道手术的剑桥内镜器械。(www.cambridgeendo.com)(Courtesy of Mr Tony Dixon, consultant surgeon, UK.)

腹部小切口置入一个多通道的套管。套管展开后,可允许特殊腹腔镜操作器械独立通过每一通道进入腹腔,并完成腹腔镜手术操作。

Ethicon内镜外科公司(俄亥俄州辛辛那提)生产的一种一次性手术套件,称为SSL,已经开始进入市场销售。包括Karl Storz(德国)和EDLO(巴西阿雷格里港)在内的很多公司都已经开发了非一次性单通道装置。

# 胆囊切除术

单孔胆囊切除术是近期文献报道中施行最多的腹腔–内镜单孔手术。已经发表的大量关于单孔胆囊切除术的大样本研究证实,该术式的短期效果理想[23]。前瞻性随机对照研究还在进行中,可能会明确单切口手术与目前标准术式疗效间存在的差异。

## 手术方式

### 术式1:单皮肤切口,多筋膜戳孔的手术(视频8.1)

该术式的优点是应用普通的直式腹腔镜操作器械就可以进行单切口手术。如果使用可弯曲器械,可以使手术操作更加简便,并在一定程度上能避免使用额外的套筒或转为传统腹腔镜术式。

患者采取头高脚低仰卧位,同时抬高右侧。经脐做2.5cm皮肤切口深达腹白线,采用开放式Hasson技术建立气腹。在筋膜上做1cm切口以在直视下打开腹膜腔。对筋膜进行固定缝合,后将10mm或5mm钝性套管置入腹腔。建立$CO_2$气腹,使腹内压达到12mmHg。经套管置入30° 10mm或5mm腹腔镜,对腹腔进行全面诊断性检查。直视下经原脐皮肤切口置入2枚5mm套管,套管经中线筋膜与之前套管分离进入腹腔;在某些病例中也可应用1~2枚10mm套管(图8.9)。术者立于患者左侧,持镜者立于患者右侧。必要时可经腹壁用直针缝合牵引,以得到胆囊三角的良好视野。左侧的5mm套筒用于置入抓钳进行胆囊牵引时通过(图8.10)。胆囊切除采用标准术式,右手持Maryland抓钳以操控胆囊,左手持Alligator抓钳抓持胆囊底。暴露胆囊动脉和胆囊管,应用5mm夹分别夹闭后切断(图8.11)。对于仅使用5mm套管的病例,通常结扎操作通过不可吸收缝线腹腔外打结完成。改变牵引抓钳的位置以更好地暴露,同时应用电烧灼将胆囊自胆囊床剥离。在胆囊自胆囊床被剥离之前,首先对其进行止血操作。胆囊完全切除后,经脐切口将胆囊取出,

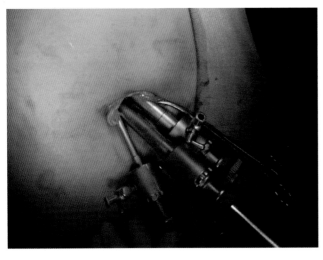

图 8.9　经脐单切口通过筋膜分离戳孔置入 3 枚套管。

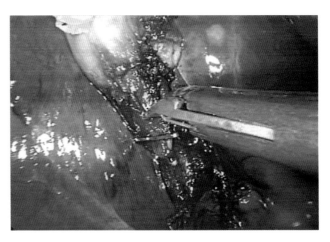

图 8.11　对胆囊三角进行解剖，应用 5mm 夹夹闭胆囊管及胆囊动脉。

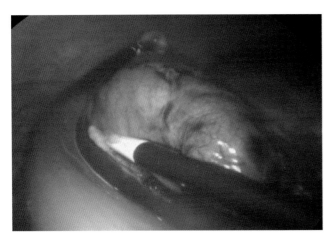

图 8.10　经由左侧 5mm 套管对胆囊底进行牵引。

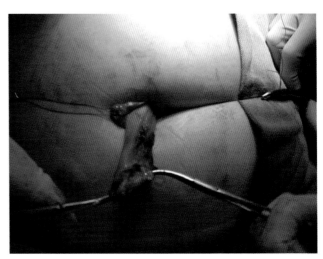

图 8.12　经脐取出胆囊。

可酌情应用取物袋（图 8.12）。将之前脐周筋膜的 2~3 个分离戳孔合并为一个较大切口，以便取出胆囊。常规关闭筋膜切口，脐部皮肤切口缝合时尽量注意美观（图 8.13）。

## 术式 2：应用单孔专用穿刺器的手术（视频 8.2）

　　该术式通过使用单孔专用穿刺器装置而非腹腔镜套管进行，装置的置入通常采用直视下的开放方法进行（Hasson 技术）。基于装置的特性，置入时需要一个或大或小的切口。进行牵引缝合以更好地显露切口，然后小心置入单孔专用穿刺器装置。

## 阑尾切除术

　　1998 年，Esposito 报道了在小儿患者中使用单孔阑尾切除术的术式[5]。报道中，术者应用有抓钳通过的手术镜头，将阑尾拉出体外，而后进行"开放式"阑尾切

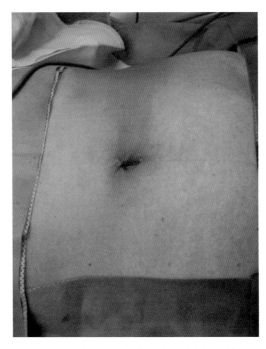

图 8.13　经脐单通道胆囊切除术手术外观效果。

除术。2001 年，D'Alessio 等报道了应用单套管对小儿患者进行腹腔镜阑尾切除术[24]，而 Palanivelu 介绍了应用内镜行经脐阑尾切除术的经验[25]。

# 上消化道手术和肥胖症治疗手术

（视频 8.3）

虽然腹腔镜胃底折叠术手术难度较高，但仍有很多经单切口完成该术式的报道[26]。

最近有关于将单通道手术技术应用于肥胖症手术治疗的报道，如可调节胃束带术[27]、胃袖状切除术和胃旁路分流术。传统腹腔镜下胃 Roux-en-Y 分流术（laparoscopic Roux-en-Y gastric bypass，LRYGB）是肥胖症手术治疗的金标准。腹腔镜手术的一大缺点是需要做 5~7 个腹部切口以放置术中所需的多枚套管，而这往往影响术后美观。Huang 等的研究对 50 例行单切口经脐胃 Roux-en-Y 分流术的患者进行了手术效果和满意度的调查[28]。作者在文中描述了一种有效的术中肝牵引方法，它应用一种专门为单切口 LRYGB 设计的"肝悬挂带"。与 5 孔腹腔镜手术相比，单切口 LRYGB 没有术中并发症，术后刀口愈合非常好，腹部几乎不留手术瘢痕。单切口手术时间较传统 LRYGB 长，但两者在并发症发生率上没有差异。然而单切口术式拥有更高的患者满意度。Marchesini 等率先在拉丁美洲报道了应用单切口 LRYGB 和胃袖状切除（图 8.14 至图 8.16）的病例样本，并得到了很好的结果且无术中转换术式的情况[29]。经验表明，经由脐单切口可以完成如胃 Roux-en-Y 分流术和胃袖状切除术等复杂手术操作，单切口手术能够提供可接受的手术时间、良好的术后恢复，并消除腹部手术瘢痕。

# 脾切除术（视频 8.4）

由于暴露困难，血管粗大，以及可能伴随血液病等各种原因，经单通道完成腹腔镜脾切除术（laparoscopic splenectomy，LS）是一项具有挑战性的手术技术。然而，近年来单孔技术在这一术式上得到了成功应用，并且降低了并发症和术中转换术式的概率。

Targarona 等报道，在 17 例以特发性血小板减少性紫癜（immune thrombocy topenic purpura，ITP）患者

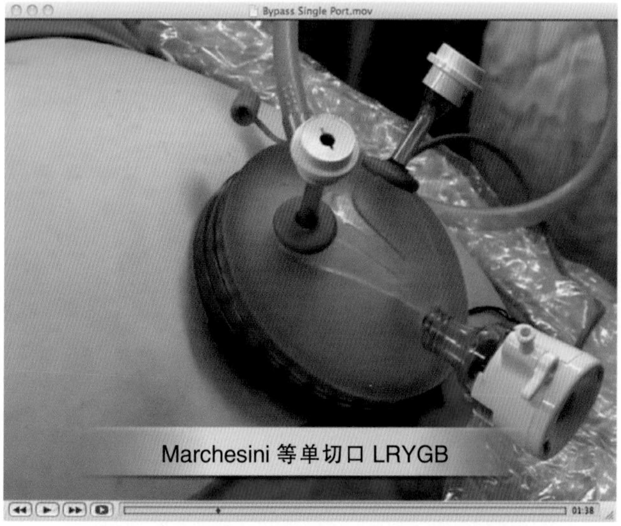

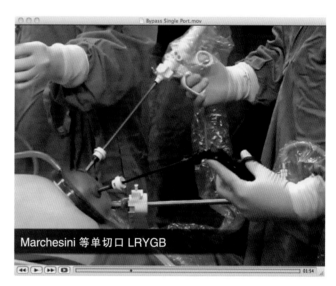

图 8.15　单切口胃袖状切除术置入手术操作器械。（Courtesy J. C. Marchesini，Curitiba, Brazil.）

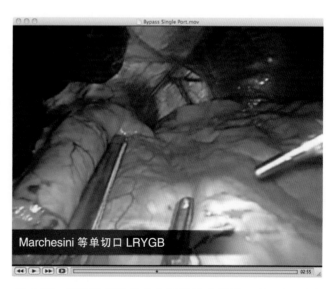

图 8.16　胃袖状切除术术中切割闭合画面。（Courtesy J.C. Marchesini，Curitiba, Brazil.）

图 8.14　单切口胃袖状切除术置入脐穿刺器装置。（Courtesy J. C. Marchesini，Curitiba, Brazil.）

为主的病例样本中,成功采用单孔技术完成脾切除术[30],同时期其他学者也发表论文称其进行了相似的尝试[15-19,31]。腹腔镜脾切除术前患者取右侧卧位,手术台侧面展开。经脐入路适用于较瘦和脾囊肿患者,而对于脾大患者,多在左侧锁骨中线上取肋缘与脐连线的中点,做 2cm 肋缘下切口。单通道脾切除术既可以通过单皮肤切口多套管的方式完成,也可以使用有多个操作孔的穿刺器装置完成(图 8.17 至图8.20)。

单孔腹腔镜脾切除术所需技术与标准 LS 相似。腹腔镜探查排除副脾存在可能后,经穿刺器装置右侧孔道置入 5mm 弯曲抓钳,该器械通常用于经肛内镜显微手术(transanal endoscopic microsurgery,TEM)(Richard Wolff,美国伊利诺伊州弗农希尔斯)。器械末端轻度弯曲使之可以通过软式套管或多通道装置的操作孔,还可以在完成操作的同时有效避免器械

间的碰撞干扰。之后,经右侧通道置入 5mm 超声刀(Harmonic Ace,Ethicon Endo-Surgery,美国俄亥俄州辛辛那提)。通过这一步骤,可以游离结肠脾曲直至脾脏下极。下一步是找到胃后间隙,在脾脏上极切断胃短血管,以便结扎脾动脉。然后将手术器械移至脾脏后面,将手术台向左倾斜使脾门后部更好地显露。分离后方的脾肾韧带。在对脾脏上极的后上部分进行操作的过程中,可能会遇到问题,在采用经脐入路时尤其明显,这时可以经左侧通道置入 1 件 3mm 操作器械协助操作。完成对脾脏的游离后,撤出可屈镜头,更换 5mm 镜头。经 12mm 套管或操作孔置入带有6cm 白色钉舱的切割闭合器(Echelon,Ethicon Endo-Surgery),将闭合器伸向脾窝,对脾门进行多次切割闭合确保妥善切断。脾脏彻底游离后,放入标本袋,将其拉向脐切口,将脾脏完整取出或粉碎后取出(图 8.19)。

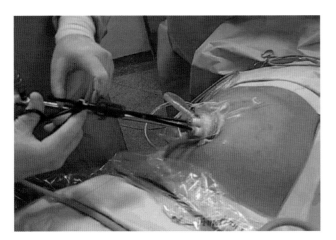

图 8.17　经脐腹腔-内镜单孔(LESS)脾切除术:外部画面。

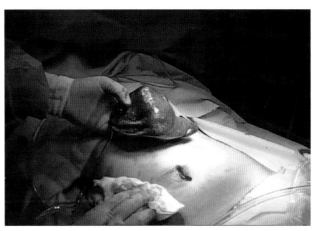

图 8.19　经脐将增大脾脏完整取出。

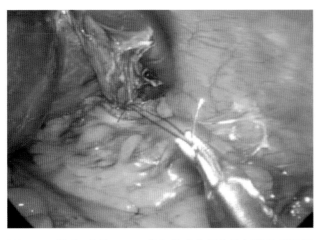

图 8.18　腹腔-内镜(LESS)脾切除术应用体外打结处理脾门的术中视野。

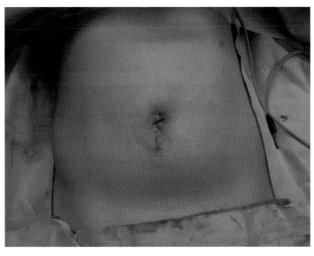

图 8.20　腹腔-内镜(LESS)脾切除术后脐切口外观。

# 单孔腹腔镜肾上腺切除术

Castellucci 等于 2008 年通过 2cm 切口利用 3 枚套管由筋膜独立戳孔施行了单孔肾上腺切除术[20]。Desai 等报道了单孔肾上腺切除术,Yuge 等报道了他们关于肾上腺部分切除术的经验[32,33]。由于种种原因,这些早期手术病例的平均手术时间较长。经脐手术由操作孔到组织的距离较传统腹腔镜更远,而且视角倾斜更加严重。由于经脐手术对目标组织进行操作比较困难,因此必须频繁地调整手术牵引。以上问题可以通过弯曲器械克服,但手术器械改进的空间仍然很大。Walz 等发表了一项研究,对腹膜后单孔肾上腺切除术和三孔腹腔镜手术进行了对照研究,两组各选择了 47 例患者。他们发现,单孔手术组具有手术时间长、术后止痛药物用量少和住院时间短的特点[34]。就患者体位和手术器械而言,肾上腺切除术是一种简单直接的术式,通常病理标本较小,而且只有少量简单的血管离断操作;由于具有以上特点,经腹或腹膜后单通道手术技术非常适用于该术式。

# 单孔腹腔镜结直肠手术

近年来,我们共同见证了腹腔镜外科的发展和由此带来的手术操作技术的不断革新。该技术在患者与外科医生中都得到了普遍认可,同时为医疗器械公司创造了巨大的市场,他们生产种类繁多的产品,使微通道手术成为可能。而这一切的最终目的是使患者的手术创伤和术后痛苦最小化,进而最大程度地缩短术后恢复时间和住院时间。除此之外,这一技术极大地改善了患者手术后的美观性,而这对于有些患者尤为重要。

大规模随机临床试验如 CLASICC[35]和 COST [36]都已经证实腹腔镜结直肠手术的安全性,同时该术式具有比开腹手术更好的短期效果,而且对肿瘤患者的长期生存率没有影响。尽管如此,腹腔镜结直肠手术还没有成为标准治疗方式,而仅是一种可选的替代治疗方法。此外,众所周知,完成这一术式所需的操作技术非常复杂,且极具挑战性。虽然腹腔镜结直肠手术较开腹手术的创伤更小,但仍需要数个切口作为操作孔,以及一个供标本取出的切口。每个切口都会引起疼痛,并且影响最终的术后美观,同时具有出血、筋膜内血肿形成、内脏损伤以及切口疝的风险。

LESS 或 SILS™ 是传统腹腔镜手术和 NOTES 的替代治疗方案。这一技术使用一个具有多操作通道的穿刺器装置(通常安放在脐切口),并经脐切口取出标本;不仅造成的创伤更小,而且保护了正常的组织结构,比如阴道和直肠(NOTES 中用于取出标本),进而避免了相关的并发症。因此,对于该技术应进行更进一步地考察与评估。除了本章已经介绍的术式,单孔手术技术也已经应用于右半结肠切除术[37-39]和乙状结肠切除术[39-41],并且近期还报道了应用单孔全结肠切除加回-直肠吻合术治疗家族性腺瘤性息肉病(familial adenomatous polyposis,FAP)[42]和结肠癌[43]的病例。

SILS 最早于 20 世纪 90 年代末出现,主要用于阑尾切除及胆囊切除,但由于手术器械不完善、学习周期过长以及业内认可程度不高(主要来自外科医师协会),并没有被人们所接受。然而,在最近的 3 年,这一现象突然有了很大的改观,尤其是在泌尿外科领域。2008 年 7 月,Remzi 于克利夫兰医学中心完成了首例 SILS 结肠切除术[44],右半结肠标本经由 3.5cm 脐切口取出[45]。1 年后在澳大利亚报道了第一个病例案例[45]:研究者使用传统腹腔镜器械经由单独脐切口完成了 7 例结肠癌的手术切除。平均手术切口长度 3.1cm,平均住院时间 5.4 天,平均清扫淋巴结数 15 枚,各项数据都遵循了公认的传统腹腔镜结肠切除术的标准,同时该术式还具有手术瘢痕小的优势[46]。

受到以上早期成功案例的鼓舞,近期有报道称,将 SILS 重建性结直肠切除术应用于溃疡性结肠炎[47]和家族性腺瘤性息肉病(familial adenomatous polyposis,FAP)[48]的治疗,并且可以缩短患者术后住院时间。有学者认为这两种疾病适用这一手术技术,是因为患者大部分为青壮年,而且两种疾病均为良性疾病。然而,不考虑 SILS 带来的额外挑战,单就传统 3/4 孔腹腔镜重建性结直肠切除术本身,就是一种极具挑战性的术式而且非常费时[49]。

根据以往文献,SILS 结肠切除术是安全可行的,对于恶性肿瘤病例,可以进行肿瘤的根治性切除。然而,文献报道受到出院后随访数据的限制,缺少对于肿瘤长期治疗效果的评价。病例选择方面也存在问题,大多数报道仅选择 BMI 指数低于 $25kg/m^2$ 的患者。

单孔腹腔镜手术使用多通道的操作系统,这一系统可以同时提供 2 个 5mm 和 1 个 12mm 器械通道和一个用于气腹建立和烟尘排出的连接口。另外还有可以额外提供 1 个 12mm 器械通道的更大的 4 孔系统。在我们进行单孔结直肠手术操作时,多使用图 8.1 中的 ASC TriPort™(Olympus KeyMed),或者柯惠 SILS™

操作孔(图 8.6)。

根据我们的经验，成功施行 SILS 结肠切除术所需要的技术与传统腹腔镜手术是不同的。尤其是牵引和反向牵引，作为传统腹腔镜手术的常规操作，在 SILS 中却是不可能实现的。这就要求术者在没有三角操作关系的情况下使用器械操作，并且需要使用一些在传统腹腔镜手术中通常并不推荐的手法；术者需要能够很好地使用自己的非优势手，并且有"交叉"用手的能力，才能熟练驾驭 SILS 中的仪器。这些能力可以使术者不再需要弯曲手术器械。另外，术者还必须具有从任意方向定向，并解析和使用 30°腹腔镜镜头提供的图像的能力。因此，SILS 结肠切除术并不是目前腹腔镜技术的革新，而更像是一种改进或适应性的操作。

这项技术[42]可以使手术医师简便快捷地完成如直肠低位切断和体内缝合这样的复杂操作。要想快速适应由腹腔镜手术到 SILS 的转变，外科医生必须对 3 孔腹腔镜结直肠切除术有丰富的经验，并且做到术中不依赖助手提供牵引。术者需要利用重力或正常组织为非惯用手提供反向牵引，而优势手相对"静止"，使用电刀或剪刀进行手术操作。我们会惊喜地发现双侧结肠反折和横结肠的游离是如此简单方便，通过位于中央的脐部操作孔可以完成所有的操作。根据现有经验，我们认为不需要进行穿透腹壁的缝合来提供牵引，也不需要使用带有关节的操作器械；最重要的是保持腹腔镜镜头在腹腔内一个相对固定的位置，如果距离太远，将会限制手术器械的操作。同样也需要适时转动操作孔，交叉手，以及改变手术操作用手。可旋转器械表面看来非常重要，但我们认为并非如此，使用这类器械只是给本就复杂的手术过程又增加了一个不必要的步骤。

单通道装置最常放置在脐部，但其位置可以根据手术需要或患者身体情况调整。例如，在施行直肠结肠切除术或低位前切除术时，我们将单通道装置安放在计划回肠造瘘的位置，而当行腹会阴联合直肠切除术时，我们选择髂窝放置单通道装置。切除操作与传统腹腔镜手术相差无几，操作应确切，可遵循从头侧向尾侧，从外侧向内侧的顺序(反之亦可)。已命名血管需从根部离断，可以使用超声刀 (Ethicon Endo-Surgery，英国布拉克内尔)，ATW45 内镜切割闭合器(Ethicon Endo-Surgery，英国布拉克内尔)，或 5mm Hem-o-Loc 夹(Teleflex Medical，英国海威科姆)。我们在所有左半结肠切除术中常规游离结肠脾曲。

行直肠结肠切除术时，我们首先处理附近肠系膜，保留大网膜，然后行全直肠系膜切除术。对于全直肠结肠切除术患者，我们将标本经骨盆括约肌内切口取出。对于重建性直肠结肠切除术，于骨盆底耻骨直肠肌悬吊范围内使用 ATG45 切割闭合器(Ethicon Endo-Surgery，英国布拉克内尔)，前后分别激发 2 次切断肠管。构建回肠肛管袋状吻合需要在取出标本之后，利用肠管构建 20cm J 形袋。(如果应用 SILS™ 穿刺器装置)将装置自 Alexis 切口牵开器取下，使标本可以经切口取出，安置直线/环形切割闭合器以恢复肠道连续性(图 8.21 和图 8.22)。对于 FAP 患者，在行直肠黏膜切除术后，我们将标本经肛门取出，然后手工构建肛门袋状吻合，将吻合袋用手术镊经肛门拉入盆腔。反复确认小肠系膜无扭曲，于 SILS 操作孔位置做回肠襻造瘘术。我们也曾在开腹或腹腔镜结肠次全切除患者(首先游离造瘘口末端，安放穿刺器装置后)施行 SILS 重建性直肠切除术。

患者可在允许范围内少量饮水进食，并且鼓励早期活动。患者可在初级医师或病房护士评估为"符合出院标准"后出院。为了加快患者出院速度，我们开展了造瘘口护理培训，造瘘护士会在患者术前进行上门培训；患者入院后还会进行至少两次加强培训，出院后造瘘护士还将进行社区随访护理。

在我们的科室中，已经积累了约 150 例 SILS 结直肠切除术病例，其中包括 60 例前切除和 10 例重建性

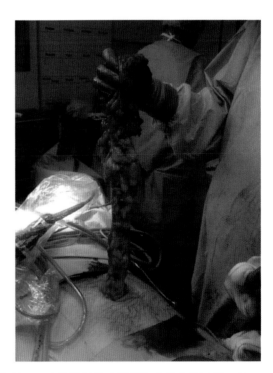

图 8.21　SILS 结肠切除术经脐取出标本外面观。(Courtesy of Mr Tony Dixon, consultant surgeon, UK.)

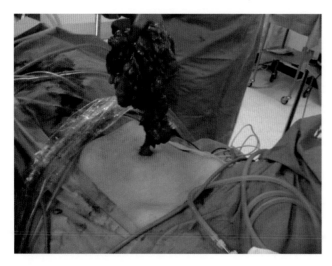

图 8.22　SILS 结肠切除术经脐取出标本。(Courtesy of Mr Tony Dixon, consultant surgeon, UK.)

直肠结肠切除术病例。同时我们也在 Hartmann 手术造瘘口还纳术和经过筛选的某些腹会阴联合直肠切除术中应用单孔技术[50]。我们还将 SILS 手术应用于其他多种适应证,包括恶性肿瘤、复杂憩室性疾病、溃疡性结肠炎,以及克罗恩病(包含重复病例)[51]。我们应用 SILS 手术的癌症患者中,病变分期包括 Dukes 分期所有 A~D 期以及肿瘤分期所有 $T_1$~$T_{4b}$ 期。手术中切除标本的淋巴结中位数为 17 枚(范围 10~36 枚),并且所有标本都为 $R_0$ 切除;SILS 技术不影响肿瘤手术根治效果。

为了使 SILS 的手术费用可以为人们接受,特别是如英国国民健康保险制度(NHS)这类政府主导的卫生服务体系或者商业保险机构,不仅需要缩短住院时间,同时还要避免手术时间过度延长,因为超出的手术时间所导致的费用有时可能远远超过缩短住院时间所节省的。我们的 SILS 切除手术时间的中位数与腹腔镜手术相差无几[52]。根据我们的前 100 例 SILS 结直肠手术的数据,前切除术的手术时间中位数为 65 分钟(37~180 分钟),结肠次全切除术 152 分钟(58~195 分钟),右半结肠切除术 55 分钟(17~110 分钟),TME(低位前切除)115 分钟(55~280 分钟)。以上数据说明,对于一个经验丰富的腹腔镜外科医生来说,SILS 手术并不一定会增加手术时间。要使这项技术发挥其作用,关键是整个手术室团队、器材供应人员、麻醉师等都熟悉 SILS 手术操作流程,同时引进并保持 SILS 设备运转正常。减少术后瘢痕,进而改善术后美观性,是 SILS 技术带来的最重要的附加价值(图 8.23)。

95% 的 SILS 手术可顺利完成。术中转传统腹腔镜术式的原因包括 SILS 切口裂开、全结直肠切除术中游

离直肠困难以及手术安排过紧导致的时间限制。1 例患者由于肠系膜下动脉出血中转开腹。对于伴有严重腹主动脉瘤的患者,SILS 技术尤其适用于进行由内侧向外侧的节段性切除手术操作,而对于此类患者传统腹腔镜手术是不可能实施的(可能穿透动脉瘤)。

虽然腹腔镜结直肠切除手术较开腹手术加快了术后恢复的过程,但目前仍缺乏早期临床随访研究对这一优势进行客观数据上的支持[53]。腹腔镜结直肠手术需要做 3~6 个经腹壁操作孔和一个标本取出切口,而每个切口术后都会引起疼痛、肌肉痉挛、淤伤以及血肿,这可能是造成以上现象的原因。NOTES 旨在避免在体表产生任何手术瘢痕,通过这一概念的提出,外科医生希望可以减少对腹壁的创伤,缩短术后恢复时间,并使术后的总体美观性得到改善。最新调查显示,虽然风险较传统手术方式高出很多,仍有 56% 的患者愿意选择 NOTES 手术方式进行胆囊切除[54]。相比术后美观、手术花费、住院时间以及手术可选麻醉方式,手术相关风险、疼痛以及术后恢复时间显然更加重要。由于手术风险大,领域内医生缺乏经验,以及有能力施行手术的医生数量较少,患者并不愿接受 NOTES 这种手术方式。调查团队同时对 NOTES 在外科医生中的接受程度进行了调研,结果显示,72% 的外科医生表示对 NOTES 培训有兴趣,而 44% 的外科医生愿意向他们的患者推荐 NOTES 胆囊切除术这种术式[55]。

一位经验丰富的腹腔镜手术医师,可以通过单脐切口或者其他选定的操作孔,使用单孔或 SILS 手术技术完成所有常见的复杂结直肠手术操作[50]。采用单孔手术技术,可以做到真正的“无瘢痕”手术;同时,由于

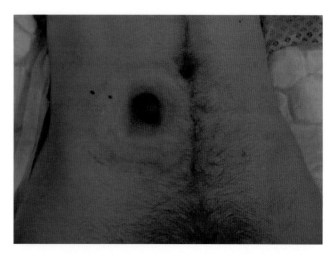

图 8.23　单切口结肠切除术后外观。(Courtesy of Mr Tony Dixon, consultant surgeon, UK.)

NOTES 相对产生疼痛较少,这将会使术后恢复更加快速;另外,从心理学的角度,毫无疑问该术式也将为患者带来更多的裨益。通过对我们施行 SILS 结直肠切除手术的前 100 例患者的统计发现,住院时间的中位数为 2 天 (<24 小时至 23 天),并且 47% 的患者在术后 24 小时内出院。在使用与开腹或传统腹腔镜切除手术相同的肿瘤切除标准的基础上,我们推荐使用 SILS 进行恶性肿瘤的切除手术。对于较小病变和良性疾病,通常采用横向扩大脐切口。对于较大肿瘤或巨大标本,我们主张使用纵行脐切口,可以根据需要适当延长[56]。遇到技术性困难时,任何 SILS 手术都可以简便直接地转为标准腹腔镜手术或延长刀口转为开腹手术。多模快速恢复项目是针对大规模腹腔镜结直肠手术专门设计的术后恢复方案,造价昂贵;而采用 SILS 式后患者术后可以快速恢复,这使人们开始怀疑这一项目的必要性[57]。如果 SILS 结直肠手术可以在全国范围内得到应用,这一技术造福于患者的同时,也将为医疗卫生行业节省巨大的开支。

---

**视频片断**

视频 **8.1** 使用三个独立经脐 trocar 的单套管胆囊切除术

视频 **8.2** 使用 LESS 的单套管的胆囊切除术

视频 **8.3** 使用 LESS 的单套管的胃袖状切除术,用于治疗肥胖

视频 **8.4** 使用 LESS 的单套管的脾切除术

（邹雪青 译　赵传宗 叶永强 校）

# 参考文献

1 Navarra G, Pozza E, Occhionorelli S, Carcoforo P, Donini I. One-wound laparoscopic cholecystectomy. *Br J Surg* 1997;**84**:695.

2 Piskun G, Rajpal S. Transumbilical laparoscopic cholecystectomy utilizes no incisions outside the umbilicus. *J Laparoendosc Adv Surg Tech A* 1999;**9**:361–4.

3 Bresadola F, Pasqualucci A, Donini A, et al. Elective transumbilical compared with standard laparoscopic cholecystectomy. *Eur J Surg* 1999;**165**(1):29–34.

4 Donini A, Petri R, Terrosu G, et al. [Trans-umbilical cholecystectomy: a new laparoscopic cholecystectomy technique. Description of the technique and preliminary results]. *Ann Ital Chir* 1996;**67**(4):475–8 (in Italian).

5 Esposito C. One-trocar appendectomy in pediatric surgery. *Surg Endosc* 1998;**12**(2):177–8.

6 Cuesta MA, Berends F, Veenhof AAFA. The "invisible cholecystectomy": a transumbilical laparoscopic operation without a scar. *Surg Endosc* 2008;**22**:1211–13.

7 Carvalho GL, Silva FW, Silva JS. Needlescopic clipless cholecystectomy as an efficient, safe, and cost-effective alternative with diminute scars: the first 1000 cases. *Surg Laparosc Endosc Percutan Tech* 2009;**19**(5):368–72.

8 Podolsky ER, Rottman SJ, Curcillo PG 2nd. Single-port access (SPA) cholecystectomy: two year follow-up. *JSLS* 2009;**13**(4):528–35.

9 Zorron R, Palanivelu C, Galvão Neto MP, et al. International Multicenter Trial on Clinical Natural Orifice Surgery – NOTES IMTN study: preliminary results of 362 Patients. *Surg Innov* 2010;**17**(2):142–58.

10 Lehmann KS, Ritz JP, Wibmer A, et al. The German Registry for natural orifice translumenal endoscopic surgery. Report of the first 551 patients. *Ann Surg* 2010;**252**(2):263–70.

11 Podolsky ER, Curcillo PG 2nd. Reduced-port surgery: preservation of the critical view in single-port-access cholecystectomy. *Surg Endosc* 2010;**24**(12):3038–43.

12 Rao PP, Bhagwat SM, Rane A, Rao PP. The feasibility of single port laparoscopic cholecystectomy: a pilot study of 20 cases. *HPB (Oxford)* 2008;**10**(5):336–40.

13 Rao PP, Rao PP, Bhagwat S. Single-incision laparoscopic surgery – current status and controversies. *J Minim Access Surg* 2011;**7**(1):6–16.

14 de George MA, Rangel M, Noda RW, Kondo W. Laparoscopic transumbilical cholecystectomy: surgical technique. *JSLS* 2009;**13**(4):536–41.

15 Rottman SJ, Podolsky ER, Kim E, Kern J, Curcillo PG 2nd. Single port access (SPA) splenectomy. *JSLS* 2010;**14**:48–52.

16 You YK, Lee SK, Hong TH, Kim JK. Single-port laparoscopic splenectomy. The first three cases. *Asian J Endoscopic Surg* 2010;**3**:33–5.

17 Targarona EM, Pallares JL, Balague C, et al. Single incision approach for splenic diseases: a preliminary report on a series of 8 cases. *Surg Endosc* 2010;**24**(9):2236–40.

18 Targarona EM, Lima MB, Balague C, Trias M. Single port splenectomy: current update and controversies. *J Minim Access Surg* 2011;**7**(1):61–4.

19 Zorron R, Cunha SH, Oliveira PS, Phillips HN. Single port laparoscopic splenectomy for wandering spleen with splenomegaly in a patient with Wolf-Hirschhorn syndrome. *Braz J Videosurg* 2010;**3**(2):144–9.

20 Castellucci SA, Curcillo PG, Ginsberg PC, et al. Single port access adrenalectomy. *J Endourol* 2008;**22**:1573–6.

21 Romanelli JR, Earle DB. Single-port laparoscopic surgery: an overview. *Surg Endosc* 2009;**23**(7):1419–27.

22 Pryor AD, Tushar JR, DiBernardo LR. Single-port cholecystectomy with the TransEnterix SPIDER: simple and safe. *Surg Endosc* 2010;**24**(4):917–23.

23 Rivas H, Varela E, Scott D. Single-incision laparoscopic cholecystectomy: initial evaluation of a large series of patients. *Surg Endosc* 2010;**24**(6):1403–12.

24 D'Alessio A, Piro E, Tadini B, Beretta F (2002) One-trocar transumbilical laparoscopic-assisted appendectomy in children: our experience. *Eur J Pediatr Surg* **12**:24–7.

25 Palanivelu C, Rajan PS, Rangarajan M, et al. Transumbilical endoscopic appendectomy in humans: on the road to NOTES: a prospective study. *J Laparoendosc Adv Surg Tech A* 2008;**18**(4):579–82.

26 Hamzaoglu I, Karahasanoglu T, Aytac E, Karatas A, Baca B. Transumbilical totally laparoscopic single-port Nissen fundoplication: a new method of liver retraction: the Istanbul technique. *J Gastrointest Surg* 2010;**14**(6):1035–9.

27 Teixeira J, McGill K, Binenbaum S, Forrester G. Laparoscopic single-site surgery for placement of an adjustable gastric band: initial experience. *Surg Endosc* 2009;**23**(6):1409–14.

28 Huang CK, Yao SF, Lo CH, et al. A novel surgical technique:

single-incision transumbilical laparoscopic Roux-en-Y gastric bypass. *Obes Surg* 2010;**20**(10):1429–35.

29 Marchesini JC. First single-site bypass surgery in Latin America. 9th SOBRACIL-ALACE Latin American Congress, Salvador, Brazil, August 25–28, 2010.

30 Targarona EM, Balague C, Martinez C, et al. Single-port access: a feasible alternative to conventional laparoscopic splenectomy. *Surg Innov* 2009;**16**:348–52.

31 Malladi P, Hungness E, Nagle A. Single access laparoscopic splenectomy. *JSLS* 2009;**13**:601–4.

32 Desai MM, Berger AK, Brandina R, et al. Laparoendoscopic single-site surgery: initial hundred patients. *Urology* 2009;**74**(4): 805–12.

33 Yuge K, Miyajima A, Hasegawa M, et al. Initial experience of transumbilical laproendoscopic single-site surgery of partial adrenalectomy in patient with aldosterone-producing adenoma. *BMC Urol* 2010;**10**:19.

34 Walz MK, Groeben H, Alesina PF. Single-access retroperitoneoscopic adrenalectomy (SARA) versus conventional retroperitoneoscopic adrenalectomy (CORA): a case-control study. *World J Surg* 2010;**34**(6):1386–90.

35 Guillou PJ, Quirke P, Thorpe H, et al. Short-term endpoints of conventional versus laparoscopic-assisted surgery in patients with colorectal cancer (MRC CLASICC trial): multicentre, randomised controlled trial. *Lancet* 2005;**365**:1718–26.

36 The Clinical Outcomes of Surgical Therapy Study Group. A comparison of laparoscopically assisted and open colectomy for colon cancer. *N Engl J Med* 2004;**350**:2050–59.

37 Bucher P, Pugin F, Morel P. Single port-access laparoscopic right hemicolectomy. *Int J Colorectal Dis* 2008;**23**:1013–16.

38 Remzi FH, Kirat HT, Kaouk HT, Kaouk JH, Geisier DP. Single-port laparoscopy in colorectal surgery. *Colorectal Dis* 2008;**10**: 823–6.

39 Rieger NA, Lam FF. SILS colectomy using standard laparoscopic instruments. *Surg Endosc* 2010;**24**(4):888–90.

40 Bucher P, Pugin F, Morel P. Transumbilical single incision laparoscopic sigmoidectomy for benign disease. *Colorectal Dis* 2010;**12**: 61–5.

41 Brunner W, Schirnhofer J, Waldstein-Wartenberg N, Frass R, Weiss H. Single incision laparoscopic sigmoid colon resections without visible scar: a novel technique. *Colorectal Dis* 2010;**12**: 66–70.

42 First single-incision total colectomy performed at the Mayo Clinic, June 23, 2009. At www.mayoclinic.org/news2009-sct/5326.html. Accessed December 2011.

43 Saint Louis University Hospital is one of first to perform total abdominal colectomy via single-incision laparoscopic surgery, December 2, 2009. At www.medicalnewstoday.com/articles/172660.php. Accessed December 2011.

44 Remzi FH, Kirat HT, Kaouk HT, Kaouk JH, Geisier DP. Single-port laparoscopy in colorectal surgery. *Colorectal Dis* 2008;**10**: 823–6.

45 Rieger NA, Lam FF. Single-incision laparoscopically assisted colectomy using standard laparoscopic instrumentation. *Surg Endosc* 2010;**24**:888–90.

46 Delaney CP, Chang E, Senagore AJ, Broder M. Clinical outcomes and resource utilization associated with laparoscopic and open colectomy using a large national database. *Ann Surg* 2008;**247**: 819–24.

47 Chambers W, Bicsak M, Lamparelli M, Dixon AR. Single-incision laparoscopic surgery (SILS) in complex colorectal surgery: a technique offering potential and not just cosmesis. *Colorectal Dis* 2011;**13**(4):393–8.

48 Geisler DP, Condon ET, Remzi FH. Single incision laparoscopic total procto-colectomy with ileopouch anal anastomosis. *Colorectal Dis* 2010;**12**(9):941–3.

49 Goede A, Reeves A, Dixon A. Laparoscopic restorative procto-colectomy: a 10-year experience of an evolving technique. *Colorectal Dis* 2011;**13**(10):1153–7.

50 Gash KJ, Goede AC, Chambers W, Greenslade GL, Dixon AR. Laparoendoscopic single-site surgery is feasible in complex colorectal resections and could enable day case colectomy. *Surg Endosc* 2011;**25**(3):835–40.

51 Chaudhray B, Glancy D, Dixon A. Laparoscopic surgery for recurrent ileocolic Crohn's disease is as safe and effective as primary resection. *Colorectal Dis* 2011;**13**(12):1413–16.

52 Dalton SJ, Ghosh A, Greenslade GL, Dixon AR. Laparoscopic colorectal surgery – why would you not want to have it and, more importantly, not be trained in it? A consecutive series of 500 elective resections with anastomoses. *Colorectal Dis* 2011;**13**(2):144–9.

53 Vlug MS, Wind J, van der Zaag E, et al. Systematic review of laparocopic vs open colonic surgery within an enhanced recovery programme. *Colorectal Dis* 2009;**11**:335–43.

54 Swanstrom LL, Volkmann E, Hungness E, Soper NJ. Patient attitudes and expectations regarding natural orifice translumenal endoscopic surgery. *Surg Endosc* 2009;**23**:1519–25.

55 Volkmann E, Hungness E, Soper NJ, Swanstrom L. Surgeon perceptions of natural orifice translumenal endoscopic surgery (NOTES). *J Gastrointest Surg* 2009;**13**:1401–10.

56 Zafar N, Davies R, Greenslade GLG, Dixon AR. The evolution of analgesia in an "accelerated" recovery programme for resectional laparoscopic colorectal surgery with an anastomosis. *Colorectal Dis* 2010;**12**(2):119–24.

57 Fearon K, Ljungqvist O, Von Meyenfeldt M, et al. Enhanced recovery after surgery: a consensus view of clinical care for patients undergoing colonic resection. *Clin Nutr* 2005;**24**: 466–77.

# 第 9 章

# 计算机辅助 NOTES：从增强现实到机器人手术

Luc Soler, Stéphane Nicolau, Michel de Mathelin, Jacques Marescaux

# 引 言

向患者腹腔内置入一个光学镜头，通过这个微型摄像头完成一系列的手术操作，这代表了 20 世纪整个外科学界所经历的最主要的变革："微创"手术新纪元的开始。而由于另一种全新技术的出现，这项变革本身即将经历另一新的转变，这一技术名为 NOTES，它将会在许多手术中替代传统腹腔镜。该技术通过胃、阴道或结肠等自然腔道置入软式镜头，以此替代经皮肤置入的硬式镜头，进而可以彻底消除可见的切口。

虽然腹腔镜手术的优势已经显而易见，而 NOTES 的优势也在逐步显现，但这两项微创手术技术也为外科医生的手术操作带来了新的困难。第一种困难源自各种感官的缺失，例如，触感和应力反馈的改变。在 NOTES 手术中，这种缺失由于器械的长度的增加而变得更为严重，使得感受器械与脏器的触碰变得异常困难。而目前的机器人手术系统也具有应力反馈缺失的缺陷，比如目前世界范围内应用最广泛的由 Intuitive Surgical 开发的达·芬奇手术机器人。立体影像技术的应用，使得感官的限制得到了改善，通过应用两个摄像头进行摄影，得到手术野的三维（3D）立体影像，可以在一定程度上弥补感官的缺失。但这一技术很难应用于经自然腔道内镜手术，因为经自然腔道内镜手术要求摄像头在保证高分辨率的同时，还要力求极致的微型化。另一个解决方法由虚拟现实和增强现实（augmented reality，AR）组成。事实上，虚拟现实通过

对患者的医学影像资料（CT 或 MRI 扫描）进行处理，可以在术前得到患者的 3D 影像。将患者的虚拟拷贝信息输入术前模拟器，可以产生真实 3D 影像。增强现实（AR）将虚拟的与真实的患者影像信息相结合。医生可以通过虚拟信息强化得到的改良可视影像，对患者进行"透视"，进而弥补触觉上的感官缺失。AR 技术可以通过虚拟透视直视下发现肿瘤或血管，而不再需要通过触摸定位。除此之外，这些信息还可以用于自动引导手术机器人，或者为新一代 NOTES 专用手术装置加入应力反馈感应。

微创手术技术第二种广受诟病的缺陷是方向感缺失和反向操作，使手术操作变得极为复杂。腹腔镜手术中，由于手术器械经由固定的体表操作通道进入患者体内，因此要求术者进行反向操作。而 NOTES 手术中，内镜镜头的可活动性造成手术视野的方向感缺失。这些问题也可以借助 AR 和（或）机器人技术在一定程度上得到解决。事实上，AR 技术与器械追踪技术相结合，可以实现手术器械的定位与体内定向。另一缺陷是经典 NOTES 手术所使用的软式器械的活动缺乏灵活性。开发更高效的 NOTES 手术机器人的用户控制系统以及配套的手术器械，应该可以有效地解决这一问题。

接下来将介绍近年来新型计算机辅助 NOTES 技术的几项发展成果。首先，将介绍在患者建模、NOTES 术前规划与模拟以及 AR 方面进行的工作进展和取得的成绩。然后，将从不同角度介绍 NOTES 手术装置的最新进展，包括加长软式器械的外部动力化以及体内微型手术装置。

# 从医学影像到用于 NOTES 手术的增强现实

## 术前虚拟患者建模

通过患者的医学影像资料,标准化软件可以有效直接地进行直接体绘制[1]。在几乎所有放射科的可视化工作站上都有这种直接体绘制技术,可以利用 MRI 或 CT 等医学数字影像和通讯图像进行 3D 再现。这种 3D 可视化技术的主要优点是获得有用的结果不需要预处理和描述。在临床实践中,体绘制技术对于与正常组织相比发生畸变的病灶有着巨大的优势,尤其是血管和骨骼疾病,以及胸部和消化系统疾病。对于需要进行结肠扫描的病例,也常规使用体绘制以进行虚拟结肠镜检查。然而,通过临床应用,也发现该技术有很多限制,导致很多潜在的禁忌证。首先,如果目的器官与周围组织在医学数字成像和通讯(Digital Imaging and Communications in Medicine,DI-COM)数据中具有相同灰度,在没有人工校准的情况下是无法对其进行独立成像的。如果没有单独描述器官的结构,就没法进行再现。由于相同的原因,在没有分离出邻近组织的情况下,虚拟器官切除是不可能的。

为了克服这一限制,就需要描绘医学影像资料中的每一处解剖与病理结构。这项长期艰巨的工作通常需要放射科医生应用标准化软件人工完成。为了解决这一问题,专门开发了数款商业软件应用包(Myrian © from Intrasense; Ziostition© from Ziosoft; Synapse ©Vincent from Fujinon; Iqqa® Liver from Edda Technology; ScoutTM Liver from Pathfinder),可以让使用者通过自动算法独立实现 3D 患者建模。然而,应用这类软件需

要经过特殊的培训,这可能需要很长时间。另外,由于医学影像资料的质量差异很大,在临床实践中自动图像分割过程的质量也无法得到保证。因此现在很多公司(MeVis Distant Services AG, PolyDimensions GmbH, Edda Technology, 3DR Laboratories)为牙科疾病、血管病和消化系统疾病患者提供 3D 在线建模服务,这需要通过上传 DICOM 影像资料完成。从 2003 年开始,我们与一些大学的附属医院(布鲁塞尔大学、蒙特利尔大学、洛桑大学以及斯特拉斯堡大学)开展了免费远程合作,内容为类似的实验性 3D 建模服务,称为 MEDIC@。我们已经对超过 800 例临床病例进行了胸腹部的 3D 建模。与其他现存的远程 3D 建模服务相同,这一项目可以快速、准确、有效地提供患者的解剖与病理信息(参见视频 9.1 第一部分,图 9.1)。这种以网络为平台的服务类型,代表了人们向未来计算机辅助手术迈出的第一步。

## 术前手术规划

现存的 3D 描绘软件平台通常与同一团队开发的手术规划工具相连接[2-6]。同样的,我们也开发了手术规划系统 (3D VSP),该软件在标准多媒体电脑上运行。除了对建模的组织结构进行 3D 可视化处理,该系统同时还可以使每个组织都透明化,并且允许使用者对它们进行操作,从各个角度观察、模拟各种内镜手术,包括:腹腔镜、纤维内镜、胃镜、结肠镜、胆道镜以及经阴道 NOTES 手术[7]。系统还可以提供所有可视化结构的虚拟体,使用者可以通过交互定位的切除平面进行模拟切除操作。进行 NOTES 手术时,要在体腔内确定最佳穿刺点的位置非常困难(尤其是在胃或结肠中进行手术时)。这类软件很好地解决了这一问题,使术者可以在术前根据真实患者的解剖结构提前确定穿刺孔的位置(图 9.2)。

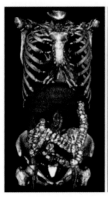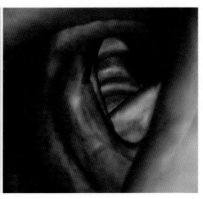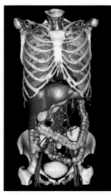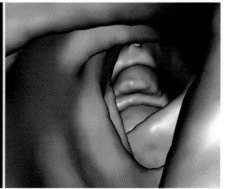

**图 9.1**　机体直接体绘制和虚拟结肠扫描(左)与相同机体完成描绘过程后进行的面绘制和虚拟结肠内镜(右)的比较。

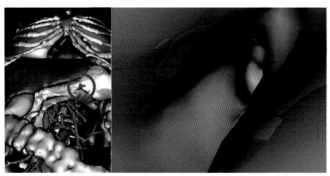
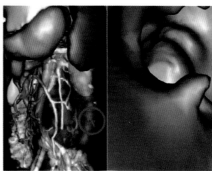

图 9.2　应用 3D VSP© IRCAD 行经胃(左)及经结肠(右)手术的个体化 NOTES 手术规划。两个病例中,外部视野(每幅图左侧窗口)确定镜头位置(红色标注),内部视野(每幅图右侧窗口)模拟软式器械的内镜视野。

此外,系统对现存标准和操作系统(Windows,Mac OS 和 Linux)有良好的兼容性,可以安装在配有 3D 显卡的笔记本电脑上,并在手术中为手术操作提供更好的动作控制。由此使 NOTES 手术得到最大的优化。

## 术前模拟操作

手术规划可以确定手术策略,而模拟操作的目的在于增加真实性以测试术者能否完成既定的手术操作,或者是对术者进行培训。除此之外,这种模拟操作是术中应用经 AR 精确引导所必需的。虽然目前已有多种可屈式内镜手术模拟系统 (CAE Healthcare LapVR 或 Simbionix LapMentor),但没有一种是为 NOTES 手术研发的。除此之外,现存的可屈式内镜模拟系统都不是个体化的,这意味着无法在这类模拟系统中加入患者的术前 3D 模型。为了突破这些限制,我们与 Digital Trainers 和 Karl Storz 开展合作,基于开源的 Simulation Open Framework Architecture (SO-FA)引擎[8],对这类模拟系统进行研究改进。这一引擎可以对任何 3D 建模的器官赋予机械的、动力的以及视觉的特性。因此,通过为每个 3D 建模的解剖结构加入呼吸运动模型和心跳机械模型,我们能赋予模拟患者虚拟的生命。此外,脏器之间以及脏器与手术器械之间的碰撞和由此引起的软组织的形变,都可以实

时自动计算出来。由此得到的模拟系统可以实时模拟器械之间的相互作用,同时具有内镜和外部透视两个视角(图 9.3)。

这一实时模拟系统可以用于患者个体化术前训练与教育。同时也可以用于术中 AR,需要首先完善患者资料,然后实时追踪实际内镜动作,模拟系统将重现手术过程。

## 增强现实用于 NOTES 术中辅助

由于术前对患者解剖结构进一步了解和真实的术前演练,术前手术规划和模拟大大提高了 MIS 手术的有效性。但术前应用虚拟现实技术并不足以确保手术过程的绝对安全。通过 AR 概念术中应用虚拟现实技术可以提高安全性。事实上,AR 就是将术前患者 3D 模型叠加到真实内镜视野上。AR 可以提供患者体内的透视性视野,同时由于真实手术器械的发展,AR 可以在术中对其进行实时追踪并指导手术过程。我们开发了两款 AR 软件应用:交互式增强现实(interactive augmented reality,IAR)和全自动增强现实。

交互式增强现实[9-13]可以移动患者的 3D 模型以使其与真实患者准确叠加(视频 9.1)。这种定位由交互式软件实时完成,并可以对所有视觉偏差和错误情况进行修正。另一方面,这种增强现实软件可以是使

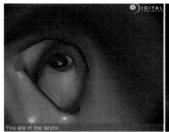
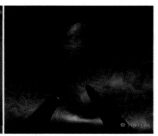
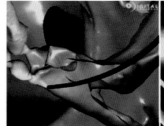
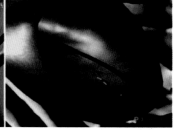

图 9.3　NOTES 手术模拟系统© Digital trainers 对真实患者进行术前 3D 建模。(左)喉内及胃内虚拟导航内镜画面,(右)同区域不同视角外部视野画面。

用者导向性的,输出的结果完全取决于使用者的专业领域。因此,IAR 的准确性不可能得到完全保证,也正是由于此种原因,虽然 IAR 可以通过术前资料使术中患者的解剖结构更容易识别,但仍禁止用于机器人手术系统的导航。

这一缺陷可以由自动增强现实解决,它由两部分组成:自动配准和自动器械追踪。自动配准是 NOTES 手术领域一直亟待解决的难题,应用于活动性的软性器官。事实上,术前信息采集多是提供一个静止的组织器官的 3D 视图。在手术操作中,由于呼吸产生的器官移动会导致实际器官的形状位置与患者的个体化模型有很大不同。为了解决这一问题,有两种主要措施。Shekhar 等[14]对猪使用术中低剂量 CT 采集信息以获得手术操作中各脏器的真实形状。虽然他们证明放射剂量在可以接受的范围内,但我们相信只有使用 MRI 设备替代 CT 扫描,患者才可能接受这一技术。而且由于需要 3D 图像采集设备,因此费用极其高昂。我们采用了另一种措施,即应用皮肤追踪预测性地实时模拟器官形变[15,16](图 9.4)。这一系统基于皮肤表面重构技术,可以实时对患者皮下结构进行复原。然后,这些信息实时地使患者的 3D 术前模型发生形变。在患者实体进行的实验结果表明,这一方法可以提供可靠准确的信息(对可形变器官实时核准的精确度可达 2mm)。

通过以上方式,自动增强现实实时展现了目标器官的位置和形状,然而并没有将气腹和术者的操作的影响纳入考虑范围。到目前为止,这个问题仍没有解决的方法。然而,研究工作正致力于应用术中 3D 医学影像技术(如 MRI 或超声)并结合内镜视野对气腹和术者操作产生的器官形变进行修正。解析技术与实时模拟技术的结合会使这一问题得到切实有效的解决。

自动手术器械追踪是需要解决的第二个问题。目前有大量的追踪系统,本质上都是基于光学或者电磁场原理。对于内镜或 NOTES 手术,光学追踪无法发挥作用,因为手术器械是软式的,无法通过外部操作柄的位置追踪体内部分的形状与末端的位置。因此,我

们开发了一套新的自动追踪系统,可以实时提供可屈内镜的三维形状和位置[7](视频 9.2)。这套系统基于 NDI 公司开发的 Aurora 追踪系统。它包括一根长 1.2m、直径 2.2mm 的感应管,可以将其插入可屈式内镜的操作通道中。在感应管的长轴上分布有 7 个 8mm×1mm 的微型电磁线圈,NDI 发行的 Aurora 追踪系统(©NDI)可以对线圈进行追踪。类似 GPS,通过对线圈的定位,软件将其串联,可以在三维空间中重建感应管的形状和位置,以及测量感应管上两个固定点的距离。我们在猪模型上进行的验证实验表明该技术在距离测量时的精确度为 1mm(表 9.1)。经胃入路在肝脏上使用 METRIS 系统进行距离测量,然后与毫米尺的测量结果进行比较。通过将这一追踪系统工具与患者的自动 AR 视野相结合,就会神奇地产生可屈式内镜的准确位置与形状透视图,及其周围脏器的大概位置与形状(图 9.5)。

即便如此,该技术准确度依然不够,由于目前仍缺乏应用可屈式内镜时的定向方式,NOTES 手术医生对这方面的信息依然十分关注。然而,根据现有的信息依然无法准确地引导与控制手术装置。我们认为,实时术中内镜与医学影像分析一定会成为术中引导的重要部分。

# NOTES 手术机器人

机器人是一种机械化信息系统,用来替代或协助人类完成各种复杂任务。近年来,为了突破人类在 NOTES 手术中遇到的诸多障碍,诞生了许多新的机器

表9.1　METRIS距离测量准确度

|  | 距离 1 (mm) | 距离 2 (mm) | 距离 3 (mm) | 距离 4 (mm) |
|---|---|---|---|---|
| METRIS | 7 1 | 15.2 | 5.2 | 13.4 |
| 尺测 | 8 | 16 | 6 | 14.3 |

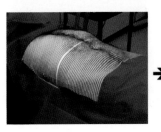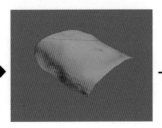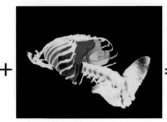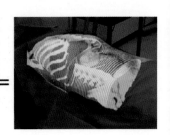

图 9.4　应用结构光扫描与模拟呼吸运动结合实现运动脏器的无体表标志物实时增强现实。

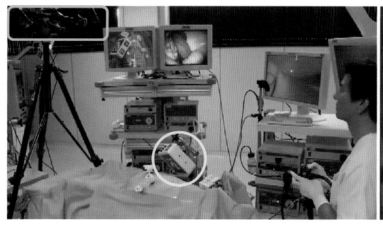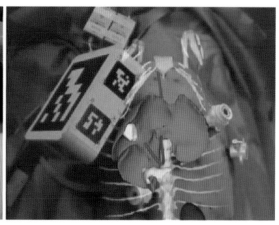

图 9.5　自动增强现实应用于 NOTES，将通过光学立体镜头系统（矩形框中所示）实现的患者自动核准与电磁系统（圆形框中所示）相结合。手术工具与脏器的形状与朝向的透视视野就可以实时地在左侧屏幕上显示（如右图）。

人系统。这些设备可以大致分为三类[17,18]主从式系统，也就是术者通过互动式操控界面对机器人进行控制，直到今天自动操作机器人依然非常罕见[19]：

● 适用于 NOTES 手术的腹腔镜手术机器人，通过体外硬式器械操控经由自然腔道置入患者体内；

● NOTES 软式机械化平台，通过体外软式长器械操控经由自然腔道置入患者体内[17]；

● NOTES 微型体内机器人，完全置入患者体内进行操作[18]。

## 适用于 NOTES 手术的腹腔镜手术机器人

MIS 是指经由小孔置入长手术操作器械，由术者在患者体外进行控制操作的手术。这是第一种可行的使用机械臂取代术者手臂握持手术器械，由术者通过主控界面远程操控的手术方式。这一理念以腹腔手术中的达·芬奇手术机器人（Intuitive Surgical，美国加利福尼亚州森尼韦尔）为标志。将这一系统应用于 NOTES 手术意味着将不同手术器械经同一自然腔道置入。

目前达·芬奇手术机器人的问题在于手术器械的硬度和长度，要完成经胃手术操作是不可能的。最早期的 NOTES 手术应用了联合入路技术，如经阴道与经结肠联合入路[20]，或经脐与经阴道联合入路[21]。之后，产生了多种单通道 NOTES 手术技术，主要为经脐入路[22,23]，同时还有经膀胱入路[24]。经脐手术方式通过使用达·芬奇手术机器人提供的一种有趣的方式完成：双手反转，即右手控制左侧工具，左手控制右侧工具。然而，达·芬奇手术机器人使用常规手术操作器械，仍然不太适用于 NOTES 手术操作。Intuitive Surgical 因此开发了新型改进型手术器械，由 Haber 等设计并测试[25]。这种新设计的多通道装置允许置入一个

8.5mm 的镜头和一个 12mm 的套筒用以辅助操作，以及一个新型弯曲套筒，用以置入机器人操作器械（图 9.6）。VeSPA 操作器械套件与其他器械不同，使用半硬式的器械杆，可以通过弯曲套筒。此外，这类器械在远端没有枢轴。VeSPA 手术器械套件包括持针器、鳄嘴钳、直角 Maryland 牵开器、弯剪、电凝钩、施夹器以及冲洗吸引器。

## NOTES 软式机械化平台

为了克服硬式器械的诸多限制，诞生了许多软式机器人系统。当然，虽然软式器械可以任意活动，但硬式器械可以在各个方向传导应力，两者相比各有利弊。不同的设计原型可以根据它们的构造和末端运动的原理分为 3 类：蛇形机器人，带有远程操控操作臂的可屈式内镜，以及机械化可屈式内镜。

第一类软式系统是带有单工作通道的高度铰链式蛇形机器人[26-28]。这类机器人是由无数相互连接的关节共同组成，经由自然腔道置入体腔后，可以体外控制远端运动。有一种蛇形机器人应用多件超弹性 NiTi 主干作为运动元件，用于喉部和上气道的 MIS 手术[26]。应用形状记忆合金（shape memory alloys，SMA）作为运动元件的这类系统设计非常简洁，然而，它们的刚性通常相对较低，而且需要很高的激活电压，这也使散热成为问题。高度铰接机器人探针（highly articulated robotic probe，HARP）[27] 是由两根同轴铰接管组成，两根铰接管可以通过牵拉操控柄上的控制电缆分别控制其刚性和柔软度。这一蛇形机器人可以在三维空间内进行活动，并已经在动物模型上完成心包内和腹腔内操作实验。NeoGuide 内镜系统（NeoGuide Endoscopic System，NES）[28] 由一个线控式内镜组成，并

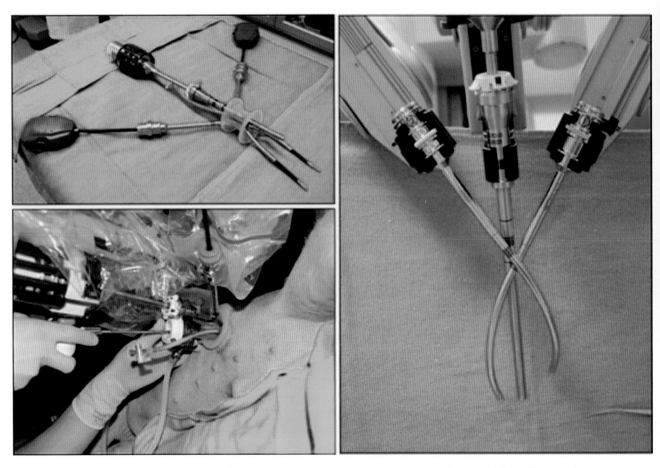

图 9.6    Intuitive Surgical 开发的单孔入路手术装置(VeSPA,Intuitive Surgical,美国加利福尼亚州森尼韦尔)。

带有多个铰链式部件。末端由一个摇杆样的操控界面远程遥控。NES 的刚性可以根据需求调整,通过牵拉操控电缆实现。NES 的这一特点有助于将软式器械经过固定位点置入患者体内。NES 的末端有一个摄像头以及一个传统的操作通道。该设备在临床试验中已经成功应用于息肉切除。为了更加完善,还将机械化导管系统 Sensei (Hansen Medical)用于泌尿系统疾病[29,30]。Sensei 系统通过一个可活动的导管鞘引导标准导管进行手术,主要应用于血管疾病。它通过 Immersion 公司开发的触觉操控界面,远程控制机械化导管引导装置。

蛇形系统无法实现器械之间的三角操作关系。它们通常只有一个工作通道,限制了其在一些非常简单的操作中的应用。目前,随着 NOTES 机器人手术平台的发展,有些平台在可屈式内镜的基础上铰接微型操作臂以实现三角操作。ViaCath 作为[31]首个这类平台,由一个主控制台(Laprotek),一个从属传动装置和两个与标准内镜并列的长杆软式手术器械组成。Laprotek 控制台是一个 7 个自由度(degrees of freedom,DOF)的触觉界面。如果算入抓钳的完全张开与闭合,从属系统也

有 7 个 DOF。该系统已应用于体外以及动物模型实验研究。这一系统同样也存在一些缺点,如整套系统不易置入自然腔道内(需借助套管);更换操作器械时只能将整套装置取出;而且操作器械最多只能产生 0.5N 的侧向牵引力。第二代 ViaCath 腔内手术机器人系统正在研发之中,为了解决以上问题,将加入可以通过 1 个套管置入的多铰链手术器械。新加坡国立大学开发了另一种实验性手术机器人系统[32,33]。这一系统在可屈胃镜的顶端铰接两个 4 DOF(应力传导和 3 向主动旋转)的微型手术操作器械,并有两个工作通道,通过两个工作通道置入电动线缆驱动微型操作臂。通过主控系统遥控操作臂。这一系统已成功进行肝楔形切除的体内测试,主要缺点是操作器械缺乏互用性,不能在操作过程中进行更换;以及每个操作臂的 4 个 DOF 只有 3 个可以主动控制。6 个 DOF 的 NOTES 专用手术机器人主控平台也有报道[34]。需要注意的是,测试表明操纵杆样的控制界面并不适用于 NOTES 手术操作[35]。

以上所述的系统都缺乏手术操作器械的互用性,在手术过程中都无法在不撤出整个系统的情况下更换操作器械。为了克服这一缺点,斯特拉斯堡大学与

IRCAD 共同研发了一种软式 NOTES 手术机器人[36,37]（视频 9.3）。这一系统是在传统双通道可屈胃镜(Karl Storz)的基础上，将原有手柄改为电驱动控制装置。胃镜末端连接两根 4 向可动的中空管，通过电力驱动进行主动控制。将 3 个主动操控装置装入传统可屈胃镜的操作通道和两根中空管中以对其进行操作。器械操控装置可以控制每个器械的平移和绕轴旋转。整个系统具有 12 个 DOF，术者通过一个 14 个 DOF 触控界面进行控制，该触控界面由 2 个 Immersion 公司开发的 Omega 系统组成，也就是说，每支遥控操作臂由 1 个 7 个 DOF 的触控界面控制(图 9.7)。这一软式手术机器人系统可以实现三角操控，具有足够的自由度来完成腹腔镜 MIS 手术的常见手术动作，兼容胃肠病学使用的传统软式器械，并且可以在手术操作过程中不撤出装置更换操作器械。

斯特拉斯堡大学开发的手术机器人系统受益于全自动主动生理运动补偿软件[38-40]。该软件使用视野随动算法主动稳定内镜视野，由此术者可以在运动器官上遥控器械进行操作，如同在静止器官上一样(视频 9.3)。

## NOTES 微型体内机器人

前文所述的软式机器人手术平台一定会在不远的将来促进 NOTES 的应用与发展。然而，还有一些问题没有那么容易解决，比如手术部位的全局视野、器官牵引、镜头清洁等。这要求我们继续探索新的手术方式，以达到我们的最终目的——为外科医生设计理想的手术工具，使 NOTES 手术与传统 MIS 手术同样易于实现。微型手术机器人成为一个有趣的选择[17,18,41]。微型手术机器人可以通过一个单独切口或自然腔道置入患者体内。数个这种微型机器人可以同时置入并赋予不同的任务。第一个微型手术机器人是云台摄像机，有固定型[41]和移动型[42]，用来为手术操作提供辅助视野。移动型微型机器人是一个由两侧独立轮和中间摄像头组成的圆柱形系统。通过分别控制两侧轮，机器人可以在腹腔内移动，摄像头可朝向任何方向。这一系统已在体内测试中获得成功。这种微型机器人的改进版本已成功应用于肝脏穿刺活检[18,41]。接下来系统将可以进行切割和抓持。据报道一种带有一个摄像头和两侧可伸展操作臂的圆柱形的微型机器人具有上述功能 [43,44]。每支操作臂具有主动性 4 个 DOF，并解决了三角操控问题。每支机械臂通过 2 个 Novint Falcon 3 个 DOF 远程操控器，按钮和脚踏板共同进行远程操控 [45]。该系统已经成功应用于动物模型的体内胆囊切除术。虽然仍有需要解决的问题，如手术器械的更换和机器人平台的稳定性；但这是 NOTES 技术的一个有趣的发展方向，并值得我们继续深入研究探索。

## 结　论

本章介绍了虚拟现实技术以及机器人应用于 NOTES 手术的现状。虚拟现实通过处理患者医学影像资料(CT 或 MRI 扫描)获得患者的术前 3D 视野。这一患者的虚拟模型可以输入术前模拟器，以获得患者的真实 3D 视野。而增强现实可以将虚拟图像叠加到真实患者视野之上。虚拟信息增强后手术视野图像质量有了很大的改观，使患者透明化，弥补了触感的缺失。增强现实可以模拟患者的透明视野，使术者不再需要通过触摸定位肿瘤或血管，而仅通过直视就可以完成。而且，增强现实与器械追踪技术相结合，可以实现手术器械的定位与体内定向。

通过应用计算机辅助的机械化手术器械，可以替代传统软式手术工具，避免了复杂的人工操作，机器人技术使我们看到了外科手术不一样的未来。目前的研究基于三个主要的概念。第一个概念是将现有腹腔镜手术机器人应用于 NOTES 手术。第二个概念是开发机械化软式手术工作平台，通过体外操控加长软式

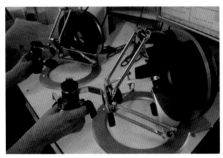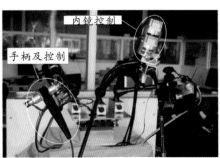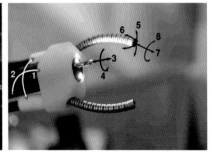

图 9.7　斯特拉斯堡大学 NOTES 手术机器人原型：14 个 DOF 触控界面(左)，插入式控制装置(中)，12 个 DOF 末端执行器(右)。

手术器械。最后一个概念是开发体内微型机器人。三种手术方式各有利弊。

第一种方式的优势在于它是基于一种已知的手术系统，这大大简化了手术医生的培训过程并缩短了学习周期。作为最接近常见腹腔镜手术的方式，它似乎很好地迎合了外科医生在单孔入路和经脐手术方式方面的需求。然而，这一方式最大的缺点是不能进行经胃手术，以及与现有手术器械并不兼容。与第一种手术方式相比，第二种方式基于更加廉价的工作平台。这种方式可以很好地适用任何 NOTES 术式，虽然是与现存可屈式内镜最接近的一种方案，但其通过友好的人机界面带来了更高的效率。其最大的缺点是软式器械的尺寸。如果尺寸过小，器械末端可以提供的牵引力明显不足，也无法完成复杂的器官牵引。如果尺寸过大，器械将很难通过自然腔道置入体腔。完美的平衡点仍然很难找到。为了减小创伤，最后一种方式貌似是有趣的选择。磁力可以提供理想的牵引力，但目前两种方式无法应用。该方式的主要缺点包括造价高昂，只能使用磁力提供牵引力，以及多件磁性器械平行使用时可能造成危险。

未来的手术解决方案当然是增强现实引导与体外机械化器械相结合。为了实现对器官形变与手术工具的实时追踪，医学影像系统一定会被引入手术室。最新研究预见，应该深入磁力应用方面的研究，以提供非侵入性术中 MRI 医学影像，进而完成对体内手术设备的定位和定向[46]。NOTES 手术的下一步革新方向应该是图像引导的微创混合 NOTES 手术。

# 致　谢

增强现实部分工作由欧洲共同体第七框架和通信技术方案在电子医疗护照中共同资助。NOTES 及 SILS 部分工作由法国工业部长、阿尔萨斯市、OSEO 创新署组织以及阿努比斯和 ISIS 项目欧洲联邦基金共同资助。

视频片断
视频 9.1 术前患者的虚拟建模和术中强化现实指导
视频 9.2 自动化 NOTES 内镜示踪和实时三维可视化显像
视频 9.3 NOTES 软质机器人内镜，及其他自动化仪器设备

（邹雪青 译　贺兆斌 徐宗全 校）

## 参考文献

1 Calhoun PS, Kuszyk BS, Heath DG, Carley JC, Fishman EK. Three-dimensional volume rendering of spiral CT data: theory and method. *Radiographics* 1999;**19**(3):745–64.

2 Meinzer HP, Schemmer P, Schöbinger M, et al. Computer-based surgery planning for living liver donation. *Int Arch Photogramm Remote Sens* 2004:**XXXV**(part B):291–5.

3 Numminen K, Sipilä O, Mäkisalo H. Preoperative hepatic 3D models: virtual liver resection using three-dimensional imaging technique. *Eur J Radiol* 2005;**56**: 179–84.

4 Radtke A, Nadalin S, Sotiropoulos GC, et al. Computer-assisted operative planning in adult living donor liver transplantation: a new way to resolve the dilemma of the middle hepatic vein. *World J Surg* 2007;**31**:175–85.

5 Koehl C, Soler L, Marescaux J. A PACS based interface for 3D anatomical structures visualization and surgical planning. *SPIE Proc* 2002;**4681**:17–24.

6 Mutter D, Dallemagne B, Bailey C, Soler L, Marescaux J. 3D virtual reality and selective vascular control for laparoscopic left hepatic lobectomy. *Surg Endosc* 2009;**23**:432–5.

7 Soler L, Nicolau S, Hostettler A, et al. Virtual reality and augmented reality applied to endoscopic and NOTES procedures. *IFMBE Proc* 2010;**25**(6):362–5.

8 Jérémie Allard, Stéphane Cotin, François Faure, et al. SOFA – an open source framework for medical simulation. *Stud Health Technol Inform* 2007;**125**:13–18.

9 Sugimoto M, Yasuda H, Koda K, et al. Image overlay navigation by markerless surface registration in gastrointestinal, hepatobiliary and pancreatic surgery. *J Hepatobiliary Pancreat Sci* 2010;**17**(5): 629–36.

10 Osorio A, Galan J-A, Nauroy J, Donars P. Real time planning, guidance and validation of surgical acts using 3D segmentations, augmented reality projections and surgical tools video tracking. *SPIE Proc* 2010;**7625**:762529-11.

11 Osorio A, Galan J-A, Nauroy J, et al. Planning and validating percutaneous nephrolithotomies in a non-classical patient's position using a new 3D augmented reality system. *Int J CARS* 2008;**3**(1):S130–32.

12 Osorio A, Traxer O, Merran S, et al. Percutaneous nephrolithotomy (PCNL): practice and surgery using a new augmented reality system and a new real time 2D/3D fusion software. Presented at RSNA 2005, November 27–December 2, Chicago, IL, USA.

13 Marescaux J, Rubino F, Arena M, Soler L. Augmented reality assisted laparoscopic adrenalectomy. *JAMA* 2004;**292**(18):2214–15.

14 Shekhar R, Dandekar O, Bhat V, et al. Live augmented reality: a new visualization method for laparoscopic surgery using continuous volumetric computed tomography. *Surg Endosc* 2010;**24**(8):1976–85.

15 Hostettler A, George D, Rémond Y, et al. Bulk modulus and volume variation measurement of the liver and the kidneys in vivo using abdominal kinetics during free breathing. *Comput Methods Programs Biomed* 2010;**100**(2):149–57.

16 Hostettler A, Nicolau SA, Rémond Y, Marescaux J, Soler L. A real-time predictive simulation of abdominal viscera positions during quiet free breathing. *Prog Biophys Mol Biol* 2010;**103**(2–3): 169–84.

17 Canes D, Lehman AC, Farritor SM, Oleynikov D, Desai MM. The

future of NOTES instrumentation: flexible robotics and in vivo minirobots. *J Endourol* 2009;**23**:787–92.

18 Tiwari MM, Reynoso JF, Lehman AC, et al. In vivo miniature robots for natural orifice surgery: state of the art and future perspectives. *World J Gastrointest Surg* 2010;**2**(6):217–23.

19 Ott L, Nageotte F, Zanne P, de Mathelin M. Assistance to flexible endoscopy by physiological motion tracking. *IEEE Trans Robot* 2011;**27**(2):346–59.

20 Box GN, Lee HJ, Santos RJ, et al. Rapid communication: Robot-assisted NOTES nephrectomy: initial report. *J Endourol* 2008;**22**: 503–6.

21 Haber GP, Crouzet S, Kamoi K, et al. Robotic NOTES (Natural Orifice Translumenal Endoscopic Surgery) in reconstructive urology: initial laboratory experience. *Urology* 2008;**71**: 996–1000.

22 Kaouk JH, Goel RK, Haber GP, Crouzet S, Stein RJ. Robotic single-port transumbilical surgery in humans: initial report. *BJU Int* 2009;**103**:366–9.

23 Allemann P, Asakuma M, Al Abeidi F, et al. Robotics may overcome limitations of single trocar surgery: an experimental study on Nissen fundoplication. *Arch Surg* 2010;**145**:267–71.

24 Desai MM, Aron M, Berger A, et al. Transvesical robotic radical prostatectomy. *BJU Int* 2008;**102**:1666–9.

25 Haber G-P, White MA, Autorino R, et al. Novel robotic da Vinci instruments for laparoendoscopic single-site surgery. *Urology* 2010;**76**(6):1279–82.

26 Xu K, Simaan N. Actuation compensation for flexible surgical snake-like robots with redundant remote actuation. Proceedings of the 2006 IEEE International Conference on Robotics and Automation, Orlando, Florida, May 2006, pp. 4148–54.

27 Degani A, Choset H, Wolf A, Zenati MA. Highly articulated robotic probe for minimally invasive surgery. Proceedings of the 2006 IEEE International Conference on Robotics and Automation, Orlando, Florida, May 2006, pp. 4167–72.

28 Belson A. Computer assisted flexible endoscopy for colonoscopy and NOTES. *Acta Endoscopica* 2007;**37**(5):657–63.

29 Aron M, Haber GP, Desai MM, Gill IS. Flexible robotics: a new paradigm. *Curr Opin Urol* 2007;**17**:151–5.

30 Desai MM, Aron M, Gill IS, et al. Flexible robotic retrograde renoscopy: description of novel robotic device and preliminary laboratory experience. *Urology* 2008;**72**:42–6.

31 Abbott DJ, Becke C, Rothstein RI, Peine WJ. Design of an endoluminal NOTES robotic system. Proceedings of the 2007 IEEE/ RSJ International Conference on Intelligent Robots and Systems San Diego, CA, USA, October 29–November 2, 2007, pp. 410–16.

32 Phee SJ, Low SC, Huynh VA, et al. Master And Slave Transluminal Endoscopic Robot (MASTER) for natural orifice transluminal endoscopic surgery (NOTES). Engineering in Medicine and Biology Society, 2009, Proceeding of the IEEE (EMBC

2009), pp. 1192–5.

33 Phee SJ, Low SC, Sun ZL, et al. Robotic system for no-scar gastrointestinal surgery. *Int J Med Robotics Comput Assist Surg* 2008;**4**:15–22.

34 Sukhoon P, Bin LK, Muk JJ, Yong-San Y. Design of master console robot for natural orifice transluminal endoscopic surgery. ICCAS-SICE, August 18–21, 2009, pp. 1152–7.

35 Allemann P, Ott L, Asakuma M, et al. Joystick interfaces are not suitable for robotized endoscope applied to NOTES. *Surg Innov* 2009;**16**:111–16.

36 Bardou B, Nageotte F, Zanne P, de Mathelin M. Design of a telemanipulated system for transluminal surgery. IEEE Engineering in Medicine and Biology Conference (EMBC 2009), Minneapolis, MN, USA, September 2009.

37 Bardou B, Nageotte F, Zanne P, de Mathelin M. Design of a robotized flexible endoscope for natural orifice transluminal endoscopic surgery. In *Computational Surgery and Dual Training*, M Garbey, BL Bass, C Collet, M de Mathelin, R Tran-Son-Tay (Eds), Ch. 9, pp. 155–70, Springer, 2010.

38 Ott L, Zanne P, Nageotte F, de Mathelin M, Gangloff J. Physiological motion rejection in flexible endoscopy using visual servoing. IEEE International Conference on Robotics and Automation, May 19–23, 2008, pp. 2928–33.

39 Ott L, Nageotte F, Zanne P, de Mathelin M. Simultaneous physiological motion cancellation and depth adaptation in flexible endoscopy. *IEEE Trans Biomed Eng* 2009;**56**(9):2322–8.

40 Ott L, Nageotte F, Zanne P, de Mathelin M. Assistance to flexible endoscopy by physiological motion tracking. *IEEE Trans Robot* 2011;**27**(2):346–59.

41 Lehman AC, Rentschler ME, Farritor SM, Oleynikov D. The current state of miniature in vivo laparoscopic robotics. *J Robotic Surg* 2007;**1**:45–9.

42 Rentschler ME, Dumpert J, Platt SR, et al. Mobile in vivo camera robots provide sole visual feedback for abdominal exploration and cholecystectomy. *Surg Endosc* 2006;**20**:135–8.

43 Lehman AC, Dumpert J, Wood NA, et al. Natural orifice cholecystectomy using a miniature robot. *Surg Endosc* 2009;**23**: 260–66.

44 Lehman AC, Wood NA, Farritor S, Goede MR, Oleynikov D. Dexterous miniature robot for advanced minimally invasive surgery. *Surg Endosc* 2011;**25**:119–23.

45 Autorino R, Cadeddu JA, Desai MM, et al. Laparoendoscopic single-site and natural orifice transluminal endoscopic surgery in urology: a critical analysis of the literature. *Eur Urol* 2011;**59**: 26–45.

46 The journey into the self becomes reality, April 30, 2010. At www.siemens.com/press/en/pressrelease/?press=/en/ pressrelease/2010/workflow_solutions/hws20100440.htm. Accessed December 2011.

第 **2** 篇

# NOTES 的临床应用

# 第 10 章

# NOTES 腹腔探查术

Seigo Kitano，Kazuhiro Yasuda

## 引 言

NOTES 代表了微创外科未来发展的方向,旨在降低手术入路带来的不良影响[1-7]。许多实验研究已经表明在各种手术过程中应用 NOTES 技术的可行性[8-13],并且有关 NOTES 的临床应用经验正在逐渐增多[14-19]。然而,对于复杂的手术而言,NOTES 需要一些有待研发的特殊器械来保障其安全性，例如，内镜缝合装置、内镜吻合装置和多任务工作平台。腹腔探查是目前可以利用现有设备来开展 NOTES 操作的最优选择之一。

本章总结了已发表的有关 NOTES 腹腔探查的相关资料,并描述了经胃入路利用黏膜下层隧道技术进行内镜下腹腔探查的技术操作细节。

## NOTES 腹腔探查术

### 实验研究

许多研究已经评估了各种不同入路的 NOTES 腹腔探查术的可行性(表 10.1)[8,20-29]。2004 年,Kalloo 等首先报道了利用可屈式纤维内镜在猪模型上开展的经胃自然腔道腹腔探查术[8],通过内镜的针刀穿刺切开猪的胃壁，利用球囊或括约肌切开器扩张穿刺口,注入空气完成腹腔探查后,用内镜夹闭合胃壁切口。12 个即时实验和 5 个存活实验均顺利完成,没有任何并发症发生。随后的研究证实了这项技术的可行性,另 15 只猪的实验证明,经胃内镜下腹腔探查可以辨别大多数的腹腔内器官[20]。

安全的腹腔入路和可靠的穿刺孔闭合是 NOTES 技术中最关键的问题,我们需要一种更可靠的技术进

入腹腔。研究人员证实,最有效的经胃入路腹腔探查术是经由黏膜下隧道实现的。Sumiyama 等利用黏膜瓣安全阀门技术开展了黏膜下内镜探查术[21]。他们通过注入高压 $CO_2$ 和气囊扩张创造出了一个巨大的黏膜下操作空间,通过内镜下黏膜切除术(endoscopic mucosal resection,EMR)切除浆膜肌层,利用内镜夹关闭黏膜穿刺孔。在 4 只活体猪模型上经该入路成功进入腹腔,并进行了腹腔探查。7 天后尸体检查显示,有 3 只猪在胃黏膜下层的操作空间区域形成了溃疡,1 只猪出现了小肠损伤,漏气试验结果呈阴性。Pauli 等通过 10~12cm 长的黏膜下隧道,探讨了经胃进行腹腔探查的安全性和可行性[22]。黏膜下隧道是用内镜下的鼠齿抓钳和钝性分离钳完成的,用针刀在黏膜下隧道的末端切开浆肌层。腹腔探查完成后,胃黏膜切口用内镜夹闭合。这项技术在 5 个活体动物上成功实施,其中 2 个出现了黏膜下脓肿,但没有症状。研究证实,在活体猪模型上应用内镜行黏膜下层剥离术(endoscopic submucosal dissection,ESD),建立黏膜下隧道,开展经胃入路的腹腔探查是可行的[23]。在 7 只活体猪模型上利用 ESD 技术制作 5cm 长的黏膜下隧道,成功实施了经胃内镜下腹腔探查,无并发症发生。研究表明,利用现有的设备,通过黏膜下层隧道技术经胃入路进入腹腔和切口闭合是安全可靠的。

Trunzoy 等检验了经胃入路腹腔探查术的诊断效果[24]。15 只猪模型中,设置了 4 种病理损伤,包括小肠缺血、小肠穿孔、结肠穿孔以及坏疽性胆囊炎。动物随机分组,通过经胃入路 NOTES 和腹腔镜探查两种方式分别尝试确认以上四种病变。虽然腹腔镜探查比经胃 NOTES 敏感性更高(77%对 61%),但 NOTES 比腹腔镜探查具有更高的特异性(100%对 93%)和阳性率(100%对 92%)。

研究证实了经结肠/直肠内镜下腹腔探查术的可

表10.1 NOTES腹腔探查试验

| 作者 | 年份 | 动物 | 研究类型 | n | 并发症 |
|------|------|------|----------|---|--------|
| 经胃入路 | | | | | |
| Kalloo 等[8] | 2004 | 猪 | 急性和生存试验 | 17 | 无 |
| Wagh 等[20] | 2005 | 猪 | 急性和生存试验 | 15 | 无 |
| Sumiyama 等[21] | 2007 | 猪 | 体外和生存试验 | 4 | 1(小肠损伤) |
| Pauli 等[22] | 2008 | 猪 | 急性和生存试验 | 7 | 无 |
| Yoshizumi 等[23] | 2009 | 猪 | 生存试验 | 7 | 无 |
| Trunzo 等[24] | 2010 | 猪 | 急性试验 | 15 | 无 |
| 经结直肠入路 | | | | | |
| Fong 等[25] | 2007 | 猪 | 生存试验 | 6 | 无 |
| Wilhelm 等[26] | 2007 | 猪 | 急性和生存试验 | 8 | 无 |
| Ramamoorthy 等[27] | 2009 | 猪 | 急性试验 | 3 | 无 |
| 经膀胱入路 | | | | | |
| Lima 等[28] | 2006 | 猪 | 急性和生存试验 | 8 | 无 |
| Branco 等[29] | 2010 | 男性尸体 | – | 2 | 无 |

行性。2007 年,Fong 等首先报道了经结肠入路进入腹腔并行腹腔探查术的实验研究[25]。在距肛门 15~20cm 处用针刀在结肠前壁做一切口,行内镜下腹腔探查。操作完成后,用内镜夹、内镜圈套器或自行设计的闭合装置闭合切口。对 6 只猪模型的实验显示,上腹部器官镜下清晰可辨,存活 2 周后无并发症发生。为了降低腹部器官损伤的风险和确保内镜的无菌进入,Wilhelm 等开展了经乙状结肠入路的研究[26]。气腹针灌注消毒液建立流体腹膜腔,利用插入的内镜超声探头确定乙状结肠的安全入路位点,由此插入导管进入腹腔。通过导管把可屈式内镜置入腹腔进行腹腔探查。探查完成后闭合穿刺孔。在 3 个即时和 5 个存活猪模型上均成功完成经结肠入路腹腔探查术,且无并发症发生。术后 10 天尸体检查显示,结肠切口愈合良好,无感染和腹膜炎迹象。Ramamoorthy 等报道了一种经直肠内镜下腹膜后入路的方法[27]。经脐孔建立气腹并显示盆腔入口。在齿状线上 2~3cm 处切开直肠,通过切口把可屈式内镜置入直肠后间隙,注入气体和球囊扩张扩大间隙,在腹腔镜监视下通过针刀切开盆底腹膜进入腹腔。腹腔探查完成后,在直视下闭合直肠切口。在 3 只猪模型上顺利完成了经直肠入路腹腔探查术,无腹盆腔器官损伤。尽管经结肠入路仍存在一些问题,包括细菌污染、结肠腔内消毒、腹腔粪便污染、邻近器官损伤、操作过程中结肠壁撕裂等。但是目前研究表明,在保证安全的腹腔入路和可靠的结肠闭合技术基础上,经结肠入路的腹腔探查具有重要的潜在应用价值。

经膀胱入路进行腹腔探查的报道中,Lima 等通过在活体猪模型上进行的实验,评估了经膀胱入路内镜下腹腔探查的可行性[28]。在膀胱镜的引导下,用一末端开口的输尿管导管在膀胱壁上做一切口,于该处放置一个扩张球囊,然后把输尿管镜置入腹腔,进行腹腔探查、肝组织活检,行肝镰状韧带切除。利用输尿管镜在猪模型上完成了 3 个即时实验和 5 个存活实验。术后所有的存活猪留置 Foley 导尿管 4 天。经膀胱入路腹腔探查提供了良好的视野,能够辨别腹腔内的所有器官,并能顺利完成外科操作且无并发症发生。15 天后尸体检查结果显示,膀胱壁切口愈合良好,无感染或腹腔内粘连征象。随后在男性尸体上进行的研究也证实了使用硬式输尿管镜,经膀胱入路腹腔探查可以清楚地显示腹腔内器官,且可以轻松地处理阑尾[29]。这些实验结果充满了希望,证明经胃、经结肠或者经膀胱入路行腹腔探查是安全可行的,能够提供良好的腹腔内视野,利用现有的器械进行简单的手术操作。

## 临床应用经验

利用 NOTES 进行腹腔探查的临床经验非常有限,目前还没有经结肠入路腹腔探查术的临床报道。表 10.2 总结了 NOTES 腹腔探查术的临床报道[30-40]。2007 年报道了第一例临床 NOTES 腹腔探查术,对 1 例前列腺癌患者成功完成了经膀胱入路的腹腔探查术[30]。目前已开展了机器人前列腺切除术,首先按标准方式放置腹腔镜套管,在腹腔镜和硬式膀胱镜的同步引导下,切

表10.2　NOTES人类腹腔探查

| 作者 | 年份 | 入路 | 纯/混合 | N | 并发症 | 附注 |
|---|---|---|---|---|---|---|
| Gettman 和 Blute[30] | 2007 | 膀胱 | 混合 | 1 | 无 | 第一例 NOTES 腹腔探查 |
| Kitano 等[31] | 2008 | 胃 | 纯 | 1 | 无 | 术前肿瘤分期 |
| Zorron 等[32] | 2008 | 阴道 | 纯 | 1 | 无 | 肿瘤组织学诊断 |
| Hazey 等[33] | 2008 | 胃 | 混合 | 10 | 无 | 计划行胰腺肿块切除的患者 |
| Steele 等[34] | 2008 | 胃 | 混合 | 3 | 无 | 计划行胃旁路术的肥胖症患者 |
| Hyder 等[35] | 2008 | 胃 | 混合 | 1 | 无 | 计划行胃旁路术和胆囊切除患者 |
| Nalura 等[36] | 2009 | 胃 | 混合 | 10 | 无 | 计划行胰腺癌手术患者 |
| Nau 等[37] | 2010 | 胃 | 混合 | 20 | 无 | 计划行胰腺肿块切除患者 |
| Nikfarjam 等[38] | 2010 | 胃 | 混合 | 8 | 1(伤口感染) | 计划行胃切术的患者 |
| Nau 等[39] | 2011 | 胃 | 纯/混合 | 40 | 无 | 计划行胃旁路术的肥胖症患者 |
| Memark 等[40] | 2011 | 胃 | 纯 | 40 | 1(伤口感染) | 计划行胃旁路术的肥胖症患者 |

开膀胱壁,可屈式输尿管镜通过导丝置入腹腔内。经膀胱腹腔镜探查可以确定耻骨上的放置位点，减少术后导尿管留置时间,完成机器人下的前列腺切除术,缝合膀胱壁切口,围术期无并发症发生。

前期报道证实了经胃内镜下腹腔探查的可行性。2008 年报道了采用经胃入路腹腔探查对 1 例胰腺癌患者进行术前肿瘤分期[31]。该患者原计划行腹腔镜下胰体部肿瘤分期。首先通过 ESD 技术做一 3cm 长的狭窄黏膜下隧道,通过该隧道将内镜置入腹腔,常规放置气腹针注入 $CO_2$ 气体建立气腹,整个腹腔探查过程不需要腹腔镜协助。经胃入路腹腔探查为肿瘤分期提供了一个很好的平台,而且可以通过标准的内镜旋转、翻转技术看到腹腔内不同的区域。在确定了手术的可切除性后,随后对该患者实施了标准的开腹胰体尾切除术,患者术后恢复顺利。Zorron 等报道了经阴道内镜下腹腔探查术的临床诊断价值,对 1 例疑似肿瘤腹膜转移的女性患者进行肿瘤分期[32]。在阴道后穹隆上做一小切口将结肠镜置入腹腔,通过内镜的工作通道利用气腹机建立 $CO_2$ 气腹。腹腔探查显示左侧卵巢肿瘤并肝脏和腹膜转移。取组织活检,在直视下关闭阴道切口。病理检查结果证实了卵巢癌并腹膜转移的诊断。该患者术后恢复顺利,不需要应用止痛剂。

几项前瞻性研究证实了经胃入路内镜下临床腹腔探查术的可行性和安全性。Nau 等评估了经胃内镜下腹腔探查术的可行性以及诊断的准确性,这些患者原计划行腹腔镜下肿瘤分期及胰头肿瘤切除术[37]。在该研究中,20 例患者成功实施了腹腔镜引导下的诊断性经胃入路腹腔探查术。其中有 19 例患者经胃探查的结果验证了腹腔镜探查所做的外科决定 (95%),虽

然经胃入路腹腔探查需要更长的时间,但随着经验的积累,时间会缩短。经胃入路腹腔探查无明显并发症发生,14 例患者接受了胰十二指肠切除术,6 例患者接受了姑息性的胃空肠吻合术。该研究小组评估了为病态肥胖症患者实施经胃入路腹腔探查术的安全性,在无腹腔镜监视下，对接受腹腔镜 Roux-en-Y 胃旁路手术患者进行粘连松解术[39]。首先用针刀在胃前壁上做一小切口,用扩张球囊扩张该切口。经胃入路完成腹腔探查后,通过胃壁切口行胃空肠吻合术完成腹腔镜胃旁路手术。最初 20 例患者实施了气腹下经胃入路腹腔探查术, 随后的 20 例患者完成了免气腹经胃腹腔探查术。在经胃腹腔探查过程中,6 例患者出现了隐性脐疝,1 例腹股沟疝,1 例食管裂孔疝。有 20 例患者观察到腹腔内粘连,为其中 5 例患者实施了内镜下粘连松解术。虽然没有明显并发症发生,但在经胃进入腹腔过程中有 9 处小的烧伤,包括 4 处腹壁上的烧伤,5 处肝左叶上的烧伤。该团队同时也评估了经胃内镜下腹腔探查发生感染性并发症的危险性[40]。研究包括了计划进行腹腔镜下胃旁路手术的 40 例患者。患者术前静滴抗生素,未行胃清洁术。收集胃壁切开前及经胃入路进入腹腔后的盐水灌洗标本,来自胃和腹腔样本的菌落形成单位 (colony-forming unit,CFU) 的中位数分别是 980 CFU/mL 和 323 CFU/mL。虽然在 8 例患者中证实存在腹腔内交叉感染,但无感染性并发症发生。1 例发生切口感染,但无腹腔内感染。15 例患者接受质子泵抑制剂治疗,患者胃和腹腔样本细菌数显示,接受质子泵抑制剂患者的细菌数比未使用质子泵抑制剂的患者多,但是质子泵抑制剂组并没有增加感染性并发症。

两个前瞻性研究评估了经胃入路内镜下显露腹腔内器官的可行性。Steele 等对 3 例接受腹腔镜胃旁路手术的患者,通过探查腹腔内不同区域,评估了经胃入路腹腔探查术的可行性[34]。在没有腹腔镜协助下,通过经胃进入腹腔的内镜,可以系统性评估肝脏、上腹部器官和小肠。经胃入路内镜很难到达肝右叶和肝上段。Nikfarjam 等通过对预定行腹腔镜胃切除术患者进行相关研究,验证了经胃入路腹腔探查的有效性[38]。在标准的腹腔镜腹腔探查后,经胃入路进入腹腔可通过 Seldinger 技术独立建立。经胃进入腹腔的内镜可以显示腹部的全部四个象限。在 8 例患者中实施了 9 个胃切口,位于胃体的有 3 个,胃小弯的有 3 个,胃大弯的有 1 个,胃底的有 1 个,胃窦部的有 1 个。经胃进入腹腔的内镜可为右上腹和下腹部手术提供满意的视野。对于左上腹器官,尤其是脾脏,很难提供良好视野,只在 1 例患者中成功进行,胃切口位于大弯侧,无明显并发症发生。

# 外科技术

## 利用黏膜下隧道技术行经胃腹腔探查术

使用 ESD 方法的黏膜下隧道技术,对于安全的经胃腹腔入路和利用现有装置安全地闭合胃壁,是目前最可靠的技术[41]。该技术有以下几项优势:①可以利用现有的器械完成操作。②黏膜下隧道黏膜切口距浆肌层切开位置较远,可以最大限度地减少术中胃内容物向腹腔渗漏。③可以提供稳定的内镜操作。④内镜从胃中撤出之后,在没有明显气腹的状态下,胃可以维持扩张状态,并且为安全闭合胃壁提供了良好的内镜下视野和操作空间。⑤纵向狭窄隧道的切口边缘可以直接对合,促进伤口愈合。⑥ESD 技术可用于安全地建立足够大小的黏膜下隧道[21 23,31,47-44]。本章概述了通过黏膜下隧道技术经胃入路腹腔探查对术前胰腺癌患者进行肿瘤分期(视频 10.1)。

全麻成功后,患者取左侧卧位。在手术开始时静滴抗生素,患者腹部和口部常规消毒铺巾。使用一个单通道的带透明罩的可屈式上消化道内镜。内镜及其配件需进行严格的消毒灭菌。使用内镜用 $CO_2$ 送气装置建立的气腹用于防止肠道扩张和手术中发生人工气腹。

首先,利用 ESD 技术在胃前壁做一 5cm 长的狭窄黏膜下隧道。利用操作者的手指在腹壁上做一压痕,确定黏膜下隧道的建立位点,防止对邻近器官造成损伤。黏膜下层注射生理盐水后(图 10.1),用 Flex

刀(KD-630L;Olympus Medical Systems Co., 东京,日本)(图 10.2)在黏膜下层做一小切口。随后通过该切口置入末端绝缘的电切刀(KD-610L,Olympus),然后黏膜上的切口扩大到 2cm(图 10.3)。用电切刀仔细解剖黏膜下层,形成一个纵行的黏膜下隧道(图 10.4 至图 10.6)。用 Flex 刀在黏膜下隧道末端的浆肌层做一小切口(图 10.7),然后用 15mm 的内镜扩张球囊扩大

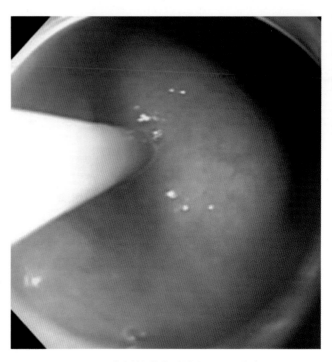

**图 10.1** 往胃的黏膜下层注入生理盐水。

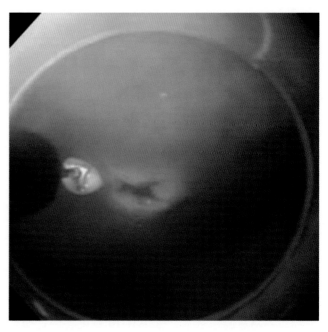

**图 10.2** 于黏膜上做一小切口至黏膜下层。

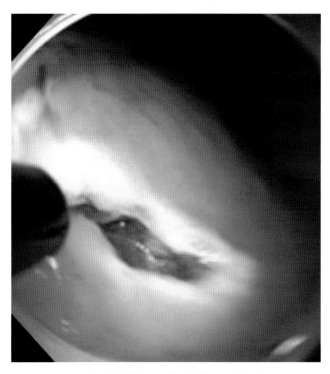

图 10.3　用末端绝缘的电刀将黏膜切口扩大到 2cm 长。

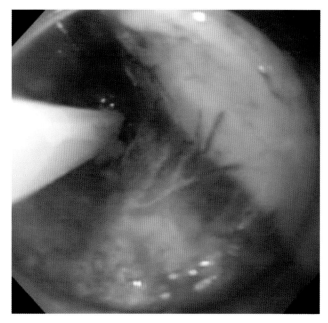

图 10.5　再次往黏膜下层注入生理盐水。

切口(CRE5842；Boston Scientific，美国马萨诸塞州纳蒂克)(图 10.8)。将内镜经该切口置入腹腔，用标准内镜技术进行腹腔探查，例如进、退、旋转、翻转及内镜头端的移动等。经胃入路内镜提供了良好的腹腔内视野，可以到达腹腔内不同区域(图 10.9 至图 10.12)。因腹腔内粘连使内镜视野受限时(图 10.13)，用 IT 刀可以行内镜下粘连松解术(图 10.14)。用内镜活检钳

对可疑转移病灶进行活检(图 10.15)，行术中冰冻切片检查。在确定手术的可切除性后，将内镜回撤入胃内(图 10.16)，然后用内镜夹将胃的黏膜切口闭合(图 10.17 和图 10.18)。

# 未来发展方向

　　NOTES 腹腔探查术的临床经验非常有限，然

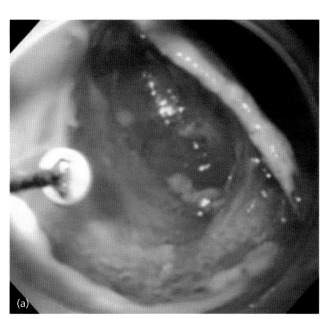

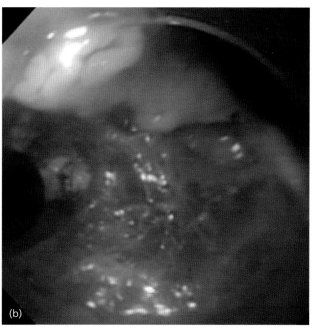

图 10.4　用电刀的侧向运动解剖黏膜下层。

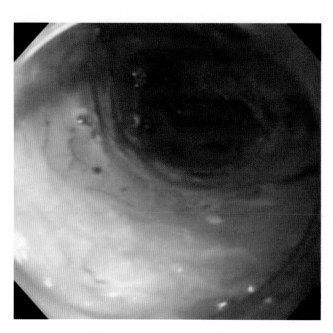

图 10.6　一个大约 5cm 的黏膜下隧道。

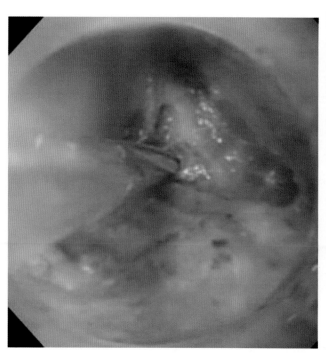

图 10.8　小切口置入内镜扩张球囊,扩大切口。

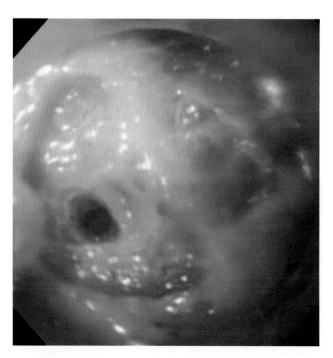

图 10.7　在黏膜下隧道末端的浆膜层做一小切口。

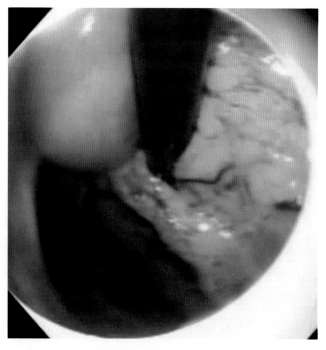

图 10.9　经胃腹腔探查视野:腹腔内翻转视野显示网膜。

而,回顾实验证据和迄今为止初步的临床经验表明:利用现有的临床器械进行 NOTES 腹腔探查是安全可行的,虽然这项技术还有待优化,需要开发更好的器械满足手术需要。在没有腹腔镜协助下,为了安全地进行 NOTES 腹腔探查,需开发可调节性的经腹腔可屈式内镜平台,更可靠的技术和能安全闭合切口的内镜缝合器,可提供有力抓、持、提、拉的内镜钳和止血装置尤为关键[45-47]。与腹腔镜探查相比,NOTES 腹腔探查术具有更多的优势,但这需进一步的临床研究来证实。

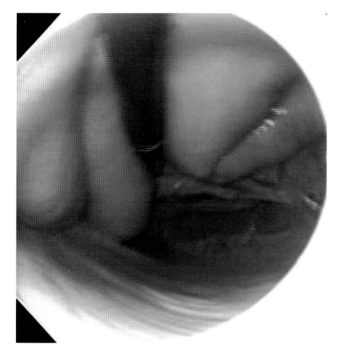

图 10.10　经胃腹腔探查视野:腹腔翻转视野显示小肠。

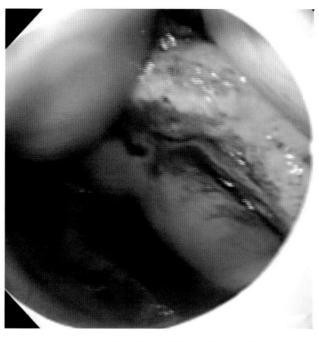

图 10.12　经胃腹腔探查视野:肝、胃、网膜。

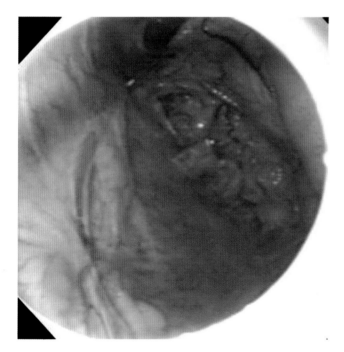

图 10.11　经胃腹腔探查视野：大网膜与腹壁之间的腹腔内粘连。

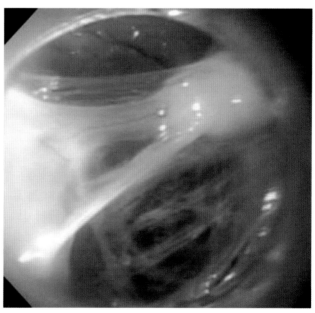

图 10.13　由于腹腔内粘连,限制了经胃内镜下视野。

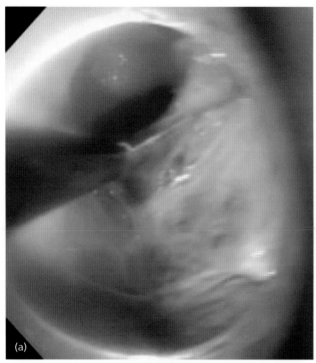

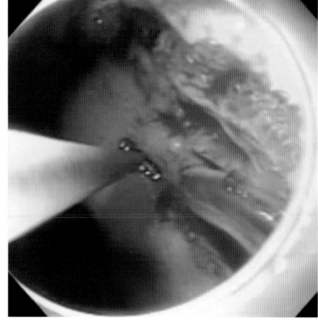

图 10.15　取胃上的一个小淋巴结进行活检来确定是否存在癌转移。

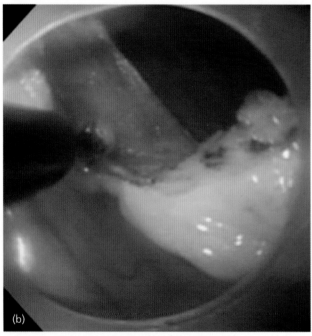

图 10.14　利用 ESD 技术行内镜下粘连松解术。

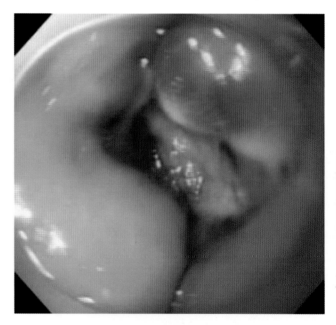

图 10.16　完成经胃内镜下腹腔探查后的黏膜入路口。

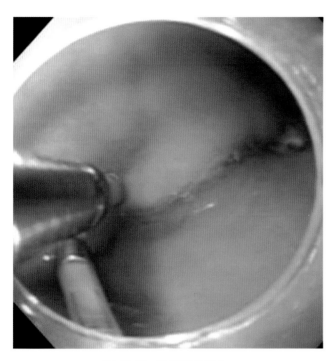

**图 10.17** 黏膜切口闭合。

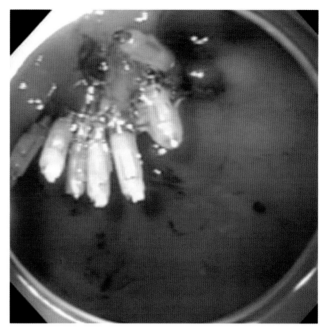

**图 10.18** 用内镜夹完成胃切口闭合。

# 结　论

NOTES 腹腔探查术可以作为术前肿瘤分期或腹腔内组织病理诊断的一种有效方法，在不久的将来，NOTES 腹腔探查术可以更多地在临床上应用[48-50]。建立 NOTES 腹腔探查术的标准技术将对今后 NOTES 手术的发展带来巨大的帮助。

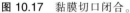

**视频片断**
**视频 10.1** 经胃腹腔镜

（牛卫博　译　贺兆斌　吴小鹏　校）

## 参考文献

1 Rattner D, Kalloo A. ASGE/SAGES Working Group on Natural Orifice Translumenal Endoscopic Surgery White Paper October 2005. *Surg Endosc* 2006;**20**(2):329–33.

2 Hawes R. ASGE/SAGES Working Group on Natural Orifice Translumenal Endoscopic Surgery White Paper October 2005. *Gastrointest Endosc* 2006;**63**:199–203.

3 Kitano S, Tajiri H, Yasuda K, et al. Current status and activity regarding natural orifice translumenal endoscopic surgery (NOTES) in Japan. *Asian J Endosc Surg* 2008;**1**:7–10.

4 Baron TH. Natural orifice translumenal endoscopic surgery. *Br J Surg* 2007;**94**:1–2.

5 Swain P. A justification for NOTES – natural orifice translumenal endosurgery. *Gastrointest Endosc* 2007;**65**:514–16.

6 De la Fuente SG, DeMaria EJ, Reynolds JD, et al. New developments in surgery: natural orifice transluminal endoscopic surgery (NOTES). *Arch Surg* 2007;**142**:295–7.

7 Allori AC, Leitman IM, Heitman E. Natural orifice transluminal endoscopic surgery: lessons learned from the laparoscopic revolution. *Arch Surg* 2008;**143**:333–4.

8 Kalloo AN, Singh VK, Jagannath SB, et al. Flexible transgastric peritoneoscopy: a novel approach to diagnostic and therapeutic interventions in the peritoneal cavity. *Gastrointest Endosc* 2005;**60**:114–17.

9 Park PO, Bergstrom M, Ikeda K, et al. Experimental studies of transgastric gallbladder surgery: cholecystectomy and cholecystogastric anastomosis (videos). *Gastrointest Endosc* 2005;**61**:601–6.

10 Pai RD, Fong DG, Bundga ME et al. Transcolonic endoscopic cholecystectomy: a NOTES survival study in a porcine model (video). *Gastrointest Endosc* 2006;**64**: 428–34.

11 Jagannath SB, Kantsevoy SV, Vaughn CA et al. Peroral transgastric endoscopic ligation of fallopian tubes with long-term survival in a porcine model. *Gastrointest Endosc* 2005;**61**:449–53.

12 Wagh MS, Merrifield BF, Thompson CC. Survival studies after endoscopic transgastric oophorectomy and tubectomy in a porcine model. *Gastrointest Endosc* 2006;**63**:473–8.

13 Kantsevoy SV, Jagannath SB, Niiyama H et al. Endoscopic gastrojejunostomy with survival in a porcine model. *Gastrointest Endosc* 2005;**62**:287–92.

14 Marescaux J, Dallemagne B, Perretta S, et al. Surgery without scars: report of transluminal cholecystectomy in a human being. *Arch Surg* 2007;**142**:823–7.

15 Bessler M, Stevens PD, Milone L, et al. Transvaginal laparoscopically assisted endoscopic cholecystectomy: a hybrid approach to natural orifice surgery. *Gastrointest Endosc* 2007;**66**:1243–5.

16 Rao GV, Reddy DN, Banerjee R. NOTES: human experience. *Gastrointest Endosc Clin N Am* 2008;**18**:361–70.

17 Horgan S, Mintz Y, Jacobsen GR, et al. Video. NOTES: transvaginal cholecystectomy with assisting articulating instruments. *Surg Endosc* 2009;**23**:1900.

18 Gumbs AA, Fowler D, Milone L, et al. Transvaginal natural orifice translumenal endoscopic surgery cholecystectomy: early evolution of the technique. *Ann Surg* 2009;**249**:908–12.

19 Zornig C, Mofid H, Siemssen L, et al. Transvaginal NOTES hybrid cholecystectomy: feasibility results in 68 cases with mid-term follow-up. *Endoscopy* 2009;**41**:391–4.

20 Wagh MS, Merrifield BF, Thompson CC. Endoscopic transgastric abdominal exploration and organ resection: initial experience in a porcine model. *Clin Gastroenterol Hepatol* 2005;**3**:892–6.

21 Sumiyama K, Gostout CJ, Rajan E, et al. Submucosal endoscopy with mucosal flap safety valve. *Gastrointest Endosc* 2007;**65**:688–94.

22 Pauli EM, Moyer MT, Haluck RS, et al. Self-approximating transluminal access technique for natural orifice transluminal endoscopic surgery: a porcine survival study (with video). *Gastrointest Endosc* 2008;**67**:690–97.

23 Yoshizumi F, Yasuda K, Kawaguchi K, et al. Submucosal tunneling using endoscopic submucosal dissection for peritoneal access and closure in natural orifice transluminal endoscopic surgery: a porcine survival study. *Endoscopy* 2009;**41**:707–11.

24 Trunzo JA, Poulose BK, McGee MF, et al. The diagnostic efficacy of natural orifice translumenal endoscopic surgery: is there a role in the intensive care unit? *Surg Endosc* 2010;**24**:2485–91.

25 Fong DG, Pai RD, Thompson CC. Transcolonic endoscopic abdominal exploration: a NOTES survival study in a porcine model. *Gastrointest Endosc* 2007;**65**:312–18.

26 Wilhelm D, Meining A, von Delius S, et al. An innovative, safe and sterile sigmoid access (ISSA) for NOTES. *Endoscopy* 2007;**39**:401–6.

27 Ramamoorthy SL, Fisher LJ, Jacobsen G, et al. Transrectal endoscopic retrorectal access (TERA): a novel NOTES approach to the peritoneal cavity. *J Laparoendosc Adv Surg Tech* 2009;**19**:603–6.

28 Lima E, Roland C, Pego JM, et al. Transvesical endoscopic peritoneoscopy: a novel 5 mm port for intra-abdominal scarless surgery. *J Urol* 2006;**176**:802–5.

29 Branco F, Pini G, Osorio L, et al. Transvesical peritoneoscopy with rigid scope: feasibility study in human male cadaver. *Surg Endosc* 2011;**25**(6):2015–19.

30 Gettman MT, Blute ML. Transvesical peritoneoscopy: initial clinical evaluation of the bladder as a portal for natural orifice translumenal endoscopic surgery. *Mayo Clin Proc* 2007;**82**:843–5.

31 Kitano S, Yasuda K, Shibata K, et al. Natural orifice translumenal endoscopic surgery for preoperative staging in a pancreatic cancer patient. *Dig Endosc* 2008;**20**:198–202.

32 Zorron R, Soldan M, Filgueiras M, et al. NOTES: transvaginal for cancer diagnostic staging: preliminary clinical application. *Surg Innov* 2008;**15**:161–5.

33 Hazey JW, Narula VK, Renton DB, et al. Natural-orifice transgastric endoscopic peritoneoscopy in humans: initial clinical trial. *Surg Endosc* 2008;**22**:16–20.

34 Steele K, Schweitzer MA, Lyn-Sue J, et al. Flexible transgastric peritoneoscopy and liver biopsy: a feasibility study in human beings (with video). *Gastrointest Endosc* 2008;**68**:61–6.

35 Hyder Q, Zahid MA, Wagar SH, et al. Diagnostic transgastric flexible peritoneoscopy: is pure natural orifice transluminal endoscopic surgery a fantasy? *Singapore Med J* 2008;**49**:375–81.

36 Narula VK, Happel LC, Volt K, et al. Transgastric endoscopic peritoneoscopy does not require decontamination of the stomach in humans. *Surg Endosc* 2009;**23**:1331–6.

37 Nau P, Anderson J, Yuh B, et al. Diagnostic transgastric endoscopic peritoneoscopy: extension of the initial human trial for staging of pancreatic head masses. *Surg Endosc* 2010;**24**:1440–46.

38 Nikfarjam M, McGee MF, Trunzo JA, et al. Transgastric natural-orifice transluminal endoscopic surgery peritoneoscopy in humans: a pilot study in efficacy and gastrotomy site selection by using a hybrid technique. *Gastrointest Endosc* 2010;**72**:279–83.

39 Nau P, Anderson J, Happel L, et al. Safe alternative transgastric peritoneal access in humans: NOTES. *Surgery* 2011;**149**:147–52.

40 Memark VC, Anderson JB, Nau PN, et al. Transgastric endoscopic peritoneoscopy does not lead to increased risk of infectious complications. *Surg Endosc* 2011;**25**(7):2186–91.

41 Yasuda K, Kitano S. Lymph node navigation for pancreatic and hepatobiliary malignancy by NOTES. *J Hepatobiliary Pancreat Sci* 2010;**17**:617–21.

42 Yoshizumi F, Yasuda K, Suzuki K, et al. Feasibility of fibrin glue versus endoclips to close the transgastric peritoneal access site in natural orifice translumenal endoscopic surgery in a survival porcine study. *Asian J Endosc Surg* 2011;**4**(2):73–7.

43 Moyer MT, Pauli EM, Haluck RS, et al. A self-approximating transluminal access technique for potential use in NOTES: an ex vivo porcine model (with video). *Gastrointest Endosc* 2007;**66**:974–8.

44 Sumiyama K, Gostout CJ, Rajan E, et al. Transesophageal mediastinoscopy by submucosal endoscopy with mucosal flap safety valve technique. *Gastrointest Endosc* 2007;**65**:679–83.

45 Flora ED, Wilson TG, Martin IJ, et al. A review of natural orifice translumenal endoscopic surgery (NOTES) for intra-abdominal surgery: experimental models, techniques, and applicability to the clinical setting. *Ann Surg* 2008;**247**:583–602.

46 Shaikh SN, Thompson CC. Natural orifice translumenal surgery: flexible platform review. *World J Gastrointest Surg* 2010;**27**:210–16.

47 Dallemagne B, Marescaux J. NOTES: past, present and future. *Asian J Endosc Surg* 2010;**3**:115–21.

48 Zorron R, Palanivelu C, Neto G, et al. International multicenter trial on clinical natural orifice surgery: NOTES IMTN study: preliminary results of 362 patients. *Surg Innov* 2010;**17**:142–58.

49 Chukwumah C, Zorron R, Marks JM, et al. Current status of natural orifice translumenal endoscopic surgery (NOTES). *Curr Probl Surg* 2010;**47**:630–68.

50 Khashab MA, Kalloo AN. Natural orifice translumenal endoscopic surgery. *Curr Opin Gastroenterol* 2010;**26**:471–7.

# 第 11 章

# NOTES 胆囊切除术

Bernard Dallemagne，Jacques Marescaux

## 引 言

鉴于胆囊切除术的广泛开展，这一手术占据了很多普外科医生临床工作的近 1/3，人们总是选择胆囊切除术作为标准评估一种新的治疗方式。经过认真考证后，对高发胆囊疾病的治疗有助于确定手术规范。

虽然 1882 年首例胆囊切除术报道后曾饱受质疑，但此后的 1 个多世纪里，Langenbuch 的开腹胆囊切除术一直是治疗有症状胆石症的金标准。20 世纪 80 年代后期，德国 Mühe 首次利用改良的腹腔镜通过微小的手术切口完成胆囊切除术，法国 Mouret 随后完成了首例腹腔镜胆囊切除术，这一方法很快成为一种标准技术：一个套管用于放置腹腔镜，其他的三个套管用于放置器械。普外科领域很快分成两个部分：一小部分积极的外科医生相信腹腔镜手术优于传统的开腹胆囊切除术；而大部分医生持有不同的观点，有的人好奇，有的人全盘否定。即使外科医生勉强认可这种治疗方式的转变，该新型微创手术还是得到了患者的接受。如果可能，患者会要求没有外表瘢痕和术后疼痛的手术。这项技术的接受程度是史无前例的。1992 年，美国国立卫生研究院(NIH)组织了一次名为"胆囊结石与腹腔镜胆囊切除术"的共识发展会议[1]。会议最后结论认为："与传统的开腹手术相比，腹腔镜胆囊切除术具有显著的优势。"

自 2004 年 Kallon 及其同事在猪模型上首次报道了经胃腹腔探查术以来，NOTES 引起了人们的广泛兴趣[2]。理论上使用腹腔镜开展的任一种手术，均可通过经自然腔道的方式完成，没有腹壁切口、术后疼痛和皮肤瘢痕。大多数的医疗和手术团队选择胆囊切除术作为该项技术发展的突破点。其理由包括：减少或者没有术后疼痛，更容易以某些器官作为入路，腹壁没

有创伤，理想的美容效果，可消除经腹部手术带来的心理创伤。经阴道和经胃的胆囊切除术近来已逐渐从试验研究转为临床应用，但是腹腔镜出现 20 年以来，已经为胆囊切除术制定了一个很高的标准。在这一点上对 NOTES 进行评价，无论是开腹或者腹腔镜手术，必须十分注重胆囊切除术有效和安全的手术原则。依靠精确的暴露和安全的手术视野，防止损伤依然是一个必须遵循的原则。这就要求牵拉胆囊并且充分暴露胆囊三角。胆囊管和胆囊动脉的安全闭合需要依靠确实可行的技术，从体内取出胆囊的路径也是需要认真考虑的问题[3]。

## 经胃胆囊切除术

与经阴道入路具有多年的临床经验不同，经胃入路进入腹腔，在控制感染及安全闭合胃壁切口方面，仍存在许多争议[4]。另一个挑战是内镜处于翻转位置，图像是颠倒的并且需要离轴操作时，如何能获得足够的空间定位和良好的牵拉操作。虽然这些空间上的不协调可以通过手术经验、对解剖的理解和识别标志性结构来克服。在没有腹腔镜或针式镜协助的情况下，大多数团队没有真正完成 NOTES 胆囊切除术，直接影响了人们对 NOTES 最初的热情。Swanstrom 于 2007 年完成了第一例经胃胆囊切除术 (transgastric chole-cystecomy，TGC)。迄今为止，文献报道的 TGCS 不到 50 例[5-8]。在一个大型多中心实验中，362 例患者中有 29 例成功实施了 TGC[9]，这一比例突显出该项技术影响力还很低。

### 技术

在实验研究中，已经介绍了几种经胃入路进入腹腔的方法，但所有方法中经胃壁盲穿时，都存在对相

邻组织结构造成损伤的风险。在临床研究中,除了停止使用质子泵抑制剂,没有特殊的胃腔准备方法。有可能的话,可以使用抗生素对胃进行灌洗。

所有伦理审查委员会(IRB)协议规定,腹腔入路和闭合需在腹腔镜监视下进行[5-8]。

需要使用常规的双通道内镜或者专用的 NOTES 内镜平台。

用气腹针建立气腹后,于脐部做一个 3~5mm 的切口进行腹腔探查和确保 TGC 的可行性。用内镜单极针刀在胃窦部前壁做一个 0.5cm 的切口。经胃壁切口置入导丝并导入一个 18mm 的扩张球囊,扩大切口至可以通过内镜(视频 11.1)。Salinas 等对最初的 10 例患者,在腹腔镜引导下直接利用了类似内镜下经皮胃造瘘术的方法建立腹腔入路。Swanstrom 首次通过在胃前壁中部用两根 g-ProxTM(USGI,美国加利福尼亚州圣卡皮斯特拉诺)缝线来建立胃瓣口,形成一个折叠的胃桥并在其上做胃切口[8],从而减少了盲穿时对周围组织造成损伤的风险,同时也起到阀门的作用,在最后闭合胃壁切口时能维持气腹。

双通道内镜进入腹腔后,将腹腔镜镜头更换为 5mm 的标准腹腔镜抓钳。脐部戳孔可用于取出胆囊,内镜的两个工作通道置入抓钳和钝头电凝器,利用现有的内镜器械独立完成手术[6](视频 11.2)。使用标准的腔镜器械,如通过脐部戳孔置入电凝钩,可以明显地缩短手术时间。在这种情况下,需要增加一个经腹壁的腔镜器械来协助牵拉胆囊(图 11.1)。Swanstrom 和 Soper 团队在 1~2 个经腹壁腹腔镜器械协助下,使用 Transport™

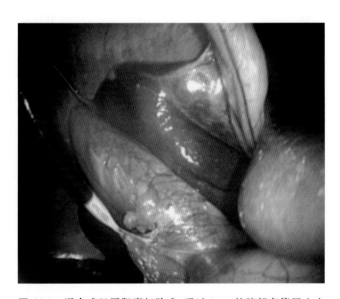

**图 11.1** 混合式经胃胆囊切除术;通过 5mm 的脐部套管置入电凝钩剥离胆囊,用经皮穿刺的 2mm 抓钳牵拉胆囊(内镜下视野)。

NOTES 内镜(USGI,美国加利福尼亚州圣卡皮斯特拉诺)和专用的内镜器械完成了手术。

充分游离胆囊管和胆囊动脉后,用通过脐部戳孔的腹腔镜施夹器夹闭,或者用缝线或圈套器结扎。随后,将胆囊自胆囊床剥离。

用套扎息肉的圈套器或内镜抓钳抓持胆囊,刺破胆囊放空胆汁后,通过胃壁切口、食管和口腔取出胆囊。

通过 5mm 的脐孔并排置入 2mm 腹腔镜和 3mm 的持针器,用可吸收线间断缝合或者连续缝合两层闭合胃壁切口[6,7],或者使用 g-ProxTM 闭合胃壁。Soper 团队将特殊的腹腔镜缝线引入 g-Prox™ 胃内缝合装置中[10]。

## 结果

Auyang 等报道了 2 例患者应用混合 TGC 技术的情况[10],未观察到手术并发症。Dallemagne 等对 11 例患者(男 7 例,女 4 例)实施了 TGC 手术,患者的平均年龄为 48.5 岁(28~65 岁),平均体重指数为 23.3(21~31)[5]。经胃腹腔入路无并发症发生,且未损伤邻近器官。所有的患者都选择在胃窦部做切口,这样更有利于接近右季肋部和胆囊。所有手术都是通过 5mm 的脐部套管用混合术式完成的。其中 1 例患者,由于胆囊三角暴露欠佳,改用腹腔镜的方法。腹腔镜辅助用于牵拉胆囊并安全地暴露胆囊三角对所有的患者都是必需的。有 2 例患者,利用可屈式内镜器械完成了胆囊剥离,其余患者主要使用腹腔镜电凝钩协助剥离胆囊。

用 5mm 腹腔镜施夹器闭合胆囊管。11 例患者中有 10 例利用单一套管完成了胃壁闭合,1 例患者由于器械上的技术缺陷需要增加一个 5mm 的套管,手术过程中,没有损伤邻近器官,也没有伤及血管及胆管。平均手术时间为 132 分钟(90~180 分钟)。所有患者均顺利恢复。术后疼痛评估使用视觉模拟评分(visual analog scale,VAS),将疼痛具体分为 0~10 个等级(0 级代表没有疼痛,10 级代表极度疼痛),在常规对乙酰氨基酚止痛情况下,术后 24 小时疼痛是 2 级,48 小时是 0 级。其中 1 例患者术后第一天需要吗啡止痛。手术当晚,患者允许进食流质;术后第一天恢复正常饮食。无胃瘘和胆漏发生。平均住院时间为 2 天(2~3 天)。腹腔引流液的细菌学分析显示,在腹膜腔,没有显著的需氧菌和厌氧菌污染。1 例患者术后第 8 天因上腹部疼痛再次入院,包括胃镜在内的各项检查并没有出现任何并发症。

Salinas 等最近发表了 27 例患者 TGC 经验[7]。平均手术时间为 137 分钟, 术后 3 小时患者可以出院。死亡率为零, 并发症发生率为 18%, 包括胃出血(中转开腹手术), 食管撕裂和穿孔, 腹腔脓毒症, 以及胆囊管胆汁渗漏。食管穿孔是经口取出内有 3cm 结石的胆囊造成的。该并发症可通过胸腔镜灌洗引流术和内镜下支架置入术治疗。腹腔脓毒症和胆漏均通过腹腔镜成功治疗。

# 经阴道胆囊切除术

在妇产科领域, 经阴道腹腔入路有长期的安全记录, 所以它成为 NOTES 的主要通道不足为奇。2007年, Marescaux 和 Bessler 首次报道了经阴道胆囊切除术, 该入路的使用率远超过经胃入路[11,12]。经阴道入路在进入点选择和入口关闭、胆囊显露, 以及使用腹腔镜器械进行协助等方面都有优势。当然, 该入路最明显的缺陷是它只适用于女性患者。

经阴道入路, 在子宫口下方 1cm, 子宫骶韧带之间通过阴道后穹隆做一 2cm 横切口, 可以利用一个腹腔镜套管协助完成手术。对于混合手术, 可通过脐部套管在腹腔镜监视下安全进入腹腔。

## 技术

### 纯粹的 NOTES 技术

直视下切开阴道后穹隆, 将可屈式内镜置入腹腔。通过相同的入路或者另外的阴道切口置入硬式或者可曲式的腹腔镜器械对胆囊进行牵拉、暴露和夹闭。用腹腔镜器械, 或者通过内镜工作通道的可屈式器械对胆囊进行剥离[13]。集成内镜、器械和注气口的专业套管正在开发中。Davila 等使用加长的腹腔镜镜头和器械, 用经皮缝线牵拉胆囊[14]。De Souza 等通过同一阴道后穹隆切口置入的第二个单通道内镜牵拉胆囊, 胆囊管用内镜夹夹闭切断[15]。

### 应用可屈式内镜的混合技术

根据定义, 混合技术至少使用一个腹腔镜套管。阴道切开和可屈式内镜的置入是在腹腔镜监视下进行的。一些研究人员通过阴道后穹隆切口置入腹腔镜套管完成操作。

首例报道的经阴胆囊切除术, 使用了双通道内镜和可屈式器械, 包括一个可屈式施夹器[11]。在右季肋部插入一个 2mm 针式套管对阴道切开进行腹腔镜引导、协助牵拉胆囊、注入 $CO_2$ 及监测气腹压力。此后, 开发了一种安全快捷的技术[16]。在直视下经阴道置入一个可屈式内镜连同一个长 60cm 的腹腔镜抓钳。退出腹腔镜, 切换到内镜视野。经阴道的加长腹腔镜抓钳可以协助牵拉胆囊, 交替使用通过内镜置入的可屈式器械和经脐部套管置入的 5mm 腹腔镜手术器械完成胆囊切除术(图 11.2)。由于无法较好地显露胆囊颈部, 至关重要的是需反复观察以获得安全的视野。目前, 一个名为 EndoGrab™内部锚定免提的牵拉装置可用于提拉胆囊。用经阴道的加长腹腔镜抓钳牵拉胆囊颈部, 并正常暴露胆囊三角(视频 11.3)。用腹腔镜电凝钩解剖烧灼, 通过 5mm 脐部套管引入施夹器完成胆囊切除, 该套管还提供 $CO_2$ 气腹和压力监测。将胆囊放入通过阴道的内镜取物袋中回撤取出。用可吸收缝线间断缝合关闭阴道切口。也有文章报道了腹部套管数量上的变化以及利用磁铁[17]或者经腹壁缝线牵拉胆囊[18]等 NOTES 技术。

### 使用硬式腹腔镜器械的混合技术

如 2007 年 Zorning[19]所描述的那样, 欧洲大部分的 NOTES 胆囊切除术通过改进的 TEM 器械或使用腹腔镜硬式器械完成。与使用可屈式内镜相比, 这一技术更为流行, 因为它使用常用的腹腔镜技术和器械, 而不是生疏的内镜技术和低效的工具。

经阴道入路是在脐部一个 5mm 套管直视下完成的。患者取截石位, 在阴道后穹隆置入一个 5mm 分离钳和一个超长的 10mm 45°腹腔镜, 另一分离钳经脐部套管置入。用经过阴道的抓钳牵拉胆囊, 然后用通过脐部套管的器械解剖胆囊。当显露出胆囊管和胆囊动脉后, 用脐部的 5mm 施夹器夹闭。用电凝钩剥离胆囊。为了取出胆囊, 需在脐部再次置入 5mm 腹腔镜, 通过

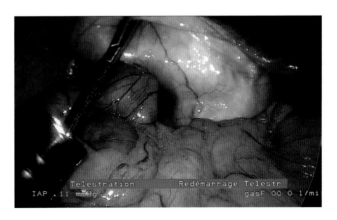

**图 11.2**　混合式经阴道胆囊切除术: 一个经阴道的长抓钳协助暴露胆囊(腹腔镜下视野)。

10mm 阴道套管置入取物袋。

## 结果

### 纯粹的 NOTES 技术

除了可行性和手术时间(180~240 分钟)之外,这种技术的临床经验是有限的,只有 5 例患者的报道[15,20],并且没有得出结论。

### 使用可屈式内镜的混合技术

至今,仍然没有随机试验的报道。

在我们研究所,使用这种混合技术为 19 例患者进行了手术。所有的手术都使用标准的双通道内镜(Karl Storz Endoskope,德国图特林根)完成的,至少需要一个 5mm 腹腔镜套管进行辅助。经阴道腹腔入路均未发生并发症和邻近器官的损伤。有 2 例患者单独使用可屈式器械就完成了胆囊切除术。没有发生术中并发症。整个手术过程无血管和胆管的损伤。手术时间为 20~270 分钟。常规使用经阴道抓钳及一种体内牵拉系统可以简化手术过程,提高胆囊三角的暴露质量,显著缩短胆囊切除术的手术时间,平均减少 25 分钟(20~30 分钟)。没有盆腔疼痛的发生。1 例患者术后因胆囊动脉渗血形成血肿,需要更长时间的住院治疗。用内镜夹夹闭胆囊动脉。为了安全我们常规使用标准腹腔镜夹夹闭胆囊动脉和胆囊管。

术后 30 天随访未发现感染并发症和胆漏的情况。平均术后住院时间为 2.8 天(1~11 天)。所有接受经阴道胆囊切除的 19 例女性患者均恢复顺利,没有并发症发生,在经过 4 周恢复期后,可以进行正常的性生活。13.2±4.8 个月的随访显示没有性生活质量和性功能的改变。没有一例感染或阴道异常分泌物的报道。术后妇科评估表明所有患者宫颈与阴道穹隆愈合良好。

在至少包括 5 例患者的临床系列研究中,很少有并发症发生。表 11.1 列出了单中心试验的结果。有 2 例出现胆漏,用内镜的方法治愈。报道了 1 例患者在闭合阴道后穹隆切口时造成了结肠损伤,这是关闭入路的唯一并发症。

### 应用硬式腹腔镜器械的混合技术

表 11.2 列出了单中心试验的结果。迄今为止,没有临床随机对照试验的报道。Zornig 报道了 100 例患者的经阴道混合 NOTES 与传统腹腔镜技术病例对照研究[21]。在该研究中,就二次手术、伤口感染、术后疼痛、住院时间和病程而言,这两种技术结果大致相同。经阴道手术时间明显更长(52 分钟对 35 分钟,$P<0.001$)。虽然小部分患者术后病理证实为胆囊炎,但手术适应证主要为有症状的胆囊结石。肥胖(BMI≥25)和老龄(≥65 岁)患者手术时间更长,中转开腹率更高。虽然没有问卷调查评估,但据报道对性功能没有影响。最近德国普外和血管外科学会(Deutsche Gesellschaft für Allgemein-und Viszeralchirurgie)报道,这项使用硬质器械的经自然腔道手术现在备受关注[22]。在德国,已经完成了超过 488 例 NOTES 胆囊切除术,几乎全部使用 Zornig 等描述的技术[19]。根据德国登记注册,总体腹腔镜手术中转率为 4.9%,腹部套管的平均数目是 1.2±0.5(1~4)。其中 44% 的中转是由于经阴道入路或术中发现的技术问题。并发

### 表11.1 可屈式内镜的混合技术

| 作者 | 时间 | N | 技术 | 并发症 |
|---|---|---|---|---|
| Niu[27] | 2011 | 43 | 内镜+1 套管针 | 0 |
| Horgan 等[8] | 2011 | 4 | Transport™ + 1 套管针 | 0 |
| Cuadrado[37] | 2011 | 25 | 内镜+2 套管针 | 0 |
| Salinas 等[7] | 2010 | 12 | 内镜+3 套管针 | 接触损伤 |
| Pugliese 等[28] | 2009 | 18 | 内镜+1 套管针 | 胆瘘 |
| Decarli 等[29] | 2009 | 12 | 内镜+2 套管针 | 0 |
| Asakuma 等[16] | 2009 | 9 | 内镜+1 套管针 | 腹内疝 |
| Horgan 等[30] | 2009 | 9 | 内镜+1 套管针 | 0 |
| Palanivelu 等[31] | 2009 | 8 | 内镜+1 套管针 | 胆瘘 |
| Navarra 等[18] | 2009 | 6 | 内镜+1 套管针 | 0 |
| Noguera[32] | 2009 | 15 | 内镜+2 套管针 | 0 |

| 作者 | 时间 | N | 技术 | 并发症 |
|---|---|---|---|---|
| Kilian 等[33] | 2011 | 15 | 腹腔镜+1 套管针 | 胆瘘 |
| Hensel 等[34] | 2011 | 80 | 腹腔镜+1 套管针 | 胆囊损伤、出血 |
| Zornig 等[21] | 2010 | 108 | 腹腔镜+1 套管针 | 0 |
| Linke 等[23] | 2010 | 102 | 腹腔镜+1 套管针 | 戳孔疝 |
| Federlein 等[35] | 2010 | 115 | 腹腔镜+1 套管针 | 胆囊损伤、引导出血、直肠损伤、胆瘘 |
| Ramos 等[36] | 2008 | 32 | 腹腔镜+2 套管针 | 0 |

表11.2　刚性腹腔镜器械的混合技术

症的发生率为 3%,包括膀胱损伤、子宫穿孔、需行 Hartmann 手术的直肠损伤、术后阴道出血、脓肿和阴道感染。该学会的研究主要追求更短的手术时间和更少的腹部套管。

　　另一个欧洲小组最近发表了 102 例连续患者使用硬式器械实混合经阴道胆囊切除术的报道[23]。所有患者年龄大于 18 岁,原计划行腹腔镜胆囊切除术,不受 BMI 和临床表现的限制。治疗有症状的胆囊结石[74] 和胆囊炎[28] 的总体手术时间为 (62±21.9) 分钟。19 例患者需要腹部套管协助,其中 11 例患者有胆囊炎。报道了 2 例重要并发症(1 例中风,1 例腹壁疝)和 13 例轻微并发症(12.7%)。在妇科并发症中,报道了感染和阴道闭合口裂开的情况。

# 讨 论

　　目前,人们更倾向于选择经阴道入路,因为该路径可以完美地闭合入路切口,避免肠内容物渗漏。几乎所有报道的手术都需要某种形式的经腹入路协助暴露胆囊,应用腹腔镜夹夹闭胆囊管,协助剥离胆囊。在大多数研究中,术后的结果非常理想。报道的死亡率为 0%。四项实验中存在胆漏的情况,通过腹腔镜或内镜引流和支架植入的方式成功治愈。很少有患者出现妇科并发症。目前还没有关于 NOTES 胆囊切除术和腹腔镜胆囊切除术比较的临床随机对照研究。最近发表了多中心实验的结果。在德国 NOTES 登记注册处,基于匿名和自愿的原则,分析结果有其内在的优势和限制[22]。最新的注册信息显示(2010 年消化疾病周口头报道),Lehmann 报道了在 2008 年 3 月至 2010 年 9 月期间在 87 所医院登记的 1328 例患者。除了 10 例患者其他患者都是女性。其中 1310 例进行了经阴手术,4 例经胃手术,9 例经直肠手术,1 例使用其他方法。26 例中转为腹腔镜手术,12 例中转开腹。22 例术

中出现并发症(1.6%),34 例术后出现并发症(2.5%),至今没有死亡病例。两个主要的术中并发症是直肠损伤和小肠损伤, 直肠损伤后续需要 Hartmann 手术,小肠损伤则行局部肠段切除。另外还有一些小的术后并发症,有 2 例因为疼痛行腹腔镜检查(无阳性发现),1 例因道格拉斯窝形成脓肿行腹腔镜引流。没有胆管损伤的报道。在 Zorron 等[9]发表的国际多中心实验中,经阴道胆囊切除术(240 例患者)术中并发症的发生率为 6.6%,术后并发症的发生率 为 8.1%。胆囊动脉出血(5 例患者)、胃肠损伤(2 例患者)、阴道裂伤(3 例患者)均在术中得到妥善处理。2 例患者发生胆漏,为其中 1 例患者实施鼻胆管和经皮穿刺引流, 为另 1 例患者实施腹腔镜二次手术。大量报道证明经阴道 NOTES 胆囊切除术可以安全地实施。

　　经验表明,使用新的入路手术会导致新的并发症。当置入腹腔镜时,套管针的使用会对内脏和血管造成损伤。鉴于入路并发症的发生率很低,与腹腔镜入路相比,经阴入路更为有利。报道的手术相关并发症的发生率也非常低。没有胆道损伤的报道。需要强调的是, 大多数手术都是通过专业的团队, 在严格的 IRB 协议约束下选择患者基础上进行的, 通过适当的训练,经验积累和患者选择,混合经阴技术是可行的,并且可以常规应用到临床。

　　经胃入路手术最主要的问题是安全地切开胃壁和可靠地闭合胃切口。少数经验有限的团队在腹腔镜的监视下完成手术。强制使用腹腔镜套管来克服手术所有步骤中所遇到的问题,例如:入路、胆囊的牵拉、剥离、夹闭和胃切口的闭合。当内镜处于翻转的位置时,图像颠倒并且需要离轴操作,如何进行准确的空间定位是另一个挑战。我们可以通过手术经验、暴露、对解剖的理解和识别标志性结构来克服空间不协调带来的困难[24]。鉴于胃切开是在腹腔镜监视下完成的,入路相关并发症的发生率很低。然而,1 例患者因网

膜血管出血而中转为开腹手术[9]。29 例患者中有 2 例发生胆漏[9]。根据目前有限的文献报道,尚无法得出最终结论。TGC 集中体现了目前仍然缺乏可屈式内镜和完成 NOTES 手术所需器械的情况,这一问题值得慎重考虑。

# 结　论

目前,在发达国家,大多数的胆囊切除术都是用腹腔镜完成的,并且效果非常理想,这就设置了极高的门槛。NOTES 胆囊切除术的未来不仅在于技术的充分发展,而且还取决于患者对于这种新技术潜在优势及危险性的认知程度。这两个因素密切相关,因为一种仅适用于少数患者的新技术是没有前途的。虽然 NOTES 仍有待于完善,但研究表明,大多数患者看好 NOTES 作为胆囊切除的一种潜在技术。如果 NOTES 并发症的发生率高于腹腔镜胆囊切除术,那么人们对于 NOTES 的兴趣就会大大降低[25,26]。与美容效果、花费、住院时间及麻醉方式选择相比,手术相关的危险、疼痛、恢复时间显然是更重要的。尝试减少胆囊切除术的相关并发症和提高美容效果是有价值的,而且将会促进新型外科器械的飞速发展。

视频片断

视频 11.1　腹腔镜经胃入路
视频 11.2　经胃胆囊切除术
视频 11.3　经阴道胆囊切除术

（牛卫博 译　贺兆斌 孙勇 校）

# 参考文献

1 Gallstones and Laparoscopic Cholecystectomy. National Institutes of Health Consensus Development Conference. National Institutes of Health. 1992;10:1–28.

2 Kalloo AN, Singh VK, Jagannath SB, et al. Flexible transgastric peritoneoscopy: a novel approach to diagnostic and therapeutic interventions in the peritoneal cavity. *Gastrointest Endosc* 2004;60(1):114–17.

3 Santos B, Auyang E, Hungness E, et al. Preoperative ultrasound measurements predict the feasibility of gallbladder extraction during transgastric natural orifice translumenal endoscopic surgery cholecystectomy. *Surg Endosc* 2011;25(4): 1168–75.

4 Rattner D, Kalloo A. ASGE/SAGES Working Group on Natural Orifice Translumenal Endoscopic Surgery. October 2005. *Surg Endosc* 2006;20(2):329–33.

5 Dallemagne B, Perretta S, Allemann P, et al. Transgastric cholecystectomy: from the laboratory to clinical implementation. *World J Gastrointest Surg* 2010;27:187–92.

6 Dallemagne B, Perretta S, Allemann P, et al. Transgastric hybrid cholecystectomy. *Br J Surg* 2009;96(10):1162–6.

7 Salinas G, Saavedra L, Agurto H, et al. Early experience in human hybrid transgastric and transvaginal endoscopic cholecystectomy. *Surg Endosc* 2010;24(5):1092–8.

8 Horgan S, Thompson K, Talamini M, et al. Clinical experience with a multifunctional, flexible surgery system for endolumenal, single-port, and NOTES procedures. *Surg Endosc* 2011;25:586–92.

9 Zorron R, Palanivelu C, Galvao Neto MP, et al. International Multicenter Trial on Clinical Natural Orifice Surgery – NOTES IMTN study: preliminary results of 362 patients. *Surg Innov* 2010;17(2):142–58.

10 Auyang ED, Hungness ES, Vaziri K, et al. Human NOTES cholecystectomy: transgastric hybrid technique. *J Gastrointest Surg* 2009;13(6):1149–50.

11 Marescaux J, Dallemagne B, Perretta S, et al. Surgery without scars: report of transluminal cholecystectomy in a human being. *Arch Surg* 2007;142(9):823–6; discussion 826–7.

12 Bessler M, Stevens PD, Milone L, et al. Transvaginal laparoscopically assisted endoscopic cholecystectomy: a hybrid approach to natural orifice surgery. *Gastrointest Endosc* 2007;66(6):1243–5.

13 Bessler M, Gumbs A, Milone L, et al. Pure natural orifice transluminal endoscopic surgery (NOTES) cholecystectomy. *Surg Endosc* 2010;24: 2316–17.

14 Davila F, Tsin DA, Dominguez G, et al. Transvaginal cholecystectomy without abdominal ports. *JSLS* 2009;13(2):213–16.

15 de Sousa LH, de Sousa JA, de Sousa Filho LH, et al. Totally NOTES (T-NOTES) transvaginal cholecystectomy using two endoscopes: preliminary report. *Surg Endosc* 2009;23(11):2550–55.

16 Asakuma M, Perretta S, Allemann P, et al. Challenges and lessons learned from NOTES cholecystectomy initial experience: a stepwise approach from the laboratory to clinical application. *J Hepatobiliary Pancreat Surg* 2009;16(3):249–54.

17 Horgan S, Mintz Y, Jacobsen G, et al. Magnetic retraction for NOTES transvaginal cholecystectomy. *Surg Endosc* 2010;24:2322.

18 Navarra G, Rando L, La Malfa G, et al. Hybrid transvaginal cholecystectomy: a novel approach. *Am J Surg* 2009;197(6):e69–72.

19 Zornig C, Emmermann A, von Waldenfels HA, Mofid H. Laparoscopic cholecystectomy without visible scar: combined transvaginal and transumbilical approach. *Endoscopy* 2007;39(10):913–15.

20 Gumbs AA, Fowler D, Milone L, et al. Transvaginal natural orifice translumenal endoscopic surgery cholecystectomy: early evolution of the technique. *Ann Surg* 2009;249(6):908–12.

21 Zornig C, Siemssen L, Emmermann A, et al. NOTES cholecystectomy: matched-pair analysis comparing the transvaginal hybrid and conventional laparoscopic techniques in a series of 216 patients. *Surg Endosc* 2011;25(6):1822–6.

22 Lehmann KS, Ritz Jr P, Wibmer A, et al. The German Registry for Natural Orifice Translumenal Endoscopic Surgery: report of the first 551 patients. *Ann Surg* 2010;252(2):263–270.

23 Linke GR, Tarantino I, Hoetzel R, et al. Transvaginal rigid-hybrid NOTES cholecystectomy: evaluation in routine clinical practice. *Endoscopy* 2010;42(7):571–5.

24 Perretta S, Dallemagne B, Donatelli G, et al. The fear of transgastric cholecystectomy: misinterpretation of the biliary anatomy. *Surg Endosc* 2011;25(2):648.

25 Varadarajulu S, Tamhane A, Drelichman ER. Patient perception of natural orifice transluminal endoscopic surgery as a technique

for cholecystectomy. *Gastrointest Endosc* 2008;**67**(6):854–60.

26 Swanstrom LL, Volckmann E, Hungness E, Soper NJ. Patient attitudes and expectations regarding natural orifice translumenal endoscopic surgery. *Surg Endosc* 2009;**23**(7):1519–25.

27 Niu J, Song W, Yan M, et al. Transvaginal laparoscopically assisted endoscopic cholecystectomy: preliminary clinical results for a series of 43 cases in China. *Surg Endosc* 2011;**25**(4): 1281–6.

28 Pugliese R, Forgione A, Sansonna F, et al. Hybrid NOTES transvaginal cholecystectomy: operative and long-term results after 18 cases. *Langenbecks Arch Surg* 2010;**395**(3):241–5.

29 Decarli LA, Zorron R, Branco A, et al. New hybrid approach for NOTES transvaginal cholecystectomy: preliminary clinical experience. *Surg Innov* 2009;**16**(2):181–6.

30 Horgan S, Cullen JP, Talamini MA, et al. Natural orifice surgery: initial clinical experience. *Surg Endosc* 2009;**23**(7):1512–18.

31 Palanivelu C, Rajan PS, Rangarajan M, et al. NOTES: Transvaginal endoscopic cholecystectomy in humans-preliminary report of a case series. *Am J Gastroenterol* 2009;**104**(4):843–7.

32 Noguera J, Dolz C, Cuadrado A, et al. Hybrid transvaginal chole-

cystectomy, NOTES, and minilaparoscopy: analysis of a prospective clinical series. *Surg Endosc* 2009;**23**(4):876–81.

33 Kilian M, Raue W, Menenakos C, et al. Transvaginal-hybrid vs. single-port-access vs. "conventional" laparoscopic cholecystectomy: a prospective observational study. *Langenbecks Arch Surg* 2011;**396**(5):709–15.

34 Hensel M, Schernikau U, Schmidt A, Arlt G. Surgical outcome and midterm follow-up after transvaginal notes hybrid cholecystectomy: analysis of a prospective clinical series. *J Laparoendosc Adv Surg Tech A* 2011;**21**(2):101–6.

35 Federlein M, Borchert D, Müller V, et al. Transvaginal videoassisted cholecystectomy in clinical practice. *Surg Endosc* 2010;**24**(10):2444–52.

36 Ramos AC, Murakami A, Galvao Neto M, et al. NOTES transvaginal video-assisted cholecystectomy: first series. *Endoscopy* 2008;**40**(7):572–5.

37 Cuadrado-Garcia A, Noguera J, Olea-Martinez J, et al. Hybrid natural orifice transluminal endoscopic cholecystectomy: prospective human series. *Surg Endosc* 2011;**25**:19–22.

# 第 12 章

# NOTES 阑尾切除术

Jörn Bernhardt，Holger Steffen，Sylke Schneider-Koriath，Kaja Ludwig

# 引 言

20 世纪末至 21 世纪初，外科手术发展趋势是在遵循手术原则的同时减少手术带来的创伤。在某些术式上，例如胆囊切除术与阑尾切除术，开腹手术已逐渐被腹腔镜手术所代替。而其他的外科手术，例如结肠切除术，大多数操作者同样可通过腹腔镜完成。

其他的医疗情况，如急性或慢性胰腺炎引起的并发症，都有从开腹手术向内镜检查与影像学介入治疗转移的趋势。

在首例 NOTES 报道之后，该技术作为一种新型外科手段开始应用于动物实验[1]。在小切口的腹腔镜手术逐步取代开腹手术的趋势下，经自然腔道手术将翻开外科手术发展的新篇章[2]。经自然腔道内镜手术是通过自然腔道接近靶器官。因此该技术较明确的好处是减少术后伤口疼痛，缩短恢复期，避免手术切口感染和腹壁疝的发生，以及没有手术瘢痕[3-5]。

腹腔镜手术是手术治疗急性阑尾炎的标准术式[6]。然而，就阑尾切除术而言，从开腹手术到腹腔镜的变迁经历了相当长的时间。除了美观之外，腹腔镜手术的优势还在于更短的术后恢复时间以及较低的切口感染率[7,8]。个别病例术后腹腔内脓肿的发病率较高，它往往是由起始阶段的腹膜感染所致，不能一概而论[7,9]。尤其对于超重患者和阑尾非典型位置的患者，腹腔镜手术能够缩短手术时间和住院时间。而且，就超重患者而言，切口感染率明显降低[10]。占主导地位的腹腔镜阑尾切除术可能导致年轻医师手术训练不足的担忧尚未被证实[6,11]。

NOTES 技术作为微创手术的最新技术引入阑尾切除术中，正逐渐完善并广泛应用。即使该技术已得到充分的发展，也应由经验丰富的医师完成。任何新术式只要有广泛的应用前景就应被推广。

# NOTES 阑尾切除术

## 经阴道阑尾切除术与 NOTES 创建历程

"NOTES"一词出现之前，在妇产科文献中便偶能见到关于"经阴道阑尾切除术"的报道，在当时该手术常常与阴道妇科手术同时进行。

Bueno 在实施了 3 例经阴道阑尾切除术后，于 1949 年首次报道了此类手术[12]。这些手术是在经阴道子宫切除术和附件摘除术的过程中及之后完成的。在所有病例中，只有在牵开肠道之后才能显露阑尾。患者在术中和术后恢复期均未发生并发症。

McGowan 于 1966 年首次报道 10 例经阴道阑尾切除术[13]，这些手术完成于 1958~1964 年。其中 2 例患者是在阴道后穹隆切开后完成的腹腔入路，其余的病例是在子宫切除术之后进行的。以传统的方式施行所有的阑尾切除术并适当应用预防药物。

1975 年，Massoudnia 报道了 225 例附带性的阑尾切除术，这些手术与 2200 例阴道手术、子宫切除术、阴道后穹隆切开术以及其他手术同时进行[14]。手术时间因为阑尾切除平均延长了 15 分钟；没有发生与阑尾相关的并发症。大部分阴道后穹隆切开术与阑尾切除术患者于手术后的第三天出院；所有患者的平均住院时间为 8 天。

Pelosi 和 Pelosi 报道了 12 例在腹腔镜辅助下的子宫切除术，附带完成了经阴道阑尾切除术。预先用腹腔镜进行探查可以判断盲肠和阑尾的活动度[15]。

在过去，施行该手术时需将盲肠牵拉到阴道以切除阑尾。

Tsin 等于 2011 年首次报道了 3 例经阴道后穹隆

的腔镜阑尾切除术[16]。先经阴道后穹隆放置 12mm 套管，再经左下腹和右下腹分别放置 5mm 和 3mm 套管，阴道套管用于放置吻合器，另可通过此套管取出阑尾。

Netzhat 等在腹腔镜或腹腔镜辅助下经阴道子宫切除术后，利用吻合器完成了 42 例阑尾切除术。在附带性的阑尾切除病例的组织学检查中，发现了 4 例子宫内膜异位症病变和 1 例良性肿瘤[17]。

# NOTES 相关术式

NOTES 手术和之前的手术方式之间的区别显而易见。首先，自然腔道是到达目标器官的主要途径，另一区别是可屈式内镜的应用。当前切实可行的自然腔道是经胃入路和经阴道入路。理论上经直肠途径也是可行的，但是考虑到极大的感染风险，到目前为止尚未有任何经该入路的临床试验。由于阴道入路最为简单，所以首例 NOTES 手术选择此入路。

## 经阴道阑尾切除术

经阴道入路在历史上早已出现，只是关注的目标器官以及使用的器械有所改变。此入路一直在妇科应用，而且安全消毒是可行的。

各种方式的经阴道阑尾切除术都是可行的：例如纯 NOTES 手术和混合手术等，混合 NOTES 手术即经脐部建立辅助性通道，并经阴道置入用硬式器械进行手术。混合手术可以分为两个亚类：腹腔镜辅助的内镜经阴道阑尾切除术和内镜辅助的腹腔镜阑尾切除术。所有使用软式器械的手术，推荐使用带有独立喷水通道的双通道设备。这样的好处是，当一个工作通道正在使用时，另一个可供抽吸，并且冲洗通道是完全独立的。纯 NOTES 手术必须保证有一个 $CO_2$ 气腹工作通道。在任何情况下，都可以采用术者站于患者两腿之间的 Lloyd-Davis 体位。并且，在所有术式中，阴道切口均采用手工法缝合。下面我们详细介绍一下这几种术式。

## 纯 NOTES 阑尾切除术（视频 12.1）

此术式符合 NOTES 的原始理念，但也是最难以实施的，利用目前可用的器械仅在特殊情况下可以施行。

Watrelot 等[18]证实通过注水悬浮法可以安全经阴进入腹腔。在该术式中，采用阴道穿刺的方法将 NaCl 溶液注入道格拉斯窝中，使小肠袢浮动与直肠之间形

成间隙，建立操作空间。患者采用头低脚高位，随后置入套管，在吸出盐水后建立气腹。切开阴道并且置入内镜之后，通过另一个工作通道开始建立气腹。首先找到盲肠，暴露阑尾，使用组织抓钳牵拉阑尾（图 12.1 和图 12.2）。用分离钳从阑尾底部开始解剖阑尾系膜。凝固或用手术夹结扎阑尾动脉（图 12.3 至图 12.6）。由于分辨率较高，保证了精确的手术操作。用另一个抓钳控制阑尾以协助阑尾系膜的解剖。由于两种器械都从内镜伸出，相互靠近，操作内镜过程中器械同时移动，造成手术操作困难。还有一个限制因素是软式器械的可操作性较差，在有严重炎症和阑尾系膜粘连的患者中尤为明显。应用于黏膜下剥离术的特殊器械同样可以用于解剖操作（图 12.7）。在暴露阑尾底部之后，用一个圈套器结扎并用剪刀或针刀切除阑尾（图 12.8 至图 12.11）。在取出器械的同时经阴道取出阑尾（图 12.12）。然而，不推荐广泛应用该术式，它只适用于炎症较轻或无明显粘连的阑尾切除术中。

## 硬式器械辅助下的混合 NOTES 阑尾切除术
（视频 12.2）

此术式中，应用经脐气腹针和 5mm 光源镜头建立气腹。腹部检查之后，患者取反 Trendelenburg 位，腹腔镜监视下 12mm Trocar 穿刺阴道后穹隆，经此入路置入内镜。经脐 5mm 戳孔置入抓钳以牵拉阑尾（图 12.13）。按照图示步骤解剖阑尾系膜（图 12.14 至图 12.18）。接着，经脐戳孔置入圈套器结扎阑尾根部，腹腔镜剪刀剪断阑尾（图 12.19 和图 12.20）。上述操作中通过内镜抓钳维持阑尾张力。最后经阴道取出标本。

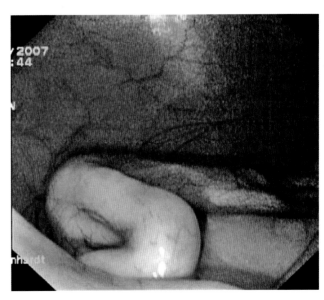

图 12.1　腹腔镜检查后运用内镜观察阑尾。

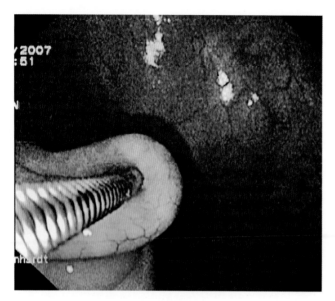

图 12.2 用内镜抓钳抬高阑尾。

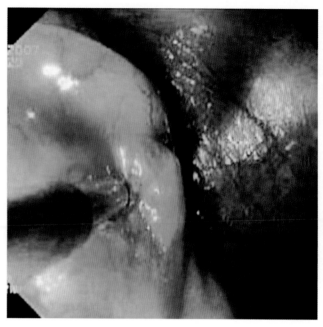

图 12.4 凝固阑尾动脉。

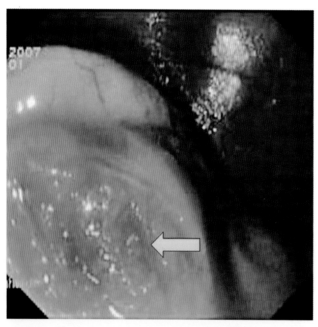

图 12.3 解剖阑尾系膜,分离阑尾动脉。

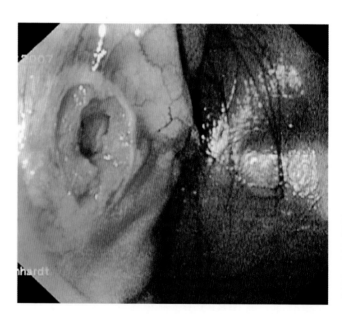

图 12.5 分离阑尾系膜。

## 软式器械辅助下的混合经阴道阑尾切除术 (视频 12.3)

除了以上所描述的手术步骤之外,该术式还需采用与内镜平行置入的 12mm 套管(图 12.21)。通过该套管使用硬质腹腔镜器械解剖阑尾系膜,切割闭合器切除阑尾。该术式中,内镜只提供视野、冲洗、抽吸和特殊情况下的牵拉等辅助功能(图 12.22 至图 12.26)。该术式特别适合应用于有严重的炎症和结扎阑尾根部有困难的患者。

## 应用硬式器械的经阴道阑尾切除术

与上面描述的步骤不同,该术式用硬式腹腔镜摄像头代替内镜,如同后穹隆腹腔镜检查一样,只用腹腔镜器械进行手术。

2007 年 9 月我们的工作团队进行了第一例经阴道纯 NOTES 的阑尾切除术[19]。手术对象为一患有复发性亚急性阑尾炎的 28 岁女性患者。围术期预防性应用抗生素,进行局部消毒和导尿后,常规切开后穹隆,通过此切口将单通道胃镜(Olympus,德国汉堡)

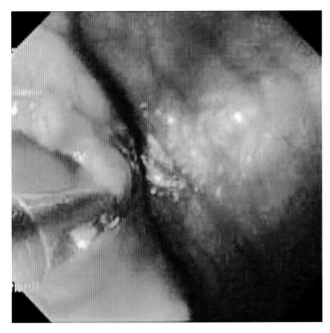

图 12.6　继续分离阑尾系膜。

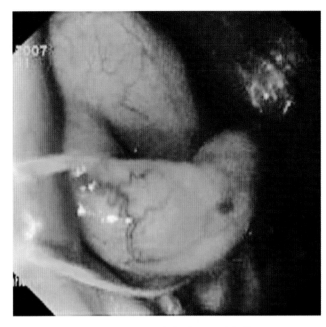

图 12.8　在阑尾底部放置一圈套器。

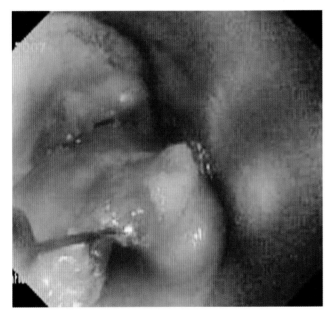

图 12.7　使用绝缘刀切开阑尾系膜。

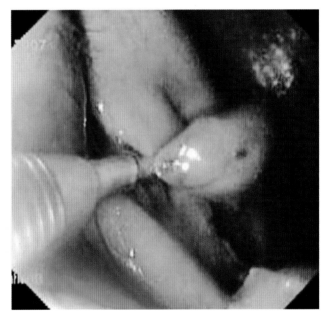

图 12.9　圈套器闭合。

置入腹腔。借助于腹腔镜气腹机(Karl Storz GmbH,德国图特林根)经此工作通道注入 $CO_2$,将气腹压维持于 10mmHg,压力监测的相关问题已在多项研究中阐明[20-22]。用活检钳和绝缘刀(IT knife)进行解剖分离。应用圈套器双重结扎,后用内镜剪刀切断阑尾。患者于术后第三天出院。术后 2 周,患者已经可以乘坐游艇开始横渡大西洋的旅程。

2007 年 10 月至 2011 年 2 月,有 11 例患者同意进行混合手术研究[23]。按上述步骤进行手术,手术过程

中应用双通道胃镜(Karl Storz GmbH,德国图特林根)。用甲醛气体灭菌胃镜。因为下腹部存在广泛粘连,其中一例无法实现经阴道入路。平均手术时间为 75.5 分钟(40~110 分钟)。腹内压力为 10~12mmHg。患者年龄为 19~73 岁。BMI 为 21.05~31.1。围术期间预防性服用抗生素。在所有病例中,阑尾的组织学检查证实存在炎症。患者术后平均住院时间为 1.3 天(1~3 天),其中前 2 例患者留院观察 3 天。所有患者术前都进行了妇科检查,于术后 10~14 天再次进行检查。没有出现术

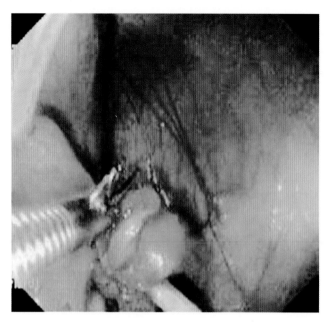

图 12.10　在圈套器之间用剪刀切断阑尾。

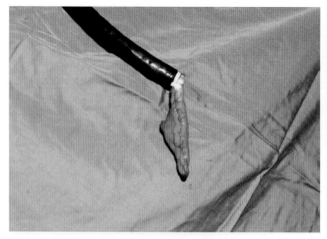

图 12.12　取出阑尾。

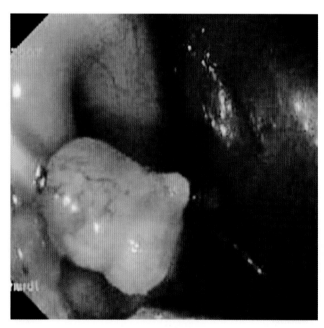

图 12.11　阑尾根部。

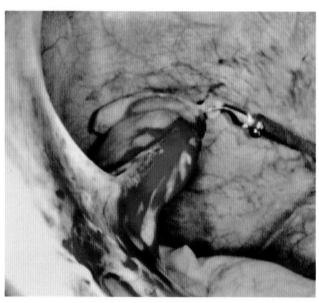

图 12.13　通过内镜观察由腹腔镜抓钳抬高的阑尾（圈套管的脐部插入点有流血）。

中或术后并发症。术后第 3 周，1 例患者出现肠胃炎，为了安全起见，通过微型腹腔镜检查发现局部并无异常，阴道切口也愈合良好并无粘连。

2008 年，Palanivelu 等对 6 例患者进行了混合 NOTES 阑尾切除的初步研究。通过脐部置入气腹针，建立气腹[24]。其中，5 例患者在 3mm 腹腔镜监视下完成经阴道入路内镜的置入。3 例患者中转为腹腔镜阑尾切除术；其中 2 例是由于阑尾为盲肠后位，另一例是由于血管夹放置不当导致阑尾系膜出血。其中 2 例

患者术中需要腹腔镜器械辅助。第 6 例患者经 Veress 气腹针和阴道后穹隆切开后建立气腹，成功地实施了内镜下切除术，术后恢复良好。由于使用了 Veress 气腹针，该手术属于混合 NOTES 手术。阑尾的切除操作使用了圈套器，符合纯 NOTES 手术的操作要求。患者年龄为 25~34 岁。腹腔镜和混合 NOTES 手术的总平均手术时间为 103.5 分钟（72~135 分钟）。有 2 例患者术后第 2 天出现阴道不适。无术后并发症。1~2 天后患者出院。

2009 年 3 月，Tabutsadze 和 Kipshidze[25]报道了在第比利斯进行的 2 例经阴道阑尾切除术。他们使用单通道胃镜（Karl Storz GmbH，德国图特林根）。他们的

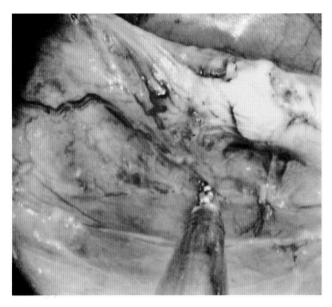

图 12.14　内镜下分离阑尾系膜。

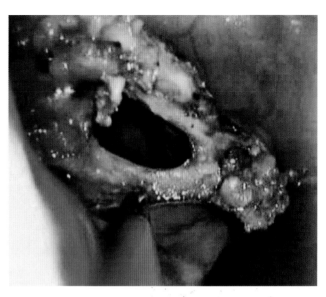

图 12.16　切开阑尾系膜。

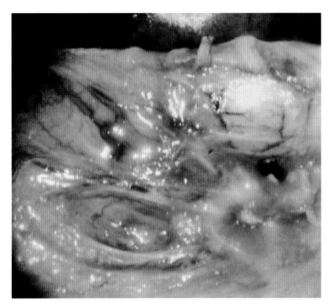

图 12.15　解剖阑尾系膜。

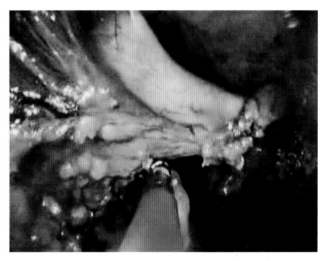

图 12.17　细心游离阑尾底部。

操作方法是基于我们工作团队开创的经自然腔道阑尾切除术[19]。手术的详细方法至今还未发表。患者分别为 22 岁和 28 岁,均为正常体重。手术时间分别为 76 分钟和 88 分钟。圈套器结扎阑尾根部并用剪刀切断,术后 30 小时和 36 小时患者出院。利用 CT 进行影像诊断和随访。其中 1 例患者术后即时腹部影像显示脐部有不明金属物质,但总体来说,都属于纯 NOTES 手术。

完成 10 例混合 NOTES 手术后,2009 年 Horgan 等报道了 1 例经阴道混合 NOTES 阑尾切除术[26]。手术时间为 78 分钟。

Shin 等对 1 例 74 岁老年患者施行混合 NOTES 阑尾切除术[27],术中经阴道置入 15 mm 套管,并由此置入结肠镜完成手术操作。应用超声刀解剖分离阑尾和系膜,借助圈套器结扎阑尾底部。术后第 1 天开始进食,术后第 3 天患者出院。

## 经胃阑尾切除术

毫无疑问,经胃入路手术的优势是不受患者性别限制。其劣势在于到达自然腔道和靶器官的距离更远,并且手术污染的可能性很大。

经胃入路手术也可分为纯 NOTES 手术和混合手术。

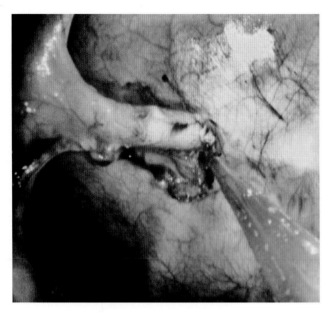

图 12.18　内镜钳提起阑尾。

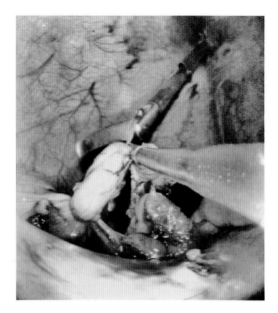

图 12.20　用腹腔镜剪刀剪切阑尾。

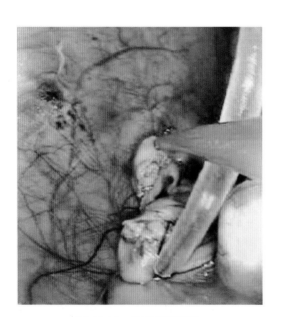

图 12.19　放置腹腔镜环。

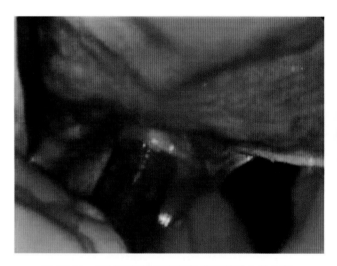

图 12.21　通过腹腔镜观察经阴道套管进入的内镜。

## 经胃纯 NOTES 阑尾切除术

　　该术式应用 PEG 管置入技术在胃前壁上切口。使用针刀切开,置入导丝,充气球囊扩大开口至 20mm 以便置入内镜。报道指出,对于下腹手术,穿刺点选择胃体上部的中间位置是最有利的[28]。然而,这个区域的血管比胃窦前壁密集。可按照前述方式通过内镜进行操作。标本随器械经胃一同取出。应用 OTSC 系统 (Ovesco Endoscopy AG,德国蒂宾根) 和 g-Prox 设备 (USGI Medical,美国)缝合胃壁。使用套管取出设备更加方便。理想情况下,将套管置入胃切口,可进一步固

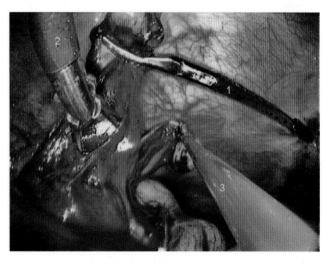

图 12.22　在内镜下牵拉和解剖阑尾:1,经脐置入腹腔镜抓钳; 2,经阴道置入腹腔镜抓钳;3,内镜抓钳。

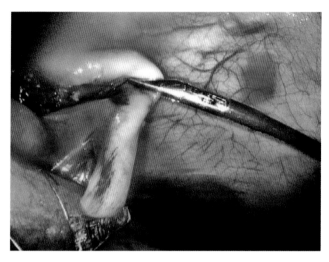

图 12.23 用经阴道置入的吻合器切断阑尾。

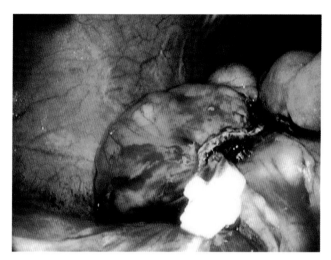

图 12.26 通过内镜观察吻合线和腹腔镜夹。

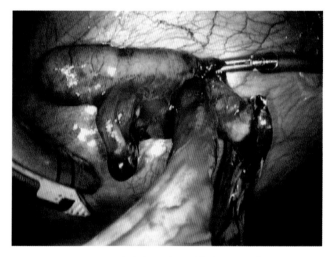

图 12.24 离断阑尾之后,暴露阑尾系膜。

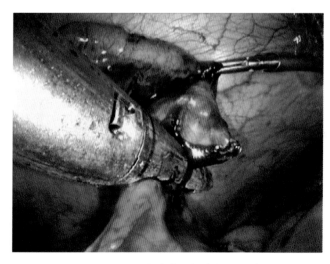

图 12.25 用一个吻合器闭合阑尾系膜。

定内镜。

## 经胃混合 NOTES 阑尾切除术

可依上述步骤经胃入腹,建立气腹之后,在内镜直视下置入辅助套管;或者先用腹腔镜常规入腹,腹腔探查后经胃壁置入内镜。腹腔镜抓钳暴露阑尾。软式器械解剖分离阑尾,后用勒除器或圈套器结扎阑尾底部。

Rao 等首次报道了 8 例经胃纯 NOTES 阑尾切除术[28]。患者围术期服用抗生素,并进行局部洗胃。针刀建立气腹,气腹机与针刀的导管相连,针刀穿透胃壁后,撤出针刀,建立气腹。目前还没有在如此小的孔径建立气腹的报道。如上所述,运用双通道内镜建立手术通道。一个通道置入抓钳抬高阑尾,另一个通道置入活检钳游离阑尾系膜。最后,圈套器结扎阑尾底部,勒除器离断阑尾。使用普通止血夹闭合胃壁切口:使用球囊扩张技术建立的经胃操作孔术后会恢复至原来大小,因此用一枚黏膜夹足以完成闭合。在另外两个案例中,分别由于阑尾位于盲肠后位以及针刀刺伤腹壁,而中转为腹腔镜手术。术后 48 小时患者服用抗生素。报道没有描述治疗效果、住院时间及患者的后续护理情况。甚至没有描述阑尾术后组织学检查报告。在伴有严重肿胀和阑尾系膜粘连的病例中,使用平行的可屈式抓钳抬高阑尾可能会存在困难,尤其第二个抓钳需要一个合适的操作角度。

2009 年,Horgan 等在一系列混合 NOTES 手术中报道了 1 例经胃阑尾切除术。这是作者进行的第一例经胃阑尾切除,他们使用 2 个经腹针式腹腔镜设备进行辅助。运用 g-Prox 设备闭合胃壁切口。由于是第一例经胃手术,术者经扩大的脐切口置入闭合器,对胃壁进行了加固闭合。患者在术后第 1 天出院,并在门诊随访护理 1 个月[26]。

Park 和 Bergström 对 3 例疑似阑尾炎患者施行了经胃内镜手术[29]。应用 2 mm 经皮器械进行辅助。在一个案例中,由于无法暴露患者的阑尾,中转为腹腔镜手术。在第二个案例中,由于阑尾位于盲肠后方,中转为开腹阑尾切除术。第三个案例的患者成功实施内镜阑尾切除术 (如上所述)。在所有案例中都应用 T-tag 闭合胃壁。患者于术后第 4 天出院,由于一过性的 CRP 水平升高,口服抗生素 10 天。由于 T-tag 穿入胸腔,开腹手术患者术后第 2 天发生气胸。对患者进行胸腔闭式引流,并通过腹腔镜移除 T-tag。

在一个联合研究中,Horgan 等[30]应用无创手术操作平台 (IOP) 传输设备施行若干混合 NOTES 手术 (USGI Medical,美国加利福尼亚州,圣克莱蒙特)。其中包括 2 例经胃阑尾切除术。置于脐部的 5 mm 腹腔镜摄像头引导传输设备安全地进入腹腔。传输设备稳定地置于腹腔内。应用混合技术完成阑尾切除工作,超声刀切断阑尾系膜。用圈套器结扎阑尾根部,内镜勒除器离断阑尾。经胃取出样本后,使用 g-Prox 设备 (USGI) 封闭胃壁。手术时间为(273.5 ± 54.4)分钟。患者在出院时的疼痛评分为 2.5 ± 0.7,总数值范围为 1~10。患者均于 24 小时内出院,未出现并发症。

据我们所知,Kaehler 等在经胃阑尾切除术中的研究规模最大,但研究成果尚未发表[31]。迄今为止,10 例患者参与了此单中心研究。经胃手术受试者的排除条件为弥漫性腹膜炎、疑似穿孔、BMI 高于 30、妊娠、肝硬化和既往手术史。洗胃之后,使用气体灭菌的单通道胃镜实施手术 (Karl Storz GmbH,德国图特林根)。依据 PEG 技术选择胃壁上的切口位置,根据如上所述球囊扩张胃壁切口。在 10 例患者中,通过内镜进行诊断性腹腔探查,之后在脐部置入 3 mm 套管针。其中 1 例患者由于存在腹腔脓肿和阑尾炎,中转为腹腔镜切除术。通过套管牵引,经内镜使用针刀或电凝抓钳实施操作。在根部结扎阑尾,使用可吸收的 NOTES 勒除器施行双重缝合(Serag-Wiessner,德国)。剪刀离断阑尾,并经口取出。将 OTSC 闭合系统 (Ovesco Endoscopy AG,德国)连接到胃镜上,在双抓持器(Ovesco)协助下闭合胃壁。术后未出现并发症,患者于术后第 1~3 天出院。

Zorron 首次报道了 NOTES 手术的 18 个中心参与的多中心研究[32]。在 362 例手术中,37 例患者(10.2%)行经阴道阑尾切除术,14 例(3.87%)行经胃阑尾切

除术。手术过程中应用了多种设备,包括可屈式内镜和硬式经阴道镜头。两种术式均采用腹腔镜监视下建立切口的方法。通过直肠旁套管辅助,使用腹腔镜缝合方式闭合胃壁切口。经内镜进行切割操作,有时也会用硬式器械。经阴道手术的时间为 (60.50 ± 31.33)分钟,经胃手术时间为(135.50 ± 9.25)分钟。腹腔内压力为 12.38~13.75mmHg。经阴道手术的并发症发病率为 6.67%,经胃手术为 24.14%。在 4 个病例(3 个经阴道,1 个经胃)中,经腹腔镜或内镜夹结扎阑尾动脉。1 个病例由于建立经胃入路过程中损伤了腹壁,转换为腹腔镜手术。在所有病例中,6 个病例实施腹腔镜手术,3 个实施开腹手术,剩余全部病例实施胆囊切除术。实施经胃阑尾切除术后出现长时间的肠梗阻,这需要谨慎对待。患者术后的住院时间为 31~78 小时。

## 腔内阑尾切除术

结肠镜检查过程中将阑尾翻入肠腔内,无需任何进入腹腔的切口就可以切除阑尾, 这种想法引人关注,实现了最小的创伤。目前还无此操作的临床数据,但该方面的实验性研究正在进行。Unger 等在 11 具尸体上实施了结肠镜手术。在所有案例中,导丝置入至阑尾头端。接着,通过导丝置入专门设计的手术器械,将阑尾翻转进盲肠。11 例患者中仅 10 例部分成功,主要障碍为增厚的阑尾系膜。有 10 例患者是在系膜根部做一切口(没有进行详细描述)后进行完全翻转。圈套器或内镜夹结扎阑尾底部,透热环(diathermy loop)施行切除[33]。

然而,由于存在阑尾炎症,操作中出现了很多难题,例如,阑尾系膜(有炎症时阑尾系膜会增厚)的阻塞效应。而且,阑尾腔经常出现粘连、闭合,阻碍导丝的置入。此外,肿胀的阑尾壁也使内翻操作更加困难。

# 单切口阑尾切除术

经脐部进行的单切口手术不属于 NOTES 手术,确切地说属于单孔腹腔镜手术的范畴。然而,NOTES 概念的出现和第一例 NOTES 手术之后出现了单切口手术技术;但是目前可屈式内镜手术的技术还不成熟,该技术在成为常规治疗方法之前还有很长的路要走。在手术创伤方面,该术式介于传统腹腔镜手术与 NOTES 手术之间。值得注意的是,建立入路需要对脐部切口进行极大限度的扩张,造成的创伤与小型剖腹

手术相当,失去了微创手术的意义。期刊报道中关于这些操作的命名错综复杂,在此就不再赘述。此术式的改良方法为通过脐周切口置入内镜。

1997 年,Ng 报道了第一例仅使用单一切口的腹腔镜手术,切口位于右下腹,而非脐部[34]。通过腹腔镜进行阑尾的固定与游离,在 3 例患者中使用了另外一根 Veress 气腹针进行辅助操作。主要器械是单孔腹腔镜(Karl Storz GmbH,德国图特林根)。撤掉气腹后,牵拉阑尾至腹壁外并运用传统方式切除阑尾。之后进行再次腹腔镜探查及冲洗。15 例患者行此手术,无并发症出现,并于术后 1.3 天出院。

2008 年,Palanivelu 等对 12 例患者中的 8 例成功施行了经脐可屈式内镜阑尾切除术[35]。受试者的排除条件为既往手术史、阑尾脓肿和穿孔。其中 4 例(33.3%)患者中转为腹腔镜手术。与经自然腔道手术相比,经脐切口更利于操控内镜。患者的平均年龄为32.5 岁。患者于术后 1~3 天出院。在 7、30 和 90 天后及 8 个月后进行随访检查。6 例接受整个手术过程的患者未出现任何并发症。

Chow 等使用经脐放置的多个单套管针(1mm × 12mm 和 2mm × 5mm)成功施行了 12 例阑尾切除术[36]。患者平均年龄 28.7 岁(12~42 岁),平均手术时间为61.6 分钟(24~86 分钟)。随着手术例数的增多,手术时间逐渐缩短。术后 1.1 天出院,8 个星期后进行的术后检查未发现并发症。

Mofid 和 Zornig 仅使用 2 枚 5mm 套管和 1 个置于套管内的弯曲抓钳进行手术操作,前提是无漏气。弯曲器械有更好的三角操作关系[37]。

实验环境下,Chouillard 等使用两个经脐 5mm 套管对 55 例患者进行手术[38]。由于阑尾暴露困难,严重感染伴有脓肿形成或腹膜炎,15 例(25.5%)患者中转为其他术式;其中 14 例中转为腹腔镜手术,1 例转为开腹手术。平均手术时间为 39 分钟(14~111 分钟)。术后并发症发生率为 5.4%(3 例患者),其中 2 例为中转患者。其中 1 例患者发生脐部腹壁感染,其原因可能是在没有用取物袋的情况下经脐切口取出阑尾。患者术后平均 36 小时出院。此入路可能会成为单纯性阑尾炎手术治疗的标准术式。

单切口手术可使用切口牵开器置入器械,Cho 等对 23 例接受此类手术的患者和 20 例接受传统腹腔镜阑尾切除术的患者进行了对照研究[39]。两组之间的性别、年龄分布和临床表现具有可比性。单切口手术的平均时间为 61.5 分钟,传统腹腔镜手术为67.5 分钟,差别不大。术后住院时间(4.2 天对 3.8天)和疼痛评分(3.4 对 3.1)差别也无统计学意义。在 1 例阑尾穿孔患者实施单切口手术后出现腹腔脓肿并发症。单切口手术的切口长度明显小于腹腔镜技术。

# 结 论

NOTES 最初的概念是在腹腔内运用一个软式内镜进行手术操作[1]。总结运用此途径实施的阑尾切除术(表 12.1),在 48 例计划进行 NOTES 手术的病例中实际上仅成功施行了 39 例。Zorron 等[32]发表了多项多中心研究报告,文中已经对其进行详细描述,此处不再赘述。现在我们还不知是否还有其他的研究存在。

除了 Rao 等[28]进行的病例样本研究外,最近的纯 NOTES 手术大多为个案报道。且报道并未涉及炎症的严重程度以及病理检查结果方面的信息。而且,没有提及有关手术前期操作的详细信息以及所遇到的困难。对于伴有严重水肿及阑尾系膜粘连的重症感染病例,使用两个距离较近的平行器械进行器官的暴露和游离,增加了手术难度。同时,Tabutsadze 等[25]也没有提供游离阑尾方面的技术信息。

所有的经阴道混合 NOTES 手术都以微型腹腔镜进行腹腔探查为起点。曾有两位研究者[29,31]使用纯 NOTES 技术经胃入路完成手术,在经胃置入可屈式内镜完成腹腔探查后才置入 1 根辅助性套管。

所有研究小组完成手术所需的时间,都远长于腹腔镜技术完成相同操作通常所用的时间。为患者着想,我们显然需要缩短手术时间,而这取决于手术操作的类型和培训周期[23]。培训周期方面,腹腔镜手术在诞生之初,手术时间也明显长于开腹手术。

腹腔镜探查后不适合内镜手术而转换术式的转换率为 16.66%;出现并发症后转换手术方式的概率为 2.5%。

手术并发症发生率为 7.5%,包括由于肠系膜内镜夹松动导致的术中出血 1 例以及在穿刺和闭合胃壁

**表12.1 经脐腹腔镜胆囊切除术的优缺点**

| 入路 | 方法 | | | |
| --- | --- | --- | --- | --- |
| | 纯 NOTES | 混合 NOTES | 初次转化 | 二次转化 |
| 经阴道 | 3 | 15 | 3 | 1 |
| 经胃 | 8 | 13 | 5 | |

时出现的并发症各 1 例,不过仅后者需重新进行一次腹腔镜探查。未出现死亡病例。

所有病例未出现腹腔或经腔入口处的感染性并发症。仅少数文献中涉及器械消毒方面的信息[23,29,31];部分研究者在经胃入路手术前进行洗胃[28,31]。为了防止非胃内定植菌群的滋生,在经胃入路手术前不应给予患者抑酸药物。

由于取物袋的应用,腹腔镜手术的切口感染率已经较低,而 NOTES 阑尾切除术能否进一步降低感染率呢?在腹部手术中,5%~20%的病例发生感染并发症,治疗需要投入更多的人力、物力[40]。在这些病例中,皮肤为最大的感染源,而 NOTES 手术有可能最大限度地降低这些类型感染的发病率[41]。然而,脐部皮肤的细菌密度为每平方厘米 $1.4 \times 10^3$ 需氧细菌和 $2.4 \times 10^2$ 厌氧细菌,甚至比体表的细菌密度还要低。胃内细菌密度为 $10^2 \sim 10^5$ CFU/mL,可能随胃酸浓度有所变化。然而,在齿龈等通往胃内路径表面的细菌密度高达 $10^{11} \sim 10^{12}$ CFU/mL [42]。成年女性阴道的细菌浓度为 $10^7 \sim 10^8$/g[43]。腹部的感染也与其他因素有关,例如,皮下脂肪的厚度及相关血液供应,腹壁的机械损伤及由此带来的影响。这些方面都是支持经自然腔道入路的因素。

由于病例数量较少,对两种入路方式的比较存在一定困难。经阴道入路的优点是距离较短,器械更易到达目标器官,可操作性较强。经胃入路的优点为不受性别限制。在多中心研究中,Zorron 等[32]证实经胃阑尾切除术的手术时间更长,并发症发生率更高。

阑尾切除术中,置入腹腔的软式双通道内镜有什么优势呢?与腹腔镜相比,内镜属于多功能器械。二者的成像分辨率和手术野的照明条件相似。应用内镜可以实施注气,冲洗和抽吸工作,与此同时至少保留一个内镜器械原位进行辅助。其中明显的优势是对镜头进行冲洗的功能,而腹腔镜至今仍无法实现。其缺点是可屈式器械对腹腔内某一定点进行操作非常困难。另一缺点是到达指定位置之后的稳定性较差。操作过程中施加的力量可能会导致内镜的移动,进而影响暴露和操作。Horgan 等应用传输系统为阑尾手术提供更稳定的平台[30]。如文献[23,32]中所指出的,使用软式内镜进行手术仅需要相对较低的腹内压力(10~12mmHg)[23,32]。

目前仪器设备的选择主要取决于疾病的严重程度。经自然腔道阑尾切除术要成为一种标准术式,还需要内镜和内镜器械的发展。阑尾炎穿孔,阑尾周围脓肿,腹膜炎仍是 NOTES 手术的禁忌。

---

视频片断

视频 12.1　纯 NOTES 阑尾切除术

视频 12.2　软质器械联合硬质器械辅助混合 NOTES 阑尾切除术

视频 12.3　硬质器械联合软质器械辅助经阴道阑尾切除术

(赵传宗 译　贺兆斌 孙勇 校)

# 参考文献

1　Kalloo AN, Singh VK, Jagannath SB, et al. Flexible transgastric peritoneoscopy: a novel approach to diagnostic and therapeutic interventions. *Gastrointest Endosc* 2004;**60**:114–17.

2　Malik A, Mellinger JD, Hazey JW, Dunkin BJ, MacFadyen BV Jr. Endoluminal and transluminal surgery: current status and future possibilities. *Surg Endosc* 2006;**20**:1179–92.

3　Gettman MT, Blute ML. Transvesical peritoneoscopy: initial clinical evaluation of the bladder as a portal for natural orifice translumenal endoscopic surgery. *Mayo Clin Proc* 2007;**82**:843–5.

4　Giday SA, Kantsevoy SV, Kalloo AN. Current status of natural orifice translumenal surgery. *Gastrointest Endosc Clin N Am* 2007;**17**:595–604.

5　McGee MF, Rosen MJ, Marks J, et al. A primer on natural orifice transluminal endoscopic surgery: building a new paradigm. *Surg Innov* 2006;**13**:86–93.

6　Schick KS, Hüttl TP, Fertmann JM, et al. A critical analysis of laparoscopic appendectomy: how experience with 1,400 appendectomies allowed innovative treatment to become standard in a university hospital. *World J Surg* 2008;**32**:1406–13.

7　Paterson HM, Qadan M, de Luca SM, et al. Changing trends in surgery for acute appendicitis. *Br J Surg* 2008;**95**:363–8.

8　Faiz O, Clark J, Brown T, et al. Traditional and laparoscopic appendectomy in adults: outcomes in English NHS hospitals between 1996 and 2006. *Ann Surg* 2008;**248**:800–806.

9　Kehagias I, Karamanakos SN, Panagiotopoulos, et al. Laparoscopic versus open appendectomy: which way to go? *World J Gastroenterol* 2008;**14**:4909–14.

10　Caravaggio C, Hauters P, Malvaux P, et al. Is laparoscopic appendectomy an effective procedure? *Act Chir Belg* 2007;**107**:368–72.

11　Owais AE, Wilson TR, Sethi N, Aldoori MI. Whose appendectomy? Do laparoscopic appendectomies impair SHO training? *Ann R Coll Surg Engl* 2008;**90**:577–80.

12　Bueno B. Promer caso de apendictomia por via vaginal. *Tokoginecol pract* 1949;**8**:152–8.

13　McGowan L. Incidental appendectomy during vaginal surgery. *Am J Obstet Gynecol* 1066;**15**:588.

14　Massoudnia N. Incidental appendectomy in vaginal surgery. *Int Surg* 1975;**60**:89–90.

15　Pelosi MA 3rd, Pelosi MA. Vaginal appendectomy at laparoscopic-assisted vaginal hysterectomy: a surgical option. *J Laparoendosc Surg* 1996;**6**:399–403.

16　Tsin DA, Colombero LT, Mahmood D, et al. Operative culdolaparoscopy: a new approach combining operative culdoscopy and minilaparoscopy. *J Am Assoc Gynecol Laparosc* 2001;**8**:438–41.

17　Nezhat C, Datta MS, Defazio A, et al. Natural orifice-assisted laparoscopic appendectomy. *JSLS* 2009;**13**:14–18.

18　Watrelot A, Nassif J, Law WS, et al. Safe and simplified endoscopic technique in transvaginal NOTES. *Surg Laparosc Endosc Percutan Tech* 2010;**20**:e92–4.

19　Bernhardt J, Gerber B, Schober HC, et al. NOTES-case report of a unidirectional flexible appendectomy. *Int J Colorectal Dis* 2008;**23**:547–50.

20　McGee MF, Rosen MJ, Marks J, et al. A reliable method for monitoring intraabdominal pressure during natural orifice translumenal endoscopic surgery. *Surg Endosc* 2007;**21**:672–6.

21　Meireles O, Kantsevoy SV, Kalloo AN, et al. Comparision of intraabdominal pressures using the gastroscope and laparoscope for transgastric surgery. *Surg Endosc* 2001;**21**:998–1001.

22　Bergstroem M, Swain P, Park PO. Measurements of intraperitoneal pressure and the development of a feedback control valve for regulating pressure during flexible transgastric surgery (NOTES). *Gastrointest Endosc* 2007;**66**:174–8.

23　Bernhardt J, Steffen H, Schneider-Korith S, et al. unpublished data.

24　Palanivelu C, Rajan PS, Rangarajan M, et al. Transvaginal endoscopic appendectomy in humans: a unique approach to NOTES – world's first report. *Surg Endosc* 2008;**22**:1343–7.

25　Tabutsadze T, Kipshidze N. New trend in endoscopic surgery: transvaginal appendectomy NOTES (natural orifice transluminal endoscopic surgery). *Georgian Med News* 2009;**168**:7–10.

26　Horgan S, Cullen JP, Talamini MA, et al. Natural orifice surgery: initial clinical experience. *Surg Endosc* 2009;**23**:1512–18.

27　Shin EJ, Jeong GA, Jung JC, et al. Transvaginal endoscopic appendectomy. *J Korean Soc Coloproctology* 2010;**26**:429–32.

28　Rao GV, Reddy DN, Banerjee R. NOTES: human experience. *Gastrointest Endosc Clin N Am* 2008;**18**:361–70.

29　Park PO, Bergström M. Transgastric peritoneoscopy and appendectomy: thoughts on our first experience in humans. *Endoscopy* 2010;**42**:81–4.

30　Horgan S, Thompson K, Talamini M, et al. Clinical experience with a multifunctional, flexible surgery system for endolumenal, single port, and NOTES procedures. *Surg Endosc* 2011;**25**: 586–92.

31　Kaehler G, personal and congress communication, unpublished data.

32　Zorron R, Palanivelu C, Neto MPG, et al. International multicenter trial on clinical natural orifice surgery – NOTEs IMTN study: preliminary results of 362 patients. *Surg Innov* 2010;**17**: 142–58.

33　Unger E, Mayr W, Gasche C. Design and instrumentation of new devices and methods for performing appendectomy at colonoscopy. *Gastrointest Endosc* 2005;**61**:AB106.

34　Ng PCH. One-puncture laparoscopic appendectomy. *Surg Laparosc Endosc* 1997;**7**:22–4.

35　Palanivelu C, Rajan PS, Rangarajan M, et al. Transumbilical endoscopic appendectomy in humans: on the road to notes: a prospective study. *J Laparoendosc Adv Surg Tech A* 2008;**18**: 579–82.

36　Chow A, Purkayastha S, Paraskeva P. Appendicectomy an cholecystectomy using single-incision laparoscopic surgery (SILS): the first UK experience. *Surg Innov* 2009;**16**:211–17.

37　Mofid H, Zornig C. Single-access surgery laparoscopic cholecystectomy and appendectomy. *Surg Technol Int* 2010;**19**:61–4.

38　Chouillard E, Dache A, Torcivia A, et al. Single-incision laparoscopic appendectomy for acute appendicitis: a preliminary experience. *Surg Endosc* 2010;**24**:1861–5.

39　Cho MS, Min BS, Hong YK, et al. Single-site versus conventional laparoscopic appendectomy: comparison of short-term operative outcomes. *Surg Endosc* 2011;**25**:36–40.

40　Bratzler DW, Houck PM, Antimicrobial prophylaxis for surgery: an advisory statement from the National Surgical Infection Prevention Project. *Am J Surg* 2005;**189**:395–404.

41　McGee MF, Rosen MJ, Marks J. A primer on natural orifice translumenal endoscopic surgery: building a new paradigm. *Surg Innov* 2006;**13**: 66–93.

42　Knoke M, Bernhardt H. *Mikroökologie des Menschen*. Edition Medizin, VCH, 1986, pp. 79–112.

43　Knoke M, Bernhardt H. Die normale Mikroflora des Menschen. In Sanderink RBA, Bernhardt H, Knoke M, Meyer J, Weber C, Weiger R (Eds) *Orale Mikrobiologie und Immunologie*. Quintessenz Verlag, 2004, pp. 283–8.

# 第 13 章

# NOTES 在结直肠手术中的应用

Joël Leroy, Michele Diana, James Wall, Jacques Marescaux

# 引 言

前瞻性临床研究证实了微创手术在复杂外科手术如结直肠切除术中具有巨大的优势[1-4]。外科手术不断向微创方向发展，而 NOTES 突破了微创手术的技术限制，开创了一个不断发展的全新领域。

微创技术旨在减轻进入腹腔和获取手术标本时对腹壁造成的创伤，并且减轻疼痛、降低感染和预防切口疝等并发症的发生[5,6]。

NOTES 通过经胃、阴道、肛门或膀胱等入路进入腹腔完成消化外科手术，因而无须腹壁手术切口[7]。

实验证实纯 NOTES 手术的可行性，但由于一些技术问题，目前临床上仅存在腹腔镜引导下的"混合" NOTES 术式。

结直肠 NOTES 手术中需要注意以下几点：

1. 经直肠入路是结直肠 NOTES 手术的首选；

2. 结直肠 NOTES 手术操作平台；

3. 直肠切口的闭合：文献中的经验；

4. 经自然腔道标本取出（natural orifice specimen extraction，NOSE）；通向 NOTES 的桥梁；

5. NOTES 结肠切除术的转化医学。

## 经直肠入路是结直肠 NOTES 手术的首选

目前每种 NOTES 入路都有其明确的优势与劣势。经阴道入路方式已在一系列大规模胆囊切除术[8,9]、胃切除术[10]、袖状胃减容术[11]以及阑尾切除术[12]中有较深入的研究。经阴道入路本身固有的缺陷是其仅限于女性患者。经胃入路也可行胆囊切除术[13,14]和腹腔探查术[15]，但这种入路方式由于胃切口缺乏安全有效的缝合方法受到一定的限制。

最近，研究者通过大规模试验性手术，如腹腔探查术[16]、胆囊切除术[17]、疝修补术[18]、胰尾切除术[19]等，对经直肠或结肠入路进行了评估。

经直肠入路能够利用同轴镜直接近距离探察腹腔并取出较大标本，但是有学者担心会引起腹腔感染，并且目前仍缺乏一种安全有效的关闭入路切口的方法。至少有两点可以证明经直肠入路是 NOTES 结直肠手术的最佳入路方式。首先，腹腔镜结直肠手术本身就有感染风险，而经直肠入路并没有使其增加[20]。其次，与其为了治疗一个器官而在另外一个器官开口进行手术操作，不如直接打开病变器官更具合理性。实际上，结直肠 NOTES 手术最理想的情况是将开口部位与标本一并切除。

## 结直肠 NOTES 手术操作平台

NOTES 手术的最终目的是可以在门诊进行微创、无切口的手术。这一革命性的概念一部分受到公众需求的启发[21]，并且已经从设计新手术器具的商业投资中受益。目前，我们缺乏一个良好的以纯 NOTES 手术方式进行复杂外科手术的平台，如结肠切除术。NOTES 平台的基本要求是：安全到达腹腔的稳定入路，充分暴露手术视野，合适的操作角度以及通过牵拉器官组织暴露视野的能力。目前可屈式内镜在腔内操作中具有更大优势，但还不具备进行复杂缝合、切割、闭合和分离的能力。

虽然尚没有平台能够解决这些问题，但有关这方面的研究已经取得了重要进展。多通道内镜易于操控，在保持内镜柔韧性特点的前提下，又能够实现强力牵拉的目的，在一定程度上解决了以上问题。

我们团队目前正致力于双可屈式内镜平台的研发(Anubiscope® 和 Isisscope®, Karl Storz, 德国图特林根),这种平台可以提供仪器之间的操作角度,允许内镜外科医生使用双手操作,并在体内重新建立三角手术操作关系。内镜具有双瓣形顶端,一旦进入腹腔后顶端打开,可屈式操作器械由操作通道进入,并呈三角形排列。目前我们研究所正在开发这一平台的自动集成版本,并在猪模型上进行该平台的 NOTES 结肠切除术的实验研究。

目前经直肠入路 NOTES 手术稳定平台出现于肛门内镜显微手术(TEM™)仪器中。TEM 由 Buess[22] 提出,作为一种微创技术,它可以被视为 NOTES 的原型之一。TEM 原本用于全层切除不适合标准结肠镜手术或经肛门切除的中高位直肠病变。经肛门内镜手术(TEO™, Karl Storz, 德国)设备是对 TEM 的改进,由特殊直肠镜(长 8cm 或 15cm, 直径 4cm)组合了普通腹腔镜成像系统构成,可以精细观察、全层切除以及缝合组织[23]。

2007 年,Whiteford 等在尸体上评估了运用 TEM 平台进行经直肠内镜下乙状结肠根治性切除术的可行性[24]。

## 直肠切口的闭合:文献中的经验

对于那些结直肠切口没有同标本一起切除的病例而言,如何全层闭合切口极其挑战性,同时耗时较长。SAGES/ASGE 的 NOTES 工作组认为手术入路的安全闭合是经自然腔道手术发展过程中需要克服的主要困难之一[25]。

现今,已经有几种试验性方法尝试闭合结肠入口。

在肿瘤全层切除术后使用 TEM 工具对腹膜缺损进行人工缝合,该技术被引进后一直得到广泛应用,实践证明此技术甚至在应用直肠上段同样安全[26,27]。此外,有报告指出 TEM 术后直肠狭窄的概率并不增高[28]。

Wilhelm 等建议通过预先在直肠入路切口周围荷包缝合,术毕用直线切割闭合器闭合荷包缝合后的轻微隆起来实现闭合直肠切口的目的[20]。

研究表明,圈套器可以很好地完成结肠穿孔的闭合[29];然而,虽然血管夹能起到辅助闭合的作用,但它们对一期闭合还是无能为力[29,30]。

## NOSE:通向 NOTES 的桥梁

NOSE 并不是新的概念。1993 年,Franklin 等[31] 描述了经肛门标本取出和经肛门置入底订座的全腹腔镜结肠切除术。近期对 NOTES 手术的研究激发了人们对 NOSE 的进一步探索[17,32-35]。

相比传统腹腔镜手术,当切除标本过大时,运用 NOSE 技术的一个好处在于它避免了扩大戳孔或腹壁小切口的尴尬。此外,在 NOSE 操作中经肛门放置底顶座能够很好地避免肠管外置术中出现接合不佳的现象。事实上,已经有报告指出,与体外吻合相比,体内吻合在肠功能的恢复、术后麻醉药品的使用、住院时间和并发症发生率等方面均优于体外吻合技术[36]。

这一问题在单孔腹腔镜手术(laparo-endoscopic single-site, LESS)中更加明显,因为被切除的肠管需要通过单孔切口处从腹腔取出,而这会使结肠系膜受到牵拉,同时腹壁下的肠管受到挤压可能造成局部缺血。纵观目前单孔结直肠手术技术水平,为了实现体外吻合操作及标本取出,手术切口多延长至 6~8cm[37]。这就增加了腹腔手术并发症的发生率,例如疝、疼痛和感染等。

诸如 Curcillo 的单通道手术等一系列更小的单端口设备或迷你腹腔镜设备应用于多重筋膜切口手术,大大提高了人们对 NOSE 手术的兴趣[38]。

近期,我们系统性回顾分析了经阴道和肛门两种方式,结肠切除标本取出方法的相关文献。结果表明,在全世界范围内,应用该项辅助技术的经验十分有限。

已发表的病例对照研究只有一篇,在该研究中对比了结肠癌手术治疗中应用全腹腔镜右半结肠切除术与经阴道 NOSE 结合腹腔镜切除术的临床效果。结果发现在肿瘤分期相当的患者中,应用 NOSE 技术显著降低了术后疼痛指数,并缩短了住院时间[40]。

简而言之,我们的回顾性研究发现了几个重要的问题:

1. 经自然腔道进入腹腔的细菌污染风险需要评估;

2. 肛门括约肌存在损伤的风险;

3. 应用 NOSE 技术治疗肿瘤的病例数量要足够多。

## 结直肠 NOSE 中的腹腔污染风险

近期,Saida[41] 等评估了在传统"非 NOSE"结直肠手术中发生腹腔污染的风险。他们报道称,在直肠癌手术中发生腹腔细菌污染的概率,腹腔镜手术中为 28%,远远低于开腹手术(49%)。

在结肠切开术中,将底订座放入腹腔内时或通过自然腔道进入腹腔时都有发生腹腔污染的风险。在我们对经肛门 NOSE 乙状结肠切除术的实验中,全部培养基均呈阳性;然而,无一例患者发生明显腹腔感染[42]。

目前没有通过收集体液进行微生物分析来评估结直肠手术中应用经阴道 NOSE 技术发生腹腔污染风险的研究报道[43-46]。虽然一些作者提到了该风险的存在,但是尚没有相关的前瞻性研究发表。一项通过收集腹水来探究在 NOSE 和非 NOSE 结直肠切除术中发生腹腔污染途径的系统性前瞻性研究,可能会使最终阐明这一问题。

## 肛门括约肌功能障碍

对经肛门取出标本而言,另一个重要问题是经肛门取出较大标本后出现的肛门括约肌功能障碍问题。至今,尚没有人研究过这一问题。Akamatsu 等[47]报道称,经肛门取出标本的 16 例患者没有出现肛门功能障碍。然而,尚缺乏关于肛门功能障碍的客观评估标准。在 TEM 技术中曾有肛门括约肌功能的相关研究,此技术需要应用一个庞大的 4cm 的刚性经肛门装置。研究发现运用 TEM 技术后没有严重的术后功能障碍发生,肛门自控功能于 3 个月内会完全恢复[48-51]。在另一项应用 TEM 显微手术行乙状结肠切除术的研究中,Whiteford 等推测至少在直肠手术中,直肠的顺应性可保障手术标本通过而不引起组织撕裂[24]。多位研究这种手术方法的学者一致强调,通过患者本身的体格指数和切除物的类型可以大致预计可取出的标本尺寸。

因此,在该技术的最初试行阶段,研究者更倾向于选择患有良性疾病的非肥胖患者,理论上这可以降低发生肛门撕裂伤、瘘或括约肌损伤的风险。

尽管文献和我们的研究中都没有关于临床肛门失禁的报道,但仍需要一种前瞻性的功能性肛门测压法来进行系统性评估。

## NOSE 在肿瘤切除术中的应用

腹腔镜手术减少了外科应激事件和炎症反应的发生,进而改善了肿瘤患者的预后[52,53]。运用 NOSE 技术进一步降低了手术创伤,因而理论上更利于肿瘤的清除,但这还有待于进一步验证。同时,如同在腹腔镜检查初期出现的穿刺孔转移一样,人们对在肿瘤患者中应用 NOSE 是否存在发生种植性转移的风险也存在疑虑[54]。

对经直肠和经阴道 NOSE 而言,手术切缘和清扫的淋巴结数目是能实现肿瘤根治性切除术的关键,目前尚没有于取出部位发生转移的文献报道。一些作者报道可以在不采取保护措施的情况下取出标本而不

发生转移[55,56]。使用保护措施并不能杜绝肿瘤细胞种植于取出部位[57],因此我们仍提倡在进行 NOSE 时(即便是在良性病变当中),至少应使用一个单层标本袋作为保护措施[45]。此外,套管也起到了黏膜保护和机械润滑的作用,使标本的取出更加容易。

## 混合 NOTES 结肠切除术:文献经验

腹腔镜手术与经自然腔道手术的结合,对结直肠手术益处甚多。目前来说,这种混合技术是现阶段 NOTES 手术最安全、可靠的方式。一些团队已经成功开展了混合 NOTES 结肠切除术[58,59]。

Lacy 等[58]报道了第一例混合 NOTES 结肠切除术。他们为 1 例患有 T3N1 期乙状结肠腺癌的 78 岁女性患者成功实施了经阴道小切口腹腔镜辅助乙状结肠切除术。经阴道放置套管,其作用是对肠系膜下血管和直肠上段进行剥离和缝合。在体外进行结肠切除,然后于体内进行吻合。

接着,Lamade 等[59]报道了 5 例患者接受的三腔混合自然腔道结肠切除术的研究(Tri-PortNOS-SIG)。手术过程中使用市售的硬式腹腔镜通过脐部、阴道和直肠进行手术,腹部没有明显切口。通过肛门取出标本,所有患者术后病情平稳,住院时间大大缩短。

## NOTES 结肠切除术的转化医学

在结直肠手术过程中,有两个关键步骤对微创手术方式提出了挑战。第一个为肠道吻合,第二个为标本取出。

体内吻合以及通过自然腔道(肛门或阴道)进行组织游离和标本取出,从而避免了扩大切口或另行腹壁小切口。

然而,NOTES 手术入路切口的安全缝合仍旧是一项挑战。

我们采取了分步递进的发展微创技术,相继在实验和临床两个方面逐步解决了乙状结肠切除术中遇到的技术挑战。

第一,在活体猪模型上进行单孔乙状结肠切除术(Sugiquest Air Seal),目的在于评估此种技术方法的可行性[60](视频 13.1)。

第二,在 5 只活体猪模型上联合使用经胃和经直肠入路方式进行了完全 NOTES 乙状结肠切除术(视频 13.2)。

为了在肠系膜上实现良好的暴露和牵引并调整圆形吻合器底钉座的位置,我们使用了一种经肛门腔内磁性辅助手术装置[61](图 13.1)。

接着,我们报道了第一例人类憩室炎的单孔腹腔镜乙状结肠切除术[62](视频 13.3)。

此外,为了便于今后 NOTES 结直肠手术的开展,我们设想了一项技术,能够在全结肠所有部位调控底钉座的位置(PECAC)[45](视频 13.4 和图 13.2)。

我们应用这几项技术相继进行了单孔乙状结肠切除术 (经腹取出标本);以及三孔乙状结肠切除术(经肛门取出标本)。经自然腔道结直肠 NOTES 技术的下一个突破是,全腹腔镜单孔乙状结肠切除术并实施经肛门 NOSE[63](视频 13.5 和图 13.3)。

显然,经肛门 NOSE 单孔腹腔镜乙状结肠切除术并不适用于所有病例,因此必须进行严格细致的病例筛选。对大样本病例分析研究显示,肥胖,美国麻醉医师协会(ASA)评分为 3 或 4 分,以及外科医生经验缺乏,被认定为腔镜手术中转开腹的独立危险因素[64]。单纯性急性肠道感染炎症比较局限,大多数急性乙状结肠炎容易合并憩室炎,最终导致肠壁及肠系膜增厚,伴有明显粘连。此手术操作的理想适用条件是:无腹部手术史、BMI 较低、轻微且范围较小的急性乙状结肠炎。

最后,为了能够安全可靠地缝合直肠切口,我们推荐圆形 EEA™ 痔疮脱垂吻合器,该设备配备 DST™ 技术,由柯惠医疗(Covidien)研发[65]。EEA™ 痔疮吻合器的优势在于砧柄较长,可以轻松安置于直肠缺口平面。在吻合之前,此直肠缺口可以在可视下收进底钉座中。

为了评估圆形吻合器缝合技术,我们在活体猪模型上进行了前瞻性随机对照试验。测试中利用 TEO 手术平台进行混合 NOTES 部分结肠切除术。我们对直肠入路切口分别进行人工 TEO 工具缝合和圆形吻合器闭合,并对闭合效果进行比对。结果显示,EEA™ 吻合器缝合切口的速度明显快于 TEO™ 平台缝合,而且组织的炎症反应较低(Diana M,投稿至 Endoscopy)。

人们一直努力对息肉及早期肿瘤开展经直肠 NOTES 或混合 NOTES 结肠部分切除术,而前述直肠闭合手段无疑使人们又向前迈进了一步,同时该技术也克服了目前 TEO™ 技术的诸多限制。直肠安全闭合技术,针对控制底订座位置研发的 PECAC 技术,以及灵活的加长圆形吻合器技术,三者结合,使任何部位的结肠部分切除成为可能(视频 13.6 和图 13.4)。

此外,经胃或经阴道 NOTES 手术可以进行前哨淋巴结活检。我们评估了将该技术作为内镜下黏膜切除治疗早期结直肠肿瘤的辅助手段的可行性[66]。鉴别所有前哨淋巴结,并逐个进行活检。尽管现在此项技术还不适合应用于人体,但它确实提高了微创内镜技术在结肠癌中应用的有效性以及可行性。

我们在结直肠侧侧吻合及端端吻合中进一步展示了 MAGNAMOSIS™ 磁环吻合术的易用性(还未公布的数据)。此系统可以通过内镜进入结肠并结合 PECAC 技术精确定位。如今,此系统仍在进一步改进之中。它可以在术后 4~7 天形成通畅可靠的吻合口,吻合所需最小用力为 4N,因此在使用此装置之前应充分考虑到组织的厚度及吻合位置。

## 结　论

纯 NOTES 结肠切除术尚未应用于临床实践。混合 NOTES 在人体上的应用上也有一定的局限性,相信随着技术的进步,这些困难会被逐一克服。

在递进式实验研究中,我们认为,对于不适合内镜黏膜切除术或内镜黏膜下剥离的息肉进行结肠部分切除术是目前结直肠 NOTES 手术的最好指征。

息肉的精确分期对此指征而言尤为重要,前哨淋巴结的 NOTES 活检可以对此进行确认。

NOTES 必须在遵守结直肠手术基本原则的基础上,才能得到进一步的推广应用。

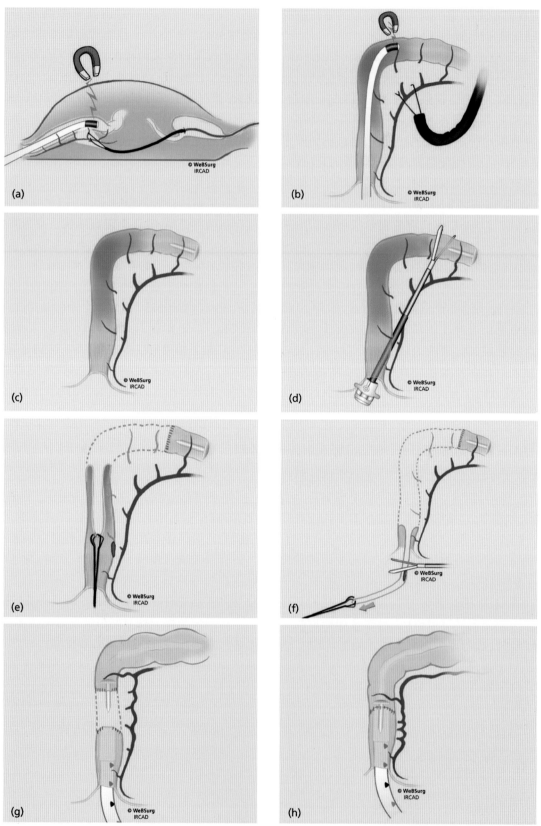

**图 13.1**　经胃和经直肠入路联合进行的全 NOTES 乙状结肠切除术。(a)胃镜中经胃位置的横断面图(Karl Storz,德国图特林根)。通过腔内磁性手术辅助装置显露乙状结肠。(b)沿内镜工作通道放置内镜工具,进而实现肠系膜血管的解剖。(c)经肛门在近端切除边缘上置入圆形底钉座。(阴影区域显示出需要切除的肠段。)(d)经直肠置入套管针,沿待切除部分乙状结肠远端厚壁在腹腔内移动。置入线性关节联合吻合器,切除位于近端切缘的乙状结肠。(e)应用"套入术"技术,通过肛门取出乙状结肠标本。(f)用线性吻合器在体外切除结肠或乙状结肠。(g)将远端乙状结肠放回体内。底钉座的支柱部分经近端闭合线旁小切口戳出肠腔。圆形吻合器在剩余的直肠乙状结肠部分内移动前行。(h)底钉座接合后,激活吻合器,吻合完成。© WebSurg / IRCAD

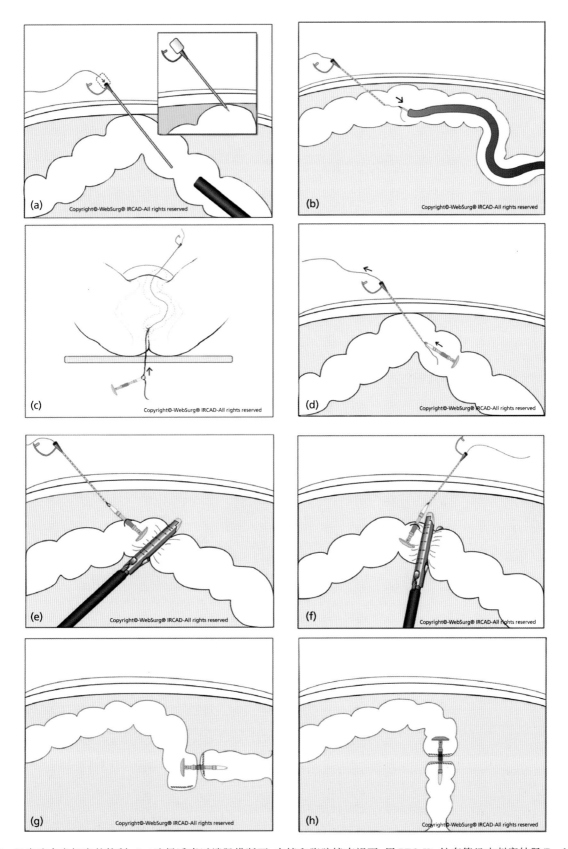

**图 13.2**　经皮腔内底钉座的控制。(a)选择适当近端肠横断面,内镜和腹腔镜直视下,用 PEG-Kit 针套管经皮刺穿结肠(Bard Access Systems,美国犹他州盐湖城)。(b)取出穿刺针,内镜钳夹住,导丝通过套管进入腔内。(c)经肛门取出导丝。将圆形吻合器的底钉座(DST™ series PCEEA Covidien)与导丝相连。(d)通过导丝的拉力,将底钉座引入肠腔。(e)底订座经过穿刺点进入腹膜腔内。(f)将底钉座放置于结肠正确位置,在其下方的结肠对面触发线性吻合器,如果计划做端对端的吻合术就将其闭合(g);如果打算做两侧吻合,就需要一个合适的距离。© WebSurg / IRCAD

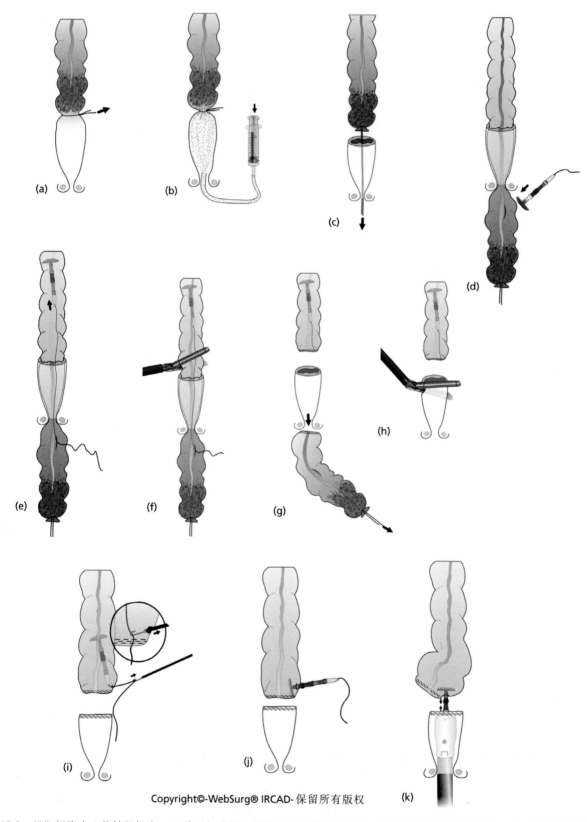

**图 13.3**　经肛门取出乙状结肠标本。(a)将要切除的乙状结肠部分充分游离后,在远端切除部位打结缝线。(b)对远端结直肠冲水,并可以阻止近端腔内流。(c)在缝线水平面下切开直肠。(d)将乙状结肠运送至直肠,利用经肛门置入的钳子拉动缝线结,经肛门将乙状结肠移至腹外。实施结肠切除术,向头侧推动底钉座(用一条缝线固定到其底钉座部位)进入降结肠,并将底钉座停留在近端切除术水平位置的上端。(e)实施近端切除。(f)通过肛门取出剩余标本。(g)用一个吻合器闭合打开的直肠残端,通过腹部孔移除剩余物。(h)在接近近端结肠吻合口位置进行肠切除术,用一个吊钩来"勾住"与底钉座相连的缝线,并使其陷入吻合口中。(i)接着,通过拉动缝线,使底钉座到达肠切除术位置。(j)之后,实施标准机械吻合。© WebSurg / IRCAD

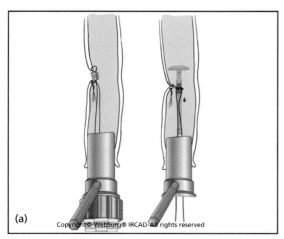
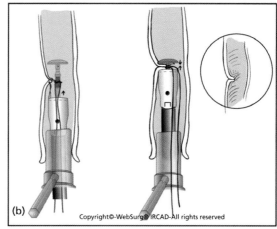

**图 13.4**　圆形吻合器入路闭合。(a)应用 TEO™(Karl Storz®, 图特林根, 德国)在切口的边缘放置 2.0 Maxon™(Covidien, Mansfield, 美国马萨诸塞州)连续缝线, 接着用推线器打结将位于底钉座之上的直肠切口的黏膜边缘收入鞘中。(b)通过 TEO™ 设备放置 EEA™ 痔疮吻合器, 向下拉连续缝线的线使其位于吻合器两部分之间, 之后触发后者。© WebSurg / IRCAD

---

### 视频片断

**视频 13.1**　猪模型的单孔乙状结肠切除术

**视频 13.2**　经胃和直肠联合入路的全 NOTES 乙状结肠切除术

**视频 13.3**　全球首例人单孔乙状结肠切除术

**视频 13.4**　经皮内镜下控制结肠底钉座

**视频 13.5**　腹腔镜-内镜单点(LESS)乙状结肠切除治疗憩室炎, 同时利用自然腔道将切除标本移出(NOSE)

**视频 13.6**　经肛门肝活检术切口闭合的创新技术在经胃、直肠 NOTES 结肠部分切除术中的应用

(赵传宗 译　彭程 周涛 校)

## 参考文献

1 Lacy AM, Garcia-Valdecasas JC, Delgado S, et al. Laparoscopy-assisted colectomy versus open colectomy for treatment of non-metastatic colon cancer: a randomised trial. *Lancet* 2002; **359**(9325):2224–9.

2 Clinical Outcomes of Surgical Therapy Study Group. A comparison of laparoscopically assisted and open colectomy for colon cancer. *N Engl J Med* 2004;**350**(20):2050–59.

3 Guillou PJ, Quirke P, Thorpe H, et al. Short-term endpoints of conventional versus laparoscopic-assisted surgery in patients with colorectal cancer (MRC CLASICC trial): multicentre, randomised controlled trial. *Lancet* 2005;**365**(9472):1718–26.

4 Veldkamp R, Kuhry E, Hop WC, et al. Laparoscopic surgery versus open surgery for colon cancer: short-term outcomes of a randomised trial. *Lancet Oncol* 2005;**6**(7):477–84.

5 Singh R, Omiccioli A, Hegge S, McKinley C. Does the extraction-site location in laparoscopic colorectal surgery have an impact on incisional hernia rates? *Surg Endosc* 2008;**22**(12):2596–600.

6 Schmedt CG, Leibl BJ, Bittner R. [Access-related complications in laparoscopic surgery. Tips and tricks to avoid trocar complications]. *Chirurg* 2002;**73**(8):863–76; quiz 77–9.

7 McGee MF, Rosen MJ, Marks J, et al. A primer on natural orifice transluminal endoscopic surgery: building a new paradigm. *Surg Innov* 2006;**13**(2):86–93.

8 Linke GR, Tarantino I, Hoetzel R, et al. Transvaginal rigid-hybrid NOTES cholecystectomy: evaluation in routine clinical practice. *Endoscopy* 2010;**42**(7):571–5.

9 Federlein M, Borchert D, Muller V, et al. Transvaginal video-assisted cholecystectomy in clinical practice. *Surg Endosc* 2010;**24**(10):2444–52.

10 Alcaraz A, Peri L, Molina A, et al. Feasibility of transvaginal NOTES-assisted laparoscopic nephrectomy. *Eur Urol* 2010;**57**(2):233–7.

11 Ramos AC, Zundel N, Neto MG, Maalouf M. Human hybrid NOTES transvaginal sleeve gastrectomy: initial experience. *Surg Obes Relat Dis* 2008;**4**(5):660–63.

12 Nezhat C, Datta MS, Defazio A, Nezhat F, Nezhat C. Natural orifice-assisted laparoscopic appendectomy. *JSLS* 2009;**13**(1):14–18.

13 Jurczak F, Pousset JP, Raffaitin P. [Laparoscopic cholecystectomy with transgastric gallbladder extraction: a new therapeutic approach]. *J Chir (Paris)* 2009;**146**(1):30–33.

14 Dallemagne B, Perretta S, Allemann P, Asakuma M, Marescaux J. Transgastric hybrid cholecystectomy. *Br J Surg* 2009;**96**(10):1162–6.

15 Narula VK, Happel LC, Volt K, et al. Transgastric endoscopic peritoneoscopy does not require decontamination of the stomach in humans. *Surg Endosc* 2009;**23**(6):1331–6.

16 Fong DG, Pai RD, Thompson CC. Transcolonic endoscopic abdominal exploration: a NOTES survival study in a porcine model. *Gastrointest Endosc* 2007;**65**(2):312–18.

17 Auyang ED, Hungness ES, Vaziri K, Martin JA, Soper NJ. Human NOTES cholecystectomy: transgastric hybrid technique. *J Gastrointest Surg* 2009;**13**(6):1149–50.

18 Fong DG, Ryou M, Pai RD, et al. Transcolonic ventral wall hernia mesh fixation in a porcine model. *Endoscopy* 2007;**39**(10):865–9.

19 Ryou M, Fong DG, Pai RD, et al. Dual-port distal pancreatectomy using a prototype endoscope and endoscopic stapler: a natural orifice transluminal endoscopic surgery (NOTES) survival study in a porcine model. *Endoscopy* 2007;**39**(10):881–7.

20 Wilhelm D, Meining A, von Delius S, et al. An innovative, safe and sterile sigmoid access (ISSA) for NOTES. *Endoscopy* 2007;**39**(5):401–6.

21 Swanstrom LL, Volckmann E, Hungness E, Soper NJ. Patient attitudes and expectations regarding natural orifice translumenal endoscopic surgery. *Surg Endosc* 2009;**23**(7):1519–25.

22 Buess G, Theiss R, Gunther M, Hutterer F, Pichlmaier H. Endoscopic surgery in the rectum. *Endoscopy* 1985;**17**(1):31–5.

23 Yau K. Transanal Endoscopic Operation (TEO). *Hong Kong Med Diary* 2009;**14**(7):13–16.

24 Whiteford MH, Denk PM, Swanstrom LL. Feasibility of radical sigmoid colectomy performed as natural orifice translumenal endoscopic surgery (NOTES) using transanal endoscopic microsurgery. *Surg Endosc* 2007;**21**(10):1870–74.

25 Rattner D, Kalloo A. ASGE/SAGES Working Group on Natural Orifice Translumenal Endoscopic Surgery. October 2005. *Surg Endosc* 2006;**20**(2):329–33.

26 Ramwell A, Evans J, Bignell M, Mathias J, Simson J. The creation of a peritoneal defect in transanal endoscopic microsurgery does not increase complications. *Colorectal Dis* 2009;**11**(9):964–6.

27 Demartines N, von Flue MO, Harder FH. Transanal endoscopic microsurgical excision of rectal tumors: indications and results. *World J Surg* 2001;**25**(7):870–75.

28 Bignell MB, Ramwell A, Evans JR, Dastur N, Simson JN. Complications of transanal endoscopic microsurgery (TEMS): a prospective audit. *Colorectal Dis* 2010;**12**(7 Online):e99–103.

29 Mathews JC, Chin MS, Fernandez-Esparrach G, et al. Early healing of transcolonic and transgastric natural orifice transluminal endoscopic surgery access sites. *J Am Coll Surg* 2010;**210**(4):480–90.

30 Pai RD, Fong DG, Bundga ME, et al. Transcolonic endoscopic cholecystectomy: a NOTES survival study in a porcine model (with video). *Gastrointest Endosc* 2006;**64**(3):428–34.

31 Franklin ME, Jr, Ramos R, Rosenthal D, Schuessler W. Laparoscopic colonic procedures. *World J Surg* 1993;**17**(1):51–6.

32 Zorron R, Filgueiras M, Maggioni LC, et al. NOTES. Transvaginal cholecystectomy: report of the first case. *Surg Innov* 2007;**14**(4):279–83.

33 Palanivelu C, Rangarajan M, Jategaonkar PA, Anand NV. An innovative technique for colorectal specimen retrieval: a new era of "natural orifice specimen extraction" (NOSE). *Dis Colon Rectum* 2008;**51**(7):1120–24.

34 Marescaux J, Dallemagne B, Perretta S, et al. Surgery without scars: report of transluminal cholecystectomy in a human being. *Arch Surg* 2007;**142**(9):823–6; discussion 6–7.

35 Jayaraman S, Schlachta CM. Transgastric and transperineal natural orifice translumenal endoscopic surgery (NOTES) in an appendectomy test bed. *Surg Innov* 2009;**16**(3):223–7.

36 Grams J, Tong W, Greenstein AJ, Salky B. Comparison of intracorporeal versus extracorporeal anastomosis in laparoscopic-assisted hemicolectomy. *Surg Endosc* 2010;**24**(8):1886–91.

37 Diana M, Dhumane P, Cahill R, et al. Minimal invasive single-site surgery in colorectal procedures: current state of the art. *J Minim Access Surg* 2011;**7**:52–60.

38 Podolsky ER, Curcillo PG, 2nd. Single port access (SPA) surgery – a 24-month experience. *J Gastrointest Surg* 2010;**14**(5):759–67.

39 Diana M, Perretta S, Wall J, et al. Transvaginal specimen extraction in colorectal surgery: current state of the art. *Colorectal Dis* 2011;**13**(6):e104–11.

40 Park JS, Choi GS, Kim HJ, Park SY, Jun SH. Natural orifice specimen extraction versus conventional laparoscopically assisted right hemicolectomy. *Br J Surg* 2011;**98**(5):710–15.

41 Saida Y, Nagao J, Nakamura Y, et al. A comparison of abdominal cavity bacterial contamination of laparoscopy and laparotomy for colorectal cancers. *Dig Surg* 2008;**25**(3):198–201.

42 Leroy J, Costantino F, Cahill RA, et al. Laparoscopic resection with transanal specimen extraction for sigmoid diverticulitis. *Br J Surg* 2011;**98**(9):1327–34.

43 Darzi A, Super P, Guillou PJ, Monson JR. Laparoscopic sigmoid colectomy: total laparoscopic approach. *Dis Colon Rectum* 1994;**37**(3):268–71.

44 Knol J, D'Hondt M, Dozois EJ, Vanden Boer J, Malisse P. Laparoscopic-assisted sigmoidectomy with transanal specimen extraction: a bridge to NOTES? *Tech Coloproctol* 2009;**13**(1):65–8.

45 Leroy J, Costantino F, Cahill RA, et al. Fully laparoscopic colorectal anastomosis involving percutaneous endoluminal colonic anvil control (PECAC). *Surg Innov* 2010;**17**(2):79–84.

46 Eshuis EJ, Voermans RP, Stokkers PC, et al. Laparoscopic resection with transcolonic specimen extraction for ileocaecal Crohn's disease. *Br J Surg* 2010;**97**(4):569–74.

47 Akamatsu H, Omori T, Oyama T, et al. Totally laparoscopic low anterior resection for lower rectal cancer: combination of a new technique for intracorporeal anastomosis with prolapsing technique. *Dig Surg* 2009;**26**(6):446–50.

48 Dafnis G, Pahlman L, Raab Y, Gustafsson UM, Graf W. Transanal endoscopic microsurgery: clinical and functional results. *Colorectal Dis* 2004;**6**(5):336–42.

49 Kennedy ML, Lubowski DZ, King DW. Transanal endoscopic microsurgery excision: is anorectal function compromised? *Dis Colon Rectum* 2002;**45**(5):601–4.

50 Doornebosch PG, Gosselink MP, Neijenhuis PA, et al. Impact of transanal endoscopic microsurgery on functional outcome and quality of life. *Int J Colorectal Dis* 2008;**23**(7):709–13.

51 Jin Z, Yin L, Xue L, Lin M, Zheng Q. Anorectal functional results after transanal endoscopic microsurgery in benign and early malignant tumors. *World J Surg* 2010;**34**(5):1128–32.

52 Bonjer HJ, Hop WC, Nelson H, et al. Laparoscopically assisted vs open colectomy for colon cancer: a meta-analysis. *Arch Surg* 2007;**142**(3):298–303.

53 Whelan RL, Franklin M, Holubar SD, et al. Postoperative cell mediated immune response is better preserved after laparoscopic vs open colorectal resection in humans. *Surg Endosc* 2003;**17**(6):972–8.

54 Lacy AM, Delgado S, Garcia-Valdecasas JC, et al. Port site metastases and recurrence after laparoscopic colectomy. A randomized trial. *Surg Endosc* 1998;**12**(8):1039–42.

55 Kim J, Shim M, Kwun K. Laparoscopic-assisted transvaginal resection of the rectum. *Dis Colon Rectum* 1996;**39**(5):582–3.

56 Dozois EJ, Larson DW, Dowdy SC, et al. Transvaginal colonic extraction following combined hysterectomy and laparoscopic total colectomy: a natural orifice approach. *Tech Coloproctol* 2008;**12**(3):251–4.

57 Paolucci V, Schaeff B, Schneider M, Gutt C. Tumor seeding following laparoscopy: international survey. *World J Surg* 1999;**23**(10):989–95; discussion 96–7.

58 Lacy AM, Delgado S, Rojas OA, et al. MA-NOS radical sigmoidectomy: report of a transvaginal resection in the human. *Surg Endosc* 2008;**22**(7):1717–23.

59 Lamade W, Hochberger J, Ulmer C, Matthes K, Thon KP. Trilu-

minal hybrid NOS as a novel approach for colonic resection with colorectal anastomosis. *Surg Innov* 2010;**17**(1):28–35.

60 Leroy J, Cahill RA, Peretta S, Marescaux J. Single port sigmoidectomy in an experimental model with survival. *Surg Innov* 2008;**15**(4):260–5.

61 Leroy J, Cahill RA, Perretta S, et al. Natural orifice translumenal endoscopic surgery (NOTES) applied totally to sigmoidectomy: an original technique with survival in a porcine model. *Surg Endosc* 2009;**23**(1):24–30.

62 Leroy J, Cahill RA, Asakuma M, Dallemagne B, Marescaux J. Single-access laparoscopic sigmoidectomy as definitive surgical management of prior diverticulitis in a human patient. *Arch Surg* 2009;**144**(2):173–9; discussion 9.

63 Leroy J, Diana M, Wall J, et al. Laparo-endoscopic single-site (LESS) with transanal natural orifice specimen extraction

(NOSE) sigmoidectomy: a new step before pure colorectal natural orifices transluminal endoscopic surgery (NOTES®). *J Gastrointest Surg* 2011;**15**(8):1488–92.

64 Tekkis PP, Senagore AJ, Delaney CP. Conversion rates in laparoscopic colorectal surgery: a predictive model with, 1253 patients. *Surg Endosc* 2005;**19**(1):47–54.

65 Leroy J, Diana M, Perretta S, et al. Original technique to close the transrectal viscerotomy access in a NOTES transrectal and transgastric segmental colectomy. *Surg Innov* 2011;**18**(3):193–200.

66 Cahill RA, Asakuma M, Perretta S, Leroy J, Dallemagne B, Marescaux J, Coumaros D. Supplementation of endoscopic submucosal dissection with sentinel node biopsy performed by natural orifice transluminal endoscopic surgery (NOTES) (with video). *Gastrointest Endosc* 2009;**69**(6):1152–60.

# 第14章

# NOTES 在直肠手术中的应用

Patricia Sylla

## 直肠癌根治术

在过去的 15 年中，直肠癌的治疗方法经历了极大的演变。手术技术的提高带来了标准化的根治性肿瘤切除术，意义重大。进展期肿瘤的新辅助治疗不仅减少了根治性切除术后的局部复发率，同时降低了肿瘤分期，增加了保肛的可能性。对进展期肿瘤而言，包括低位前切除术（low anterior resection，LAR）和腹会阴联合切除术（abdominoperineal resection，APR）在内的直肠癌根治术能够最大限度地延长患者的生命。直肠癌根治术的死亡率为 2%~8%，围术期并发症发生率为 30%[1]，包括泌尿功能障碍（5%~12%）[2]和性功能障碍（10%~35%）[2,3]。考虑到直肠癌治疗过程中的累积发病率（尤其是在年纪较大的患者），微创手术的意义重大。

与开腹手术相比，腹腔镜结肠手术能够减少患者住院时间，提高康复速度，并且保持同样的肿瘤治疗效果[4-7]。对于直肠癌，多项比较研究都显示了近似的结果[8-10]。目前尚在进行的微创与开腹手术对比的随机对照试验将会评估肿瘤的长期治疗效果。当然，腹腔镜低位前切除术中为了取出标本仍需要有相当大的腹部切口，这会导致与传统开腹手术类似的并发症，包括切口感染、疼痛和疝的形成。

## 直肠癌局部切除术

就直肠息肉和早期癌症的治疗而言，经肛门切除肿瘤是一种理想的治疗方案。内镜下息肉切除术、黏膜和黏膜下切除术对治疗腺瘤和由有蒂甚至是小型无蒂息肉发展成的 T1 期肿瘤有确切效果。切缘阳性或侵及黏膜下以及更深的 T1 期直肠癌需要进一步手术以确保完全切除并排除深部受损。局部切除术包括经肛门直肠病变的局部或全层切除，它能够提供精确的肿瘤分期和足够的切除范围，其所引发的并发症发生率较低。然而，经肛门切除术只能适用于低位直肠癌，而且这种方法也无法获得直肠系膜淋巴结的标本，难以判定肿瘤分期。关于经肛门手术治疗早期直肠癌的疗效，大多数报道显示对于低风险 T1 期直肠癌有 10%~15% 的局部复发率[11,12]，对于高风险的 T1 期肿瘤有 30% 的局部复发率[13]。高风险因素包括分化不良、淋巴血管浸润和肿瘤浸润超过黏膜下的中间层。我们认为这些高风险因素与较高的淋巴结阳性率（低风险 T1 期肿瘤中淋巴结阳性率为 ≤5%，高风险病变为 15%）密切相关[14]。

在局部切除手术中，经肛门内镜手术（transanal endoscopic microsurgery，TEM）集合了标准经肛门手术和内镜技术的优势。Gerhard 博士在 1983 年引进了 TEM 技术。中位和高位直肠病变不适合内镜切除或标准的经肛门切除。TEM 操作系统包括制备 $CO_2$ 气腹的 4cm 宽多端口硬质平台和能够使用可调节手术器械对直肠病变实施精确和完整腔内切除的内置光学可视系统。相比传统肛门手术，能够实现使用 TEM 系统对离肛门边缘 5~15cm 的直肠病变进行局部或全层切除。由于操作视野良好，解剖史加精细，结果显示与普通经肛门切除术相比，运用 TEM 治疗后肿瘤碎裂、切缘阳性和复发的概率都较低[15,16]。同时，TEM 也与较低的并发症发生率（8%~26%）有关[17-19]。在直肠腺瘤和类癌的治疗方面，TEM 是一种极具潜力的方案；然而，对于直肠癌的治疗，TEM 在肿瘤切缘阴性方面与普通经肛门手术方式有着相同的局限性。在多组非对照病例研究中（包括低风险和高风险 T1 直肠癌），对 T1 期病变施行 TEM 后的总体局部复发率是 4%~13%[17,20-23]，而对于 T2 期病变，局部复发率明显增高[17,22]。仅有一项对 50 例低风险 T1 期直肠癌患者进行的随机对照试验显示,TEM 和低位前切除术在局部复发率(4.2%)和 5 年生存率(96%)方面无明显差别[23]。在目前单独应用 TEM 且无其他辅助手段协助条件下,对直肠癌进行治疗的文献记录中,对于低风险 T1 期直肠癌 TEM 的局部复发率小于 10%,与传统根治性术后小于 6%的复发率相比大致相当,TEM 是可以接受的[24]。基于这些数据,大家一致认为,对高风险 T1 直肠癌和进展期肿瘤应选择根治性切除,尤其是行 TEM 局部切除,肿瘤一旦复发,仅有 50%的患者[25]有再次手术的机会。

现在正在进行的几项临床试验目的是评估放化疗能否改善高风险 T1、T2 甚至是 T3 直肠癌局部切除术的治疗效果,进而避免根治性切除的并发症。这种设想的理论基础是,术前放化疗会使 40%~60%的患者降期[26],20%~30%患者病理转归[27]。近期,一项随机对照试验对比了使用新辅助疗法治疗低位 T2 直肠癌,实施 TEM 局部切除和腹腔镜全直肠系膜切除术(total mesorectal excision,TME)的效果,结果显示两组的局部复发率(≤6%)都比较低[28]。基于此研究结果,ACOSOG Ⅱ期试验 Z6041,GRECCAR Ⅱ 以及其他正在进行中的欧洲试验都在评估对术前分期为 T2N0 的直肠癌进行术前放化疗,手术采用 TEM 技术实施局部切除的治疗效果。不过,此方法还存在一些明显的局限性,包括过度治疗淋巴结阴性的 T1 直肠癌以及对淋巴结阳性的 T1 和 T2 直肠癌,由于新辅助疗法会推迟局部复发至少 5 年,而延迟最终的治疗。在很大程度上,这些局限性与下列情况有关:①现有的局部切除无法实现淋巴结取样;②术前通过直肠腔内超声和盆腔 MRI 对淋巴结进行分期的准确度仅有 60%~80%[29]。

## 超越腹腔镜技术:NOTES

自从 2004 年报道了第 1 例人体经胃内镜阑尾切除术以来,通过自然腔道而非腹部切口放置内镜进行的 NOTES 手术已经被视为微创外科领域的又一个里程碑。从理论上来讲,很多手术都可以通过内镜完成,不需要腹部切口[30]。其优势包括能够避免与切口有关的并发症(切口疼痛、感染和疝)。通过总结腹腔镜辅助的 NOTES 胆囊切除术、肾切除术和袖状胃切除术这些经验,在目前可行的 NOTES 入路方式中,经阴道入路方式相对更加合理[30-33]。经阴道入路切口的建立和闭合相对安全,对周围脏器损伤和切口闭合不良的风险较低。然而由于社区医院不太赞同此种方法,其应用受到了一定限制。不同文化对经阴道入路的接受

度不同,不同社会对此的支持亦有所差别[34,35]。

尽管经直肠入路 NOTES 手术与经阴道入路在腹腔视野方面有着相同的人体工学优势,但目前与经胃和经阴道 NOTES 相比,经直肠入路在实验数据和临床报道方面相对缺乏,反映出经直肠入路是最不受欢迎的入腹途径。究其原因,人们不愿意行结肠切开并在手术过程中冒着本来很大的排泄物污染危险。在猪模型上进行的经结肠和经直肠 NOTES 腹膜探查术(N = 35)[36-41]、胆囊切除术(N = 5)[42]、疝修补术(N = 3)[43]、直肠或乙状结肠切除术(N = 10)[44]、联合经胃和经直肠或经结肠入路(N = 15)[44,45]、混合经结肠入路小肠切除术(N = 4)[46]和联合经结肠和经阴道入路远端胰腺切除术(N = 2)[47]的可行性研究和生存系列分析表明经直肠入路的安全性和可行性,74 只活体动物中只有 1 只动物死于结肠切口的闭合不全导致的腹膜炎[42]。这些报道强调了稳定内镜多任务平台(例如TEM,ISSA)的重要性,此平台能够保证经直肠可靠地进入腹腔、充分暴露视野、有效解剖分离脏器,并对入腹道安全缝合[41,44][36]。

关于经直肠和经结肠 NOTES 手术过程中受排泄物污染的问题,在过去 20 年间出版的运用 TEM 治疗直肠病变和癌症的临床资料显示,在位于腹膜反折之上的高位直肠病变的全层切除术过程中由于疏忽进入腹膜腔,只要充分关闭切口并不会增加感染并发症的发生[48,49]。近期,Leroy 等研究表明,通过对 16 例患有乙状结肠憩室炎的患者施行经肛门切除术或腹腔镜乙状结肠切除术并收集细胞培养,结果显示尽管 16 例患者的细菌培养呈阳性,却无一例发生感染并发症[50]。这些数据表明,经直肠 NOTES 与普通结肠直肠切除术的感染并发症风险相似,预防的关键取决于排泄物污染的程度和直肠切除术中切口闭合的好坏。

## 经肛门结直肠手术

经直肠 NOTES 的初步经验表明,在所有尝试的入路方式中,经直肠和经结肠入路最适合结肠直肠手术。最有说服力的解释是,在结直肠手术过程中进行直肠切开术符合常规,并不是另加的步骤(例如,经直肠 NOTES 胆囊切除术)。另外,直肠切口最终会经手工或吻合器吻合,这使得经直肠 NOTES 手术的感染风险性与常规结直肠切除术相当。再次,经肛门结直肠切除术并不是一个全新的概念。经肛门直肠乙状结肠切除术和经肛门内括约肌切除术分别是治疗直肠脱垂和低位直肠癌的术式。经肛门直肠乙状结肠切除

术是治疗全层直肠脱垂的常规方式，对有多种合并症的老年患者来说也是一个极具吸引力的手术方式[51]。传统来说，位于肛管(距离肛门边缘1~4cm)的低位直肠癌仍需进行APR，联合应用TME或保肛的经肛门ISR术能使患者有一个好的远期疗效。ISR主要指应用TME进行开腹或腹腔镜直肠切除术，接着经肛门将内括约肌(部分或全部)和要保留的外括约肌分离。之后，经过肛门取出标本，施行切除并吻合器吻合。此种途径既提高了远端切缘阴性的可能性，又保留了肛门的功能，使患者具有良好远期疗效[52-57]。

　　NOTES建立在经肛门直肠切除术概念基础之上，提出运用内镜平台施行经肛门全直肠、直肠系膜和直肠乙状结肠切除。2007年，Whiteford等论证了此概念，并描述了采用NOTES方式运用TME平台在3具尸体上进行经肛门直肠乙状结肠切除术[58]。这是关于运用腹腔镜和TME工具完全经肛门进行的乙状结肠根治性切除术和淋巴结切除术的第一例报道。此方式的优势包括：①TEM系统提供的出色术野；②运用TEM仪器设备可以完成直肠肿瘤切除术中的牵拉、分离等所有关键步骤。缺点是硬质金属TEM平台不易通过骶骨岬上的锐角，因而难以进入盆底深部，限制了乙状结肠的解剖和游离[58]。

# NOTES经肛门直肠乙状结肠切除术：动物实验

　　在动物模型上评估NOTES经肛门结直肠切除术的可行性和安全性。第一项初步研究是在9只猪尸体和非存活动物上使用标准TEM和腹腔镜设备进行的经肛门内镜直肠乙状直肠切除术。实验过程中未出现肠管损伤及其他并发症。对此项手术的掌握显示了一条陡峭的学习曲线[59]。在其他试验组实施相同步骤，显示了此方法的可行性和重复性[60]。开展此手术时遇到的技术难题是难以将TEM平台置于骶骨岬之上，限制了乙状结肠和近端结肠的暴露和游离[59]。这些局限性突显了猪不是此实验最理想动物模型的事实，究其原因是猪的骨盆过于狭窄，无法将TEM直肠镜全部置入体内以达到最佳视野。经胃入路置入双通道结肠镜协助暴露视野并利用内镜器械协助游离乙状结肠才克服了部分障碍。

　　在20只动物中进行了为期2周的经肛门和联合使用经肛门和经胃内镜直肠乙状结肠切除术(TA+TG)的生存对照研究(视频14.1)。运用TEM平台，第一次进行经肛门直肠乙状结肠切除术(图14.1)。在TA+TG组中，使用结肠镜经胃进行直肠乙状结肠切除术，经肛门取出样本，测量并进行横切，再经肛门用吻合器行结直肠吻合术，最后使用内镜T-tag进行胃口的缝合工作(图14.2)。本研究确认了应用TEM进行经肛门直肠乙状结肠切除术的可行性，重复性和安全性[44]。两组中均未出现死亡病例，但是TA+TG组出现了两种并发症：腹部血肿和腹壁脓肿[44]，后者是由于胃切口闭合过程中T-tag误烧而引发。每一位患者都经肛门进入腹腔，所有被切除的标本都保持完整。由于TEM平台无法置入骶骨岬上方，所以能够经肛门游离的乙状结肠长度受到一定限度。经胃入路视野较好，能够进一步游离经肛门无法游离的结肠。相比完全经肛门入路，联合入路能够延长54%的结肠游离长度(15.6cm对10.5cm)，但是手术时间更长(254.5分钟对97.5分钟)。Sohn等在报道中指出，在22只动物中分别进行的单通道腹腔镜直肠乙状结肠切除术和实施NOTES TA+TG直肠乙状结肠切除术的1周存活实验中也得到了相似的结论[61]。TA+TG手术步骤所需时间更长(平均时间为239分钟对103分钟)。在TA+TG组中，在胃壁缝合区发现了4个脓肿，在尸体解剖时发现两个脾周血肿；在腹腔镜组中，发现两处腹腔感染。总之，两组中并发症无显著区别，NOTES手术的并发症主要源自经胃入路的切开和缝合问题[61]。

# NOTES经肛门直肠乙状结肠切除术：人类尸体实验

　　在评估此技术的临床应用时，使用猪进行经肛门直肠乙状结肠切除术的主要局限性是猪的直肠系膜与人类相比过细，无法在猪模型上精确复制TME。因此，需要在人类尸体上评估此技术。手术步骤与猪模型实验描述的基本一致，通过TEM平台应用较长和头端可弯曲的可屈性腹腔镜和内镜设备进行更大范围的结肠游离。

## 手术步骤

　　在人类尸体上评估NOTES经肛门直肠乙状结肠切除术(视频14.2)。使用肛门镜在距离肛门边缘约3.5~4cm的肛门括约肌之上位置进行荷包缝合，打结闭合直肠腔(图14.3)。经肛门置入较短TEM直肠镜，固定于手术台。将面盘锁定于平台上，$CO_2$压力维持于8~10mmHg。经平台置入TEM镜，并将其与摄像头和标准腹腔镜视频塔相连(图14.3)。在直肠切开术中，首先运用电刀距离荷包缝合远端标记直肠系膜。直肠

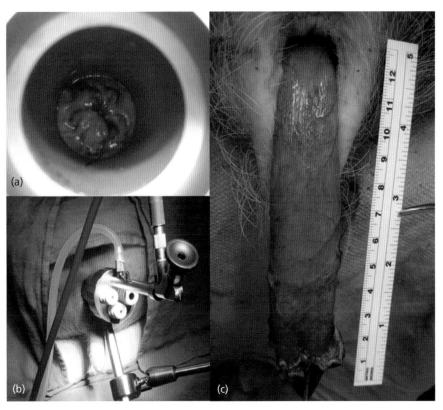

图 14.1　在猪模型上使用 TEM 平台进行 NOTES 经肛门直肠乙状结肠切除术(有或无经胃内镜协助)。(a)用荷包缝合法封闭直肠。(b)经肛门放置 TEM 平台。(c)进行内镜松动后,经肛门将直肠乙状结肠从腹内取出为横断面做准备。

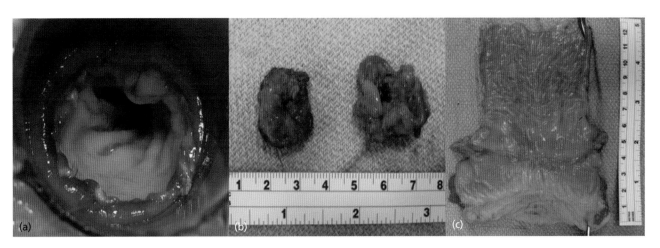

图 14.2　在猪模型上使用 TEM 平台进行 NOTES 经肛门直肠乙状结肠切除术(有或无经胃内镜协助)。(a)经肛门切开直肠乙状结肠,使用吻合器进行结肠直肠吻合术。(b)检查吻合环。(c)动物存活 2 周,进行尸体解剖。

壁全层切开。进入骶前空间(图 14.4)。沿着侧面和前面进行分离。锐性分离直肠前壁与前列腺或者阴道后壁。随着分离越接近直肠乙状结肠连接部位,用较长直肠镜替换较短直肠镜。继续向近端分离直肠前间隙,到达腹膜返折后,切开进入腹腔(图 14.4)。使用长直且尖端灵活工具,在骶骨岬上方尽量向近端游离

直肠乙状结肠(图 14.5)。确认肠系膜下动脉(inferior mesenteric artery,IMA)根部后用经肛门置入的血管闭合器结扎并切断。如果受到长度的限制,腹腔镜和TEM 工具无法进一步充分游离结肠,可以经肛门通过一个 TEM 孔置入胃镜,继续游离。充分游离后,经肛门取出并切除标本(图 14.5)。对标本仔细观察,应看

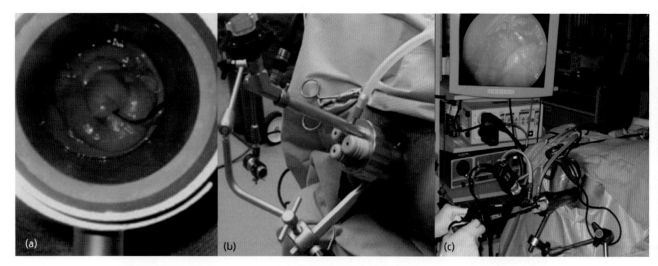

**图 14.3** 在人类尸体上使用 TEM 平台进行 NOTES 经肛门直肠乙状结肠切除术。(a)在肛门括约肌复合体上,使用荷包缝合法封闭直肠。(b)经肛门放置 TEM 平台。(c)使用 TEM、腹腔镜和内镜设备对直肠乙状结肠实施经肛门内镜松动术。

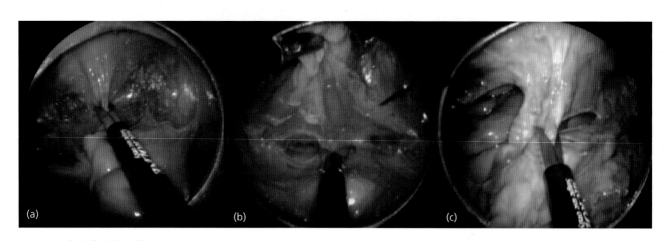

**图 14.4** 在人类女性尸体上运用 TEM 平台进行 NOTES 经肛门直肠乙状结肠切除术。(a)通过 TEM 平台进行全层直肠切除术。首先,分离直肠后壁与阴道前壁。(b)接着,进入骶前平面,通过 TEM 平台实施全直肠系膜切除术。(c)向前方打开腹膜返折,进入腹腔。

到完整的直肠系膜、乙状结肠系膜、完整的结肠和直肠。最后行手工或者吻合器吻合。

## 人类尸体上的实验

在应用于临床实践之前,首先在男性和女性尸体上评估运用 TEM 平台进行 NOTES 经肛门直肠乙状结肠切除术的可行性,并明确其不足之处。具体评估为:①TME 的建立和切除样本的完整性;②经肛门进入腹腔的安全性和难易程度;③经肛门处理肠系膜下动脉的能力;④需要的仪器设备;⑤标准化手术步骤;⑥解决解剖困难的相关问题。

之前 7 具男性和女性尸体(平均体重 80kg,范围 63.6~113.6kg)的实验结果显示,在所有这些尸体中都可以运用 TME 进行经肛门直肠游离,直肠和直肠系

膜比较完整[62]。在所有尸体中,经肛门进入腹腔,由于难以通过骶骨岬,视野较差,运用较短、硬质平台和切割工具难以充分游离结肠。在 3 具尸体中,经胃内镜协助充分游离结肠;在另外 4 具尸体中,经肛门置入单通道胃镜,运用标准和新型内镜设备辅助近端结肠的游离。平均乙状结肠游离长度为 38.5cm(15~75cm),平均手术时间 4 小时(5~8 小时)。只有 3 具尸体可以单纯通过经肛门 TEM 平台处理肠系膜下动脉。2 具尸体游离结肠近端时出现撕裂。手术过程使用工具包括标准长度的腹腔镜、尖端灵活的较长腹腔镜器械、TEM 仪器设备和标准内镜。基于之前的经验,我们总结发现使用市场上可以买到的器械可以使经肛门内镜直肠切开术标准化,尤其是对有腹腔镜结直肠手术和 TEM 操作经验的外科医生来说其学习曲线比较陡

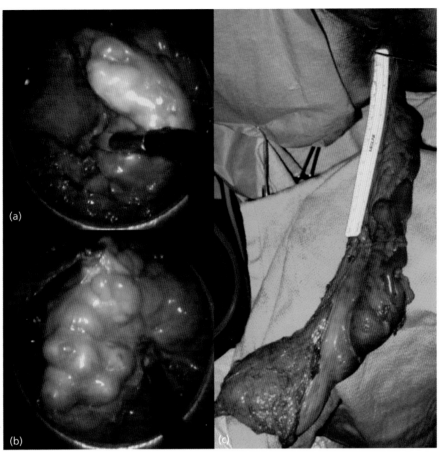

**图 14.5**　在人类尸体上运用 TEM 平台实施经肛门直肠乙状结肠切除术。进入腹膜内后,使用 TEM、腹腔镜和内镜仪器设备从中间 (a)和侧面(b)经肛门切除乙状结肠。(c)在经肛门内镜最大限度游离后,从腹内取出直肠乙状结肠。

峭。近期,Rieder 等开展了应用 TEM 平台(N = 4)进行经肛门自然腔道直肠乙状结肠根治切除术与应用吻合器进行传统腹腔镜辅助直肠乙状结肠切除术(N = 2)的对照研究[63]。经肛门手术需要更长的时间(平均时间为 247 分钟对 110 分钟),游离直肠乙状结肠的长度比传统腹腔镜方式短得多 (平均长度为 16cm 对 31cm)。1 例单纯经肛门的手术由于无法充分游离结肠转变为混合手术。1 例经肛门手术出现吻合缺陷。对切除样本进行病理学检查,结果显示两组样本淋巴结数量大致相似(均值,5 个对 4.5 个)[63]。

　　总之,如在猪模型上描述的一样,在人类尸体上进行经肛门直肠乙状结肠切除 NOTES 手术的主要局限性在于不易通过骶骨岬,近端结肠难以充分游离。而且人类尸体中存在骶骨岬锐角、肥胖和骨盆粘连等问题,进一步限制了其应用。目前使用的工具均无法完全符合此要求。经胃或经肛门操作可以扩大结肠游离范围,但是在大多数尸体中,也只能游离到近端左半结肠的程度。单纯运用经自然腔道内镜技术无法实现结肠脾曲的游离,必须依赖于腹腔镜的协助。

# NOTES 经肛门直肠乙状结肠切除术:临床探索

　　近期,巴塞罗那一家医院对一例直肠癌患者进行了首次 TEM 和腹腔镜辅助的经肛门直肠癌切除术[64]。在获得伦理审查委员会批准之后,该医院对这例 76 岁女性患者施行经肛门内镜直肠切除术和 TME。术前此患者确诊为 T2N1 期的中分化直肠前壁腺癌(肿瘤距离肛门上缘 6cm),并接受了长期的放化疗。此患者是理想的受试者,因为她之前并未做过腹部或骨盆大手术,BMI 值为 20,身体健康状态良好。首先使用 5mm 套管在先前计划好的造瘘口位置进行腹腔镜检查,以确保没有影响经肛门内镜置入的危险(例如骨盆粘连)。在肿瘤下方 2cm 处荷包线闭合直肠,用相同的手术步骤和仪器设备 (与人类尸体实验时一致) 施行内镜直肠切开术和 TME(图 14.6)。在腹腔镜的视监视下,从前方进入腹腔。用 2mm 套管针在肚脐和耻骨弓上方区域辅助操作。腹腔镜辅助牵拉乙状结

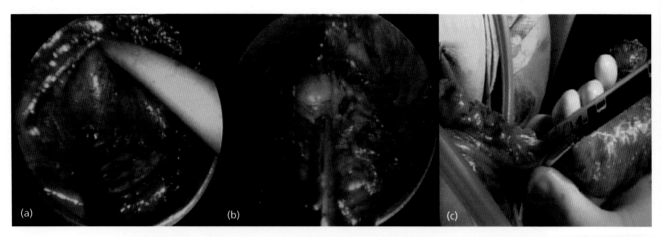

**图 14.6**　中位直肠癌女性患者,在腹腔镜辅助下施行 NOTES 经肛门直肠乙状结肠切除术。(a)运用 TEM 平台沿着骶骨平面施行直肠后壁和直肠系膜切开术。(b)从阴道后壁切开直肠前壁,从腹部入口切开腹膜返折。(c)游离直肠乙状结肠和分离 IMA 蒂后,经肛门切除并从腹内取出样本,为肛管吻合术做准备。

肠,暴露和游离左侧系膜,确定左侧输尿管,分离并切断 IMA,然后用腹腔镜吻合器经肛门横断直肠。经肛门取出直肠乙状结肠, 随后进行手工肛管吻合术(图 14.6)。全程手术时间少于 5 小时,术后患者恢复顺利,第 5 天出院。最终病理报告为具有完整直肠系膜的 ypT1N0 肿瘤, 包括 23 个阴性淋巴结和阴性切缘[64]。

　　在此之后,又报道了在 TME 和腹腔镜辅助下为 1 例低位 T1 直肠癌(距离齿状线 3cm)进行的经肛门直肠切除术[65]。在这份报告中,作者首先运用经肛门技术施行经肛门黏膜切开和全层环形直肠切开,之后置入 4cm 宽一次性多通道套管,用腹腔镜器械游离直肠以及系膜直至腹腔[65]。此手术能够完整切除标本和完全的直肠系膜。

# NOTES 经肛门直肠乙状结肠切除术的前景

　　现在大部分腹腔镜结直肠切除的标本可以经自然腔道取出,经直肠[50,66-73]或经阴道[74-79]入路常常用于术中辅助操作和标本取出。研究证实其在术后疼痛、康复和与切口相关并发症方面的潜在优势。人们还在对经自然腔道手术、经肛门自然腔道结直肠手术,特别是直肠乙状结肠切除术等方面进行了积极的探索,由于现有仪器设备的限制还未能广泛地应用于临床实践。在更好的平台和内镜工具出现之前,挑选合适

的患者施行联合经肛门入路和腹腔镜协助下的混合 NOTES 是安全可行的。此术式有能够降低直肠癌根治切除术的并发症发生率以及全直肠系膜切除的技术难度,对病态肥胖患者大为适用。在直肠癌治疗方面,腹腔镜辅助下施行的经肛门直肠乙状结肠切除术的步骤和无瘤操作问题还有待在 IRB 批准的临床试验中探索研究。此手术能够成功的关键在于患者的细心选择、可延伸的内镜、TEM 和腹腔镜操作经验。在肛管直肠环上进行的直肠全层环形切开术能够保证施行低位结直肠吻合术的安全性。因此,这种术式特别适合于低位或者位于直肠中段的癌症,否则这类患者需要行腹会阴联合切除并行结肠造瘘。在这种术式肿瘤切除充分性和入路安全性没得到大规模临床Ⅰ期和Ⅱ期研究证实之前,手术适应证应排除大型、梗阻性肿瘤,T4 期肿瘤,淋巴结呈阳性和转移性肿瘤,以及任何影响直肠系膜完整切除的因素。当初术者尚未完全掌握这一技术时,手术的相对禁忌证包括病态肥胖和曾经进行过盆腔手术的患者。

---

**视频片断**

**视频 14.1** 利用 TEM 平台的经胃内镜辅助 NOTES 经肛门直肠乙状结肠切除术(猪模型)

**视频 14.2** 利用 TEM 平台的经肛门 NOTES 直肠乙状结肠切除术(男性尸体标本)

---

(赵传宗 译　彭程 智绪亭 校)

# 参考文献

1　Påhlman L, Bohe M, Cedermark B, et al. The Swedish rectal cancer registry. *Br J Surg* 2007;**94**:1285–92.

2　Jayne DG, Brown JM, Thorpe H, et al. Bladder and sexual function following resection for rectal cancer in a randomized clinical trial of laparoscopic versus open technique. *Br J Surg* 2005;**92**:1124–32.

3　Breukink SO, van der Zaag-Loonen HJ, Bouma EM, et al. Prospective evaluation of quality of life and sexual functioning after laparoscopic total mesorectal excision. *Dis Colon Rectum* 2007;**50**:147–55.

4　Lacy AM, García-Valdecasas JC, Delgado S, et al. Laparoscopy-assisted colectomy versus open colectomy for treatment of non-metastatic colon cancer: a randomised trial. *Lancet* 2002;**359**:2224–9.

5　Colon Cancer Laparoscopic or Open Resection Study Group (COLOR). Laparoscopic surgery versus open surgery for colon cancer: short-term outcomes of a randomised trial. *Lancet Oncol* 2005;**6**:477–84.

6　Clinical Outcomes of Surgical Therapy Study Group. A comparison of laparoscopically assisted and open colectomy for colon cancer. *N Engl J Med* 2004;**350**:2050–9.

7　MRC CLASICC trial group. Short-term endpoints of conventional versus laparoscopic-assisted surgery in patients with colorectal cancer (MRC CLASICC trial): multicentre, randomised controlled trial. *Lancet* 2005;**365**:1718–26.

8　Leung KL, Kwok SP, Lam SC, Lee JF, et al. Laparoscopic resection of rectosigmoid carcinoma: prospective randomised trial. *Lancet* 2004;**363**:1187–92.

9　MRC CLASICC trial group. Randomized trial of laparoscopic-assisted resection of colorectal carcinoma: 3-year results of the UK MRC CLASICC Trial Group. *J Clin Oncol* 2007;**25**:3061–8.

10　Ng SS, Leung KL, Lee JF, et al. Long-term morbidity and oncologic outcomes of laparoscopic-assisted anterior resection for upper rectal cancer: ten-year results of a prospective, randomized trial. *Dis Colon Rectum* 2009;**52**:558–66.

11　Nascimbeni R, Nivatvongs S, Larson DR, et al. Long-term survival after local excision for T1 carcinoma of the rectum. *Dis Colon Rectum* 2004;**47**:1773–9.

12　Paty PB, Nash GM, Baron P, et al. Long-term results of local excision for rectal cancer. *Ann Surg* 2002;**236**:522–9.

13　Heintz A, Mörschel M, Junginger T. Comparison of results after transanal endoscopic microsurgery and radical resection for T1 carcinoma of the rectum. *Surg Endosc* 1998;**2**:1145–8.

14　Nascimbeni R, Burgart LJ, Nivatvongs S, et al. Risk of lymph node metastasis in T1 carcinoma of the colon and rectum. *Dis Colon Rectum* 2002;**45**:200–206.

15　Moore JS, Cataldo PA, Osler T, et al. Transanal endoscopic microsurgery is more effective than traditional transanal excision for resection of rectal masses. *Dis Colon Rectum* 2008;**51**:1026–30.

16　de Graaf EJ, Burger JW, van Ijsseldijk AL, et al. Transanal endoscopic microsurgery is superior to transanal excision of rectal adenomas. *Colorectal Dis* 2011;**13**:762–7.

17　Tsai BM, Finne CO, Nordenstam JF, et al. Transanal endoscopic microsurgery resection of rectal tumors: outcomes and recommendations. *Dis Colon Rectum* 2010;**53**:16–23.

18　Kreissler-Haag D, Schuld J, Lindemann W, et al. Complications after transanal endoscopic microsurgical resection correlate with location of rectal neoplasms. *Surg Endosc* 2008;**22**:612–6.

19　Allaix ME, Arezzo A, Caldart M, et al. Transanal endoscopic microsurgery for rectal neoplasms: experience of 300 consecutive cases. *Dis Colon Rectum* 2009;**52**:1831–6.

20　Smith LE, Ko ST, Saclarides T, et al. Transanal Endoscopic Microsurgery. Initial registry results. *Dis Colon Rectum* 1996;**39**:S79–S84.

21　Baatrup G, Breum B, Qvist N, et al. Transanal endoscopic microsurgery in 143 consecutive patients with rectal adenocarcinoma: results from a Danish multicenter study. *Colorectal Dis* 2009;**11**:270–75.

22　Lee W, Lee D, Choi S, et al. Transanal endoscopic microsurgery and radical surgery for T1 and T2 rectal cancer. *Surg Endosc* 2003;**17**:1283–7.

23　Winde G, Nottberg H, Keller R, et al. Surgical cure for early rectal carcinomas (T1). Transanal endoscopic microsurgery vs. anterior resection. *Dis Colon Rectum* 1996;**39**:969–76.

24　Tytherleigh MG, Warren BF, Mortensen NJ. Management of early rectal cancer. *Br J Surg* 2008;**95**:409–23.

25　Weiser MR, Landmann RG, Wong WD, et al. Surgical salvage of recurrent rectal cancer after transanal excision. *Dis Colon Rectum* 2005;**48**:1169–75.

26　The German Rectal Cancer Study Group. Preoperative versus postoperative chemoradiotherapy for rectal cancer. *N Engl J Med* 2004;**351**:1731–40.

27　Hartley A, Ho KF, McConkey C, et al. Pathological complete response following pre-operative chemoradiotherapy in rectal cancer: analysis of phase II/III trials. *Br J Radiol* 2005;**78**:934–8.

28　Lezoche G, Baldarelli M, Guerrieri M, et al. A prospective randomized study with a 5-year minimum follow-up evaluation of transanal endoscopic microsurgery versus laparoscopic total mesorectal excision after neoadjuvant therapy. *Surg Endosc* 2008;**22**:352–8.

29　Baatrup G, Endreseth BH, Isaksen V, et al. Preoperative staging and treatment options in T1 rectal adenocarcinoma. *Acta Oncol* 2009;**48**:328–42.

30　ASGE/SAGES. ASGE/SAGES Working Group on Natural Orifice Translumenal Endoscopic Surgery White Paper. *Gastrointest Endosc* 2006;**63**:199–203.

31　Marescaux J, Dallemagne B, Perretta S, et al. Surgery without scars: report of translumenal cholecystectomy in a human being. *Arch Surg* 2007;**142**:823–6.

32　Isariyawongse JP, McGee MF, Rosen MJ et al. Pure natural orifice transluminal endoscopic surgery (NOTES) nephrectomy using standard laparoscopic instruments in the porcine model. *J Endourol* 2008;**22**:1087–91.

33　Ramos AC, Zundel N, Neto MG, et al. Human hybrid NOTES transvaginal sleeve gastrectomy: initial experience. *Surg Obes Relat Dis* 2008;**4**:660–63.

34　Peterson CY, Ramamoorthy S, Andrews B, et al. Women's positive perception of transvaginal NOTES surgery. *Surg Endosc* 2009;**23**:1770–74.

35　Bucher P, Ostermann S, Pugin F, et al. Female population perception of conventional laparoscopy, transumbilical LESS, and transvaginal NOTES for cholecystectomy. *Surg Endosc* 2011;**25**:2308–15.

36　Wilhelm D, Meining A, von Delius S, et al. An innovative, safe and sterile sigmoid access (ISSA) for NOTES. *Endoscopy* 2007;**39**:401–6.

37　Dubcenco E, Grantcharov T, Streutker CJ, et al. The development of a novel intracolonic occlusion balloon for transcolonic natural orifice transluminal endoscopic surgery: description of the technique and early experience in a porcine model. *Gastroin-*

*test Endosc* 2008;**68**:760–66.

38 Ryou M, Fong DG, Pai RD, et al. Evaluation of a novel access and closure device for NOTES applications: a transcolonic survival study in the porcine model. *Gastrointest Endosc* 2008;**67**: 964–9.

39 Fong DG, Pai RD, Thompson CC. Transcolonic endoscopic abdominal exploration: a NOTES survival study in a porcine model. *Gastrointest Endosc* 2007;**65**:312–18.

40 Mathews JC, Chin MS, Fernandez-Esparrach G, et al. Early healing of transcolonic and transgastric natural orifice transluminal endoscopic surgery access sites. *J Am Coll Surg* 2010;**210**: 480–90.

41 Fan JK, Tong DK, Law WL, et al. Transrectal intraperitoneal assess with transanal endoscopic operation (TEO) device in pig model. Surg *Laparosc Endosc Percutan Tech* 2009;**19**:e109–12.

42 Pai RD, Fong DG, Bundga ME, et al. Transcolonic endoscopic cholecystectomy: a NOTES survival study in a porcine model. *Gastrointest Endosc* 2006;**64**:428–34.

43 Fong DG, Ryou M, Pai RD, et al. Transcolonic ventral wall hernia mesh fixation in a porcine model. *Endoscopy* 2007;**39**:865–69.

44 Sylla P, Sohn DK, Cizginer S, et al. Survival study of natural orifice translumenal endoscopic surgery for rectosigmoid resection using transanal endoscopic microsurgery with or without transgastric endoscopic assistance in a swine model. *Surg Endosc* 2010;**24**:2022–30.

45 Leroy J ,Cahill RA, Perretta S, et al. Natural orifice translumenal endoscopic surgery (NOTES) applied totally to sigmoidectomy: an original technique with survival in a porcine model. *Surg Endosc* 2009;**23**:24–30.

46 Dubcenco E, Grantcharov T, Eng FC, et al. "No scar" small bowel resection in a survival porcine model using transcolonic NOTES and transabdominal approach. *Surg Endosc* 2011;**25**:930–34.

47 Ryou M, Fong DG, Pai RD, et al. Dual-port distal pancreatectomy using a prototype endoscope and endoscopic stapler: a natural orifice transluminal endoscopic surgery (NOTES) survival study in a porcine model. *Endoscopy* 2007;**39**:881–7.

48 Gavagan JA, Whiteford MH, Swanstrom LL. Full-thickness intraperitoneal excision by transanal endoscopic microsurgery does not increase short-term complications. *Am J Surg* 2004;**187**:630–34.

49 Baatrup G, Borschitz T, Cunningham C, et al. Perforation into the peritoneal cavity during transanal endoscopic microsurgery for rectal cancer is not associated with major complications or oncological compromise. *Surg Endosc* 2009;**23**:2680–83.

50 Leroy J, Costantino F, Cahill RA, et al. Laparoscopic resection with transanal specimen extraction for sigmoid diverticulitis. *Br J Surg* 2011;**98**:1327–34.

51 Kim D, Tsang C, Wong W, et al. Complete rectal prolapse: evolution of management and results. *Dis Colon Rectum* 1999;**42**: 460–69.

52 Rullier E, Laurent C, Bretagnol F, et al. Sphincter-saving resection for all rectal carcinomas. The end of the 2-cm distal rule. *Ann Surg* 2005;**241**:465–9.

53 Schiessel R, Karner-Hanusch J, Herbst F, et al. Intersphincteric resection for low rectal tumours. *Br J Surg* 1994;**81**:1376–8.

54 Chamlou R, Parc Y, Simon T, et al. Long-term results of intersphincteric resection for low rectal cancer. *Ann Surg* 2007;**246**: 916–21.

55 Marks J, Mizrahi B, Dalane S, et al. Laparoscopic transanal abdominal transanal resection with sphincter preservation for rectal cancer in the distal 3 cm of the rectum after neoadjuvant therapy. *Surg Endosc* 2010;**24**:2700–707.

56 Gamagami R, Istvan G, Cabarrot P, et al. Fecal continence fol-

lowing partial resection of the anal canal in distal rectal cancer: long-term results after coloanal anastomoses. *Surgery* 2000;**127**: 291–5.

57 Bretagnol F, Rullier E, Laurent C, et al. Comparison of functional results and quality of life between intersphincteric resection and conventional coloanal anastomosis for low rectal cancer. *Dis Colon Rectum* 2004;**47**:832–8.

58 Whiteford MH, Denk PM, Swanstrom LL. Feasibility of radical sigmoid colectomy performed as natural orifice translumenal endoscopic surgery (NOTES) using transanal endoscopic microsurgery. *Surg Endosc* 2007;**21**:1870–74.

59 Sylla P, Willingham FF, Sohn DK, et al. NOTES rectosigmoid resection using transanal endoscopic microsurgery (TEM) with transgastric endoscopic assistance: a pilot study in swine. *J Gastrointest Surg* 2008;**12**:1717–23.

60 Trunzo JA, Delaney CP. Natural orifice protectomy using a transanal endoscopic microsurgical technique in a porcine model. *Surg Innov* 2010;**17**:48–52.

61 Sohn DK, Yeong SY, Park JW, et al. Comparative study of NOTES rectosigmoidectomy in a swine model: E-NOTES vs. P-NOTES. *Endoscopy* 2011;**43**(6):526–32.

62 Sylla P, Kim MC, Dursun A, et al. Completely NOTES rectosigmoid resection using Transanal Endoscopic Surgery (TEM): experience in human cadavers. Poster presentation at the American Society of Colon and Rectal Surgeons, Minneapolis, MN, June 2010.

63 Reider E, Spaun GO, Khajanchee YS, et al. A natural orifice transrectal approach for oncologic resection of the rectosigmoid: an experimental study and comparison with conventional laparoscopy. *Surg Endosc* 2011;**25**(10):3357–63.

64 Sylla P, Rattner DW, Delgado S, et al. NOTES transanal rectal cancer resection using transanal endoscopic microsurgery and laparoscopic assistance. *Surg Endosc* 2010;**24**:1205–10.

65 Tuech JJ, Bridoux V, Kianifard B, et al. Natural orifice total mesorectal excision using transanal port and laparoscopic assistance. *Eur J Cancer Surg* 2011;**37**:334–5.

66 Franklin ME, Kazantsev GB, Abrego D, et al. Laparoscopic surgery for stage III colon cancer: long-term follow-up. *Surg Endosc* 2000;**14**:612–16.

67 Cheung HY, Leung AL, Chung CC, et al. Endo-laparoscopic colectomy without mini-laparotomy for left-sided colonic tumors. *World J Surg* 2009;**33**:1287–91.

68 Knol J, D'Hondt M, Dozois EJ, et al. Laparoscopic-assisted sigmoidectomy with transanal specimen extraction: a bridge to NOTES? *Tech Coloproctol* 2009;**13**:65–8.

69 Ooi BS, Quah HM, Fu CW, et al. Laparoscopic high anterior resection with natural orifice specimen extraction (NOSE) for early rectal cancer. *Tech Coloproctol* 2009;**13**:61–4.

70 Leroy J, Cahill RA, Asakuma M, et al. Single-access laparoscopic sigmoidectomy as definitive surgical management of prior diverticulitis in a human patient. *Arch Surg* 2009;**144**:173–9.

71 Eshuis EJ, Voermans RP, Stokkers PC, et al. Laparoscopic resection with transcolonic specimen extraction for ileocaecal Crohn's disease. *Br J Surg* 2010;**97**:569–74.

72 Leroy J, Diana M, Wall J, et al. Laparo-endoscopic single-Site (LESS) with transanal natural orifice specimen extraction (NOSE) sigmoidectomy: a new step before pure colorectal natural orifices transluminal endoscopic surgery (NOTES®). *J Gastrointest Surg* 2011;**15**(8):1488–92.

73 Nishimura A, Kawahara M, Suda K, et al. Totally laparoscopic sigmoid colectomy with transanal specimen extraction. *Surg Endosc* 2011;**25**(10):3459–63.

74 Boni L, Tenconi S, Beretta P, et al. Laparoscopic colorectal resec-

tions with transvaginal specimen extraction for severe endometriosis. *Surg Oncol* 2007;**16**(suppl 1):S157–60.

75 Franklin ME, Jr, Kelley H, Kelley M, et al. Transvaginal extraction of the specimen after total laparoscopic right hemicolectomy with intracorporeal anastomosis. *Surg Laparosc Endosc Percutan Tech* 2008;**18**:294–8.

76 Palanivelu C, Rangarajan M, Jategaonkar PA, et al. An innovative technique for colorectal specimen retrieval: a new era of "natural orifice specimen extraction" (NOSE). *Dis Colon Rectum* 2008;**51**:1120–24.

77 García Flórez LJ, Argüelles J, Quijada B, et al. Transvaginal specimen extraction in a laparoscopic anterior resection of a sigmoid colon neoplasia with en bloc right salpingo-oophorectomy. *Tech Coloproctol* 2010;**14**:161–3.

78 Park JS, Choi GS, Lim KH, et al. Clinical outcome of laparoscopic right hemicolectomy with transvaginal resection, anastomosis, and retrieval of specimen. *Dis Colon Rectum* 2010;**53**:1473–9.

79 Sanchez JE, Rasheid SH, Krieger BR, et al. Laparoscopic-assisted transvaginal approach for sigmoidectomy and rectocolpopexy. *JSLS* 2009;**13**:217–20.

# 第15章

# NOTES 在减肥手术中的应用

Michel Vix, Michele Diana, James Wall, Jacques Marescaux

## 引 言

据世界卫生组织统计,全世界成人超重者超过 16 亿,肥胖者超过 5000 万。2010 年,全球 1/10 的成年人体重指数(body mass index,BMI)超过 30,这是 1980 年的肥胖率的 2 倍多。肥胖症的流行和蔓延已经成为 21 世纪人类健康的一大威胁。肥胖症是全球第五大死亡威胁, 每年至少 280 万人的死因与超重或肥胖有关,其中 44% 的人患有糖尿病,23% 的人患有缺血性心脏病,7%~41% 的人患有与肥胖症有关的恶性肿瘤[1]。在美国,肥胖症即将超过吸烟成为最主要的死因,并将导致整体预期寿命的下降[2]。

肥胖症发病率的快速增长所引发的合并疾病、过早死亡发生率的增加和医疗保健费用的增长已经促使临床医生将肥胖视为一种疾病,并且采用各种措施来预防和治疗。近几十年来,外科手术在肥胖症治疗

中的作用逐渐显现。目前的儿科减肥手术方式,主要从限制胃肠功能、抑制吸收和调节激素三个方面来达到减肥目的。世界上最常见的减肥手术包括胃旁路手术、胃束带手术、袖状胃切除手术、垂直束带胃成形术和十二指肠转流术。手术方式的选择取决于多种因素,包括患者的体重指数、并存疾病、还有外科医生的经验等。

美国国立卫生研究院(NIH)和欧洲指南中肥胖症的手术指征是一致的,即:患者 BMI>40kg/m²,或 BMI>35kg/m² 且伴有并存疾病[3,4]。因为流行病学数据表明,在一给定的体重指数下,亚洲人有更强的肥胖倾向,而且在较低的体重指数下更容易伴发代谢紊乱[5],因此,在亚洲,减肥手术指征中的体重指数更低。亚洲人减肥手术指征为:BMI>35kg/m²,或 BMI>32kg/m² 且伴有并存疾病,或 BMI>30kg/m² 且合并向心性肥胖和代谢综合征[6]。

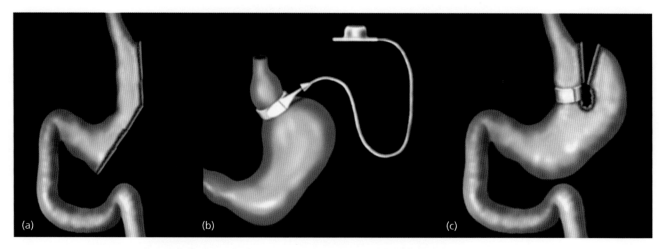

图 15.1  常见胃束带手术操作步骤:(a)袖状胃切除手术,(b)胃束带手术,(c)垂直束带胃成形术。

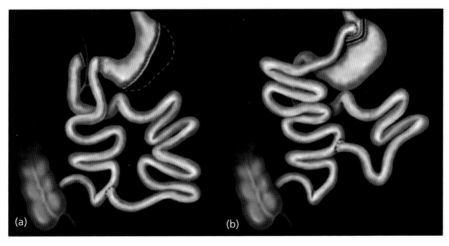

图 15.2　常见的旁路减肥手术:(a)十二指肠转流术,(b)Rou-en-Y 胃旁路手术。

## NOTES 减肥手术的挑战

对于减肥手术,外科医生所面临的挑战主要包括三个方面:①术前的并存疾病和麻醉风险;②术中技术问题;③术后并发症。在施行 NOTES 减肥手术时对以上三点都应仔细考虑。

### 术前的并存疾病和麻醉风险

NOTES 技术有着独特的可屈式操作平台,一旦内镜放置到合适位置,操作就可在较很低的气腹压力下进行。由于低压气腹和腹部无创伤的特点,有理由相信 NOTES 减肥手术可以仅采用镇静而不用全身麻醉。较低的气腹压力和使用较少的麻醉药物的潜在好处是可以降低很多严重并发症的发生风险,包括静脉血栓形成、肺栓塞、呼吸功能不全和心力衰竭。

### 术中技术问题

肥胖症患者体型较大,标准的腹腔镜器往往无法满足手术需要。加长的穿刺套管和超大型号的器械在很多病例中都是很必要的。另外,肥胖患者的肝脏往往比较肥大,这给手术医生带来额外的挑战。有些通过近端胃入路的术式通常需要费力去牵开肥大的肝左叶。目前可屈式内镜和内镜器械可以达到足够的长度,但却不能提供足够的牵拉力(如牵开肝叶)或抓持力(如提起肥厚的大网膜)。

### 术后并发症

肥胖症患者发生术后并发症的风险很大。与腹壁切口有关的并发症包括切口疝和切口感染。腹腔镜胃旁路手术发生切口感染的概率为 2%~8%, 发生切口疝的概率为 1%~5%[7-9]。另外,3%~8%胃旁路手术的患者会因为并发症或者其他不相关的病变而需要接受其他的腹部手术[10]。NOTES 技术可能会降低腹壁并发症的发生率和再手术难度[11](表 15.1)。

## 单孔腹腔镜手术在 NOTES 减肥手术发展中的桥梁作用

单孔腹腔镜手术 (laparo-endoscopic single-site surgery, LESS) 利用比标准腹腔镜手术更大的单个腹壁戳孔,同时放置多个手术器械,以尽可能地减少经腹入路并发症的发生。由于仅使用单个腹壁戳孔,LESS 手术操作面临着更大的技术困难,但却保留了熟悉的腹腔镜手术器械和技巧, 因此,LESS 手术更像 NOTES 减肥手术发展过程中的一个阶段。

LESS 手术的技术困难主要包括:①手术器械和成

### 表15.1　NOTES减肥手术的优势和劣势

| | 优势 | 劣势 |
|---|---|---|
| 麻醉 | 较低的气腹压力<br>较少的麻醉药物使用 | 更长的手术时间 |
| 美容效果 | 无瘢痕 | 体重迅速下降后通常需要整形手术而产生较大的瘢痕 |
| 手术技术 | 经上消化道入路完成必要的吻合 | 安全的切口闭合技术,特别是胃和直肠 |
| 术后并发症 | 较少的切口疝<br>较少的切口感染<br>较少的腹壁疼痛<br>更快的术后恢复 | 较长的手术时间带来更多的术后 DVT 和高碳酸血症 |

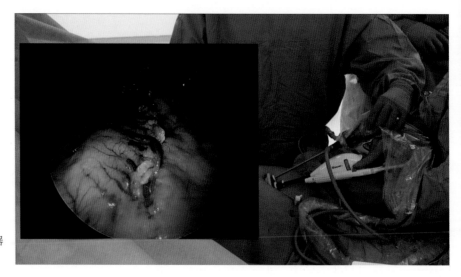

**图 15.3** LESS 手术操作系统，手术器械和成像系统在体腔内外互相干扰。

像系统在体腔内外的互相干扰（图 15.3）；②无法达成操作器械所需的三角操作关系；③同轴视野；④牵拉和显露困难。

肥胖症患者的体型进一步加大了上述困难。解决器械三角排列问题的一种可能方法是采用双曲器械进行操作（S-PORTAL by Leroy，Karl Storz Endoskope，德国图特林根）。另一种解决方法是通过单孔置入成角器械（Roticulator™，Covidien，马萨诸塞州曼斯菲尔德）。这样虽然最大程度上解决了器械的排列问题，并满足了器械活动度的要求，但器械的相互交叉所产生的与自觉相反的特点，使外科医生很难定位。机器人平台可能为器械交叉的困难提供了解决方法。通过编程，交叉的器械可以被远程操作系统控制，这样就使得外科医生感觉仍然是在同侧进行操作[12]。目前的机器人平台（da Vinci，Intuitive Surgical，美国加利福尼亚州森尼韦尔）已经有一套单孔交叉器械系统正在进行临床评估。

2008 年，LESS 减肥手术起始于胃束带手术[13]和袖状胃切除手术[14,15]。这些手术需要延长戳孔，通过戳孔置入填充通道系统，并取出胃标本。LESS 手术中的戳孔位于上腹部或脐部，后者美容效果更好，疼痛更轻。有更好的美容效果和更小的痛苦。Huang 等在 2009 年报道了第一例 LESS Roux-en-Y 胃旁路手术[16]。术者采用了一6cm"Ω"形脐部切口，并利用穿过侧韧带的悬吊带成功解决了肝脏牵拉问题。总体来说，目前世界上 LESS 减肥手术经验很有限。最近 Huang 的一篇文献综述报道了 2008~2011 年的 114 例 LESS 减肥手术（46 例胃束带手术，27 例袖状胃切除和 41 例胃旁路手术）[17]。

LESS 手术没有被减肥手术医生广泛采用，可能的原因包括：应用现有器械进行手术所面临的技术困难

以及该术式的优势尚未被证实。目前正在进行 LESS 手术和常规腹腔镜手术的对比研究。LESS 手术能否成为 NOTES 手术的一个发展阶段，取决于未来的技术发展能否为患者带来更好的治疗效果（视频 15.1）。

# NOTES 减肥手术的技术问题

## 入路

可供 NOTES 手术使用的自然腔道是有限的。经胃入路是最受关注的一种方式，因为大部分减肥手术涉及胃的切开、吻合和（或）切除。经胃入路术式的缺点是需要可屈式操作平台和安全可靠的胃壁闭合技术。

目前进行 NOTES 手术时经阴道入路是最常采用的。因为大量妇产科文献证实，通过阴道切开治疗腹腔脓肿是完全可行的，且很少发生感染等并发症[18,19]。另外，经阴道入路提供了直接的上消化道的手术操作视野，可以使用常规的硬式腹腔镜器械。经阴道入路的缺点是只适用于女性群体。经直肠入路具有与经阴道入路相同的视野，但直肠内含大量细菌，有可能带来腹腔感染，而且还需要安全可靠的闭合技术。

目前，经胃和经阴道入路减肥手术正在深入研究中，而经直肠入路只有一篇实验报道[20]。目前 NOTES 减肥手术开展得还很少，大约只占临床 NOTES 手术的 1%[19,21]。调查数据表明，大部分患者都表示接受 NOTES 手术，并且倾向于经胃入路，尽管面临着未知风险和更大的技术困难[22]。

## 操作平台

已经应用于 NOTES 手术的操作平台包括软式平

台和硬式平台两种。软式平台指的是各种内镜,可以在整个脂肪内自由移动。局限性是无法使用强有力的器械,难以形成器械的三角操作关系,且空间定位能力差。硬式平台可以使用现有的腹腔镜减肥手术器械,这些器械抓持力强,但在直线轴上使用时具有很多限制。未来的 NOTES 手术很可能需要机器人平台,因为它不仅可以改善器械的三角操作关系,而且可以控制软式平台到达离操作者较远的区域。

# 目前 NOTES 减肥手术实验结果

目前,胃旁路手术、袖状胃切除和胃束带手术已经应用于动物或尸体实验中。袖状胃切除和胃束带手术已经以混合 NOTES 手术的方式应用于临床,但尚未普及。因为技术问题,NOTES 还没有在十二指肠转流手术中应用。目前认为垂直束带胃成形术效果不如其他术式,因此极少采用,而且不被 NOTES 研究领域所关注。

减肥手术在人体中的应用,正从标准腹腔镜技术逐步向 NOTES 过渡。成像系统和操作系统正逐步从经腹壁戳孔过渡到经自然腔道入路。混合 NOTES 手术的每一个步骤最终都将会在纯 NOTES 手术中实现。

## NOTES 胃旁路手术

胃旁路术式是减肥手术的金标准,但仍然面临技术上的挑战。这种术式涉及胃和小肠,包括胃体的离断和两处吻合。在近贲门处建立小胃囊时需要牵开肝脏,但肝脏肥大时这一操作非常困难。

Kalloo 等报道的 NOTES 腹腔探查术和胃空肠吻合术为 NOTES 胃旁路手术奠定了基础[23]。他们在猪模型上通过内镜传送缝合设备进行操作,并进行了相关生存研究[24]。也有文献报道证实了其他胃空肠吻合技术的可行性[25]。目前还没有 NOTES 胃旁路手术的动物实验研究。

Madan 等报道了在 1 具新鲜尸体上完成的混合 NOTES 手术[26]。该团队采用腹壁戳孔置入成像系统并建立气腹,经胃通道置入内镜,两个经阴通道置入工作内镜和其他器械。他们还使用了计算机调控的软式钉合系统(Power Medical,美国宾夕法尼亚州兰霍恩)。用来置入内镜的胃切口用来完成胃空肠吻合。该研究的局限是手术是在一具正常体型的尸体上通过腹壁切口监视下完成的,不需要牵开肝脏,阴道切口、胃切口和膀胱裂孔均没有闭合。

Hagen 等随后报道了 8 具尸体胃旁路手术[27]。该团队共使用了 7 具已经解冻的或长期保存的尸体,共成功完成了 4 例手术。该手术采用了标准的直线和环型吻合器,但需要 2~3 个腹腔镜戳孔的辅助,在必要时需通过腹腔镜牵拉肝脏。该报道没有描述尸体的体型(表 15.2)。

## NOTES 袖状胃切除

袖状胃切除手术的操作局限于左上腹部,没有吻合口,不需要置入较大的器械(如直线或环形吻合器),因此这种术式更适合 NOTES 手术。经阴道袖状胃切除术已在动物模型上成功完成[20,28],从而成为在人体开展经验最多的 NOTES 减肥手术。目前所有报道的病例都是混合 NOTES 手术,即需在腹腔镜监视下切开阴道穹隆并置入穿刺套管。

**表15.2　NOTES胃旁路手术概况**

| 研究 | 对象 | 关键技术和贡献 | 局限性 |
|---|---|---|---|
| Madan 等 2008[26] | 尸体(1) | 可行的混合技术 | 混合技术,需要腹腔镜下监视 |
| | | 1 个经腹壁通道用来建立气腹和成像 | 非肥胖尸体,不需要牵开肝脏 |
| | | 2 个经阴道通道用来置入硬式和软式器械 | 未报道手术时间 |
| | | 1 个经胃通道置入软式内镜平台 | |
| | | 1 个经阴道的软式有动力的吻合器 | |
| Hagen 等 2008[27] | 尸体(7) | 可行的混合技术 | 混合技术,需要腹腔镜下监视和操作 |
| | | 2 个或 3 个经腹壁通道用来建立气腹、成像和置入器械 | 未报道尸体体型 |
| | | 1 个或 2 个经阴道通道置入软式或硬式器械 | 腹腔镜辅助肝脏牵拉 |
| | | 1 个经胃通道置入软式平台 | 7 具尸体成功 4 具 |
| | | 腹腔镜辅助下的标准的直线和环形吻合 | 6~9 小时的手术时间 |

Ramos 等首先报道了经阴道混合 NOTES 袖状胃切除术[29]。在所报道的 4 个病例中,经阴通道作为可视通道,并用于标本的取出。而闭合、缝合和牵拉等操作则通过标准的经腹壁戳孔完成。该研究中的女性患者年龄为 26~46 岁,BMI 为 32kg/m²~45kg/m²。气腹通过 Veress 气腹针建立,腹腔镜通过脐部 10mm 戳孔置入。在腹腔镜直视下,经阴道置入 12mm 穿刺套管。另外有两个经腹壁戳孔,一个 5mm 戳孔位于右上腹,一个 2mm 戳孔位于左上腹。用超声刀游离胃,袖状切除的范围包括胃窦中部到 His 角,切割闭合线进行缝合加固。切除的胃标本通过阴道取出。阴道切口用可吸收线缝合关闭。平均手术时间为 95 分钟,无并发症发生。

Chouillard 等报道了一组病例数最多的经阴道袖状胃切除试验研究,共 20 例患者,年龄为 21~28 岁,平均体重指数 41.9 kg/m²[30]。在 70% 的病例中,他们利用 12mm 的脐部戳孔、5mm 的腹壁戳孔和用于取出标本的经阴通道成功完成了手术操作。平均手术时间是 116 分钟。阴道的切开和关闭是在一位妇科医生的协助下完成的。为解决 NOTES 技术中的牵拉问题,该团队利用纱布垫牵拉胃和肝脏。在术后 2 周的随访中无并发症发生。术后 6 个月和 12 个月平均体重分别减轻 46.3% 和 56.9%。

Horgan 团队报道了美国第一例混合 NOTES 袖状胃切除术[31]。手术采用了 12mm 的脐部戳孔和经腹壁 Nathanson 牵开器。手术时间是 171 分钟。患者术后 6 个月体重减轻 53%。该团队采用了一种新型的直径 1.5cm,长度 15cm 的双通道经阴套管(Applied Medical,美国加利福尼亚州兰彻圣玛格丽塔),可同时容纳内镜和腹腔镜器械。

我们团队有 12 例经阴道 NOTES 手术经验,成功完成了 11 例各种混合 NOTES 手术(图 15.4)。在所有的病例中,均使用经阴通道置入内镜进行观察,分离操作通过经阴通道和经腹壁戳孔联合完成。在五个病例中,只用两个腹壁戳孔和一个经腹 Berci 针来完成牵开等操作。在另两个病例中,只用两个腹壁戳孔,并且在一个病例中,只用单个腹壁切口置入两个腹壁套管[32]。所有手术均无严重并发症发生。患者在术后第 6、12 和 18 个月,体重分别减轻 75%、80% 和 94%(表 15.3)。

在视频 15.2 中,采用经阴道通道行混合经自然腔道内镜袖状胃切除术,仅有 2 个 5mm 的手术切口。该视频配有音频解说。

## NOTES 胃束带手术

胃束带手术适合采用混合 NOTES 手术,因为该术式最终都需要一个腹壁切口来置入皮下通道,以该腹壁切口作为腹腔镜通道联合 NOTES 技术,可以达到最小的腹部创伤。

最早的 3 例经阴道混合 NOTES 胃束带手术是由 Michlik 等报道的[33]。患者年龄为 29~52 岁,BMI 为 35~37kg/m²。平均手术时间为 100 分钟。阴道切开是在腹腔镜直视下完成的,一个双通道工作内镜直接通过阴道壁置入而没有放置套管。通过内镜完成分离操作,通过腹壁戳孔实现肝脏的牵拉。通过放置于皮下通道的直径 15mm 套管置入胃束带,束带没有缝合固定。发生了一例医源性输尿管损伤的严重并发症,随后在腹腔镜下进行了修补。术后 6 个月平均体重减轻 15kg。

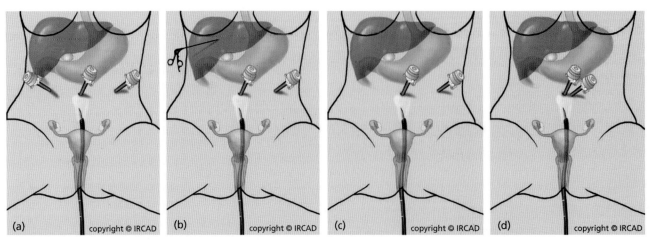

**图 15.4**　我们团队采用的混合 NOTES 手术。经阴道内镜置入采用:(a)三个腹壁通道,(b)一个腹壁通道用 Berci 针取代,(c)采用 2 个腹壁通道,(d)一个腹壁切口置入两个套管。

表15.3　NOTES袖状胃切除手术概况

| 研究 | 关键技术和贡献 | 局限性 |
|---|---|---|
| Ramos 等<br>2008[29] | 可行的混合技术<br>12mm 经阴道通道和 3 个经腹壁通道,经阴道通道取出标本 | 混合技术,需要腹腔镜下监视和操作,经阴道通道只作为观察通道 |
| Chouillard 等<br>2011[30] | 可行的混合技术<br>一个经阴道通道,从两个腹壁通道过渡到腹壁单个切口置入两个套管<br>利用纱布垫牵拉胃和肝脏的新技术<br>经阴道通道取出标本 | 混合技术,需要腹腔镜下监视和操作,70%病例利用两个经腹壁通道,使用硬式经阴道腹腔镜 |
| Fischer 等<br>2010[31] | 可行的混合技术<br>12mm 脐部通道和经腹壁肝脏牵开器<br>独特的 15mm 经阴道通道可以同时容纳软式内镜和硬式器械<br>经阴道通道取出标本 | 混合技术,需要腹腔镜下监视和操作,个案报告 |
| Vix2011<br>(未发表) | 可行的混合技术<br>经阴道通道监视下逐步从 3 个经腹壁通道过渡到腹壁单切口置入双套管 | 混合技术,需要腹腔镜下监视和操作,有限的内镜操作 |

# 腔内治疗技术

除了经自然腔道减肥术式,还出现了几种自然腔道内术式。这种术式没有穿透自然腔道,并非 NOTES 手术,确切地说是自然腔道内手术,有着和 NOTES 手术一样的微创目的,在分期减肥手术和肥胖患者长期治疗上有进一步研究的价值。

## 胃内球囊术

通过胃内置入球囊达到减少胃容积的设想出现于 20 世纪 80 年代[34-36]。然而,尽管开展了多个随机对照研究,并研制了各种各样的装置,该术式对长期减肥却是无效的,而且并发症比较多,比如胃排空抑制、胃溃疡和糜烂[37,38]。BioEnterics Intragastric Balloon(Allergan,美国加利福尼亚州尔湾)是研究最多的球囊系统,最近发现其对于高风险、极度肥胖患者的一期治疗是有一定作用的[39]。

## 修复胃囊手术

胃旁路手术较长时间后胃囊可以扩张,降低了手术对胃的限制作用。进行修复手术减少胃囊容积可以促进减肥。然而,修复手术比原始手术更容易导致并发症的发生[40]。ROSE 手术(经腔修复减肥手术)修复胃囊

是安全有效的。无创手术操作平台(USGI Medical,美国加利福尼亚州圣克莱蒙特)最早是由 Swanstrom 团队报道的,该报道表明在动物实验中胃腔内操作和胃全层折叠术是可行的[41,42]。早期的临床研究也证实对于较大的胃囊容积缩小手术,ROSE 技术也是安全可行的[43-45]。在一组 116 例胃旁路术后胃囊扩张和体重增加的病例研究中,这种技术可以在 6 个月再次减掉 18%的超标体重,效果可以维持达 1 年之久[46]。StomaphyX 设备(Endogastric Solutions,美国华盛顿雷德蒙德)也被证实在缩小胃囊应用中是可行的,且并发症较少[47]。这套系统还可以用于胃瘘的处理[48]。

## 经口胃折叠术

可以应用 TOGA 系统(Satiety,Inc.,帕洛,阿尔托,加州,美国)行经口胃成形术,从而达到缩小胃容积的目的(图 15.5)。这套设备的临床应用经验还很有限,但目前结果已经表明了它的可行性和安全性。最早的研究结果显示,该技术可在 6 个月减掉 22%~46%的超标体重,并且无严重并发症发生[49,50]。

## 经腔十二指肠袖套置入术

一种用来阻断十二指肠和近端空肠吸收功能的经腔十二指肠袖套 EndoBarrier®(GI Dynamics,美国马萨诸塞州列克星敦)目前正在研究中(图 15.6)。动物

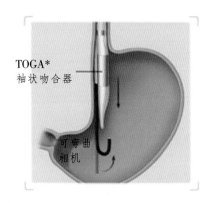
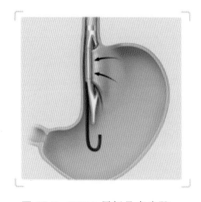
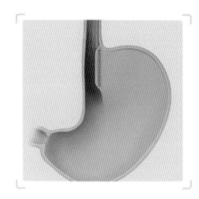

图 15.5　TOGA 胃折叠术步骤。

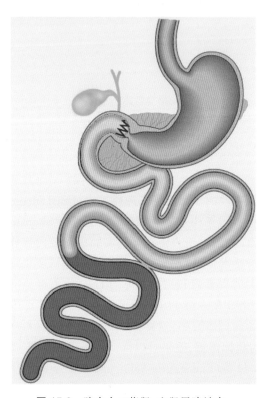

图 15.6　腔内十二指肠–空肠屏障袖套。

实验表明实验组和对照组有 20% 的体重差别,并且实验组有更好的胰岛素敏感度[51]。最早的 12 例临床研究表明袖套置入操作比较困难,其中 2 例被提前取出,还在袖套取出过程中发生了 2 例咽黏膜撕裂并发症。10 例患者成功耐受袖套达 12 周,且减掉了 24% 的超标体重[51]。另一项研究报道表明该装置在 80% 的患者中可耐受 12 周,可减掉 22% 的超标体重[52]。并发症包括上消化道出血、袖套移位和消化道梗阻。

# 结 论

减肥手术为伴有合并症的肥胖症患者提供了一种持久的低风险治疗方法。腹腔镜技术降低了手术的并发症,并且已经成为减肥手术的金标准。必须小心应对减肥新技术发展中所面临的挑战,尤其是那些可以为减肥手术新兴领域速带来最大益处的技术。早期的 LESS、NOTES 和腔内手术的实践有很大发展前途。安全有效的微创技术对于降低切口相关并发症、麻醉风险和围术期并发症,以及提高美容效果有着促进作用。

---

### 视频片断

视频 15.1 LESS 胃袖状切除术
视频 15.2 NOTES 混合胃袖状切除术

---

（贺兆斌 译　洪建国 李乐平 校）

# 参考文献

1　World Health Organization. Obesity and overweight, Fact sheet no. 311, March 2011 Available at: www.who.int/mediacentre/factsheets/fs311/en/index.html. Accessed December 2011.

2　Mizuno T, Shu IW, Makimura H, Mobbs C. Obesity over the life course. *Sci Aging Knowledge Environ* 2004;**2004**(24):re4.

3　Sauerland S, Angrisani L, Belachew M, et al. Obesity surgery: evidence-based guidelines of the European Association for Endoscopic Surgery (EAES). *Surg Endosc* 2005;**19**(2):200–221.

4　NIH conference. Gastrointestinal surgery for severe obesity. Consensus Development Conference Panel. *Ann Intern Med* 1991;**115**(12):956–61.

5　Lee WJ, Wang W. Bariatric surgery: Asia-Pacific perspective. *Obes Surg* 2005;**15**(6):751–7.

6　Lakdawala M, Bhasker A. Report: Asian Consensus Meeting on Metabolic Surgery. Recommendations for the use of bariatric and gastrointestinal metabolic surgery for treatment of obesity and type II diabetes mellitus in the Asian population: August 9th and 10th, 2008, Trivandrum, India. *Obes Surg* 2010;**20**(7):929–36.

7　Smith SC, Edwards CB, Goodman GN, Halversen RC, Simper

SC. Open vs laparoscopic Roux-en-Y gastric bypass: comparison of operative morbidity and mortality. *Obes Surg* 2004;**14**(1):73–6.

8　Suter M, Giusti V, Heraief E, Zysset F, Calmes JM. Laparoscopic Roux-en-Y gastric bypass: initial 2-year experience. *Surg Endosc* 2003;**17**(4):603–9.

9　Boni L, Benevento A, Rovera F, et al. Infective complications in laparoscopic surgery. *Surg Infect (Larchmt)* 2006;**7**(suppl 2):S109–11.

10　Suter M, Paroz A, Calmes JM, Giusti V. European experience with laparoscopic Roux-en-Y gastric bypass in 466 obese patients. *Br J Surg* 2006;**93**(6):726–32.

11　Giday SA, Kantsevoy SV, Kalloo AN. Current status of natural orifice translumenal surgery. *Gastrointest Endosc Clin N Am* 2007;**17**(3):595–604, viii.

12　Allemann P, Leroy J, Asakuma M, et al. Robotics may overcome technical limitations of single-trocar surgery: an experimental prospective study of Nissen fundoplication. *Arch Surg* 2010;**145**(3):267–71.

13　Nguyen NT, Hinojosa MW, Smith BR, Reavis KM. Single laparoscopic incision transabdominal (SLIT) surgery-adjustable gastric banding: a novel minimally invasive surgical approach. *Obes Surg* 2008;**18**(12):1628–31.

14　Reavis KM, Hinojosa MW, Smith BR, Nguyen NT. Single-laparoscopic incision transabdominal surgery sleeve gastrectomy. *Obes Surg* 2008;**18**(11):1492–4.

15　Saber AA, Elgamal MH, Itawi EA, Rao AJ. Single incision laparoscopic sleeve gastrectomy (SILS): a novel technique. *Obes Surg* 2008;**18**(10):1338–42.

16　Huang CK, Houng JY, Chiang CJ, Chen YS, Lee PH. Single incision transumbilical laparoscopic Roux-en-Y gastric bypass: a first case report. *Obes Surg* 2009;**19**(12):1711–15.

17　Huang CK. Single-incision laparoscopic bariatric surgery. *J Minim Access Surg* 2011;**7**(1):99–103.

18　Gordts S, Watrelot A, Campo R, Brosens I. Risk and outcome of bowel injury during transvaginal pelvic endoscopy. *Fertil Steril* 2001;**76**(6):1238–41.

19　Targarona EM, Maldonado EM, Marzol JA, Marinello F. Natural orifice transluminal endoscopic surgery: the transvaginal route moving forward from cholecystectomy. *World J Gastrointest Surg* 2010;**2**(6):179–86.

20　Mintz Y, Horgan S, Savu MK, et al. Hybrid natural orifice translumenal surgery (NOTES) sleeve gastrectomy: a feasibility study using an animal model. *Surg Endosc* 2008;**22**(8):1798–802.

21　Lehmann KS, Ritz JP, Wibmer A, et al. The German registry for natural orifice translumenal endoscopic surgery: report of the first 551 patients. *Ann Surg* 2010;**252**(2):263–70.

22　Rao A, Kynaston J, MacDonald ER, Ahmed I. Patient preferences for surgical techniques: should we invest in new approaches? *Surg Endosc* 2010;**24**(12):3016–25.

23　Kalloo AN, Singh VK, Jagannath SB, et al. Flexible transgastric peritoneoscopy: a novel approach to diagnostic and therapeutic interventions in the peritoneal cavity. *Gastrointest Endosc* 2004;**60**(1):114–17.

24　Kantsevoy SV, Jagannath SB, Niiyama H, et al. Endoscopic gastrojejunostomy with survival in a porcine model. *Gastrointest Endosc* 2005;**62**(2):287–92.

25　Simopoulos C, Kouklakis G, Zezos P, et al. Peroral transgastric endoscopic procedures in pigs: feasibility, survival, questionings, and pitfalls. *Surg Endosc* 2009;**23**(2):394–402.

26　Madan AK, Tichansky DS, Khan KA. Natural orifice transluminal endoscopic gastric bypass performed in a cadaver. *Obes Surg* 2008;**18**(9):1192–9.

27　Hagen ME, Wagner OJ, Swain P, et al. Hybrid natural orifice transluminal endoscopic surgery (NOTES) for Roux-en-Y gastric bypass: an experimental surgical study in human cadavers. *Endoscopy* 2008;**40**(11):918–24.

28　Marchesini JC, Cardoso AR, Nora M, et al. Laparoscopic sleeve gastrectomy with NOTES visualization – a step toward NOTES procedures. *Surg Obes Relat Dis* 2008;**4**(6):773–6.

29　Ramos AC, Zundel N, Neto MG, Maalouf M. Human hybrid NOTES transvaginal sleeve gastrectomy: initial experience. *Surg Obes Relat Dis* 2008;**4**(5):660–63.

30　Chouillard EK, Al Khoury M, Bader G, et al. Combined vaginal and abdominal approach to sleeve gastrectomy for morbid obesity in women: a preliminary experience. *Surg Obes Relat Dis* 2011;**7**(5):581–6.

31　Fischer LJ, Jacobsen G, Wong B, et al. NOTES laparoscopic-assisted transvaginal sleeve gastrectomy in humans – description of preliminary experience in the United States. *Surg Obes Relat Dis* 2009;**5**(5):633–6.

32　Vix M. Minimizing abdominal access ports in sleeve gastrectomy: evolution of techniques using NOTES, single port and single incision. Presented at IFSO 2011, September 1–3, 2011, Hamburg

33　Michalik M, Orlowski M, Bobowicz M, Frask A, Trybull A. The first report on hybrid NOTES adjustable gastric banding in human. *Obes Surg* 2011;**21**(4):524–7.

34　Ramhamadany EM, Fowler J, Baird IM. Effect of the gastric balloon versus sham procedure on weight loss in obese subjects. *Gut* 1989;**30**(8):1054–7.

35　Hogan RB, Johnston JH, Long BW, et al. A double-blind, randomized, sham-controlled trial of the gastric bubble for obesity. *Gastrointest Endosc* 1989;**35**(5):381–5.

36　Meshkinpour H, Hsu D, Farivar S. Effect of gastric bubble as a weight reduction device: a controlled, crossover study. *Gastroenterology* 1988;**95**(3):589–92.

37　McFarland RJ, Grundy A, Gazet JC, Pilkington TR. The intragastric balloon: a novel idea proved ineffective. *Br J Surg* 1987;**74**(2):137–9.

38　Fernandes M, Atallah AN, Soares BG, et al. Intragastric balloon for obesity. *Cochrane Database Syst Rev* 2007(1):CD004931.

39　Spyropoulos C, Katsakoulis E, Mead N, Vagenas K, Kalfarentzos F. Intragastric balloon for high-risk super-obese patients: a prospective analysis of efficacy. *Surg Obes Relat Dis* 2007;**3**(1):78–83.

40　Jones KB, Jr. Revisional bariatric surgery – potentially safe and effective. *Surg Obes Relat Dis* 2005;**1**(6):599–603.

41　Herron DM, Birkett DH, Thompson CC, Bessler M, Swanstrom LL. Gastric bypass pouch and stoma reduction using a transoral endoscopic anchor placement system: a feasibility study. *Surg Endosc* 2008;**22**(4):1093–9.

42　Mellinger JD, MacFadyen BV, Kozarek RA, et al. Initial experience with a novel endoscopic device allowing intragastric manipulation and plication. *Surg Endosc* 2007;**21**(6):1002–5.

43　Mullady DK, Lautz DB, Thompson CC. Treatment of weight regain after gastric bypass surgery when using a new endoscopic platform: initial experience and early outcomes (with video). *Gastrointest Endosc* 2009;**70**(3):440–44.

44　Ryou M, Mullady DK, Lautz DB, Thompson CC. Pilot study evaluating technical feasibility and early outcomes of second-generation endosurgical platform for treatment of weight regain after gastric bypass surgery. *Surg Obes Relat Dis* 2009;**5**(4):450–54.

45　Borao F, Gorcey S, Capuano A. Prospective single-site case series utilizing an endolumenal tissue anchoring system for revision of post-RYGB stomal and pouch dilatation. *Surg Endosc* 2010;**24**(9): 2308–13.

46 Horgan S, Jacobsen G, Weiss GD, et al. Incisionless revision of post-Roux-en-Y bypass stomal and pouch dilation: multicenter registry results. *Surg Obes Relat Dis* 2010;**6**(3):290–95.

47 Mikami D, Needleman B, Narula V, Durant J, Melvin WS. Natural orifice surgery: initial US experience utilizing the StomaphyX device to reduce gastric pouches after Roux-en-Y gastric bypass. *Surg Endosc* 2010;**24**(1):223–8.

48 Overcash WT. Natural orifice surgery (NOS) using StomaphyX for repair of gastric leaks after bariatric revisions. *Obes Surg* 2008;**18**(7):882–5.

49 Moreno C, Closset J, Dugardeyn S, et al. Transoral gastroplasty is safe, feasible, and induces significant weight loss in morbidly obese patients: results of the second human pilot study. *Endoscopy* 2008;**40**(5):406–13.

50 Deviere J, Ojeda Valdes G, Cuevas Herrera L, et al. Safety, feasibility and weight loss after transoral gastroplasty: first human multicenter study. *Surg Endosc* 2008;**22**(3):589–98.

51 Rodriguez-Grunert L, Galvao Neto MP, Alamo M, et al. First human experience with endoscopically delivered and retrieved duodenal-jejunal bypass sleeve. *Surg Obes Relat Dis* 2008;**4**(1): 55–9.

52 Tarnoff M, Rodriguez L, Escalona A, et al. Open label, prospective, randomized controlled trial of an endoscopic duodenal-jejunal bypass sleeve versus low calorie diet for pre-operative weight loss in bariatric surgery. *Surg Endosc* 2009;**23**(3):650–56.

# 第16章

# NOTES 在泌尿外科中的应用

Candace F. Granberg，Mitchell R. Humphreys，Matthew T. Gettman

## 经阴道 NOTES 手术

### 实验研究

第一例纯 NOTES 手术是由 Gettman 等在猪模型上开展的经阴道腹腔镜肾切除术[1]。该手术采用改良的塑料筋膜扩张器置入阴道后壁切口作为手术入路。手术的分离操作采用常规器械和关节器械（Roticulator Endo Dissect，Roticulator Endo Mini-shears，US Surgical，美国康涅狄格州诺沃克），当手术部位距离通道很近时器械需要转动 180°。通过阴道切口直接置入 Endo-GIA 闭合器（US Surgical）处理肾蒂血管。采用 EndoCatch 取物袋取出肾标本后，未关闭阴道切口，但随后的阴道镜检查发现切口已经自行愈合。术者指出，猪泌尿生殖道复杂的解剖和现有腹腔镜器械的限制使得手术操作比较困难。

此后，为了能克服自然腔道手术的固有局限性，外科医生、研究人员和医学工程师们为发展和设计新的操作平台和器械付出了大量的努力。Clayman 等[2]利用 ShapeLock TransPort™ Multi-Lumen 操作平台（USGI Medical，美国加利福尼亚州圣克莱门特）在猪模型上开展了经阴道肾切除术。基于手术定位技术的进步，可屈式器械可以被锁定成为硬式平台，通过它的 4 个通道可以实现双手分离操作。两套专门的组织采集仪器 g-Prox™ 和 g-Lix™（USGI Medical）通过 TransPort 设备进行牵拉操作，然而，在整个手术过程中，还需要通过经腹 12mm 戳孔置入其他器械，协助分离和处理肾蒂。单孔、多腔道平台的局限性包括难以实现器械的三角操作关系和分离操作困难，后者的产生是由于内镜器械与工作器械相邻且共轴，器械之间互相干扰影响操作。

认识到这些局限性，Dr Jeffrey A. Cadeddu 团队采用磁锚定导引系统（MAGS）在猪模型上施行了经阴道纯 NOTES 肾切除术，文章由 Raman 等发表[3]。该系统重新安置远离阴道通道的器械，包括可伸展的专用摄像机和电凝分离器械，都是通过放置于前腹壁的体外磁体来控制的。在这例手术中，通过超长的有关节的血管闭合器完成肾蒂血管的处理，该器械通过 40cm 长的硬式套管经阴道置入。尽管改善了器械的三角操作关系并且解决了器械互相干扰问题，MAGS 系统的一个缺点是体内 MAGS 器械的固定是通过套管在体外完成的，这就导致了 $CO_2$ 的泄漏，只能维持最大气腹压力为 7~10mmHg。另外，随着腹壁厚度的增加，磁体的耦合强度呈指数级衰减。该团队通过强度-距离测试确定了急剧衰减腹壁厚度阈值为 (3.64±0.8)cm，因此 MAGS 技术可能只能应用于特定的人群[4]。

随后，Aron 等报道了 4 例尸体经阴道肾切除手术[5]。该手术通过 3cm 阴道后壁切口置入了一套自动四通道设备 QuadPort（Advanced Surgical Concepts，爱尔兰威克洛）。通过联合使用硬式和有关节器械进行分离操作，采用金属夹夹闭肾动脉，通过 QuadPort 的 15mm 通道置入血管闭合器完成肾静脉的处理。手术的困难之处在于肾上极的分离，从阴道入口到肾上极需要超长的减肥手术器械，而且在一例子宫后倾的尸体上发生了气体泄漏。因此，有必要发展 NOTES 专用的平台和器械。

### 临床应用

前文所述的动物和尸体研究为经阴道肾切除术应用于临床奠定了基础。2009 年，Kaouk 等[6]报道了第一例临床经阴道 NOTES 肾切除术，患者为患有良性疾病的 57 岁女性。围术期准备工作包括置入 Foly 导管、直肠填塞物和自动阴道牵开器。起初手术采用经阴道后壁切口置入多通道设备 TriPort(Advanced Surgical Concepts),然而器械之间的严重干扰阻碍了手术进程,因此改用 GelPort(Applied Medical,加利福尼亚州圣玛格丽塔)设备。通过该设备分别置入 1 个 12mm 和 2 个 5mm 的套管,用关节器械完成肾脏的分离。在用血管闭合器处理肾蒂血管前,应用一个 5mm 经脐通道协助牵开结肠。肾脏标本经腹腔镜取物袋取出后,阴道切口用 2-0 可吸收线单层缝合。如尸体研究中提到的一样,肾脏上极的处理需要应用超长器械。总之,该手术虽有挑战但是具有可行性,患者恢复良好,术后 23 小时出院。

第一例临床病例并不是纯 NOTES 手术,因为患者有盆腔手术史,所以在 5mm 经脐戳孔的直视下置入经阴道通道和牵开结肠。在既往临床研究的基础上,Kaouk 等[7]报道了第一例纯 NOTES 肾切除术,患者为患有良性疾病的 58 岁女性。由于阴道长度较长,TriPort 系统难以完成分离操作,而 GelPort 系统容易发生气体泄漏,该手术交替使用了 TriPort 和 GelPort 系统。监视系统采用 5mm 腹腔镜(Olympus Surgical,美国新泽西奥兰治堡),分离操作采用长度为 45cm 的有关节的抓钳和剪刀(Novare Surgical,库比蒂诺,加利福尼亚,美国),以及超长的(65cm)单极 J 型电凝钩。采用血管闭合器处理肾蒂,肾脏标本放入腹腔镜取物袋内经阴道取出,阴道壁切口单层缝合关闭。整个手术过程完全经阴道完成,耗时 420 分钟,共失血约 50mL,患者术后 19 小时出院。

尽管纯 NOTES 肾切除术的前景是令人振奋的,但相关 NOTES 器械的缺乏阻碍了这一技术的临床应用。

# 混合 NOTES 手术

NOTES 兴起之后,有多个研究报道了混合 NOTES 手术在泌尿外科的应用,即除了 NOTES 通道外还有一个或多个经腹戳孔。这里讨论一下 NOTES 技术在泌尿外科手术中的实验和临床研究。

## 实验研究

2007 年,Lina 及其团队[8]采用经胃和经膀胱联合入路实施了猪肾切除术。整个手术过程中交替地通过两个通道置入器械,这在技术上是可行的。然而,该手术方式的一个缺点是无法通过其中一个通道取出标本。Isariyawongse 等[9]则采用经胃和经阴的联合通道,在猪模型上完成了纯 NOTES 肾切除术。监视系统通过经胃通道置入的胃镜来实现,并且胃镜可以翻转来

获得良好的手术视野。除了经胃置入的牵拉器械外,所有的工作器械都是经阴道置入的,这样就改善了器械的三角操作关系。

为了改善器械的稳定性、牵拉力和三角操作关系,Box 等[10]整合了达芬奇机器人(Intuitive Surgical,美国加利福尼亚州森尼韦尔)和经阴道、经结肠通道,完成一例机器人辅助的猪 NOTES 肾切除术。除了 NOTES 通道外,还通过一个 12mm 经腹壁正中线戳孔来置入机器人摄像头。由于 3D 视野的优势,手术操作很成功,但由于通道互相靠近,机器人手臂频繁在互相干扰。

大多数早期的泌尿科混合 NOTES 手术报道都证实了肾切除术的可行性。Haber 等[11]详细阐述了机器人混合 NOTES 手术的概念,在一例猪模型手术中,除了肾切除术外,还成功完成了肾盂成形术和肾部分切除术。该团队采用了经脐戳孔置入机器人摄像头和一个机械臂,另一个机械臂通过阴道置入。他们采用这种方式完成了 30 例手术,均无并发症发生。值得注意的是,部分肾切除术组中平均热缺血时间是 25.4min。在机器人的协助下,体内缝合变得更容易,而专门的机器人 NOTES 平台和器械的发展更有利于该手术应用于临床。

Baldwin 等[12]报道了一种新的混合手术方式,他们采用了经尿道 NOTES 通道联合 2~3mm 的针式腹腔镜戳孔完成猪肾切除术。采用一种球囊扩张器和鞘管,尿道被扩张成 33F,可以轻易置入 150mm 减肥手术腹腔镜套管。他们还改进了宫腔镜(Gyrus ACMI,美国马萨诸塞州绍斯伯勒),并且利用电凝钩切开尿道内侧进入腹膜后间隙,随后沿肾周进行分离操作。采用了 5mm 的减肥手术双极闭合器械 (LF5544 Ligasure,Covidien,美国马萨诸塞州曼斯菲尔德)处理肾蒂血管。手术标本用双极闭合器械切割成条形,然后利用闭合器经尿道取出。输尿管残端利用 10mm 钛夹(Ethicon Endosurgery,美国俄亥俄州辛辛那提)在体内关闭。缺乏高效的 NOTES 粉碎器械使粉碎操作变得困难。另外,这种入路方式无法同时分离和吸引。因此,混合手术应用于临床前仍需要改进器械。

## 临床应用

由于缺乏足够的纯 NOTES 手术器械,最早的临床 NOTES 手术采用经自然腔道入路和经腹戳孔联合方式。Branco 等首先报道了经阴道混合肾切除术[13]。此前的报道是腹腔镜肾切除术,阴道通道仅用于取出肾标本[14,15],而该研究利用阴道作为工作通道,并经阴道取出标本。因为病例为良性疾病,肾脏的切除通过类

似息肉圈套切除的方式完成，随后用单层 2-0 可吸收线缝合阴道切口。患者术后 12 小时出院，并且术后 3 天恢复正常生活。术者指出，在该手术中内镜缺乏稳定性，分离操作比较困难，且视野受限。

此后，混合 NOTES 肾切除术的应用扩展到恶性疾病。Alcaraz 等在开展了肾癌的经阴道混合 NOTES 肾切除术后[16]，又进一步完成了 10 例 T1~T3a 期肾癌的经阴道 NOTES 肾切除术，手术在 5mm 和 10mm 的经腹戳孔辅助下完成[17]。值得注意的是，阴道通道只是为了置入镜头，通过经腹戳孔完成所有的根治性肾切除的操作。其中一例患者，由于既往腹部和盆腔手术史，发生了结肠损伤的严重并发症，不得不对其施行临时的结肠造口术。这进一步强调了做好 NOTES 手术患者筛选的必要性。Sotelo 等[18]的经验进一步验证了这一点，他们实施的 4 例经阴道混合 NOTES 肾切除术，有 3 例转为标准腹腔镜术式，第 1 例是由于建立阴道通道时损伤直肠，第 2 例建立通道失败，第 3 例分离肾门上方组织时发生出血。另外，有必要通过长期的随访来确定肿瘤治疗效果和患者器官功能恢复的情况。

# 经膀胱 NOTES 手术

## 实验研究

NOTES 手术中，建立进入腹腔的入路时首先考虑的问题是患者的安全。因此 Gettman 在离体和活体猪模型上实施了关于膀胱作为 NOTES 入路的可行性研究。最初，离体实验利用猪胃模拟膀胱，充气的橡胶球囊模拟肠管来评估经膀胱入路技术，并对置入 2 个钝头器械和带导丝的注射针及球囊扩张技术进行了测试。实验中采用注射针和球囊扩张的方法建立入路更加省力，因此比较受欢迎，使用钝头器械则比较费力。然而，扩张技术产生的缺损大于使用钝头器械。任何一种方法都没有发生模拟肠管的损伤。

在活体实验中，两个猪模型采用全身麻醉，分别用钝头器械和注射针、球囊扩张技术建立操作通道。用输尿管镜的注水通道充气以维持气腹。采用硬质输尿管镜（13.5F，Richard Wolf，德国克尼特林根）完成诊断性腹腔探查和随后的肝脏活检，通过输尿管镜的工作通道置入内镜抓钳和电凝器械。尽管建立通道时发生了肠管损伤，但手术仍然成功完成。在女性尸体上也完成了经膀胱腹腔探查术、阑尾切除术和镰状带分离术。

Lima 等[19]也在猪模型上评估了经膀胱入路的实用性。通过膀胱镜置入开口的输尿管导管，穿刺膀胱前壁。沿导丝置入 5.5F 外套管，用一 9.8F 的输尿管镜完成腹腔探查术。同时完成肝活检和镰状韧带的分离。膀胱切口自行二期愈合，术后留置尿管 4 天后，尸检显示膀胱切口完全愈合，无并发症发生。

经膀胱腹腔探查术很快应用于人体实验模型上，Brancor 等[20]描述了 2 例男性尸体病例。通过经尿道置入的 9.5Fr 硬式输尿管镜（Storz 27002 L，Karl Storz，德国图林根）建立经膀胱通道，使用 5Fr 分离钳（Storz 27424U）自膀胱顶部切开黏膜，然后用 5Fr Peres Castro 钳（Storz 27452R）穿透膀胱壁。通过注水通道维持气腹压力 12mmHg，随后行腹腔探查术，用 Peres Castro 钳完成肝脏活检术。实验中膀胱切口未关闭。

尽管膀胱切口可以通过留置尿管引流自行二期愈合，但对于经膀胱 NOTES 手术，可靠的闭合技术是必要的，这可以缩短术后留置尿管的时间。因此，Lima 等[21]描述了在活体猪模型上进行的内镜下 10~20mm 膀胱切口全层闭合术。他们采用了 19G 针形导管（Cook Endoscopy，美国北卡罗来纳州温斯顿 – 塞勒姆），其中针的前端预先安装了带有 T 型金属末端的 90cm 长的 3-0 缝线，经过膀胱镜的工作通道置入，并自膀胱切口一侧边缘穿透膀胱壁，然后释放 T 型末端将其置于膀胱壁外（图 16.1）。在膀胱切口的对侧边缘重复上述操作，然后用原型设备（Davol，CR Bard，美国新泽西默里山）收紧线，夹闭并剪断，线夹也来自 Bard（Davol）内镜缝合工具包（Bard Billerica，美国马萨诸塞州波士顿）。2 例动物实验中，在腹腔镜监视下，在膀胱内滴入亚甲蓝溶液证实这种闭合技术是不透水的。术后 15 天，尸检证实膀胱切口完全愈合，且没有感染或腹腔内粘连发生。

Metzelder 等[22]描述了一种在乳猪上经膀胱 NOTES 肾切除术后的膀胱切口闭合技术。值得注意的是，该技术并不是纯 NOTES，它同时采用了经腹戳孔。在经脐取出标本后，经脐置入圈套设备关闭膀胱切口，该操作在经尿道内镜置入的 2mm 抓钳辅助下完成。总之，膀胱注水实验表明切口闭合处是不透水的，并且尸检时注气实验再次证实了切口闭合处是不透气的。

## 临床应用

2007 年，Gettman 和 Blute 对一位 56 岁男性患者进行了第一例经膀胱 NOTES 手术[23]。患者同意行耻骨上尿管置入和机器人辅助腹腔镜前列腺切除术。建立

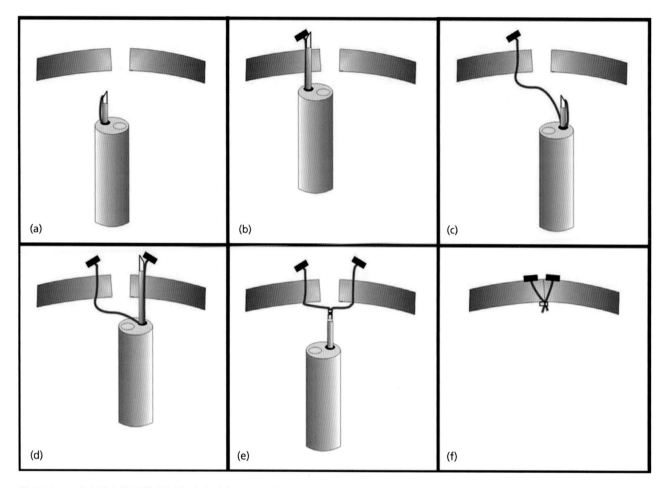

**图 16.1**　T 型金属末端及其关闭膀胱壁示意图。(a)内镜下针接近膀胱切口边缘。(b)释放第一个 T 型金属末端。(c)内镜下针接近膀胱切口另一侧边缘。(d)释放第二个 T 型金属末端。(e)闭合设备进入。(f)闭合设备释放。(Reprinted from European Urology, volume 56, Lima et al, "Endoscopic Closure of Transmural Bladder Wall Perforations", pp. 151–8, © 2009, with permission from Elsevier.)

气腹后,按照标准的机器人前列腺切除术建立腹腔镜通道。经尿道置入标准硬式膀胱镜,一个可屈式穿刺针在腹腔镜和内镜同时监视下穿透膀胱壁(图 16.2a~c)。置入导丝后,用球囊扩张器(UroMax,Boston Scientific,美国马萨诸塞州纳蒂克)来扩张膀胱壁通道,置入可屈式输尿管镜(DUR-8,GyrusACMI,美国明尼苏达州梅首尔格罗夫)完成经膀胱的腹腔镜探查术(图 16.2d,e)。手术中通过输尿管镜的工作通道维持气腹。直视下观察所有的腹腔内组织器官。退出输尿管镜后,膀胱切口缩小,但仍是透水的,因此在进行机器人前列腺切除术前需要用 2-0 缝线"8"字缝合。

除了上述报道外,还没有其他人体经膀胱 NOTES 手术的报道,很可能是由于该入路手术面临很多技术难题。目前的内镜工作通道和镜头是同轴的,并且位于同一内镜鞘内,这样就很难以合适的角度接近靶器官,同样也限制了器械的三角操作关系。关节腹腔镜器械在经膀胱 NOTES 手术中的应用可能有助于克服这些困难。此外,尿道直径是一个限制因素,因为大管径内镜和相应器械的置入可能需要扩张尿道,有潜在的尿道损伤和出血的风险。因此,专门的 NOTES 手术平台和器械的研发与经膀胱手术的发展是密不可分的。

# 经胃 NOTES 手术

经胃入路 NOTES 手术在泌尿科的应用主要是混合式,后文会详细描述。目前,经胃泌尿外科纯NOTES手术还处于实验阶段。即使采取围术期灌洗,胃和肠内容物依然有引起腹腔污染的风险。此外,经胃入路手术很难维持空间定位,并且工作器械和镜头是同轴的,这进一步增加了手术的困难。另外,完全经胃入路手术时标本的取出也受到经口入路的限制。

Crouzet 等[24]报道了一例猪模型经胃肾冷冻消融术。利用 Veress 气腹针经腹建立气腹。通过双通道胃镜(Olympus America Corp.)置入针刀切开胃壁,并用

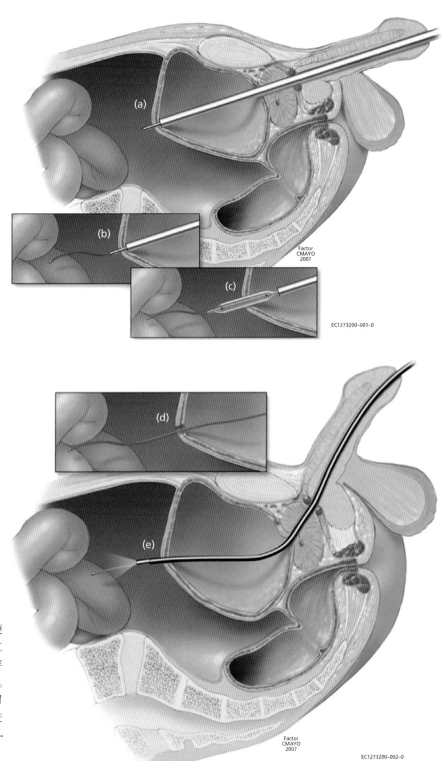

**图 16.2** 经膀胱入路进入腹膜腔。(a)硬式膀胱镜经尿道置入,可屈式穿刺针经工作通道进入并穿刺膀胱壁。(b)导丝经穿刺针置入。(c)气囊扩张膀胱切开术通道。(d)取出气囊,穿刺针,硬式膀胱镜,保留导丝。(e)经导丝置入可屈式输尿管镜进入腹膜腔。(By permission of Mayo Foundation for Medical Education and Research. All rights reserved.)

沿导丝置入的 15mm 球囊放射状扩张胃壁切口。利用单极电凝和剪刀完成肾脏上极的分离。随后,通过之前的 Veress 针穿刺点经腹壁进行冷冻消融术,在胃镜监视下采用 2.4mm 冷冻消融探针 PERC- 24, R2.4 (Endocare,美国加利福尼亚州尔湾)完成。胃壁切口由预先置入的 T 形结扎器关闭,确保无胃瘘发生。

Boulu 等通过猪动物实验,证实了经胃肾部分切除术的可行性[25]。Veress 针建立气腹,在胃镜直视下用电凝针做 2cm 胃壁切口。经该切口置入内镜,利用铥激光器(30W)(RevoLix, AllMed Systems,美国加利福尼亚州普莱森顿)完成肾部分切除术,未采用夹闭肾蒂或填塞、压迫、缝合等其他止血方法。用金属线圈经胃切口取出标本后，胃壁切口在内镜下用金属夹夹闭。这种肾部分切除方法最大的局限性是无法经胃镜置入标本取出袋，因此有肿瘤播散种植的风险。

Sawyer 等[26]报道了经胃膀胱部分切除术。针刀切开胃壁，置入胃镜至膀胱附近，经工作通道置入内镜下圈套器(PolyLoop，Olympus，美国宾夕法尼亚州中心谷)套扎膀胱标本。然后，应用针刀和金属丝圈断器(SnareMaster Soft，Olympus)在圈套器间切断膀胱。标本自胃壁切口取出。膀胱切口在内镜下夹闭，但在这个实验中胃壁切口没有关闭。这项技术最主要的不足是，利用圈套器套扎标本的方法具有肿瘤播散或不完整切除的风险。

# 经尿道 NOTES 手术

## 实验研究

泌尿外科医生擅长经尿道手术治疗很多疾病，经此入路的器官部分和全切除术 (如膀胱部分切除和根治性前列腺切除术)转变为 NOTES 手术似乎是顺理成章的，然而直到最近才出现少量的实验研究报道。

除了经胃膀胱部分切除术，Sawyer 等[26]在猪模型上完成了一例经尿道 NOTES 膀胱部分切除术。置入 22Fr 硬式多通道膀胱镜，一个通道置入抓钳，另一个通道置入内镜下圈套设备(PolyLoop，Olympus)来套扎手术部位的膀胱黏膜，收紧圈套器，随后用一编织网圈断器包绕被套扎的黏膜，然后电切下标本。膀胱切口在内镜下夹闭 [Resolution，Boston Scientific 和(或) Quickclip2，Olympus]。显然，圈套器的大小限制了切除组织的体积，因此病变组织的大小可能限制了这项技术的应用。

最早的关于经尿道 NOTES 根治性前列腺切除术(NOTES-RP) 在 2009 年由 Humphreys 及其同事在新鲜冰冻尸体上完成[27]。采用 26Fr 内镜，置入一个 7Fr 激光稳定导管(Cook Medical Inc，美国印第安纳州布卢明顿)，其内再置入一 500μm 末端点火激光纤维(SlimLine Reusable Holmium Laser Fiber，Boston Scientific Corp，美国马萨诸塞州纳蒂克)。100W YAG 激光(Verapulse，Luminis，Inc.，美国加利福尼亚州圣克拉拉)用来切割和分离，操作从精阜侧方开始，向周围扩展(图 16.3)。要小心地从背静脉丛下方操作，注意保护神经血管束。该实验中，精囊和输精管被原位横断。在第 1 例尸体中标本通过开放切口取出，在另 3 例尸体中标本粉碎后经尿道取出。在开放切口取出标本的病例中，骨盆探查时可以看到完整的骨盆内筋膜、神经血管束和空虚的前列腺窝内的直肠周围脂肪组织(图 16.4)。膀胱尿道吻合利用经 26Fr 或 27Fr 肾镜置入 SR5 缝合器(LSI solutions，美国纽约维克托)完成。

这种术式中激光的效果与活体组织相似，因此在技术上是可行的。由于器械的局限性，膀胱尿道吻合缝合器的置入比较困难，该实验中未对吻合口进行测试。另外，在尸体模型上无法完成止血效果的评价。该团队接下来完成了 6 例犬 NOTES-RP 手术[28]。通过会阴尿道切口置入内镜，前列腺的切除方法如前所述，激光可以达到很好的止血效果。在一例犬尸体中，膀胱尿道吻合是通过会阴部缝合完成的。犬模型的一个显著缺点是，由于膀胱和前列腺在腹腔内的位置，需要采用囊状切口，由此导致的液体移位阻碍了手术的进程，使其延长了一个多小时，其中 4 例不得不采用腹部切口来排出过多的液体。同样，术者指出由于缺乏合适的内镜设备和缝合器，膀胱尿道吻合，比较困难。

## 临床应用

基于实验模型的可行性和随后专用器械的发展，Humphreys 等描述了 2 例人体 NOTES 前列腺切除术[29](视频 16.1)。保留神经的前列腺切除方法如前所述，前列腺标本随后被推入膀胱内。在内镜下采用尿道膀胱吻合器 (UVAD，LSI Solutions Inc，美国纽约维克托)，用 3-0 丝线间断缝合 6 针完成吻合。经膀胱和尿道完成缝合后，撤出吻合器，置入钛夹(LSI Solutions Inc.)夹闭，然后通过导丝置入 20Fr 带有 10mL 球囊的尿管 (图 16.5)。内镜下缝合后的膀胱摄影证实了吻合口不透水。为了得到完整的病理分析并确定切缘情况，采用 2.5cm 耻骨上膀胱切口取出标本。2 例患者的失血量分别约为 45mL 和 85mL，手术时间分别约为 37 分钟和 94 分钟。最终的病理显示第 1 例患者的 Gleason 评分为 3+3，pT2aNXMXR0，第 2 例患者的 Gleason 评分为 3+4，pT2cNXMXR0。2 例患者都在术后第 2 天出院并且等待前列腺特异抗原 (PSA) 筛查随访。

值得注意的是，关于钬激光在生理盐水灌洗装置中的使用，有人认为在 NOTES-RP 前列腺切除手术中液体对激光有吸收。然而，对于心肾功能正常的患者，手术时间是有限的，这种情况是可以耐受的，且大部分患者没有不良后果。在这两例临床病例中，术后血清钠分别仅增高 2mmo/L 和 1mmol/L。

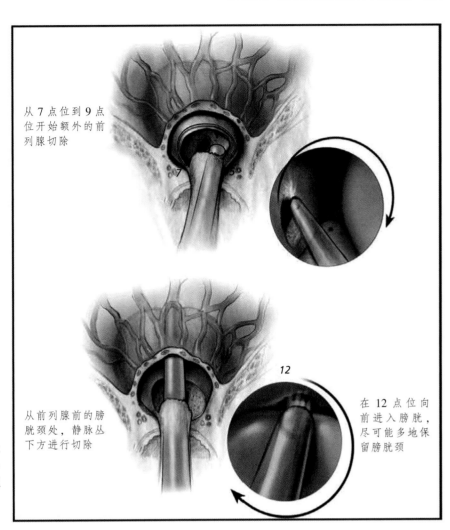

**图 16.3** NOTES-RP 示意图。手术在耻骨后隙背静脉丛水平下进行。(By permission of Mayo Foundation for Medical Education and Research. All rights reserved.)

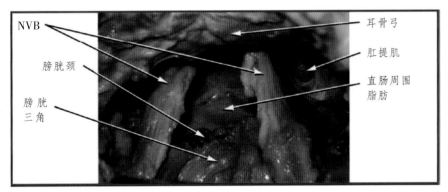

**图 16.4** 在 1 号尸体行 Post-NOTES-RP 的盆腔探查阶段。可见完整的内骨盆筋膜、肛提肌、神经血管束(NVB)和膀胱三角。于后位前列腺切除术腔内标注直肠周围脂肪。

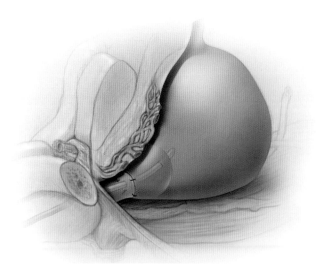

图 16.5　NOTES-RP 术后经尿道行六点位膀胱尿道吻合术。

　　由于 NOTES-RP 手术不包括盆腔淋巴结的清扫和精囊的完整切除,需要仔细选择病变局限于前列腺的患者[30,31]。该术式仍需要长期的随访,来确定肿瘤治疗效果、小便控制力和勃起功能等,但已证实了其可行性。不久后,这项技术很可能成为前列腺癌微创治疗的主流方法。

# 结　论

　　泌尿科 NOTES 手术已经在实验研究和随后的临床实践中取得了巨大的进步。多种不同的 NOTES 入路成功地应用于不同的泌尿科手术中。然而,现有的器械存在局限性,需要发展 NOTES 专用操作平台和适用于特定入路的器械。关于恶性疾病,有必要进行长期随访来确定肿瘤有无复发,并且需要比较 NOTES 手术和现有的手术方式治疗后生存率的差异。

**视频片断**
视频 16.1 NOTES 前列腺癌根治术早期的手术经验(Reproduced by permission of Dr Mitchell R. Humphreys.)

（贺兆斌 译　洪建国 陈雨信 校）

## 参考文献

1 Gettman MT, Lotan Y, Napper CA, JA Cadeddu. Transvaginal laparoscopic nephrectomy: development and feasibility in the porcine model. *Urology* 2002;**59**(3):446–50.

2 Clayman RV, Box GN, Abraham JBA, et al. Transvaginal single-port NOTES nephrectomy: initial laboratory experience. *J Endourol* 2007;**21**:640–44.

3 Raman JD, Bergs RA, Fernandez R, et al. Complete transvaginal NOTES nephrectomy using magnetically anchored instrumentation. *J Endourol* 2009;**23**(3):367–71.

4 Best SL, Bergs R, Gedeon M, et al. Maximizing coupling strength of magnetically anchored surgical instruments: how thick can we go? *Surg Endosc* 2011;**25**:153–9.

5 Aron M, Berger AK, Stein RJ, et al. Transvaginal nephrectomy with a multichannel laparoscopic port: a cadaver study. *BJU Int* 2009;**103**:1537–41.

6 Kaouk JH, White WM, Goel RK, et al. NOTES transvaginal nephrectomy: first human experience. *Urology* 2009;**74**(1):5–8.

7 Kaouk JH, Haber GP, Goel RK, et al. Pure natural orifice translumenal endoscopic surgery (NOTES) transvaginal nephrectomy. *Eur Urol* 2010;**57**:723–6.

8 Lima E, Rolanda C, Pego JM, et al. Third-generation nephrectomy by natural orifice transluminal endoscopic surgery. *J Urol* 2007;**178**(6):2648–54.

9 Isariyawongse JP, McGee MF, Rosen MJ, Cherullo EE, LE P. Pure natural orifice transluminal endoscopic surgery (NOTES) nephrectomy using standard laparoscopic instruments in the porcine model. *J Endourol* 2008;**22**(5):1087–91.

10 Box GN, Lee HJ, Santos RJS, et al. Robot-assisted NOTES nephrectomy: initial report. *J Endourol* 2008;**22**(3):503–6.

11 Haber GP, Crouzet S, Kamoi K, et al. Robotic NOTES (natural orifice translumenal endoscopic surgery) in reconstructive urology: initial laboratory experience. *Urology* 2008;**71**(6):996–1000.

12 Baldwin DD, Tenggardjaja C, Bowman R, et al. Hybrid transureteral natural orifice translumenal endoscopic nephrectomy: a feasibility study in the porcine model. *J Endourol* 2010;**24**:1–6.

13 Branco AW, Branco FIlho AJ, Kondo W, et al. Hybrid transvaginal nephrectomy. *Eur Urol* 2008;**53**:1290–94.

14 Breda G, Silvestre P, Giunta A, et al. Laparoscopic nephrectomy with vaginal delivery of the intact kidney. *Eur Urol* 1993;**24**:116–17.

15 Gill IS, Cherullo EE, Meraney AM, et al. Vaginal extraction of the intact specimen following laparoscopic radical nephrectomy. *J Urol* 2002;**167**:238–41.

16 Ribal MJ, Peri L, Molina A, Larrosa AG, Carmano F. First report on hybrid transvaginal nephrectomy for renal cancer. *Actas Urol Esp* 2009;**33**:280–83.

17 Alcaraz A, Peri L, Molina A, et al. Feasibility of transvaginal NOTES-assisted laparoscopic nephrectomy. *Eur Urol* 2010;**57**:233–7.

18 Sotelo R, de Andrade R, Fernandez G, et al. NOTES hybrid transvaginal radical nephrectomy for tumor: stepwise progression toward a first successful clinical case. *Eur Urol* 2010;**57**:138–44.

19 Lima E, Rolanda C, Pego JM, et al. Transvesical endoscopic peritoneoscopy: a novel 5 mm port for intra-abdominal scarless surgery. *J Urol* 2006;**176**(2):802–5.

20 Branco F, Pini G, Osorio L, et al. Transvesical peritoneoscopy with rigid scope: feasibility study in human male cadaver. *Surg Endosc.* 2011;**25**(6):2015–19.

21 Lima E, Rolanda C, Osorio L, et al. Endoscopic closure of transmural bladder wall perforations. *Eur Urol* 2009;**56**:151–8.

22 Metzelder M, Vieten G, Gosemann JH, et al. Endoloop closure of the urinary bladder is safe and efficient in female piglets undergoing transurethral NOTES nephrectomy. *Eur J Pediatr Surg* 2009;**19**:362–5.

23 Gettman MT, Blute ML. Transvesical peritoneoscopy: initial clinical evaluation of the bladder as a portal for natural orifice

translumenal endoscopic surgery. *Mayo Clin Proc* 2007;**82**(7): 843–5.

24 Crouzet S, Haber GP, Kamoi K, et al. Natural orifice transluminal endoscopic surgery (NOTES) renal cryoablation in a porcine model. *BJU Int* 2008;**102**:1715–18.

25 Boylu U, Oommen M, Joshi V, et al. Natural orifice transluminal endoscopic surgery (NOTES) partial nephrectomy in a porcine model. *Surg Endosc* 2010;**24**:485–9.

26 Sawyer MD, Cherullo EE, Elmunzer J, Schomisch S, LE Ponsky. Pure natural orifice transluminal endoscopic surgery partial cystectomy: intravesical transurethral and extravesical transgastric techniques in a porcine model. *Urology* 2009;**74**(5):1049–53.

27 Humphreys MR, Krambeck AE, Andrews PE, Castle EP, Lingeman JE. Natural orifice translumenal endoscopic surgical radical prostatectomy: proof of concept. *J Endourol* 2009;**23**(4): 669–75.

28 Krambeck AE, Humphreys MR, Andrews PE, Lingeman JE. Natural orifice translumenal endoscopic surgery: radical prostatectomy in the canine model. *J Endourol* 2010;**24**(9):1493–6.

29 Humphreys MR, Sauer JS, Ryan AR, et al. Natural orifice transluminal endoscopic radical prostatectomy: initial perioperative and pathologic results. *Urology* 2011;**78**(6):1211–17.

30 D'Amico AV, Whittington R, Malkowicz SB, et al. Biochemical outcome after radical prostatectomy, external beam radiation therapy, or interstitial radiation therapy for clinically localized prostate cancer. *JAMA* 1998;**280**:969–74.

31 Secin FP, Bianco FJ, Cronin A, et al. Is it necessary to remove the seminal vesicles completely at radical prostatectomy? Decision curve analysis of European Society of Urologic Oncology criteria. *J Urol* 2009;**181**:609–14.

## 第**17**章

# NOTES 在妇产科中的应用

Antoine Watrelot, Géraldine Chauvin, Arnaud Wattiez

## 引 言

阴道是 NOTES 最早的入路之一。尽管经阴道手术只适用于女性,但这种入路的建立相对简单,而且妇科医生已熟练掌握了这种技术。

然而,经阴道入路很少直接用于妇产科手术,而其他入路如经胃、混合入路和联合技术可能更有用。

妇产科 NOTES 手术的优势和其他 NOTES 手术是相似的:没有可见的瘢痕,微创技术可加快术后恢复、减轻疼痛、降低并发症的风险。

我们处在 NOTES 发展新时代的早期阶段,无法预知妇产科 NOTES 手术的未来。然而,回顾当前的最新研究进展和结果是很有意义的。

## 定义和历史

在 19 世纪,阴道手术已经应用于经阴道的子宫切除术或者治疗阴道疾病如生殖器脱垂。在 20 世纪40 年代,后穹隆镜技术在腹腔镜时代之前已获得很大的成功,然而由于腹腔镜技术的优势和后穹隆镜导致的并发症(主要是感染),这种技术很快被遗弃了。

所有的阴道手术都和妇产科 NOTES 手术无任何关系。首先,因为阴道作为手术部位而不是进行盆腔或腹部手术的入路;其次,因为大部分阴道手术都不在内镜下进行,从而导致了特殊的并发症,并且和NOTES 的概念不相符。

第一种真正的妇产科 NOTES 技术是 10 年前开展的生殖内镜(或经阴道内镜)技术。它符合 NOTES手术所有的特点,即利用自然腔道并且是一种内镜技术。此后,阴道也成为了非妇产科手术的入路,最受关注的例子就是 J.Marescaux 及其团队[1]完成的胆囊切除

手术。

如今,回顾不同的经阴道技术和探索可能施行的妇产科 NOTES 手术是很有意义的。

## 妇产科 NOTES 手术技术

### 经阴道入路

目前主要有两种技术:"标准"的阴道后壁切开术和内镜技术。

### 标准的阴道切开术

妇产科医生对这一技术比较熟悉,即在子宫颈下方的两侧子宫骶韧带之间做 1cm 横行切口(图 17.1),继续分离可以到达道格拉斯窝,切开后进入腹膜腔内(图 17.2)。这样可以插入牵开器。阴道后壁切开术通常是经阴道子宫切除术的一个步骤。

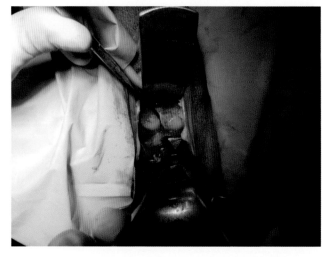

**图 17.1** 常规阴道切开术:于宫骶韧带间切开阴道。

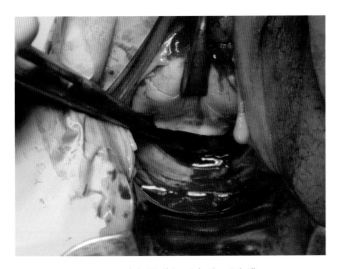

图 17.2　常规阴道切开术：切开腹膜。

这一技术可以用于 NOTES 手术，在其基础上置入可屈式内镜，用荷包缝合阴道壁以避免 $CO_2$ 气体泄漏。这种技术比较简单，但有时不易操作，因为难以找到正确的操作平面，可能会造成腹膜后的假道，且有直肠损伤的潜在风险。这些困难主要是由于阴道后穹隆的深度和有限的间隙造成的。

另外，腹膜腔的开放和手术操作增加了感染的风险，因为阴道和腹腔之间的接触面比较大。

在手术的最后，有必要关闭腹膜和阴道壁。考虑到阴道手术如经阴道子宫切除术后存在性交痛，经阴道 NOTES 手术也面临该风险。

## 内镜手术

生殖内镜检查技术（图 17.3）由 Gordts 等[2]首先描述。

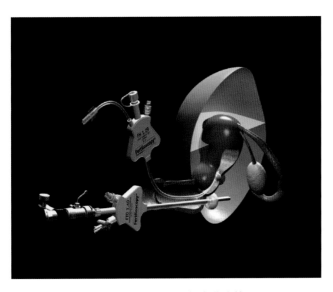

图 17.3　生殖镜检原则（水盆腔镜）。

### 生殖内镜检查技术（视频 17.1）

#### 生殖内镜技术的目的

生殖内镜技术采用微创的方式探查盆腔，比标准的腹腔镜检查更容易接受，因此已被广泛应用[3]（视频 17.2），它主要包括注水式腹腔镜技术，与常规腹腔镜类似，用 Veress 针插入道格拉斯窝内，通过注入生理盐水而不是 $CO_2$ 来建立操作空间。

之后，将一特制的直径为 6mm，末端带有球囊的尖头套管置入道格拉斯窝内。球囊用来防止套管不慎从腹腔内脱出。内镜置入套管内对生殖系统进行初步探查。内镜为硬式，并且有一个 30°的镜头，这是因为需要观察的结构都位于切口的上方。0°镜头无法很好地观察输卵管、卵巢和子宫。探查结束后，无需关闭套管切口。

#### 生殖内镜技术的优势

生殖内镜检查技术是真正的微创操作，可以在局部麻醉或轻度镇静下完成。一般情况下，生殖内镜检查都是在门诊开展的。在有些国家，如美国，可以在住院患者中进行生殖内镜检查[4]。如前所述，传统经阴道手术的一大缺点就是操作后穹隆镜时面临感染的风险。

研究证实生殖内镜检查技术不存在感染风险，也不会引起性交痛。最近，一项包含 3000 例病例的研究发现，尽管在检查前后并未应用抗生素，仅观察到 1 例输卵管炎患者发生感染[5]。

阴道瘢痕所导致的术后性交痛也是一个令人担忧的问题。在我们的病例中，无性交痛发生。因此，阴道小切口（生殖镜口径是 6mm）不应该被视为一种风险。

#### 生殖内镜技术的并发症

该技术唯一的风险为，套管置入宫颈和直肠之间时可能发生肠管损伤。肠穿孔是缺乏经验的医师面临的一项并发症，发生率为 0.4%~0.6%。前 50 例发生此类损伤的主要原因是对该技术的禁忌证认识不足[6]。

该技术的禁忌证包括：子宫内膜异位症患者形成直肠-阴道隔膜时直肠与宫颈粘连；较大的子宫肌瘤或子宫后倾导致道格拉斯窝堵塞等。在一组包括 2000 例不孕患者的研究中，禁忌证的发生率为 5.9%。

这种肠管损伤的一个显著特点是症状比较轻，这是因为穿孔发生在直肠的腹膜后部分。治疗上主要采取保守方法：广谱抗生素应用 5 天，不需要其他治疗。

生殖内镜检查技术的经验

　　生殖内镜检查技术没有感染的风险；另外，也没有性交痛发生，这可能是因为瘢痕较小，也可能与阴道壁没有关闭有关。这些经验对于进一步开展经阴道手术是有借鉴意义的。

生殖内镜检查技术的学习曲线

　　生殖内镜检查技术非常容易，然而，仍然有些问题阻碍了生殖内镜技术和 NOTES 技术的广泛应用。首先，与标准腹腔镜相比，经阴道入路时手术视野是翻转的，因此需要重新确定解剖结构。其次，经阴道入路需要在宫颈和直肠之间置入穿刺针或套管。即使直肠损伤并不严重，而且可以保守治疗，但一部分医师仍不敢盲目用 Veress 针穿刺道格拉斯窝。这就是我们发展超声引导穿刺技术的原因，特别对于初学者这一技术非常有用（视频 17.3）。

　　基于我们生殖内镜检查技术的经验，我们也尝试探索是否可能发展一种相似的技术，不仅可以应用于妇产科 NOTES 手术，也可以应用于其他内脏 NOTES 手术。下面将讨论这种方法。

## NOTES 安全且简单的方法（视频 17.4）[7]

　　基于相同的原则（如纯内镜技术），我们发展了一种新的置入内镜（≤15mm）的方法，这对于 NOTES 手术（如经阴道胆囊切除）是最低的要求。

　　在这项技术中，我们采用了 Step™ 套管（Covidien，美国）。第一个套管是内置 Veress 针的 3mm 扩张套管（图 17.4）。套管置入道格拉斯窝后，向其内注入盐水。盐水比 $CO_2$ 更适合，因为后者会上升，不能在道格拉斯窝内形成一个安全的空间。插入一个 2.9mm 的硬式内镜来确认套管的合适位置和道格拉斯窝间隙。然后将一个更大的套管套入这个小套管（图 17.5）。这套系统可以插入 12mm 或者 15mm 的套管，并通过该套管插入内镜，注入 $CO_2$ 气体，$CO_2$ 上升到盐水水平，为手术操作提供空间。

　　应用混合介质（盐水和 $CO_2$）可能是经阴道手术最安全的一种方法。

　　目前，我们只完成了 3 例输卵管结扎和 2 例卵巢囊肿切除术，经验比较有限，但手术只需要 10 分钟就能完成。

　　我们借鉴了生殖内镜检查技术的个人经验，在手术结束后，仅用 2-0 Dexon 缝线在阴道切口缝合一针将组织对拢，这样可以减轻纤维瘢痕，降低术后性交痛的风险。患者在术后 15 天内应避免性生活。

## 妇产科 NOTES 的其他入路

　　内镜手术面临的一个共同问题是内镜和靶器官之间需要保持合适的距离。例如，腹腔镜切除巨大子宫时，需要在脐部上方数厘米处置入腹腔镜，以便得到足够的操作空间。同样经阴道进行附件手术相对容易，而子宫手术更适合采用经胃入路。

　　因此，NOTES 手术存在一个矛盾，即经阴道入路更适合于非妇产科手术，而经胃入路更适合于妇产科手术。最后的选择可能是混合技术，如经胃联合经阴道入路。目前，除了在猪模型上成功开展的经胃输卵管切除术，几乎没有这种混合技术的研究[8]。

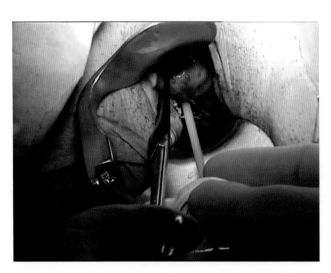

**图 17.4**　经阴道 NOTES 的简化方法/3mm Step™ 套筒置入。

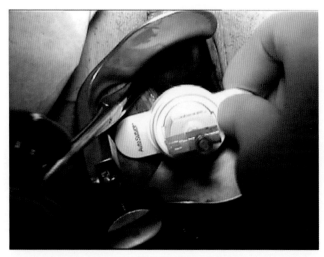

**图 17.5**　更换并置入更大套筒。

# 可能从 NOTES 手术获益的妇产科手术

## 已经存在的妇产科 NOTES 手术

### ▷ 卵巢打孔术（视频 17.5）

如前所述，生殖内镜检查技术是真正的 NOTES 手术。最初，这种内镜检查只用于诊断。随着套管在操作通道上的应用，研究者开始实施一些"小"手术。其中，最流行的是用于治疗多囊卵巢综合征（polycyctic ovarian syndrome，PCOS）的卵巢打孔术，PCOS 为一种常见的良性疾病（发病率为 2%~5%），其特征为激素的变化和不孕。

卵巢打孔术是一项传统的手术方式。在上世纪 60 年代，该手术用开腹（卵巢楔形切除）方式完成，手术效果很好，但术后粘连的发生率很高。上世纪 90 年代，开始用创伤较小的腹腔镜完成。而卵巢打孔术最终的微创方式是自 2000 年开始的生殖内镜技术。

在生殖内镜卵巢打孔手术中，采用了双极电针（Gynecare Versapoint™，美国）。因为内镜操作在盐水溶液中完成，唯一可用的能量就是双极设备。每一个孔都与双极电针相似，直径 1.5mm[9]，每个卵巢打孔 6~8 个。只要确认卵巢子宫韧带这个解剖标志，这项操作就很容易完成。如果不能准确地确认此标志，就有在乙状结肠打孔的潜在风险，因为乙状结肠与增大的白色卵巢相似。

此后有更多的文献报道显示了良好的结果，累积受孕率为 60%，时间很短（平均为 4 个月）。我们的结果也表明，这项技术是非常安全的，没有损伤卵巢的风险（因为采用了双极能量设备，对孔外的损伤是微乎其微的），也没有粘连形成的风险。最后，这项技术逐渐在门诊患者中开展，用于生殖系统的全面探查和 PCOS 的治疗。

这种疾病可能在妊娠之后复发。对于这样的病例，进行二次卵巢打孔术同样可以有很好的效果。这项技术因其微创特性而被患者广泛接受。

### 粘连松解术

通过生殖内镜的操作通道也可以实施粘连松解术。不是所有粘连都可以通过这种方式解除。然而，当粘连影响附近区域时，可以用双极电针或同样大小的剪刀（5Fr）精确地松解粘连。这项技术对于存在附件周围粘连的不孕患者是有用的，这些粘连是导致不孕的机械因素。

### 子宫内膜异位症

病变局限于道格拉斯窝的轻度子宫内膜异位症也可以用生殖内镜治疗。在这种病例中，采用双极电凝破坏病变。然而，手术医生必须非常小心，因为生殖内镜视野只局限于道格拉斯窝内，所以手术医生不能确定其他部位有无病变（如前窝内）。

虽然这种情况很少见（不到 5% 的病例），但却表明了生殖内镜的局限性。由于这一技术采用了硬式内镜，很难较好地观察腹腔前方或上方间隙。

这就是该内镜被称为生殖内镜的原因，因为它只适用于不孕患者或患有盆腔病变的患者。

### 受精卵输卵管内移植

另一项能从 NOTES 手术获益的技术是受精卵输卵管内移植（zygote intra-fallopian transfer，ZIFT）。这项技术流行于上世纪 80 年代，是体外受精（in vitro fertilization，IVF）的备选方案，即将新鲜受精卵直接移植到输卵管内[10]。这项技术虽然很成功，但很快被废弃了，因为 IVF 卵子的筛选可以经超声完成，而受精卵输卵管内移植则需要腹腔镜，创伤太大。

如今，由于生殖内镜技术的微创特性，这项技术可能会被重新采用，特别是对年龄较大的患者（大于 38 岁）效果较好。我们已经进行了一项可行性研究，初步结论是积极的，最终的结果还需要进一步确认。

## 妇产科 NOTES 手术的结果

理论上，只要有合适的器械并选择恰当的手术方式，所有的妇产科手术都可以采用 NOTES 方式完成。

对于器械来说，应该有下列特点：

• 恰当的电凝方法。妇产科手术需要合适的血管电凝方式，因为最粗血管直径达 7mm（子宫动脉）。

• 能够进行缝合。

• 能够进行吸引和冲洗。

如前所述，最需要考虑的是内镜、器械和靶器官之间的合适距离，以及器械之间的角度。因此，相应地需要选择不同的术式。目前，除了生殖内镜技术和单孔腹腔镜技术，还没有其他妇产科 NOTES 手术的报道。

如果脐部被认为是自然腔道的话，单孔腹腔镜技术可以当做 NOTES 手术。除了技术上一些特殊要求和有限操作空间所带来的局限性，这项技术与传统腹腔镜技术相似。

我们认为经阴道附件手术相对容易操作,但由于视野的翻转而需要进行专门的训练。

虽然开展第一例尸体手术时出现了一些解剖困难,腹膜后手术仍然被推荐,因为困难只是暂时的,随着经验的积累,这一问题可以被很好地解决,而且可以完成淋巴结清扫术。

对于子宫手术(如子宫肌瘤、子宫切除术),可能采用混合方式,经胃入路完成切除,经阴道入路取出标本。

经阴道入路对于附件手术是很有用的,也可以联合经胃入路行混合手术,取出切下的手术标本(如子宫肌瘤)。

# 适合行妇产科 NOTES 手术的患者

虽然我们的生殖内镜经验表明经阴道入路手术是非常安全的,但 NOTES 手术作为一项新的技术,术者采用这项技术时应该非常谨慎。

生殖内镜技术的创伤很小。但如果在手术中置入更大的内镜,可能会对年轻患者产生长期的影响。

目前,只有很少的研究对这种新型手术方式的接受程度进行了评估。研究结果也不一致:一些研究中,患者对经阴道 NOTES 手术表现出消极态度[11],其他研究中则表现为积极态度[12]。一些年轻患者担忧经阴道手术会对生育和性生活产生影响,因此对于这些患者施行 NOTES 手术时,我们应该非常谨慎。因此只有对生育过的患者施行经阴道手术可能才更安全。需要有更多的研究证实这项技术的安全性,才有可能将此项技术应用于每一个女性患者。

# 结  论

NOTES 是一种新型的手术方式。阴道是进行脏器手术非常好的入路,但经阴入路在妇产科手术中应用价值有限。经胃入路对于妇产科手术可能非常有用,但首先需要解决安全性及胃壁切口关闭等技术问题。目前混合或联合技术可能是妇产科 NOTES 手术最有前途的发展方向。

虽然我们无法预测 NOTES 手术未来的发展,但不同学科之间的合作是非常令人振奋的。30 年前的腹腔镜手术也是如此,那时同样没人能预测这项技术的未来。因此,对这项新技术手段应该持有开放态度。新器械、机器人手术的联合,以及各个中心的实验研究可能在不久的将来产生今天难以想象的成就。如果是这样,我们没有理由认为妇产科 NOTES 不能从新的技术进步中获益,特别是人类第一例 NOTES 手术就是经阴道完成的。

---

视频片断
视频 17.1  生育镜画面
视频 17.2  生育镜技术
视频 17.3  超声引导的生育镜检查
视频 17.4  经阴道 NOTES 中简化的内镜技术
视频 17.5  生育镜卵巢打孔技术

---

(贺兆斌 译   洪建国 吴耀铭 校)

## 参考文献

1 Marescaux J, Dallemagne B, Perretta S, et al. Surgery without scars: report of transluminal cholecystectomy in a human being. *Arch Surg* 2007;**142**(9):823–6; discussion 826–7.

2 Gordts S, Campo R, Rombauts L, Brosens I. Transvaginal hydrolaparoscopy as an outpatient procedure for infertility investigation. *Hum Reprod* 1998;**13**,99–103.

3 Watrelot A, Dreyfus JM. Fertiloscopie (hydrolaparoscopy transvaginale). In *Encyclopedi Medico-Chirurgicale, Techniques chirurgicales-Gynécologie*. Elsevier Masson SAS, Paris, 2008, pp. 41–517.

4 Watrelot A, Nisolle M, Chelli H, et al. Is laparoscopy still the gold standard in infertility assessment? A comparison of fertiloscopy versus laparoscopy in infertility. Results of an international multicentre prospective trial: the FLY study 2003. *Hum Reprod* 2003;**18**:834–9.

5 Watrelot A. Place of transvaginal fertiloscopy in the management of tubal factor disease. *Reprod Biomed Online* 2007;**15**:389–95.

6 Gordts S, Watrelot A, Campo R, Brosens I. Risk and outcome of bowel injury during transvaginal pelvic endoscopy. *Fertil Steril* 2001;**76**:1238–41.

7 Watrelot A, Nassif J, Law WS, Maresaux J, Wattiez A. Safe and simplified endoscopic technique in transvaginal NOTES. *Surg Laparosc Endosc Percutan Tech* 2010;**20**:92–4.

8 Nassif J, Zacharopoulou C, Marescaux J, Wattiez A. Transvaginal extraperitoneal lymphadenectomy by natural orifices transluminal endoscopic surgery (NOTES) technique in porcine model: feasibility and survival study. *Gynecol Oncol* 2009;**112**:405–8.

9 Fernandez H, Watrelot A, Alby JD, et al. Fertility after ovarian drilling by transvaginal fertiloscopy for treatment of polycystic syndrome. *J Am Assoc Gynecol Laparosc* 2004;**11**:374–8.

10 Pilikian SQ, Watrelot A, Drezyfus JM, Ecochard R, Gennaro JD. Gamete intra fallopian transfer (GIFT) with cryopreserved donor semen following AID failure. *Hum Reprod* 1990;**5**:944–6.

11 Rao A, Kynaston J, MacDonald ER, Ahmed I. Patient preferences for surgical techniques: should we invest in new approaches? *Surg Endosc* 2010;**24**:3016–25.

12 Peterson CY, Ramaoorthy S, Arden B, et al. Women's positive perception of transvaginal NOTES surgery. *Surg Endosc* 2009;**23**:1770–74.

# 第18章

# NOTES 在甲状腺手术中的应用

Tahar Benhidjeb, Michael Stark

## 背 景

最大限度地降低手术并发症,并使患者从手术中获益最大是每个外科医生追求的目标。这同样适用于属于微创外科新领域的颈部手术。传统的开放甲状腺手术有一个至少4cm长的低位横切口,会遗留下明显的瘢痕。因为大部分甲状腺手术患者都是年轻女性,且常为良性病变,所以外科医生一直努力最大限度地减少手术的创伤、改善美容效果[1]。近20年来,电视辅助手术领域的发展为甲状腺手术带来了新的发展机遇。颈部微创手术首先应用于甲状旁腺腺瘤[2,3],后来也应用于甲状腺疾病的治疗[4]。由Miccoli[5]创立的电视辅助微创甲状腺切除术 (minimally invasive video-assisted thyroidectomy,MIVAT)是目前应用最广泛的术式。该术式的主要限制因素是需要从20mm的颈部切口取出标本,这项操作是比较困难的。另外,该术式所带来的不适和并发症都是由颈部切口本身引起的, 切口越

长,疼痛程度越强,切口感染的风险越大(图18.1和图18.2)。利用纵隔镜、后腹腔镜和完全腹膜外内镜疝修补术等方法建立手术操作空间的方式越来越被我们所熟知,有研究者采用了颈外入路来避免颈部瘢痕,这些入路包括胸壁、腋窝和腋窝–双侧乳房联合入路[6]。颈部无瘢痕甲状腺手术是向更好的无瘢痕手术迈出的重要一步。然而,这些技术只是将瘢痕从颈前部转移到胸壁和腋窝,在一定程度上仍是可见的。此外,这些颈部外入路并不符合微创手术的概念,因为这些术式需要对前胸和颈部的皮肤和皮下组织进行广泛的分离,这会对患者造成相当大的创伤(图18.5至图18.7)。为了避免这些创伤,可以在不切开人体体表的情况下将人体自然腔道作为手术的入路。NOTES手术的概念改变了外科医生的理念;多学科团队利用人体自然腔道直接到达手术部位,使组织损伤更小,减少了附带创伤和皮肤切口相关并发症的发生,加快了患者的术后恢复[8]。在这一原则的基础上,一种理想的甲状腺切除术应该符合以下标准:

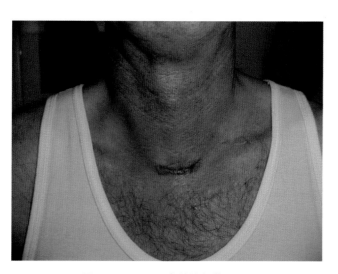

图18.1 MIVAT合并热损伤切口。

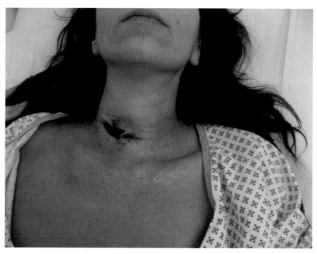

图18.2 传统甲状腺切除术后脓肿形成。

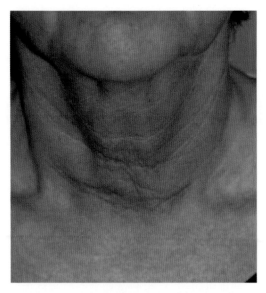

图 18.3 传统甲状腺切除术后瘢痕疙瘩形成。

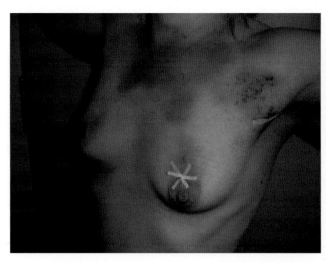

图 18.6 颈外操作(ABBA)最大创伤的特点。

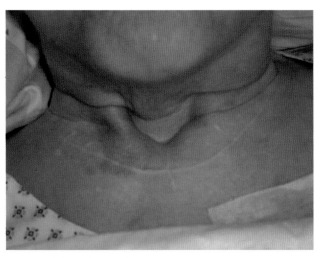

图 18.4 传统甲状腺切除术后的不雅瘢痕。

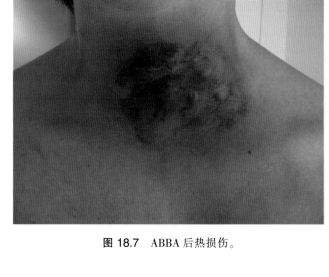

图 18.7 ABBA 后热损伤。

- 手术入路应该邻近甲状腺腺体。
- 满足甲状腺切除手术的外科平面。
- 最佳的美容效果可能只能通过无瘢痕手术实现。
- 无瘢痕手术应在创伤最小的前提下达到最佳的美容效果。
- 这种术式的微创特点和最佳美容效果不应以损害患者的安全为代价来实现。

能完全符合这些标准的技术是经口入路手术,因为舌下区域与甲状腺相邻,可以避免广泛的组织分离。此外,口腔黏膜容易缝合并且可自行修复而不留下任何可见的瘢痕。

我们科的团队使用改良的腋窝镜在猪模型上完成甲状腺 NOTES 手术,证实了经口入路甲状腺手术

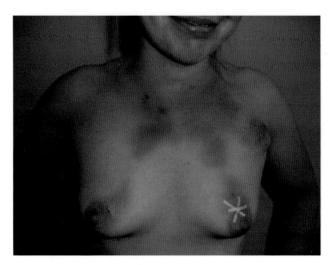

图 18.5 双乳晕途径手术(ABBA)后血肿。

的可行性 [9]。然而,这种术式也是混合手术,因为需要一个 3.5mm 的颈部皮肤切口放置套管并置入固定钳。受到 Witzel 等的启发,我们开展了一种钝内镜下经口入路甲状腺切除术式,手术采用了口腔前庭舌下和两侧的三点入路[10]。

# 经口入路手术的基本原理和发展历史

　　所有的颈部外入路微创手术和传统入路的甲状腺手术都不符合解剖学的既定外科平面,因为它们都是以横断皮肤、颈阔肌或者颈前肌肉为基础的(图 18.8)。这可能会导致一些局部并发症,如瘢痕形成和吞咽障碍。事实上,术后吞咽困难是否与瘢痕形成(特别是颈阔肌层)有关尚不清楚。因为缺乏充分的随访数据,大部分远期并发症还没有充足的数据记录。通过经口入路直接到达颈部各解剖部位,在内镜放大的视野下进行无血且轻柔的手术操作是可以实现的(图 18.9)。

　　关于人体经口手术的文献报道非常少。其中最早的是下颌下腺切除术,这种手术通常都是经颈部切口完成。然而颈部入路手术会遗留下明显的永久瘢痕,年轻患者对此是相当在乎的[11]。经口下颌下腺切除手术可以追溯到 20 世纪 60 年代早期,Downton 和 Qvist 首先描述了这种通过口腔底部入路的开放性经口术式[12]。尽管在 1961 年,Yoel 在西班牙语文献中已经报道了经口腺体切除手术[14]。但英文文献的检索结果显示,直到 2000 年 5 月,Smith 等才报道了经口手术[13]。

　　内镜手术的出现使整形外科和头颈外科医生重新审视传统的下颌下腺切除的手术方法。文献报道了一种内镜下经口下颌下腺切除术式,该术式可以避免颈部瘢痕。与传统经口手术相比,内镜手术有更好的手术视野,并能更清楚地显露颈部解剖标志,因此,可以应用于更广泛的领域。Hong 和 Yang 评估了 77 例经口手术效果,这些病例包括慢性涎腺炎和下颌下腺良性混合型肿瘤[15]。这组病例感染发生率是 2.6%(2 例),而在 251 例经颈部入路手术中感染发生率是 7.3%。充分的术前准备和术后持续的口腔引流可能会预防感染发生[15]。Shellenberger 等[16]报道了 3 例经口手术在转移至咽后间隙的分化型甲状腺癌患者中的应用,手术在超声引导下完成。在所有病例中均成功经口清扫了咽后外侧转移淋巴结,没有并发症发生。所有的患者在术后 24 小时内恢复经口进食,仅有类似扁桃体切除术的轻微不适。其中 1 例仅行咽后淋巴结清扫的患者术后 1 天即出院。另 2 例同时进行了颈部淋巴结清扫的患者分别在术后第 1 天和第 4 天出院[16]。其他内镜手术还有下颌骨骨折的手术,但是仍然仅限制在口腔周围的狭窄空间里。

　　所有的这些报道表明经口手术是安全可行的。这种术式可以做到安全地分离,并且感染风险很低。内镜手术提供了清晰的放大图像,可以使手术在无血的视野下顺利进行,并且避免了颈部手术瘢痕[11]。

　　尽管这些研究的结果是积极的,但一种新的术式是否可行还必须经过科学地评价[17,18]。在应用于临床前,必须确保手术的可行性和安全性,对此我们做了一系列研究。

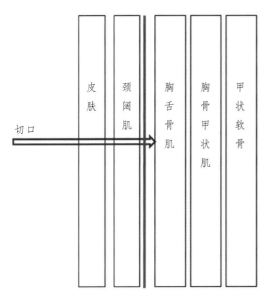

图 18.8　颈部和颈外甲状腺操作的原则。

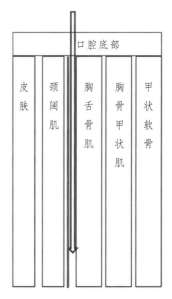

图 18.9　经口甲状腺操作原则。

# 完全经口电视辅助的甲状腺切除术(TOVAT)

我们研究的目的是确定解剖间隙、手术平面和相关的神经血管结构,以创建一种安全可行的经口入路到达颈部间隙(特别是更远的甲状腺组织)的方法。

这种方法应该能较容易且安全地到达位于颈部不同筋膜层面的解剖间隙。在这些层面,可以得到无血的手术视野,并且可以保护神经结构。手术到达的间隙是气管前肌群上方的颈阔肌下层,在这个位置,可以很容易地确认并横断颈白线,可以探查、游离和切除甲状腺组织。因为经口到达颈部间隙和甲状腺入路的解剖范围的边界还未被描述过,因此有必要首先进行大量的颈部解剖研究。

## 解剖学研究

该解剖学研究是在 8 例(5 例男性,3 例女性)人体标本上完成的,病例平均年龄为 81 岁[19]。共解剖了 3 例经防腐处理的人体标本,以获得完整的颈部区域解剖信息。另外 5 例新鲜冷冻人体标本用于评价解剖结构和手术入路。解剖分离是基于手术平面完成的,首先切除皮肤、皮下组织和颈阔肌。在浅筋膜以下将颈前三角内的血管和神经结构从结缔组织和淋巴结上分离。然后,可以显示出下颌下沟内不同的手术间隙和从口腔底部到达舌下间隙的路径。在这 3 例经过防腐处理的人体标本上,解剖颈前和外侧区域的血管和神经结构以确定经过口腔底部入路的解剖标志。然后,我们在 5 例新鲜冷冻人体标本上建立了经口进入气管前间隙的入路。所有 5 例标本在手术后均被解剖[19],以便定性地确定对相关解剖结构的损伤程度。

我们的设想是建立一个颈前区(Ⅵ区)颈阔肌深面的操作间隙,符合手术平面和筋膜层次,而且没有对血管和神经解剖结构造成较大的损伤。在这个区域,从胸锁乳突肌和气管前间隙下方到达血管和淋巴结是可能的。在这个区域内,可以探查和切除甲状腺。我们在下颌腺管中点和乳头之间的部位放置一个套管,套管内置入一 3mm Hopkins 内镜(Karl Storz GmbH,德国图特林根)用于观察。内镜可以轻易地穿过口腔底部肌群,而不会损伤周围的解剖结构。从中间分离口腔底部肌群至两侧。这个区域不存在血管和神经,因此无损伤重要结构的风险(图 18.10)。

为了放置 3mm 的工作套管,我们从两侧经过颌下

三角在舌下穿过口腔底。颌下三角可以分为两个分区:舌下间隙和颌下间隙。在舌下间隙内可能有颌下腺管、舌下腺、舌神经和舌下动静脉(图 18.11)。颌下间隙内有腺体、舌下神经、面动脉和部分舌神经。两个间隙由下颌舌骨肌分开。颌下三角被颈部浅筋膜完全覆盖,该筋膜起自上颚前方的颈阔肌下方平面,包绕整个腺体,然后连接附着于二腹肌后腹。在颌下腺浅

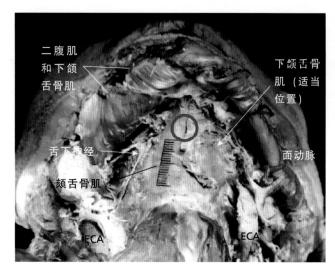

图 18.10　口腔底部肌肉以及相关的神经血管结构。蓝圈指示舌下正中套管进入位置。ECA,颈外动脉。(With kind permission from Springer Science + Business Media: *Eur Arch Otorhinolaryngol*,Wilhelm T, Harlaar J,Kerver A,Kleinrensink GJ, Benhidjeb T.2010;**267**:1285–90.)

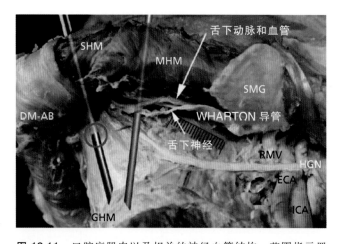

图 18.11　口腔底部肌肉以及相关的神经血管结构。蓝圈指示置入镜头套管,位于正中,以及左侧工作套管。MHM,下颌舌骨肌;SHM,胸骨舌骨肌;DM-AB,二腹肌前腹;GHM,颏舌骨肌;ICA,颈内动脉;ECA,颈外动脉;RWV,下颌后静脉;HGN,舌下神经;SMG,下颌腺−掀起。(With kind permission from Springer Science + Business Media:*Eur Arch Otorhinolaryngol*,Wilhelm T,Harlaar J,Kerver A,Kleinrensink GJ,Benhidjeb T.2010;**267**:1285–90.)

面,面静脉穿过浅筋膜到达下颌骨前缘。面动脉从二腹肌后腹和茎突舌骨肌下方进入该三角并向上穿过腺体的上缘(图 18.11)。面神经的下颌缘支在颈阔肌下方穿过该三角,走形于浅筋膜下方但在下颌"袋"外部。它越过面血管向上走行,支配口周肌肉。舌神经丛进入二腹肌后腹深面的三角区域。它位于舌下肌群表面,经过下颌舌骨肌深面,支配舌的运动肌群。舌神经作为颌下神经的分支,位于下颌骨边缘下方,支配舌下神经浅面的舌下肌群。它通过颌下神经节支配颌下腺,并走行于下颌舌骨肌深面,作为感觉支支配舌前部和口腔底部(图 18.11)。我们可以通过舌下腺和下颌腺管的中间位置,到达颌下腺,从而安全地到达颌下三角。在这个区域中我们必须避免损伤舌神经和舌下神经,离开颌下"袋"通过下颌舌骨肌进入工作间隙。我们可以通过以相互垂直的角度越过相关的血管和神经结构来获得最大的安全性。

这种方法的最大的缺点是器械之间的角度太小,只有 5.8°(图 18.12)。因此我们面临着两种选择:一是开发前端可以弯曲的专门器械,二是改进这种入路方式。最后,我们将这种经口完全舌下入路改进为一种双前庭和舌下联合方式。带可视内镜的套管仍然放置于舌下正中位置,但是将工作套管转移到口腔前庭的两侧下颌骨切牙下方(图 18.13)。在口腔前庭黏膜做一 5mm 切口,可以直接到达下颌骨骨膜,通过颈阔肌和浅筋膜下方进入手术野。通过浅筋膜下方进入手术部位,可以避免损伤面神经下颌缘支和面静脉。唯一

容易损伤的结构是颏神经。黏膜下钝性分离有助于保留该神经的完整功能。总之,经口双前庭和舌下联合入路的方式,可以避免口腔底的肌肉、血管和神经等所有相关结构的损伤。手术器械之间的角度能够达到可接受的 20°~30°(图 18.12)[19]。

利用这种方法,我们在 2008 年 5 月 14 日成功地完成了第一例完全经口内镜三孔甲状腺切除术[10]。

## 尸体上的应用(视频 18.1)

我们进一步在 2 例人类尸体上实施了 TOVAT 手术,在该手术中,我们经过口底和前庭颈阔肌深面分别置入一个 5mm 套管和两个 3mm 套管。通过注入压力为 4~6mmHg 的 $CO_2$ 气体建立手术间隙("气体分离"),使用 3mm 双极剪刀完成进一步的手术分离[10]。

手术过程包括以下步骤(视频 18.1):

- 在舌下阜之间做 5mm 切口,置入 5mm 套管。
- 注入 $CO_2$ 气体钝性分离颈阔肌深面("气体分离")。
- 保持 $CO_2$ 压力为 4~6mmHg,建立手术间隙。
- 口腔前庭左右两侧分别置入 3mm 套管。
- 分离颈白线,显露气管前肌群。
- 自甲状腺上分离胸骨甲状肌。
- 横断甲状腺峡部,自气管钝性分离甲状腺背部。
- 紧贴腺体分离并切断甲状腺上动脉和中静脉。
- 紧贴腺体切断甲状腺下动脉分支。
- 如有必要,分离甲状腺后方区域,包括显露喉返

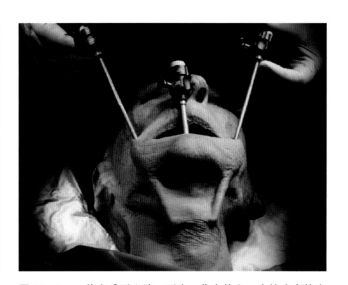

图 18.12　上述两种操作中手术器械的三角关系。(a)单纯舌下入路。(b)双前庭舌下入路。(With kind permission from Springer Science + Business Media: *Eur Arch Otorhinolaryngol*,Wilhelm T,Harlaar J,Kerver A,Kleinrensink GJ,Benhidjeb T.2010;267:1285–90.)

图 18.13　双前庭舌下入路:两个工作套管和一个镜头套筒在无 $CO_2$ 充气的情况下经颈阔肌深面进入。(With kind permission from Springer Science + Business Media: *Eur Arch Otorhinolaryngol*,Wilhelm T,Harlaar J,Kerver A,Kleinrensink GJ,Benhidjeb T.2010;267:1285–90.)

神经。

　　•自上而下分离甲状腺,标本经口自 5mm 正中切口取出。

　　我们对手术过程中的解剖标志进行了描述和分析。可以在短时间内比较顺利地进入颈阔肌深面间隙,并解剖分离出完整的肌肉和血管结构。一侧甲状腺次全切除术可以在没有额外皮肤切口的情况下在 60 分钟内完成[10]。

## 活体动物上的应用

　　在这些临床前期实验的基础上,我们需要解决能否在活体动物上到达手术部位和在这个间隙中能否完成无血手术的问题。另外还要解决术后感染、吞咽困难和经口进食的问题。因此我们在 5 例短期存活的雄性猪模型上对该技术进行了评估。

　　猪的舌骨上肌群及气管前肌群浅层的解剖结构和人类相似。猪的胸腺位于这些结构的下方。猪的胸腺背面还有一层位于两侧的肌肉(气管前肌),其下方就是甲状腺(猪的甲状腺比较小,4 个月大的猪的甲状腺体积约 5.0mL)。我们决定切除甲状腺和部分胸腺。猪的胸腺有一套供应血管,这样可以确保真实的手术操作。术中使用了标准的腹腔镜器械(直径 2.7mm)和专门设计的套管(直径 3.0mm,Karl Storz GmbH,德国图特林根)。

　　皮肤和黏膜消毒后,在颌下腺管之间舌下正中位置做一切口,可以显露出口腔底部肌肉。将肌肉从正中分开,在甲状软骨前方将套管插入至颈阔肌深面。内镜控制下维持 $CO_2$ 压力为 6mmHg。通过"气体分离"建立手术间隙。在口腔前庭两侧切开黏膜,然后自下颌骨上方将骨膜松解。然后,两个工作套管插入颈阔肌深面,进入胸腺层面(图 18.14)。自正中切开气管前肌,显露甲状腺和胸腺,游离两侧组织,将两个腺体部分切除(图 18.15)。从舌下通道取出本本。最后,用可吸收线缝合切口。

　　实验动物苏醒后自主呼吸,并于 3 小时后送回动物房。在术后 2 天内,观察所有动物的疼痛反应和口腔出血情况。疼痛反应通过猪的行为进行评估,正常情况下,动物们彼此打斗,特别是在进食时。如果猪感觉疼痛,它们会用躯体抵住墙,因为这样可以缓解痛苦。术后第 3 天,在麻醉后检查所有动物的口腔切口情况。然后将所有动物无痛处死,在其口腔底部、颈前区域以及手术部位进行仔细的解剖分离,以明确感染、血肿和其他损伤的情况。

　　在每一例动物实验中,术者都可以在内镜下比较

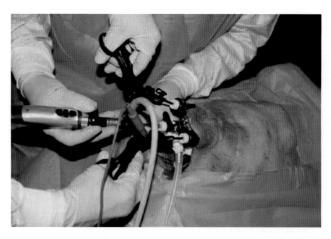

图 18.14　在实验动物猪进行手术操作。(With kind permission from Springer Science + Business Media: *Surg Endosc*, Wilhelm T, Benhidjeb T 2011;25:1741–47.)

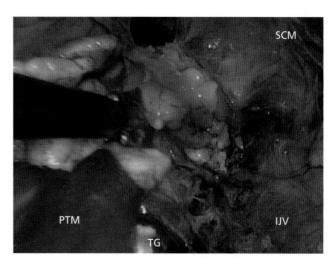

图 18.15　经口操作的内镜视野。SCM,胸锁乳突肌;PTM,气管前肌肉;IJV,颈内静脉;TG,气管前肌群下甲状腺。(With kind permission from Springer Science + Business Media: *Surg Endosc*, Wilhelm T, Benhidjeb T 2011;25:1741–47.)

容易地到达颈前区域,也没有发生需要外科干预的出血情况。正中切开气管前肌,显露甲状腺和胸腺,用单极电刀烧灼闭合邻近血管,游离两个腺体。所有动物在术后都可以自主呼吸,拔除气管插管后无并发症发生。实验动物术后恢复很快,无急性术后出血发生。4~5 小时后,所有动物开始经口进食,无疼痛反应。术后 2 天,所有动物都在动物房内喂养,给予正常的饲料和水,均无异常行为和明显的疼痛反应(如没有猪用躯干抵住墙),也无颈部组织局部感染迹象。术后第 3 天,在麻醉后检查所有动物的切口情况,特别是局部感染和伤口裂开等情况,结果表明所有动物均未出现这些并发症。动物被无痛处死后,解剖其颌下和

颈前区域。切开皮肤和颈阔肌后,检查放置套管的皮下组织,未发现新鲜的出血、血肿和感染,仅发现两处局限性的包裹积液。组织学上只发现轻微的组织反应。

## 临床应用

尽管 TOVAT 的手术的可行性已被证实,但是否可应用于临床仍有争议[21,22]。其中一个最主要的担忧是口腔底部很小,较大的器械或大标本的取出可能会带来损伤。另一个担忧是没有合适的"能量"止血设备,完全的内镜甲状腺切除术可能难以完成。因此,有必要将右侧 3mm 套管更换为 5mm 套管,以便可以使用超声刀或双极电刀,但这样是有风险的,因为前庭外侧套管邻近颏神经,有可能在操作过程中发生损伤。其他的限制因素包括器械的角度和操控以及喉返神经的显露比较困难。另外,在动物上实验的新式式,必须经过改进和调整才能应用于临床试验中[23]。对于 TOVAT 手术更是如此,因为人和猪的甲状腺解剖存在差异。例如,猪的颈部比人的颈部要大,因此可能有更好的操作角度。此外,猪甲状腺的血管供应相对简单,而且也没有甲状旁腺,因此甲状腺切除术在猪上更容易完成[24]。

TOVAT 手术首先在一个 53 岁男性患者上实施,患者的右侧甲状腺有一孤立的无功能结节,体积约为 5.5cm3[25,26]。随后又报道了一组包括 8 例患者的 TO-VAT 手术临床试验[27],在该临床试验中发生了严重的并发症,如 6 例(75%)不同程度的颏神经感觉异常,3 例(37.5%)标本体积过大中转开放手术,2 例(25%)喉返神经麻痹,其中 1 例(12.5%)为永久性麻痹,1 例(12.5%)因前庭切口局部链球菌感染而需要切开和冲洗[27,28]。需要特别指出的是,在标准的甲状腺手术中并发症发生率低至 4%,喉返神经麻痹发生率小于 3%。

# 结 论

TOVAT 手术的微创和无瘢痕特性是促进其发展的根本原因。手术技术等各方面问题也都很明确。大量的临床前期研究证实了 TOVAT 的手术方法的可行性。在其成为常规推荐术式前,必须对手术方式和器械进一步改进。总之,TOVAT 手术有望显著改善甲状腺手术的美容效果。

**视频片断**

视频 **18.1** 完全经口影像辅助甲状腺切除术

（贺兆斌 译　洪建国 姚力 校）

## 参考文献

1　Richmon JD, Pattani KM, Benhidjeb T, Tufano RP. Transoral robotic-assisted thyroidectomy: a preclinical feasibility study in 2 cadavers. *Head Neck* 2011;**33**:330–33.

2　Gagner M. Endoscopic subtotal parathyroidectomy in patients with primary hyperparathyroidism. *Br J Surg* 1996;**83**:875–80.

3　Miccoli P, Pinchera A, Cecchini G, et al. Minimally invasive, video-assisted parathyreoid surgery for primary hyperparathyreoidism. *J Endocrin Invest* 1997;**20**:429–30.

4　Hüscher CS, Chiodini S, Napolitano G, Recher A. Endoscopic right thyroid lobectomy. *Surg Endosc* 1997;**11**:877–8.

5　Miccoli P, Berti P, Coute M, et al. Minimally invasive surgery for thyroid small nodules: preliminary report. *J Endocrinol Invest* 1999;**22**:849–51.

6　Bärlehner E, Benhidjeb T. Cervical scarless endoscopic thyroid-ectomy: axillo-bilateral-breast approach (ABBA). *Surg Endosc* 2008;**22**:154–7.

7　Kalloo AN, Singh VK, Jagannath SB, et al. Flexible transgastric peritoneoscopy: a novel approach to diagnostic and therapeutic interventions in the peritoneal cavity. *Gastrointest Endosc* 2004;**60**:114–17.

8　Benhidjeb T, Witzel K, Bärlehner E, Stark M. Natural-Orifice-Surgery-(NOS-) Konzept. Vision und Rationale für einen Para-digmenwechsel. *Chirurg* 2007;**78**:537–42.

9　Witzel K, von Rahden BHA, Kaminski C, Stein HJ. Transoral access for endoscopic thyroid resection. *Surg Endosc* 2008;**22**:1871–5.

10　Benhidjeb T, Wilhelm T, Harlaar J, et al. Natural orifice surgery on thyroid gland: totally transoral video-assisted thyroidectomy (TOVAT): report of first experimental results of a new surgical method. *Surg Endosc* 2009;**23**:1119–20.

11　Downton D, Qvist G. Intra-oral excision of the submandibular gland. *Proc R Soc Med* 1960;**53**:543–4.

12　Guerrissi JO, Taborda G. Endoscopic excision of the submandib-ular gland by an intraoral approach. *J Craniofacial Surg* 2001;**12**:299–303.

13　Smith AD, Elahi MM, Kawamoto HK Jr, et al. Excision of the submandibular gland by an intraoral approach. *Plast Reconstr Surg* 2000;**105**:2092–5.

14　Yoel J. Submaxilectomía. Técnica por vía bucal. *Rev Asoc Odont Argentina* 1961;**49**:363–5.

15　Hong KW, Yang YS. Surgical results of the intraoral removal of the submandibular gland. *Otolaryngol Head Neck* Surg 2008;**139**:530–34.

16　Shellenberger T, Fornage B, Ginsberg L, Clayman GL. Transoral resection of thyroid cancer metastasis to lateral retropharyngeal nodes. *Head Neck* 2007;**29**:258–66.

17　Neugebauer EAM, On behalf of the EAES. EAES recommenda-tions on methodology of innovation management in endoscopic surgery. *Surg Endosc* 2010;**24**:1594–615.

18 Schardey HM, Schopf S, Kammal M, et al. Invisible scar endoscopic thyroidectomy by the dorsal approach: experimental development of a new technique with human cadavers and preliminary clinical results. *Surg Endosc* 2008;**22**:813–20.

19 Wilhelm T, Harlaar J, Kerver A, Kleinrensink GJ, Benhidjeb T. Surgical anatomy of the floor of the oral cavity and the cervical spaces as a rationale for trans-oral, minimal-invasive endoscopic surgical procedures: results of anatomical studies. *Eur Arch Otorhinolaryngol* 2010;**267**:1285–90.

20 Wilhelm T, Benhidjeb T. Transoral endoscopic neck surgery: feasibility and safety in a porcine model based on the example of thymectomy. *Surg Endosc* 2011;**25**:1741–47.

21 Miccoli P, Materazzi G, Berti P. Natural orifice surgery on the thyroid gland using totally transoral video-assisted thyroidectomy: report of the first experimental results for a new surgical method: are we going in the right direction? *Surg Endosc* 2010;**24**:957–8.

22 Benhidjeb T, Wilhelm T, Harlaar J, et al. Reply to Miccoli P et al. *Surg Endosc* 2010;**24**:959–60.

23 Margo CE. When is surgery research? Towards an operational definition of human research. *J Med Ethics* 2001;**27**:40–43.

24 Caylor HD, Schlotthauer CF. The thyroid gland of swine. *Anat Rec* 1927;**34**:331–9.

25 Wilhelm T, Metzig A. Endoscopic minimally invasive thyroidectomy: first clinical experience. *Surg Endosc* 2010;**24**:1757–8.

26 Benhidjeb T, Witzel K, Burghardt J, et al. Endoscopic minimally invasive thyroidectomy: ethical and patients safety considerations on the first clinical experience of an innovative approach. *Surgical Endoscopy* 2010, Aug 24 [Epub ahead of print] DOI 10.1007/s00464-010-1290-9.

27 Wilhelm T, Metzig A. Endoscopic minimally invasive thyroidectomy (eMIT): a prospective proof-of-concept study in humans. *World J Surg* 2011;**35**(3):543–51.

28 Benhidjeb T, Stark M. Endoscopic minimally invasive thyroidectomy (eMIT): safety first! *World J Surg* 2011;**35**(8):1936–7.

# 第 3 篇

# NOTES 的展望

# 第19章

# 经口内镜下肌切开术和新式 NOTES 的应用

Haruhiro Inoue，Ricardo Zorron

## 引 言

自 NOTES 开展以来[1]，外科手术理念手术模式正向经阴道、经胃和经结肠的方向成功转变。由于学习 NOTES 手术比较困难并且缺乏相关的手术设备，该手术方式在临床中的应用并不多。和已经成熟的腹腔镜手术相比，NOTES 手术仍没有明显的优势。随着技术的发展和对照研究的开展，NOTES 手术的优势正逐渐显现。目前，越来越多的临床病例资料见诸报道，例如目前很完善的经阴道内镜胆囊切除术和肾切除术已在世界范围内成功实施于数百例患者。最近的两个大型多中心研究表明，有良好的效果，研究内容包括经阴道和经胃入路在多种适应证中的应用。2010 年召开的"欧洲-NOTES"会议报道了相关操作过程和未来的需求[2-4]。其他入路的 NOTES 手术尚处于起步阶段，但是作为一种重要的对现有治疗方式的替代，NOTES 手术具更大的潜力价值。本章重点介绍新式 NOTES 技术的应用，这些新技术可能会在未来的外科治疗中占有一席之地。

## NOTES 手术的新应用

商业利益增加了外科医生对 NOTES 的研究热情。随着腹腔镜手术技术的成熟，最近几年所有外科领域均出现了许多新的进展。研究人员正在研究如何将微创手术（minimally invasive surgery，MIS）最终进展至无瘢痕、无出血和无痛性手术。在内分泌外科（甲状腺外科）中，经口、舌下或腋窝技术都可能会引起革命性的进展。腹膜后入路 NOTES 行肾脏、肾上腺和其他隐匿器官的手术，以及经结肠和经直肠入路治疗结直肠疾病的手术在未来很可能会被广泛应用。毫无疑问，在过去需要经腹腔镜或常规开放手术来完成的经口入路手术，如用于治疗反流性疾病或贲门失弛缓症的经口内镜下肌切开术，将可能被侵入性更小的术式所取代。正如内镜下逆行胰胆管造影（endoscopic retrograde cholangiopancreatography，ERCP）一样，在未来的临床治疗中，外科医生可能也会被内镜医师或其他的专业（如介入科医生或放射科医生）所取代。

## 经自然腔道入路甲状腺和甲状旁腺手术

### 颈部微创手术的演变

和其他领域相比，内镜在头颈部外科中应用较晚。这可能与这一区域的手术操作空间较狭小和该手术部位有大量的重要解剖结构有关[5]。自 20 世纪 90 年代末有研究组首次描述使用内镜或影像技术辅助切除甲状腺，2003 年又在动物模型和尸体上进行了选择性的颈部解剖操作。

20 世纪 90 年代末，视频辅助下微创甲状腺切除术和甲状旁腺切除术见诸报道[6,7]。此时距其他外科领域应用内镜技术已经过去了 10 年。通常情况下，内镜手术初期的应用局限于自然体腔，如腹腔和胸腔。但很快其适应证就扩大到了非自然体腔的范围。

颈部无切口手术提供了完美的美容效果，并提高了患者的满意度，是一种很有前景的技术。起初，颈部微创手术主要用于甲状旁腺切除术以治疗甲状旁腺腺瘤，该手术方式由 Gagner 于 1996 年实施[6]，首例内镜甲状腺腺叶切除术由 Huscher 等完成[7]。在这些前期成果的基础上，由 Miccoli 创立的 MIVAT 至今已经成为应用最广的手术方式[8]。术者将切口减小到 20~

25mm，并在视频–内镜的协助下行甲状腺手术。令人遗憾的是，此术式仍会造成一个可见的颈部切口，影响颈部的美观。在颈部微创技术的进一步演变中，由 Ikeda 等和 Shimazu 等描述、随后被 Barlehner 和 Benhidjeb 应用的腋窝 – 双侧 – 乳腺入路（axillo-bilateral-breast approach，ABBA）成为无瘢痕甲状腺手术的替代方法[9-11]。

## 单切口腋下内镜颈部手术

Dutta 等[12]描述了一种颈部手术的特殊入路。该团队报道了一种内镜方法，即所谓的"隐身手术"，该术式是利用内镜通过单切口经腋窝皮下切除颈部包括甲状旁腺腺瘤在内的各种良性病变，在腋下皮肤切开一个小切口，分离腋下平面范围 3cm，引入 5mm 的穿刺器，在皮下空间中注入 $CO_2$。置入 30°内镜进行操作。建立了足够的手术空间后，将另外两个套管置于距摄像套管每侧 1cm 远的位置，并用标准的腹腔镜器械进行分离解剖。所有手术均成功完成，平均手术时间 51 分钟，未发生术中和术后并发症，该手术具有良好的美容效果。

2010 年，Lee 等在韩国利用这种单切口经腋下方式为 4 例患者进行了甲状腺切除术[13]。腋下沿皮纹切开 2~2.5cm 的皮肤切口。直视下解剖游离至胸大肌上部。在该手术中，利用塑料杆对操作空间进行轻柔的钝性分离。充分游离后，术者利用由一个双环的刀口牵开器（Alexis，Applied Medical，美国加利福尼亚州圣玛格丽塔）和一只外科手套合成的单孔操作系统进行操作。将 3 个 5mm 的穿刺器置入外科手套的手指中，然后注入 $CO_2$ 气体，并使压力维持在 4~6mmHg，术中利用超声刀进行分离。手术时间为 145~185 分钟，无术后并发症发生。根据其他腋下 – 乳腺入路手术的经验，注入气体的操作存在相应风险，因此应首选机械牵拉的方法进行颈部的分离[14]。

## 经口入路视频辅助甲状腺切除术

德国柏林的 Benhidjeb 研究小组描述了完全经口视频辅助甲状腺切除术（transoral video-assited thyroidectomy，TOVAT）[15]（见第 18 章）。第一例实验的结果表明利用注气方式游离进入口腔底部是一种可行的入路。这一手术操作在 5 具尸体上进行，于口腔底部和口腔前庭的两侧各引入 1 个 5mm 的套管针和 2 个 3mm 的套管针。术者通过钝性解剖和注入 $CO_2$ 的方式建立颈阔肌下的操作空间，其中 $CO_2$ 的压力维持于 4~6mmHg。分离颈中线后即可暴露甲状腺。横断甲状腺峡部，游离甲状腺上动脉，靠近甲状腺组织，将甲状腺中静脉切断。将甲状腺自上而下切除，自 5mm 的中线切口将甲状腺经口取出。此手术方式被推荐用于治疗单侧甲状腺病变，但在该手术中，口腔入路有可能导致颈部感染，该风险尚需进一步的实验研究。

2008 年，Witzel 等描述了利用改良的腋下腔镜在尸体和动物中进行舌下甲状腺切除的技术，结果证实了该技术具有可行性，并具有较短的手术时间（平均 50 分钟，27~103 分钟），但是生存研究仅局限于术后 2 小时[16]。Richmon 等在尸体上进行了相关的研究，并推荐利用机器人经口入路来完成甲状腺切除术[17]。

在这些研究成果的基础上，德国伯尔纳的 Wilhelm 和 Metzig 于 2009 年实施了第一例舌下甲状腺切除术，患者是一位 53 岁患有甲状腺右叶良性结节的男性[18]。Karakas 等进一步为一位患有原发性甲状旁腺功能亢进的女性实施了经口内镜甲状旁腺切除术[19]。术中用 $CO_2$ 向颈阔肌下间隙注气。理论上讲，经口甲状腺手术团队应由一位头颈外科医师和一位普通外科医师组成。第一个切口位于舌下正中。一个 5mm 的套管针通过口底穿入颈阔肌下层面环状软骨水平。利用压力为 6mmHg 的 $CO_2$ 注气法于甲状腺上方建立操作空间。然后，通过前庭切口将第二个套管针置入颈阔肌下的同一层面内，通过该套管针置入外科器械。这样就可使手术野充分显露，以便使用小型的或标准的腹腔镜器械进行分离。然后通过口腔前庭左侧的切口置入第三个套管针。超声刀是解剖分离和止血的主要器械。作者指出，该技术的优势在于减少了手术创伤，可以直接进入手术操作平面和手术空间，避免了吞咽方面的障碍和术后的吞咽困难，并且皮肤上无瘢痕，具有最佳的美容效果。

## 研究现状

对有适应证的患者而言，视频辅助内镜技术和皮下注气技术在颈部手术中的应用是可行的。该技术依赖于术者的临床经验，与开放手术相比，手术时间并未明显延长，且刀口愈合快，具有最佳的美容效果。在颈部手术过程中，外科医生应该始终观注解剖分离过程中的并发症和微创技术改良后所具有的局限性。如 TOVAT 中的经口软质和硬质内镜技术尚需要进行生存研究分析，并研究感染和出血的风险以及其潜在的优势，以便在未来的临床研究中采纳这些研究成果和经验。

# 使用单孔设备的经直肠入路手术

## 经直肠入路 NOTES 手术的潜力

多数研究者都会选择经阴道或经胃作为腹腔入路，很少有人研究经结直肠入路[20-25]。理论上，这种入路与经胃入路相比更具优势。经结直肠入路可以减少上腹部手术中内镜的翻转，到达手术区域更直接，并且肛肠部位可使用更大直径的器械，并可取出更大直径的标本。Lacy 等首先描述在微型腹腔镜协助下对一例乙状结肠癌患者行经阴道结肠切除术的研究，作者将这种技术称为 MA-NOTES[27]。目前也有混合的经阴道右半结肠切除术的报道[28]。

术中所使用的经肛入路对于治疗结直肠和其他腹部疾病似乎是一种很有潜力的选择[29-33]。如何避免感染的风险、确保进入腹腔的安全性和肠壁闭合的可靠性等技术上的障碍成为制约经直肠/结肠入路发展的因素。

使用内镜平台进行经肛入路手术一直是近期尸体实验研究的课题，在这些研究中根治性乙状结肠切除术、经肛标本的取出以及一期吻合已经成功实现[29]。在人类经肛入路手术中应用硬质手术系统的主要障碍是手术中会遇到一个锐角，此锐角的形成是由于骶骨岬这一解剖结构的存在和目前手术器械所能达到的范围有限导致的。目前已经在 14 具动物尸体中对硬质内镜经肛结肠切除术进行了研究[34]。Leroy 等描述了在猪模型中行乙状结肠切除术的技术，该技术中使用一个可弯曲的、硬质的经肛肠入路和可弯曲的经胃入路相结合的手术方式[35]。完成这种完全的经自然腔道入路手术的 5 例动物全部存活，术后 2 周未发现腹膜炎和腹腔内脓肿的体征。

自 2009 年，经肛直肠周围入路技术在动物研究和人类受试者中已经成功实施。通过直肠周围的经直肠到达直肠系膜筋膜进行腹膜后的治疗(peri-rectal NOTES access，PNA)，必要时可将手术范围扩大到腹腔。Velhote 等利用经结肠入路腹腔镜进行经肛脱出手术[31]，Sylla 和 Lacy 的团队利用经肛内镜显微外科(transanal endoscopic microsurgery，TEM)设备进行经直肠入路腹腔镜协助下直肠切除术[36]，Zorron 等描述了经肛置入可弯曲的或硬质的器械，将经直肠入路技术应用于直肠乙状结肠切除术中[26,37]。

## 手术技术

术中所用的单孔设备适用于脐部手术，在经肛门置入该设备后需要一个简单的适应过程，以便使用 $CO_2$ 进行腔内充气并避免漏气的发生，以获得良好的视野和角度分离直肠，尤其是当病变距离肛缘大于 4cm 时更是如此(图 19.1)。此外，在该手术中也可选择使用可弯曲的结肠镜而不是硬质器械 (图 19.2)[26,37]，

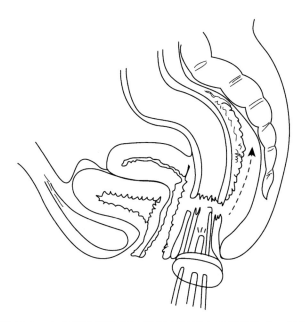

图 19.1　自上而下经肛 PNA 进行直肠癌全系膜切除术。经肛置入单孔设备(TriPort, Olympus，日本)，到达骶前间隙，距离肿瘤远端 4~5cm 横断直肠，以逆行的方式行 TME 术。

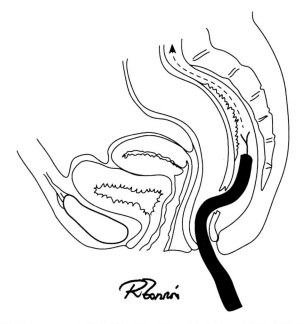

图 19.2　PNA 入路中利用非传统的、可弯曲的经直肠解剖的方法治疗直肠癌。

使用穿刺套管(Olympus,日本)、10mm 的 45°腹腔镜、标准的腹腔镜抓钳和超声刀或者半弯曲的单极电钩(图 19.3 和图 19.4)。其他标准的腹腔镜器械用来协助腹腔镜操作。

术中通过单口的可视化设备可以很容易地分辨肿瘤的远端界限。确定环形切除的水平线,在肿瘤以下行荷包缝合,以避免潜在的肿瘤细胞的扩散,并在解剖腹膜后间隙的过程中维持 $CO_2$ 的压力。一旦建立了全层的直肠壁切口,就会很容易观察到位于盆底和直肠系膜筋膜之间的平面。从侧面或环绕分离该平面,继续向上以逆行的方式行全直肠系膜切除术(total mesorectal excision,TME)(图 19.5)。锐性分离并破坏腹膜返折的前部。利用腹腔镜经腹部协助完成血管的结扎和脾曲的游离。

抓持标本,经肛门将标本完整取出(图 19.6)。在拟行肠吻合的适当位置将结直肠切除。手工缝合或吻合器进行结肠–肛管或结肠贮袋–肛管吻合术 (图 19.7),并进行预防性肠造口。我们研究组报道了 11 例病例,其中 1 例中转开腹,1 例出现吻合口坏死再次行手术治疗[26]。

## 经肛内镜显微外科的应用

根据 20 世纪 80 年代早期 Buess 等的研究和描述,TEM 是一种可以广泛应用于治疗直肠良性病变和早期恶性病变的微创替代方法[38]。安装一个经肛平台来进行结直肠手术,此技术起初仅针对于腹膜返折以下的肿瘤,以避免发生肠穿孔而进入腹腔。实际上此技术似乎未增加腹膜后感染的发生率[39]。TEM 实际上是经自然腔道入路手术的先驱,因为 TEM 也可以在肠腔外施行,并且 TEM 在很多情况下也涉及腔壁的切除和吻合。

## 展望

使用单孔设备、经肛门入路自下而上行直肠系膜切除,对患者的治疗来讲是一种创新,代表了到达直肠系膜远端部位的一种简单入路,而在开腹和腹腔镜

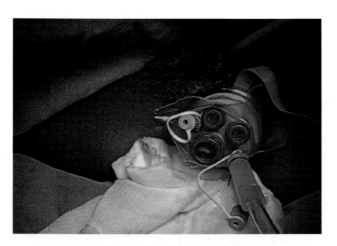

图 19.3   经肛置入单孔设备和经直肠注入 $CO_2$。

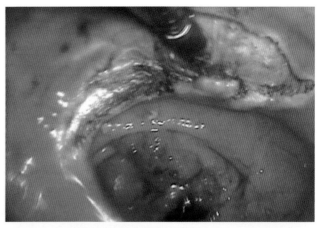

图 19.5   TME 切除术中分离至阴道后壁时的前方腔内视图。

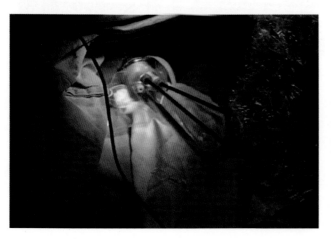

图 19.4   经肛单孔手术中器械的置入。

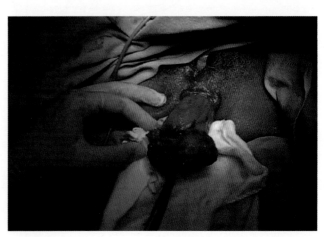

图 19.6   完全经肛门取出的具有完整直肠系膜的标本。

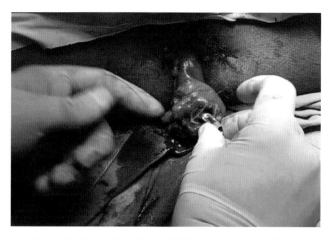

图 19.7　切除暴露的结直肠,自近端结肠置入环形闭合器的底座。

低位前切除术中均很难解剖,尤其在男性患者中。直肠切除术中经肛门入路的追求是,使用完全的 NOTES 完成目前所进行的所有操作。这一技术的目标是克服目前所用的器械技术的限制,并确保任何改进在近期和远期上均是安全的,这一目标的实现需要耐心,需要为那些致力于这一技术发展的人提供培训条件。

# 腹膜后入路手术

腹膜后或经腹腹腔镜进入腹膜后器官的方式已经成为治疗肾上腺和肾脏疾病的金标准。尽管经阴道和经胃入路 NOTES 手术已经成功地应用于临床腹部手术,但采用直接腹膜后入路 NOTES 进行肾脏和肾上腺手术仍仅局限于动物实验中。2008 年[40-42]的报道

中描述了猪模型经阴道腹膜后腔镜手术,这一手术在猪模型中进行,动物术后均存活,展现了新的入路方式在肾脏和肾上腺手术中的应用前景。这些新技术证实经阴道置入可弯曲的内镜直接到达腹膜后靶器官并用内镜器械进行解剖的优势。

第一例临床应用[43]为近期报道的一例 67 岁患有左肾囊肿的患者,手术耗时长(210 分钟)。空间定位可弯曲的器械和操作困难是时间延长的原因。经阴道进入和闭合的过程较容易,并且学习曲线较短,但是在腹膜后进行软式解剖的过程较危险,可能会引起腹膜后气肿等相关潜在的并发症 (图 19.8~图 19.10)。然而, 直接的 NOTES 经腹膜后入路到达靶器官的手术方式(经阴道、经直肠或经胃)可能会很快改变当前的

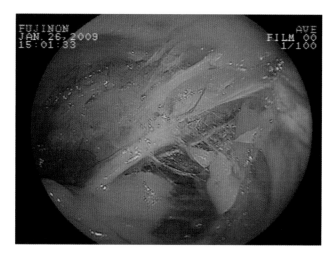

图 19.9　在将结肠镜直接置入腹膜后间隙后行后腹腔镜手术时的手术图像示左髂内血管。

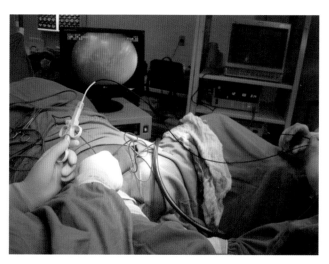

图 19.8　利用软质双通道结肠镜进行 NOTES 经阴道后腹腔镜手术时患者、内镜和术者的位置。

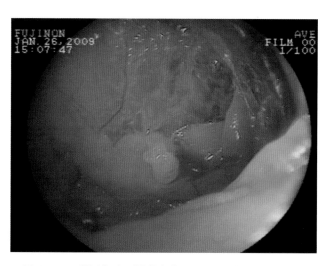

图 19.10　利用软质经阴道腹膜后 NOTES 分离左肾囊肿。

手术标准。

# 经口内镜肌切开术治疗食管失弛缓症

## 引言

NOTES 的理念激发了内镜医师和内镜外科医师开展的消化系统疾病微创治疗的热情[1,44,45]。食管失弛缓症是 NOTES 可能的适应证之一。迄今为止,肉毒杆菌注射球囊扩张已经成为失弛缓症的一线内镜治疗方案[46,47]。如果这些治疗都无效,通常将腹腔镜肌切开术作为下一步治疗方案[48]。

经口内镜肌切开术(per-oral endoscopic myotomy, POEM)已经成为更微创的内镜治疗方法,它对于食管失弛缓症的治疗具有持久的效果[49](图 19.11 至图 19.15)。在文献报道中,内镜下肌切开的概念大约始于30 年前[50],但一般认为,通过黏膜层直接切开并不是

一种安全可靠的步骤。最近,Pasricha 等报道了利用猪模型行黏膜下肌切开的可行性[51]。通过改良和调整以使该方法适用于临床[52]。

POEM 通过昭和大学北横滨医院审批体制伦理审查委员会(IRB)的审批(批准编号 0805-02,发行于2008 年 8 月 15 日)。所有患者均签署了知情同意书。并均在日本大学医院医疗信息网(UMIN)数据库进行了注册。

在本章中我们以技术方面的细节为重点初步总结了我们的临床经验。

## 适应证

所有患有失弛缓症患者均可采用 POEM 治疗。在早期的研究中,POEM 仅适用于非乙状型患者,但患者术后反馈比我们预期的要好,然后我们将适应证扩大到了所有级别的失弛缓症患者。近年来,POEM 的适应证进一步扩大到了腹腔镜和胸腔镜肌切开术失败的病例。

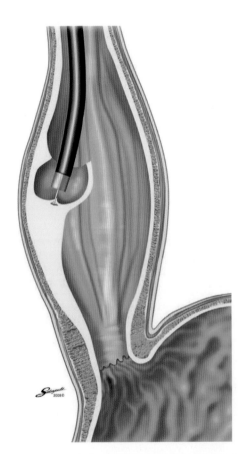

图 19.11  经黏膜入路点。通常在距离食管胃结合部近端约13cm 处进入黏膜下层空间。(From Inoue H[52], with permission from Georg Thieme Verlag KG.)

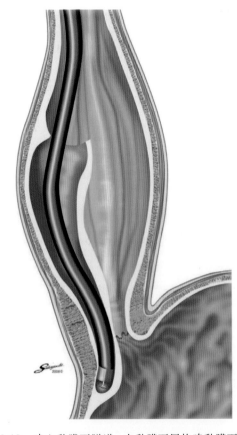

图 19.12  建立黏膜下隧道。在黏膜下层构建黏膜下隧道,向下越过食管胃结合部到达胃。约 15cm 长的黏膜下隧道包括 12cm 长的食管段和 3cm 长的胃段。该隧道是环形肌切开术的操作空间。(From Inoue H[52], with permission from Georg Thieme Verlag KG.)

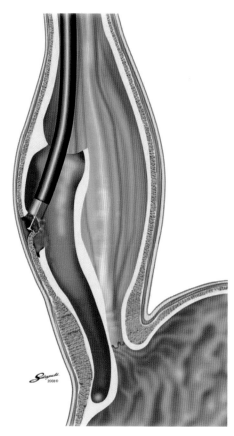

图 19.13　内镜下环形肌切开术。在黏膜下隧道内开展内镜下环形肌切开术，起点位于黏膜远端 2cm 处，于内镜下切开唯一的环形肌层。(From Inoue H[52], with permission from Georg Thieme Verlag KG.)

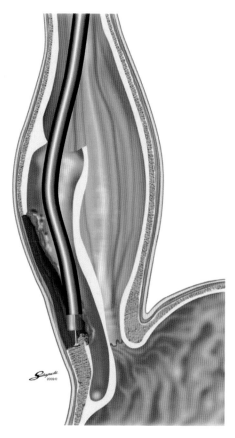

图 19.14　完成肌切开操作。内镜下肌切开继续向前进展直到越过食管胃结合部远端 2cm。低位食管括约肌和胃部肌层的完全切开是该手术中的最重要步骤。(From Inoue H[52], with permission from Georg Thieme Verlag KG.)

## 使用的设备

术中需要使用外径 9.8mm 的前视内镜，并同时使用一个透明的远端帽连接器（MH-588，Olympus），该内镜用于常规上消化道检查（图 19.16）。这种远端连接帽对保持良好的内镜视觉效果非常重要，即使在黏膜下层空间中也是如此。通过倾斜孔，可以顺利地将内镜置入黏膜下层。包括内镜在内的所有设备均在术前用环氧乙烷气体消毒。

用三角形尖刀（KD-640L，Olympus）解剖黏膜下层，并切割环形肌束（图 19.17）。KD-640L 插入部分的最大直径为 2.6mm。建议使用 VIO 300D 电发生器（ERBE，德国图宾根）。在分离前使用电凝钳（Coagrasper，FD-411QR，Olympus）闭合较大的血管并止血。

通过 $CO_2$ 注气机（UCR，Olympus）注入 $CO_2$（图19.18）。$CO_2$ 注气机带有一个常规的注气管（MAJ-1742，Olympus），在操作过程中提供 1.2L/min 的气体输入。内镜下 $CO_2$ 注气有利于减少纵隔气肿和空气栓塞的风险。在注气的时候应确定空气供应按钮的指示

灯是关闭的。否则空气将会和 $CO_2$ 同时被输入（图19.19）。最后利用止血夹（EZ-CLIP，HX-110QR，DFOlympus）来最终关闭黏膜入路点。

## 操作

### 第 1 步：气管内插管和 $CO_2$ 注气

POEM 在全麻下进行。如果仅用镇静可能会导致严重的肺气肿。正压通气对减少纵隔气肿有明确的帮助。我们的 POEM 临床研究中，共发生了 8 例气腹（非纵隔积气）。为了预防腹腔间隔室综合征，术中需暴露上腹壁，并定期检查上腹部的情况（图 19.20）。如果上腹部过度扩张，用注射器针头穿刺腹腔可以有效地降低腹腔压力。

### 第 2 步：建立黏膜下隧道

#### 经黏膜入路

在打开黏膜表面前，首先于黏膜下注射 10mL 生

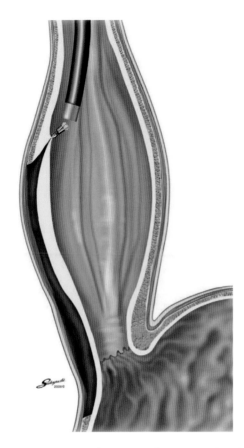

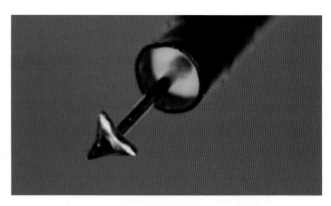

图 19.17　三角形尖刀。该设备的末端有三个锋利的尖角,接触或不接触组织均可通过电流对组织进行平稳地游离。

图 19.15　黏膜入路的闭合。利用内镜下止血夹将黏膜入口闭合。(From Inoue H[52], with permisssion from Georg Thieme Verlag KG.)

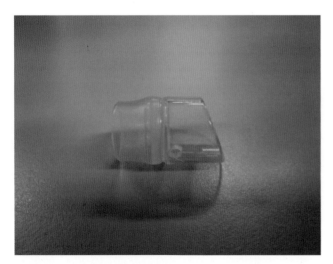

图 19.16　远端帽连接器的侧面示意图。这个附件被安装在前视型内镜的顶端,并用胶带固定。

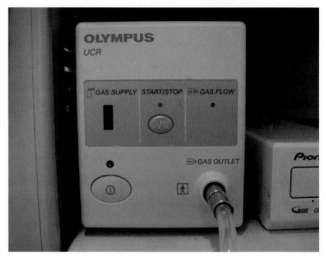

图 19.18　$CO_2$ 注气机。在 POEM 过程中,$CO_2$ 通过内镜注气。能够潜在地避免纵隔气肿和(或)皮下气肿的发生。

13cm 进行黏膜下注射,此水平正好位于隆突下(距离患者门齿约 29cm)。隧道的长度约为 16cm (29~45cm)。在黏膜表面做一长为 2cm 的纵行切口,自黏膜进入黏膜下层空间(电能采用干切模式,50W,作用效果 3)(图 19.21,视频 19.1)。

对于食管体部收缩异常的患者需要切开更长的肌层。这样能够有效控制肥大的食管环形肌痉挛引起的胸痛。

**黏膜下隧道**

使用和食管黏膜下切开 (esophageal submucosal dissection,ESD)相类似的技术向下建立隧道,越过食管胃交界处(esophago-gastric junction,EGJ)并进入胃近端约 3cm(视频 19.2 和视频 19.3)。使用三角形尖刀(图 19.17),以 50W 电喷模式,采用 ERBE 300D 2 档进行黏膜下组织的分离。解剖方式类似于氩气刀技术,

理盐水和 0.3%靛蓝(图 19.11)。进入的位置通常位于前壁。位于 2 点钟位置的切口直接对应胃小弯,这样可连续切开直至贲门肌层,并可避免损伤胃斜行肌。

首选食管中段水平距离胃食管结合部近端约

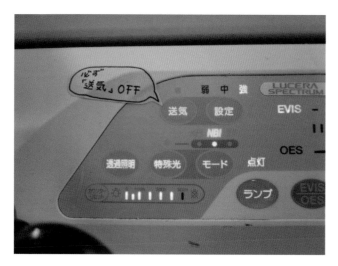

图 19.19　确认注气按钮处于"关闭"状态。该注气按钮位于处理器的中心面板上,术中需小心将其关闭。如果是"开启"状态,将会自内镜注入空气。

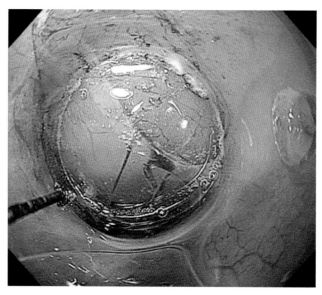

图 19.21　黏膜切口。黏膜下注射创建黏膜小泡。在黏膜小泡表面创建长约 2cm 的纵行黏膜切口。

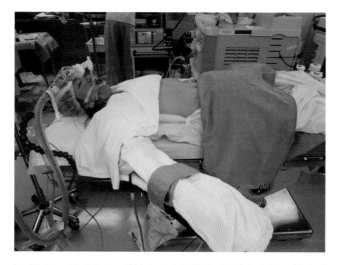

图 19.20　患者体位。保持患者呈仰卧位。暴露上腹部以便及时检查患者是否发生气腹。

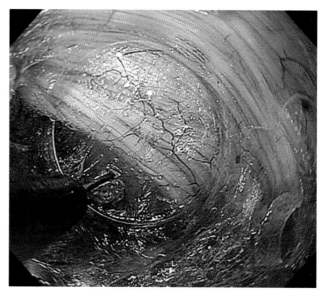

图 19.22　黏膜下隧道。黏膜下隧道的长度大约为 15cm。图像的上半部分为肌层的表面。图像的下半部分为黏膜的背面。

但此设备可提供更大的切割能量。分离平面正好位于肌层表面的下方(图 19.12 和图 19.22)。注意不要靠近黏膜层分离,因为在肌层切开后黏膜层是食管腔和纵隔之间的唯一屏障。

　　黏膜下隧道的长度通常约为 15cm,但还取决于患者个体情况。如果患者因食管体部收缩,主诉胸痛,则需要建立更长的黏膜下隧道。我们所切开的最长的隧道为 25cm。当黏膜下层和肌层间的分界线模糊不清时,重复进行黏膜下注射可使黏膜下组织的分离变得较容易。隧道的宽度大约是食管一周的 1/3。黏膜下层的柱状血管有助于识别胃食管结合部 (图 19.23),该内镜的前端进入贲门后,黏膜下的空间将

会被广泛打开(图 19.24)。在翻转的视野下通过黏膜下的染色来确定隧道的远端边缘(图 19.25)。用电凝钳软凝模式闭合黏膜下的较大的血管(80W,5 档)。

### 胃食管结合部的识别

　　与 POEM 技术有关的另一个有趣的问题是如何在黏膜下层空间识别胃食管结合部(gastroesophageal juction,GEJ)。为了清楚地识别 GEJ,应该确认以下几个识别标志。第一个标志是自门齿置入内镜的深度。

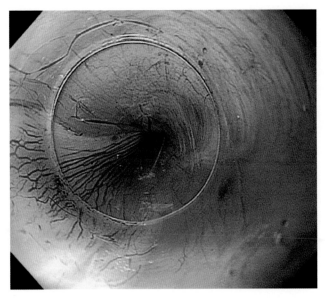

图 19.23　栅栏状的血管。栅栏状血管位于食管的远端,可在黏膜下隧道内识别。

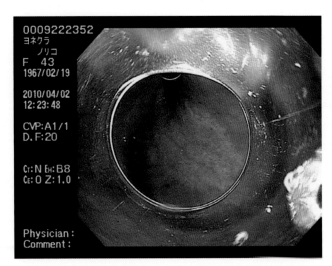

图 19.25　在胃内翻转视野下贲门黏膜的色泽变化。通过贲门黏膜的色泽改变很容易检查黏膜下隧道是否已经到达胃内。

在我们将内镜置入黏膜下隧道前,GEJ 在食管腔内的位置已经被准确地记录了,因为内镜在黏膜下空间置入的深度与内镜在实际的腔中的准确位置几乎相同。黏膜下隧道的末端至少距估计的 GEJ 3cm 远。第二个标志是当内镜接近 GEJ 时阻力会明显增大,随后当内镜通过 GEJ 的狭窄处进入胃黏膜下区域后,阻力则迅速缓解。当内镜逐渐接近低位食管括约肌 (lower esphageal sphincter,LES)时,黏膜下隧道内的操作空间也会逐渐变得狭窄。在 LES 段,内镜的移动范围因较

高的阻力而受到明显限制。一旦内镜通过了该狭窄段,接近胃时与黏膜下空间会迅速变宽。第三个标志是在内镜直视下直接识别黏膜下层的柱状血管。柱状血管位于食管的远端。在所有病例中,在内镜下均可以识别出这些血管。最后,第四个标志是黏膜下层脉管系统的改变。在食管黏膜下空间,黏膜下层很少能发现血管,但当到达胃黏膜下时,黏膜下血管会突然变得像蜘蛛网一样丰富。

## 第 3 步:内镜下肌层切开

### 括约肌的分离

　　距离黏膜进入点 2cm 远开始进行环形肌束的分离,该位置大约位于食管胃结合部以上 10cm 处 (图 19.13)。用三角形尖刀锐利的尖端首先抓住几个环形肌束,然后向食管腔方向拉起(图 19.26)。用喷凝电流切断(50W,作用效果 2)被抓持的环形肌束。在开始进行肌切开时,无法知晓肌束的厚度。术中只抓持横向肌束,然后用电灼切断(视频 19.4 和视频 19.5)。横向肌束被多次切断后,在肌层切开的底部可识别出纵向肌束(图 19.27)。

　　从近侧进行括约肌的分离,直到内镜通过了 LES 的狭窄段到胃(图 19.28)。在分离过程中应小心保护纵向肌层。纵向肌层实际上就像纸一样薄,很容易撕裂,纵隔组织常常暴露于黏膜下隧道(图 19.29)(视频 19.5)。即使出现,也不会产生负面的临床后果。但是,如果术中试图保护纵向肌束的完整性,就能潜在地避免对接近食管的结构造成不必要的损伤。

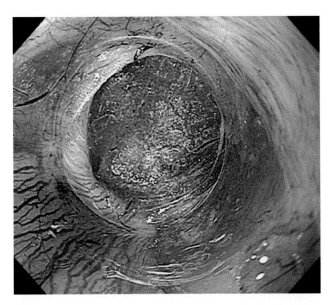

图 19.24　胃食管交界处。黏膜下隧道内对胃食管交界处的识别是腔内空间的一个重要转变。一旦内镜进入胃内,黏膜下空间会迅速变得开阔。

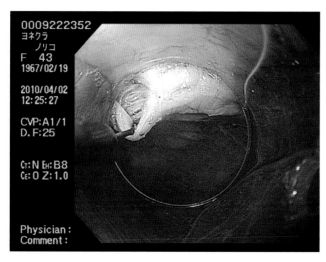

图 19.26　黏膜下隧道内内镜肌切开术。肌切开术起始于黏膜切口远端 2cm 处。用三角刀分离一环形的肌束,然后用电灼切断。

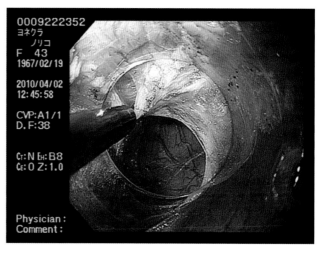

图 19.28　位于两层肌肉组织间的三角尖刀的滑动三角板。将环形肌束抓起,然后用电灼切开。

在 2 点钟节段进行前壁肌层切开术时大多采用仰卧,因为这样会引起较小的胃曲度。与此相反,His 角位于 8 点钟方向。前壁的肌层切开避免了潜在的 His 角的损伤,这可能是术后胃内容物反流的一个天然屏障。有关胃食管反流性疾病(gastroesophageal reflux disease,GERD)的话题之后讨论。在手术肌切开术中可以同时施行抗反流的操作,如"Dor 操作",以避免术后的 GERD,因为术中会不可避免地分离围绕远端食管的相邻结构,这可能损伤了天然的抗反流机制。在 POEM 手术中不用实施抗反流操作,因为手术过程之中内镜医师未触及周围组织。但是,完整的肌切开术可能会对 GERD 的后期治疗造成潜在风险。

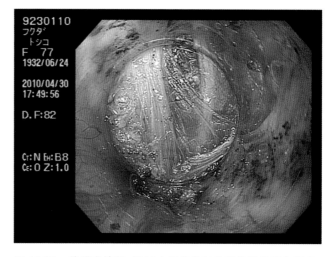

图 19.29　前迷走神经。通过内镜的注气分离保留的纵向肌束。有时可以看到前迷走神经。

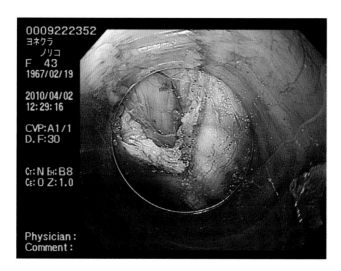

图 19.27　保留纵向肌。在切割边缘的底部可观察到纵向肌束,此处作为纵向肌层的表面。纵向肌应予以保留。

当内镜的前端到达胃的区域后,黏膜下的空间突然变得更为宽敞。在不同病例中,内层环形肌层的厚度是有差别的,肌层切开至少至食管胃结合部 2cm 以远(图 19.14 和图 19.30)。通过内镜下的表现来确定环形肌束的完整分离(视频 19.6 和视频 19.7)。术中不应保留任何横向走形的肌束。也应利用电凝钳来进行彻底的止血。在完成肌切开后,内镜可以以最小的阻力顺利通过胃食管结合部。

POEM 的主要优点之一是必要时可以设置肌切开的长度。我们一般会将肌层切开超过 10cm,尤其在主诉胸痛的患者中应进行更长的肌切开,因为该症状可能是由食管体部过度增大的肌肉异常收缩导致。在我们的一系列病例中,肌层切开的最大长度是 25cm。

### 第4步:黏膜进入点的闭合

在黏膜进入点闭合前,应将 80mg 的庆大霉素注入黏膜下层隧道内。黏膜进入点的长度一般为 2~3cm,利用 5~10 个止血夹闭合(图 19.15 和图 19.31)(视频 19.8)。有时,操作后黏膜进入点可能会增大,但并没有不良影响。甚至当黏膜进入点拉长到肌切开的位置,仅仅靠紧密的止血夹的闭合也能够避免食管腔内容物的外漏。通过内镜下的表现来确定黏膜入口的可靠闭合(图 19.32)。在操作的最后,再次将内镜置入自然腔道下行到胃,确认内镜可顺利越过 GEJ。

## POEM 前的检查

为了正确地诊断食管贲门失弛缓症,吞钡和测压检查是必不可少的。CT 平扫不仅用来判断食管扩张的程度,也可以通过相邻的解剖特征来提供必要的信息。

## POEM 前的准备

### 操作前一天

患者睡前饮水服用番泻叶(2 片,12mg)。使用泻药的目的是清洁肠道,其作用时间是摄入后 6~10 小时。建议术前一天流质饮食,尤其是对 S 型贲门弛缓的患者,应行内镜清理食管内容物。

### 操作当天

患者禁食。术前上午行胃镜检查确保食管内无食物或液体残留,以保证术中视野清晰,并避免麻醉诱导时出现误吸。

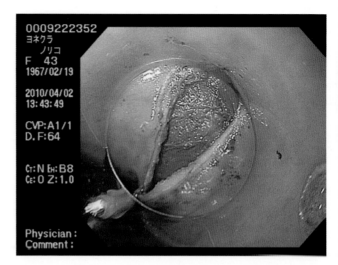

图 19.31 黏膜入口的闭合。黏膜入口部位用内镜夹闭合,从切口的前端开始,然后逐渐靠近近端。

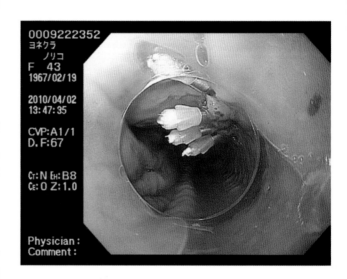

图 19.32 黏膜入口的可靠闭合。此夹应在切口上每隔 2mm 紧密排列。

## 术后当天的患者护理

### 胃镜

其目的是为了确保黏膜的完整性。如果没有发现黏膜缺损,就可以逐渐过渡饮食。若存在黏膜缺损,患者应继续禁食数日,直到确认缺损闭合。幸运的是,在我们报道的病例中没有关于黏膜破损的证据。必须牢记,切开术完成后,黏膜层是食管腔和纵隔之间的唯一屏障。

### 吞服造影剂

吞钡也很重要,以确认造影剂能顺利地通过胃食

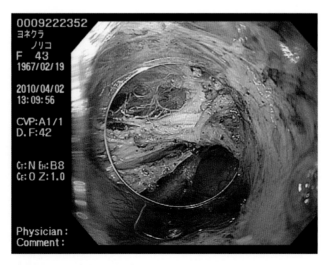

图 19.30 胃部的肌切开术。在贲门处的纵向肌束常不清晰。经常需要进行全肌层的切开。

管结合部而无渗漏或淤滞。完整的黏膜是进食的前提。POEM 术后第一天晚上进食流质,2 天后可进食软食,术后 3 天恢复正常饮食。

## 抗生素

所有病例需要静脉滴注抗生素 3 天,随后口服抗生素 4 天。

## POEM 期间如何避免腹腔筋膜室综合征

手术过程中发生了 8 例气腹,但仅使用注射针头抽取腹腔内气体就足以减轻腹腔内高压。

## 超过 100 例的临床结果

第 1 例病例完成于 2008 年 9 月 8 日。迄今为止,我们已经连续完成了 105 例病例,包括 16 例 S 型失弛缓症患者。在所有病例中,症状评分均显著改善。尽管发生了一些小的并发症,并未发生包括纵隔炎、大出血或黏膜坏死等严重的并发症。在这些病例中,对大多数患者进行了较长的肌切开并建立了较长的黏膜下隧道,但是没有出现纵隔炎的临床表现。这表明,利用内镜下闭合设备进行黏膜入口处的可靠闭合避免了严重纵隔炎的发生。即使 POEM 后通过 CT 平扫发现轻微的气腹,也未出现任何显著的临床症状的发生。一例患者发生了局限于小网膜的局限性腹膜炎,通过延长使用抗生素进行了保守治疗。另一例患者,通过暂时置入胸腔引流管来控制气胸。在该病例中,空气连同 $CO_2$ 在 POEM 过程中一同注入,没有采取额外的治疗患者病情即好转。除了一例仅用 20mm 的球囊来进行单个球囊扩张的患者,没有患者再接受其他方法治疗失弛缓症。18 例患者内镜下检查出 GERD。其中 6 例具有 GERD 的症状。所有 GERD 患者对 PPI 处方的治疗均反应良好。7 例手术操作失败(6 例腹腔镜肌切开术和 1 例胸腔镜肌切开术)的患者通过 POEM 进行连续治疗。这些患者的症状评分也显著提高。

总之,POEM 对食管失弛缓症是一种没有皮肤切口的新型微创治疗方法。POEM 可以适用于任何级别的贲门失弛缓症,并且具有极好的短期效果。

# 新技术的未来

微创手术在过去 20 年来不断向前发展。自 NOTES 的概念引进以来,因其具有诸多优点,通过多方的不懈努力使其不断完善。尽管 NOTES 存在多种潜在优势,但至今仍很少有研究证明其优于标准腹腔镜手术。实验和临床研究还证明,NOTES 应用范围的扩展还需要依赖技术的革新,使 NOTES 的安全性和有效性体现在新的创新过程中。

经自然腔道内镜手术不会是现代医学的最终结局或最终发展目标。当前治疗要点追求更小的侵入性操作:仅经辅助治疗就可能治愈直肠癌[53,54],射频消融根治肾上腺肿瘤[55],与治疗食管失弛缓症的 POEM 技术的进展[52],研究人员也将会为其他疾病寻及完美的治疗方法。

视频片断

| | |
|---|---|
| 视频 19.1 | 经口内镜括约肌切开术(POEM)治疗贲门失弛缓症 |
| 视频 19.2 | 经口内镜括约肌切开术(POEM)治疗贲门失弛缓症 |
| 视频 19.3 | 经口内镜括约肌切开术(POEM)治疗贲门失弛缓症 |
| 视频 19.4 | 经口内镜括约肌切开术(POEM)治疗贲门失弛缓症 |
| 视频 19.5 | 经口内镜括约肌切开术(POEM)治疗贲门失弛缓症 |
| 视频 19.6 | 经口内镜括约肌切开术(POEM)治疗贲门失弛缓症 |
| 视频 19.7 | 经口内镜括约肌切开术(POEM)治疗贲门失弛缓症 |
| 视频 19.8 | 经口内镜括约肌切开术(POEM)治疗贲门失弛缓症 |

(洪建国 译  高超 姚力 校)

# 参考文献

1 Kalloo AN, Singh VK, Jagannath BS, et al. Flexible transgastric peritoneoscopy: a novel approach to diagnostic and therapeutic interventions in the peritoneal cavity. *Gastrointest Endosc* 2004;**60**(1):287–92.

2 Zorron R, Palanivelu C, Galvão Neto MP, et al. International Multicenter Trial on Clinical Natural Orifice Surgery – NOTES IMTN study: preliminary results of 362 patients. *Surg Innov* 2010;**17**(2):142–58.

3 Lehmann KS, Ritz JP, Wibmer A, et al. The German Registry for natural orifice translumenal endoscopic surgery. Report of the first 551 patients. *Ann Surg* 2010;**252**(2):263–70.

4 Meining A, Feussner H, Swain P, et al. Natural orifice translu-minal endoscopic surgery (NOTES) in Europe: summary of the working group reports of the Euro-NOTES meeting 2010. *Endoscopy* 2011;**43**:140–43.

5 Muenscher A, Dalchow C, Kutta H, Knecht R. The endoscopic approach to the neck: a review of the literature, and overview of the various techniques. *Surg Endosc* 2011;**25**(5):1358–63.

6 Gagner M. Endoscopic subtotal parathyroidectomy in patients

with primary hyperparathyroidism. *Br J Surg* 1996;**83**(6):875.

7 Huscher CS, Chiodini S, Napolitano G, Recher A. Endoscopic right thyroid lobectomy. *Surg Endosc* 1997;**11**:877–8.

8 Miccoli P, Pinchera A, Cecchini G, et al. Minimally invasive, video-assisted parathyroid surgery for primary hyperparathyroidism. *J Endocrin Invest* 1997;**20**:429–30.

9 Ikeda Y, Takami H, Sasaki Y, et al. Comparative study of thyroidectomies: endoscopic surgery versus conventional open surgery. *Surg Endosc* 2002;**16**:1741–5.

10 Shimazu K, Shiba E, Tamaki Y, et al. Endoscopic thyroid surgery through the axillo-bilateral-breast approach. *Surg Laparosc Endosc Percutan Tech* 2003;**13**:196–201.

11 Barlehner E, Benhidjeb T. Cervical scarless endoscopic thyroidectomy: axillo-bilateral-breast approach (ABBA). *Surg Endosc* 2008;**22**(1):154–7.

12 Dutta S, Slater B, Butler M, Albanese CT. "Stealth surgery": transaxillary subcutaneous endoscopic excision of benign neck lesions. *J Pediatr Surg* 2008;**43**(11):2070–74.

13 Lee D, Nam Y, Sung K. Single-incision endoscopic thyroidectomy by the axillary approach. *J Laparoendosc Adv Surg Tech A* 2010;**20**(10):839–42.

14 Koh YW, Park JH, Kim JW, Lee SW, Choi EC. Endoscopic hemithyroidectomy with prophylactic ipsilateral central neck dissection via an unilateral axillo-breast approach without gas insufflation for unilateral micropapillary thyroid carcinoma: preliminary report. *Surg Endosc* 2010;**24**(1):188–97.

15 Benhidjeb T, Wilhelm T, Harlaar J, et al. Natural orifice surgery on thyroid gland: totally transoral video-assisted thyroidectomy (TOVAT): report of first experimental results of a new surgical method. *Surg Endosc* 2009;**23**(5):1119–20.

16 Witzel K, von Rahden BH, Kaminski C, Stein HJ. Transoral access for endoscopic thyroid resection. *Surg Endosc* 2008;**22**(8):1871–5.

17 Richmon JD, Pattani KM, Benhidjeb T, Tufano RP. Transoral robotic-assisted thyroidectomy: a preclinical feasibility study in 2 cadavers. *Head Neck* 2011;**33**(3):330–33.

18 Wilhelm T, Metzig A. Video-endoscopic minimally invasive thyroidectomy: first clinical experience. *Surg Endosc* 2010;**24**(7):1757–8.

19 Karakas E, Steinfeldt T, Gockel A, Sesterhenn A, Bartsch DK. Transoral partial thyroidectomy. *Chirurg* 2010;**81**(11):1020–25.

20 Pai RD, Fong DG, Bundga ME, et al. Transcolonic endoscopic cholecystectomy: a NOTES survival study in a porcine model (with video). *Gastrointest Endosc* 2006;**64**:428–434.

21 Wilhelm D, Meining A, von Delius S, et al. An innovative, safe and sterile sigmoid access (ISSA) for NOTES. *Endoscopy* 2007;**39**:401–6.

22 Ryou M, Fong DG, Pai RD, Sauer J, Thompson CC. Evaluation of a novel access and closure device for NOTES applications: a transcolonic survival study in the porcine model. *Gastrointest Endosc* 2008;**67**(6):964–9.

23 Ryou M, Thompson CC. Techniques for transanal access to the peritoneal cavity. *Gastrointest Endoscopy Clin N Am* 2008;**18**:245–60.

24 Sporn E, Bachman SL, Miedema BW, et al. Endoscopic colotomy closure for natural orifice surgery using a T-fastener prototype in comparison to conventional laparoscopic suture closure. *Gastrointest Endosc* 2008;**68**(4):724–30.

25 Bachman SL, Sporn S, Furrer JL, et al. Colonic sterilization for natural orifice translumenal endoscopic surgery (NOTES) procedures: a comparison of two decontamination protocols. *Surg Endosc* 2009;**23**:1854–9.

25 Bachman SL, Sporn S, Furrer JL, et al. Colonic sterilization for natural orifice translumenal endoscopic surgery (NOTES) procedures: a comparison of two decontamination protocols. *Surg Endosc* 2009;**23**:1854–9.

26 Zorron R. Natural orifice surgery and single port access applied to colorectal surgery: the new era of intrarectal surgery? *G Chir* 2011;**32**(3):97–103.

27 Lacy AM, Delgado S, Rojas OA, et al. MA-NOS radical sigmoidectomy: report of a transvaginal resection in the human. *Surg Endosc* 2008;**22**(7):1717–23.

28 Burghardt J, Federlein M, Müller V, et al. Minimal invasive transvaginal right hemicolectomy: report of the first complex NOS (natural orifice surgery) bowels operation using a hybrid approach. *Zentralbl Chir* 2008;**133**(6):574–6.

29 Whiteford M, Denk EM, Swanstrom L. Feasibility of radical sigmoid colectomy performed as natural orifice translumenal endoscopic surgery (NOTES) using transanal endoscopic microsurgery. *Surg Endosc* 2007;**21**:1870–74.

30 Palanivelu C, Rangarajan M, Jategaonkar PA, Anand NV. An innovative technique for colorectal specimen retrieval: a new era of "natural orifice specimen extraction" (NOSE). *Dis Colon Rectum* 2008;**51**(7):1120–24.

31 Velhote MCP, Velhote CEP. A NOTES modification of the transanal pull-through. *J Laparoendosc Adv Surg Tech* 2009;**19**(2):255–7.

32 Franklin M, Kelley H, Kelley M, et al. Transvaginal extraction of the specimen after total laparoscopic right hemicolectomy with intracorporeal anastomosis. *Surg Laparosc Endosc Percutan Tech* 2008;**18**:294–8.

33 Akamatsu H, Omori T, Oyama T, et al. Totally laparoscopic sigmoid colectomy: a simple and safe technique for intracorporeal anastomosis. *Surg Endosc* 2009;**23**(11):2605–9.

34 Sylla P, Willingham FF, Sohn DK, et al. NOTES rectosigmoid resection using transanal endoscopic microsurgery (TEM) with transgastric endoscopic assistance: a pilot study in swine. *J Gastrointest Surg* 2008;**12**(10):1717–23.

35 Leroy J, Cahill RA, Perretta S, et al. Natural orifice translumenal endoscopic surgery (NOTES) applied totally to sigmoidectomy: an original technique with survival in a porcine model. *Surg Endosc* 2009;**23**:24–30.

36 Sylla P, Rattner DW, Delgado S, Lacy AM. NOTES transanal rectal cancer resection using transanal endoscopic microsurgery and laparoscopic assistance. *Surg Endosc* 2010;**24**(5):1205–10.

37 Zorron R. Natural orifice surgery applied for colorectal diseases. *World J Gastrointest Surg* 2010;**2**(2):35–38.

38 Buess G, Kipfmüller K, Ibald R, et al. Clinical results of transanal endoscopic microsurgery. *Surg Endosc* 1988;**2**:245–50.

39 Gavagan JA, Whiteford MH, Swanstrom LL. Full-thickness intraperitoneal excision by transanal endoscopic microsurgery does not increase short-term complications. *Am J Surg* 2004;**187**:630–34.

40 Zorron R, Fang H, Costa M, et al. Flexible endoscopic percutaneous retroperitoneal adrenal and renal surgery: NOTES inspiring minimally invasive approach. *Gastrointest Endosc* 2007;**65**(5):293.

41 Zacharopoulou C, Nassif J, Alleman P, et al. Exploration of the retroperitoneum using the transvaginal natural orifice transluminal endoscopic surgery technique. *J Minim Invasive Gynecol* 2009;**16**(2):198–203.

42 Perretta S, Alleman P, Asakuma M, Dallemagne B, Marescaux J. Adrenalectomy using natural orifice translumenal endoscopic surgery (NOTES): a transvaginal retroperitoneal approach. *Surg Endosc* 2009;**23**:1390.

43 Zorron R, Goncalves L, Leal D, Kanaan E, Cabral I. Transvaginal hybrid NOTES retroperitoneoscopy – the first human case report. *J Endourol* 2010;**24**(2):233–7.

44 Zorron R, Filgueiras M, Maggioni LC, et al. NOTES. Transvaginal cholecystectomy: report of the first case. *Surg Innov* 2007;**14**: 279–83.

45 Marescaux J, Dallemagne B, Perretta S et al. Surgery without scars: report of transluminal cholecystectomy in a human being. *Arch Surg* 2007;**142**:823–6.

46 Spiess AE, Kahrilas PJ. Treating achalasia: from whalebone to laparoscope. *JAMA* 1998;**280**:638.

47 Pehlivanov N, Pasricha PJ. Achalasia: Botox, dilatation or laparoscopic surgery in 2006. *Neurogastroenterol Motil* 2006;**18**: 799–804.

48 Woltman TA, Pellegrini CA, Oelschlager BK. Achalasia. *Surg Clin N Am* 2005;**85**:483–93.

49 Inoue H, Minami H, Satodate H, et al. First clinical experience of submucosal endoscopic myotomy for esophageal achalasia with no skin incision. *Gastrointest Endosc* 2009;**69**:AB122.

50 Ortega JA, Madureri V, Perez I. Endoscopic myotomy in the treatment of achalasia. *Gastrointest Endosc* 1980;**26**:8–10.

51 Pasricha PJ, Hawari R, Ahmed I, et al. Submucosal endoscopic esophageal myotomy: a novel experimental approach for the treatment of achalasia. *Endoscopy* 2007;**39**:761–4.

52 Inoue H, Minami H, Kobayashi Y, et al. Peroral endoscopic myotomy (POEM) for esophageal achalasia. *Endoscopy* 2010;**42**: 265–71

53 Habr-Gama A, Perez RO, Nadalin W, et al. Operative versus nonoperative treatment for stage 0 distal rectal cancer following chemoradiation therapy: long-term results. *Ann Surg* 2004; **240**(4):711–7; discussion 717–18.

54 Habr-Gama A, Perez R, Proscurshim I, Gama-Rodrigues J. Complete clinical response after neoadjuvant chemoradiation for distal rectal cancer. *Surg Oncol Clin N Am* 2010;**19**(4): 829–45.

55 Liu SY, Ng EK, Lee PS, et al. Radiofrequency ablation for benign aldosterone-producing adenoma: a scarless technique to an old disease. *Ann Surg* 2010;**252**(6):1058–64.

# 第20章

# NOTES 在动物医学中的应用

Lynetta J. Freeman, Karine Pader

## 引 言

外科研究中进行动物实验的主要目的是为了转化,即在将新技术应用于人体前,首先在动物模型中开展并论证其安全性和有效性。因为猪和狗的解剖及生理特点和人类相似,所以经常被用作动物模型进行实验研究。在早期的心脏搭桥手术和心脏开放手术研究中就曾用到过这两种动物。20 世纪 90 年代,猪模型广泛应用于仪器的开发和腹腔镜、胸腔镜手术医师的培训。在腹腔镜的发展过程中,1901 年,George Kelling 在狗模型上实施了第一例经腔手术,该手术经膀胱入路进入腹腔研究了气腹对止血的作用。Kalloo 等报道了第一例猪模型中的 NOTES 腹腔探查和活检术[1]。世界各地的研究者已经相继在猪模型上进行了实验性的 NOTES 输卵管结扎术、胆囊切除术、脾切除术、小肠吻合术、胃空肠吻合术、肾切除术、淋巴结活检术、胸腔入路术和结肠切除术[2]。近来,又在狗模型中完成了混合的经阴道卵巢子宫切除术[3]、双侧 NOTES 卵巢切除术[4],以及 NOTES 腹股沟补片置入术[5]。在开展这些实验研究的过程中,研究者们开发了新型手术器械,探索 NOTES 的生理学和控制感染的方法,验证了入路的安全性并研究入路闭合技术[2]。这些实验性动物研究为 NOTES 手术的临床实验奠定了坚实的基础。

动物医学微创外科手术的临床应用已经远远落后于人类医学,这主要是购买设备的资金短缺、专业化培训的需要以及诸多额外花费等限制因素所导致的。动物医学需要为不同种类的动物中进行各种各样的医学治疗和外科手术,这些动物从几百克到1000千克以上不等,每种动物都有其独特的解剖结构和生理特点。尽管,早在 1973 年,马外科学家们已在马模型中首先应用了诊断性关节镜检查,且上世纪 90 年代,又率先施行了外科腹腔镜手术,但微创外科在其他种类动物中的应用已经落后。原因主要为:狗和猫等小型动物的麻醉过程安全,开放式手术后能恢复迅速,伤口并发症的发生率低,且动物的主人往往对术后的美容效果要求较低。不管治疗大型还是小型动物的兽医均广泛地接受了腹腔镜操作安全性高这一观点。多个调查结果都已经证实,与开放式手术相比,接受腹腔镜手术的狗在术后需要更少的镇痛治疗[6-8]。近期的研究也表明,和开腹手术相比,狗在接受了腹腔镜卵巢切除术后可更快地恢复至术前的运动水平[6]。然而,尽管微创外科手术确实 MIS 具有确定的安全性和效果且恢复快,但是为小型动物采用 MIS 的明显的驱动因素是,宠物主人希望他们的宠物能获得与他们自身同等水平的医疗服务。随着越来越多的兽医毕业后接受培训,以及相关设备的购买,采用腹腔镜进行常规手术正变得越来越广泛。然而,腹腔镜手术在动物医学中还不能像在人类医疗中那样成为医疗服务的标准。

为了 NOTES 的持续发展和微创手术在兽医学中的推广应用,包括我们在内的同道们正探索在宠物中施行临床相关 NOTES 手术的可行性。我们并不是期望 NOTES 手术一定获得临床应用,我们的目标是将 NOTES 手术和传统的开放式及腹腔镜手术进行对比,从而探索 NOTES 相对于其他微创手术方法的潜在优势。另外,我们也将研究新技术的学习曲线,并探索在镇静麻醉而非全身麻醉下进行 NOTES 的可行性。

## NOTES 在动物医学中应用的利弊

在人类医学中,NOTES 的主要优点之一是没有体表切口,从而兼具美容效果。因为动物皮肤上覆盖着大量的被毛,除了展示动物外,通过减少瘢痕提高美容效果不是动物医学的普遍目标。对于动物,尤其是役用动物和比赛动物而言,能够更快地恢复至术前的活动水平才更有意义。对马而言,可引起更小粘连的操作尤为有益,因为肠道粘连会引起马频繁的急腹症症状。对于伤口感染问题,我们注意到,在接受清洁-污染手术操作的狗中,伤口感染的发生率是3.4%[9]。在接受腹中线切口剖腹探查术的马中,伤口感染的发生率是7.4%~37%[10,11],切口疝的发生率是11%[12]。在小动物中罕有切口疝的发生,这一并发症经常是由于伤口闭合技术的失败导致。切口部位疼痛的减轻可以减少动物术后镇痛治疗,这样就可以更快地恢复肠道的蠕动和进食,理论上这在任何动物中都是一种优势。

为了提供最佳的手术视野,在腹腔镜手术中需要建立气腹。气腹的副作用是减少了肺的功能残气量和肺总量。在全身麻醉下,腹腔内压的增加可阻碍静脉回流,降低心脏排血量,从而诱发全身性低血压,降低肾脏等重要器官的灌注。NOTES的优势之一是术中可以使用较低的气腹压力,从而维持正常肺总量,并在麻醉过程中更好地保持血流动力学的稳定[13]。

NOTES在动物医学中应用的挑战包括设备的限制和动物存在的解剖变异。自然腔道必须提供足够的空间以确保内镜能够通过,且内镜的长度需要足以到达内部解剖结构。例如,牛的胃有四个腔,这一结构阻碍了经胃入路的应用。进入点必须进行充分的术前准备,以尽量减少将微生物带入体腔。猪的结肠是螺旋式结构,这一结构使结肠入路的NOTES手术难以进行充分的术前准备。猪胃和狗胃中的微生物群差别很大。正如人体手术一样,其他问题如手术视野、导航、手术的可行性以及抓持和(或)组织的取出等问题,都必须随着设备的改进而解决。人类医学中需要及时处理与操作相关的并发症,如术中出血和组织损伤,这点在动物医学中同样重要。

NOTES手术需要结合内镜和外科手术的先进技术,这些技术需要由经验丰富的外科医生和胃肠道专家组成的团队共同完成。因为大部分内科兽医不像人类医学中的内镜医生一样具有先进的内镜技术,许多外科兽医也缺乏先进的腹腔镜技术,NOTES在动物医学中的应用学习曲线非常困难。"完全的"NOTES手术需要更长的手术时间。我们的研究表明,经胃入路手术需要同一个团队完成10例手术后才能达到熟练操作的程度[14](图20.1)。因此,我们建议对私人宠物进行

NOTES手术前需先签署协议,并在术中使用一系列安全监护措施。

# 仪　器

动物的大小决定了需要使用的内镜直径和长度,并且内镜的直径决定了辅助通道的大小和该操作中所需软质内镜器械的选择。NOTES在动物体内操作所需的特殊仪器见表20.1。

## 狗

外径12.8mm的双通道内镜适用于为体重超过15kg的狗进行经胃入路手术。如果手术动物体重较轻,使用口窥器或套管可方便地将内镜导入食管并防止该过程对内镜造成的可能损伤。基本的内镜附件包括一个抓钳,该抓钳应带有颚、齿或2~3个耙状颚。术中可能会用到各种类型的圈套器,包括椭圆形、六角形和新月形等,并有25~60mm的大小不等的尺寸可供选择。如果预计术中需要进行组织切割,则需要使用内镜下针刀或括约肌切开器;内镜针刀可用来切割缝合。单极电凝用来切割止血。术中使用0.035英寸(1英寸=2.54cm)的导丝和多种类型的沿导丝置入的一次性球囊扩张器。如果术中使用球囊,则同时需要使用压力监测注射装置。

手术必须具备胃入路闭合的可靠方法。既往实验中已尝试使用过缝合、钉合、内镜夹或内镜钉、缝合装

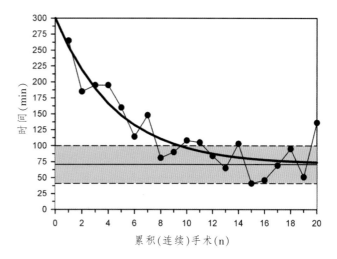

图20.1　在犬中实施NOTES卵巢切除术的学习曲线。至少需要完成10例外科手术后才能使手术时间降至100分钟以内,此为预测手术时间时95%可信区的上限值。(Reproduced with permission from Evaluation of the learning curve for natural orificetranslumenal endoscopic surgery: bilateral ovariectomy in dogs. *Vet Surg* 2011;40:140–50.)

**表20.1    动物医学中NOTES手术所用的仪器**

| 仪器 | 犬中经胃 NOTES 卵巢切除术 | 马中经阴道 NOTES 卵巢切除术 | 马中 NOTES 胃固定术 |
|---|---|---|---|
| 内窥镜 | 双通道治疗性内窥镜(Olympus GIF 2T-160, Olympus America Inc., 美国宾夕法尼亚州中心谷) | 可弯曲内镜 (Olympus GIF P-140 或 2T-160) | 双通道治疗性内窥镜(Olympus GIF 2T-160) |
| 入路耗材 | 套管(US Endoscopy, 美国俄亥俄州曼托)<br>16 号静脉导管<br>0.035 英寸导丝(Tracer® Metro Direct™ Wire Guide, Cook Medical, 美国印第安纳州布卢明顿)<br>通过导管的球囊(CRE™ Esophageal/Colonic Wire-guided Balloon, Boston Scientific Corporation,美国马萨诸塞州纳蒂克) | 15mm 直径的光学套管, 经改良后可适用于软式内镜(Ethicon Endo-Surgery, 美国俄亥俄州辛辛那提)<br>33mm 直径的大端口装置(LTK33, Ethicon Endo-Surgery) | 套管(US Endoscopy, 美国俄亥俄州曼托)<br>16 号静脉导管<br>0.035 英寸/450cm 的导丝 (Tracer® Metro Direct™ Wire Guide, Cook Medical)<br>通过导管的球囊(CRE™ Esophageal/Colonic Wire-guded Balloon, Boston Scientific Corporation) |
| 抓钳 | 三角形抓钳(Polygrab™ Tripod, Olympus Endoscopy)<br>腹腔镜电钩(SPAY hook, Karl Storz Veterinary Endoscopy, 戈利塔, 加利福尼亚, 美国) | 60cm 长柄的腹腔镜抓钳 (ARO910136BM, Arrow Medical Supply, Inc., 美国伊利诺州利伯蒂维尔) | NA |
| 局部麻醉 | NA | 17G 的内镜穿刺针(Lance-A-Lot, Mila International, Inc., 美国肯塔基州厄兰格) | NA |
| 电凝装置 | 单极圈套器(Acusnare®;Cook Medical) | 2~10mm 双极闭合装置(LIGASURE, Valley Lab, 美国科罗拉多州博尔德),改良型有 60cm 长柄 | Huibregtse 三腔针刀(Cook Medical) |
| 闭合供应 | T 型收线器、2-0 尼龙线和缝合夹(Cook Medical) | 用于阴道闭合的 1 号或 2 号可吸收缝合线<br>带有 45cm 长柄的持针 10mm 腹腔镜(V444-R,Endoplus,Inc.,美国伊利诺伊州布法罗) | T 型收线器、2-0 尼龙线和缝合夹(Cook Medical) |
| 腹腔镜监测 | NA | NA | 腹腔镜设备 (腹腔镜、视频设备相机、光纤、注气装置、通气管、$CO_2$ 气腹罐和视频显示器)<br>10mm 钝头套管 |

置、T 型收线器和组织锚、铆钉、生物可吸收塞和堵塞装置等不同闭合方法。然而真正上市的少见报道。实验中已经使用各种新型技术,如胃固定术、黏膜下建立隧道或网膜密封等来闭合胃壁。但是,目前的胃壁闭技术合仍不能满足 NOTES 手术的需要[15]。

术中需要使用可向四个方向倾斜的手术台,以获得充分地暴露并确保手术步骤间的平稳过渡。水循环加热垫和其他辅助加热装置用来辅助维持手术过程中动物的核心体温。自动注气装置和 $CO_2$ 气罐用来控制腹压。

## 马

因为进入马的腹腔内需要更更强的照明,所以对马行经阴道 NOTES 手术时需要应用大直径的内镜。12.8mm 的双工作通道型内镜是一种理想的设备,但这一设备并不普遍适用马的手术。我们在进行 NOTES 研究中使用了长度为 103mm、总直径为 9.8mm 并带有一个直径为 2.8mm 单操作通道的内镜 (Olympus® GIF P-140, Olympus America,Inc., 宾夕法尼亚州中心谷)。因为马的内脏重量大,目前商业化程度最高的内镜设备仍无法胜任操纵和抓持靶器官。因此，应将腹腔镜设备与内镜一同引入手术中。在动物医学中，设备通常需要经过改良才能达到手术要求。对于马，设备的最小长度至少为 60cm。为了满足这一要求，我们将两个双极血管闭合设备通过切割连接的方法延长，组装成一个原型设备用于 NOTES 手术（图 20.2）。

# 术前准备

经腔入路的一个关键问题是有可能将病原微生物带入腹腔中[16]。当研究者第一次对猪行 NOTES 手术时，便通过全身应用抗生素以预防感染[1]。目前预防感染的方法转为对术中所需用的器械进行严格消毒并对胃和结肠进行药物灌洗来达到局部清洁的目的[17]。碘伏或抗生素局部灌洗对降低 NOTES 手术的感染率可能有效[16,18]。进行狗的经胃入路的研究时，术中使用头孢唑啉 22mg/kg，静脉内注射，90 分钟/次，并用溶有 1g 头孢唑林的 200mL 生理盐水进行 10 分钟的胃内灌洗。其他研究者还曾给予质子泵抑制剂，但我们未采用这一方案。术前准备时，需用葡萄糖酸氯己定擦洗马的外阴及阴道。

# 麻醉和术后镇痛

## 狗

小型动物的腹腔镜手术和所有内镜手术均常规在全身吸入性麻醉下进行。目前正在研究，对狗进行 NOTES 手术时仅使用清醒镇静麻醉的方法是否可行。对狗进行内镜手术时，之前还没有单独使用异丙酚这种药物进行麻醉的研究，所以我们开始在 5 例狗中进行此研究（结果尚未发表）。研究中，在负荷剂量下，间歇给予异丙酚来保持中度的镇静状态。将一个氧气供应源放置在口的一侧来供应氧气。监测每只实验动物的 ECG、SpO2、呼气末 $CO_2$、血压、心率、呼吸频率和体温。在 11~15 分钟的胃镜检查过程中，各生理参数均维持在临床可接受的范围内，未有发生呼吸暂停的病例。手术结束时，实验动物复苏顺利，且 10 分钟内就能够行走，20 分钟内能够完全恢复至术前状态。在这些积极的研究结果基础上，我们团队已经成功完成了 9 例狗的 NOTES 卵巢切除术，术中全部采用了无气道控制状态下异丙酚镇静麻醉，研究结果可以与吸入性麻醉相媲美[19]。狗接受了 NOTES 卵巢切除术后，常规给予单次

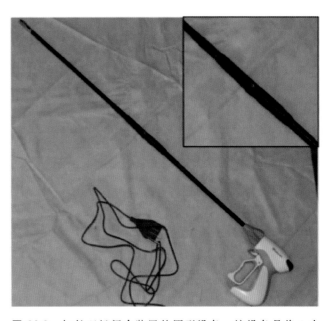

图 20.2　加长双极闭合装置的原型设备，该设备是将 2 个 LIGASURE 设备组装为一个单独设备。其中一个装置的手柄和长轴通过不锈钢管接头连接至第二个的顶端，同时延长双极电极线，使用热凝固管将该装置密封。

剂量为 0.05mg/kg 的氢吗啡酮，并监测动物的疼痛情况。发现大多数病例不需要给予其他术后镇痛治疗。

## 马

镇静和局部麻醉下常规建立马的侧面切口；当马处于站立位时，可以通过马的腹部背面这一入路到达靶器官。当母马接受经阴道 NOTES 手术时，通过静脉内给予 α-2 肾上腺素受体激动剂地托咪定和阿片类镇痛剂布托啡诺。为了对盆腔和腹尾部器官进一步镇痛，可以用吗啡进行骶管硬膜外镇痛，如有不适可改为静脉注射地托咪定和布托啡诺。在研究人员的严密监控下，未出现失败的病例，手术完成后，所有母马都能够走回马厩。术后止痛药物应用氟尼辛葡甲胺，这是一种非麻醉、非甾体类止痛剂，具有解热抗炎作用，其使用方法为 1.1mg/kg 静脉注射，每 12 小时给予一次，共持续 2 天。

# 手术入路

内镜医师非常熟悉经皮内镜下胃内（PEG）管道置入和利用空气来扩张器官进行检查的技术。PEG 操作是将空气通过软质内镜使胃充气后，透照腹壁，随后指尖施加压力，内镜下观察确定入路位置。将导管和缝线或导丝经皮置入胃内，通过内镜的附通道用圈套器抓持。在腹腔镜手术中建立入路的方式，主要有直

视下 Hasson 技术开放式建立和腹腔充气穿刺建立两种。选择一个安全位置,将一个带有安全罩的套管插入腹腔,套管随后作为引入镜身的观孔。气腹由自动注气装置维持,当气腹压力低于设定值的水平时注入 $CO_2$,设定值通常为 12~14mmHg。NOTES 手术中腹腔安全入路和气腹的构建就是从这些技术发展而来的。

## 经胃入路

利用 PEG 技术实现经胃入路。随着经验的积累,该技术不断得到完善。在狗的卵巢切除术中,胃入路口定位于动物左侧,而在胃固定术中,入路口定位于动物右侧。胃内过度充气会导致发生胃扭转,入路点通常定位于后部或背面或靠近胃大弯侧和胃网膜血管的位置。当采用后部入路时,可能会意外地进入大网膜两层之间的潜在腔隙,即网膜囊中,这将会使软质内镜的导航变得相当困难(图 20.3)。早期研究中通常使用双通道内镜:导丝通过一个通道,针刀通过另一通道;利用针刀在靠近导丝的胃壁上做一个切口。然后利用了括约肌切开器越过导丝来扩大其周围的开口。这两种方法都有可能造成对腹壁或内脏器官的电灼损伤。随着技术的进展,在腹腔内利用导丝建立一个环,球囊扩张器可以轻松经导丝引入,而无需扩大导丝周围的胃开口。将 20mm 的球囊扩张器越过导丝,球囊膨胀到6 个大气压,维持约 2 分钟。球囊少量放气后,将内镜向前置入,以便使内镜能够随着球囊一同进入腹腔。然后将球囊放气后退出,而将导丝留在原处。另一个方法是使用气腹针盲插入腹腔并注入 $CO_2$,然后利用针刀在胃上创建一个安全的开口[20]。

经胃入路中,可能会应用腹腔镜监测。在我们的研究中,使用 Hasson 技术将主镜头观察孔置于脐部正下方。向腹部注入 $CO_2$,维持压力在 10mmHg 并置入腹腔镜。术中可以很容易地看到胃中内镜的光线。然后利用 PEG 技术将一个 5 英寸的 19 号导管通过体壁的拟定位置置入胃中(图 20.4)。

## 经阴道入路

对马进行 NOTES 手术的首个步骤是用手术刀片在阴道壁上进行盲穿建立入路。如果这一操作导致了马股深动脉的分支破裂,可能会引起致命性的大出血,所以现已对该技术进行改良以便可以更安全地进入腹腔。在马中建立经阴道入路时,利用腹腔镜监测并不足以确保穿刺的安全性。在该手术中应用一个经过改良的光线套管,以便在经阴道壁入路的过程中通过这一套管置入软质内镜达到可视化的目的(图 20.5)。然后,用 Seldinger 技术取代 12mm 的套管,扩张后通过阴道壁切口将 33mm 的套管置入腹腔(图 20.6)。在采用阴道戳孔取出子宫和卵巢的狗的 NOTES/腹腔镜混合卵巢切除或卵巢子宫切除术中,利用脐部戳孔镜头监视下于阴道置入 5mm 套管。

## 腹腔镜监测

对于腹腔镜手术,许多兽医选择采用开放的方式进入腹腔,因为这一方式更为安全。Hasson 技术中使用一个钝头套管,在直视下将橄榄形的钝头置入腹腔(图 20.7)。在脐部或接近脐部的位置建立一个皮肤切

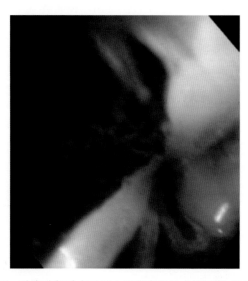

图 20.3　对狗进行手术时进入网膜囊后的内镜视野,这是位于大网膜两层之间的潜在腔隙。

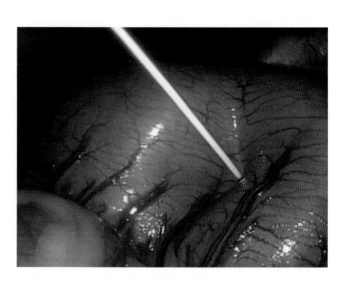

图 20.4　在狗的 NOTES 内镜下胃固定术中,将导管置入胃内的腹腔镜视图。

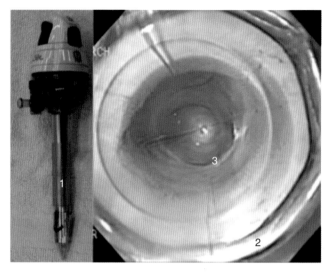

图 20.5　被改良后能适用于软质内镜的光学套管(1)。在进入马的腹腔时,能够看到通过阴道壁各层进入腹腔的过程。可以清晰地看到该套管的外层套管(2)及从阴道壁到腹部黄色脂肪组织之间的过渡(3)。

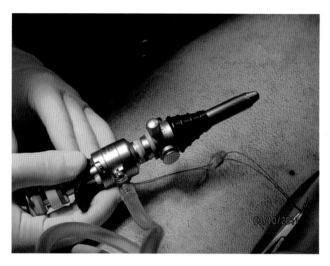

图 20.7　在狗的腹腔镜手术中置入的 Hasson 套管。将两条线系在套管长轴的橄榄形钝头上。

口,分离皮下组织,显露腹部浅筋膜,通过腹白线建立一个小的腹部正中切口。在切口两侧各缝一牵引线,插入套管后,将缝线缚在套管的橄榄形钝头上。将注气管连接到套管,向腹腔自动注入 $CO_2$ 至 10mmHg 以提供一个可视化的腔隙,用于监视后续的操作。当该过程结束时,移除套管针,撤气腹,逐层缝合腹部筋膜、皮下组织和皮肤。

# 注　气

虽然,多年来在人类和动物的腹腔镜手术中都是利用 $CO_2$ 建立气腹,并且 $CO_2$ 可以较快地吸收和排出体外,但由于空气能够通过 NOTES 手术过程中的软质内镜手动注入,因此研究人员开始再次考虑空气注气方式在 NOTES 手术中的应用[21]。$CO_2$ 可能会对内脏的表面产生刺激作用,并且 $CO_2$ 的吸收可能会导致高碳酸血症,刺激交感神经,导致血管扩张、高血压、心动过速和心律失常。既往的研究已经表明,与室内空气相比,$CO_2$ 引起的腹膜炎症反应更小[22,23]。当使用激光或电灼操作时,空气有支持燃烧的可能。目前至少已有一项研究比较了空气与 $CO_2$ 在 NOTES 手术中的区别,发现两者在器官的可视化及血流动力学上的影响差别不大[24]。手动控制下按需注入空气时的腹内峰值压力比使用 $CO_2$ 时要高[25,26]。

## 狗

研究初始阶段,我们选择按需注入空气,术中多次出现了腹部的过度膨胀。经皮放置一根 19 号导管用以减轻腹腔压力。如果导管移位,空气就会通过皮肤穿刺点进入皮下间隙中,导致明显的皮下气肿。继之,我们使用 $CO_2$ 调节压力。当腹腔内压力超过设定的阈值时,就会启动注气警报,这样就能更密切地监测腹腔内的压力变化。术后很少发生严重的皮下气肿,一旦出现也可以快速解决。目前,有关使用空气或 $CO_2$ 或二者同时注气的术后腹膜炎症的对照研究

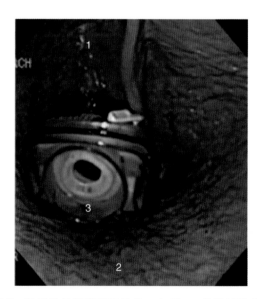

图 20.6　通过马的阴道壁切口将一个 33mm 的端口置入后的内镜视图。可以看到阴道的背面(1)、阴道的腹面(2)和套管进入口处的外部封边。

尚为空白,需进一步实验证实。

## 马

　　实施马的经阴道入路的操作时，常常不需要控制性气腹,因为按需注入室内空气就足以提供足够的可视性操作空间。至今还不明确哪种气体对马的腹膜炎症反应影响较小，目前也没有研究者对这一问题开展对照性研究。

# 暴露和导航

## 狗

　　实施卵巢切除术时，需要两个工作通道,撤出内镜后释放导丝,将内镜沿着导丝再次置入腹腔。再次将内镜置入腹腔的操作需要良好的内镜操作技术,当胃内气体排空后，常需要将内镜部分翻转着通过胃壁开口。在实施胃固定术时，会将导丝留置在工作通道内，随后用该导丝将内镜拉入前腹壁，然后切割腹壁的肌肉组织来准备胃的固定点（图20.8）。在这个操作中，内镜医师将导丝固定在通道出口，施加牵引力使内镜的前端朝向腹壁。这个操作使内镜具有了一定的硬度,有助于使导丝定位在腹壁切口的中央。

　　虽然倾斜手术台有助于利用重力暴露内脏器官，但是由于器械数量有限，所以维持卵巢较为困难。最近，我们将经皮悬吊技术应用于卵巢手术中（图20.9）。将一枚大针或腹腔镜下卵巢切除钩(Karl Storz Veterinary Endoscopy America,加利福尼亚州戈利塔)穿过腹壁放置(图20.10)。针穿入腹腔后,将卵巢挂在针的尖端，然后将针旋转再进入腹壁。从而施加牵引力来悬吊腹壁和卵巢，进一步提高了暴露效果。

## 马

　　为了降低胃腔容积和小肠蠕动,术前务必要禁食。如果肠袢堆积在马的腹尾部，堆积的肠袢会对卵巢的可视性造成明显影响，将会增加手术难度并延长手术时间。使用长抓持器械通过 33mm 的戳孔置于内镜一侧,协助抓取和暴露腹部器官。

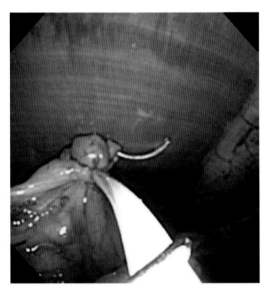

图 20.9　将卵巢悬吊在体壁上的内镜视图,电灼圈套器位于卵巢之下。

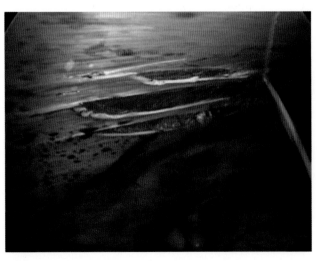

图 20.8　准备行胃固定术时,在狗的腹膜上切开了一系列切口的腹腔镜视图。

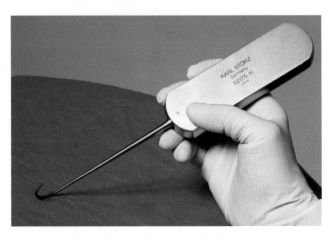

图 20.10　腹腔镜卵巢切除钩带有一个沉重的手柄，卵巢切除术中悬吊卵巢时可用来保持钩位置的稳定。

# 闭　合

由于缺乏商业化的有效设备，在动物医学中，入路的闭合仍然是 NOTES 手术中最具挑战性的难题。良好的组织对合，预防切口感染及切口处瘘是保证切口愈合的关键因素。

## 狗

在进行经胃入路的研究时，我们利用成对的 T 型收线器来闭合胃壁开口，该闭合方式的效果可靠。大网膜在开口的愈合中似乎也发挥了一定作用。尽管使用 T 型收线器已有相当多的经验，但胃壁切口的闭合仍占据了手术的大部分时间。其中使用 T 型收线器的一个限制因素是，如果在操作中穿刺太深，T 型收线器的尖端有可能损伤胃壁外的器官。在我们的研究中，已利用一个内镜末端的封帽来防止损伤邻近组织（图20.11）。根据对组织愈合程度的早期评估和术后结果判断，这种闭合方式是安全的；然而有些人认为，内镜夹闭合可以使组织愈合更好[27]。为了避免胃瘘所带来的不良后果，该技术广泛用于 NOTES 手术前还需要进行更多的研究来评估该装置和技术的安全性。进行狗的 NOTES 手术研究时，阴道壁的穿刺点未行闭合，术后部分实验动物有出血发生。

## 马

马的阴道大小允许直接应用腹腔镜持针器手工缝合阴道的切口。在内镜引导下用可吸收线进行间断交叉缝合，于体外打结后，将线结推至手术部位。

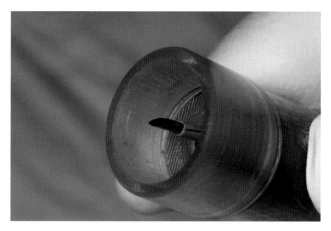

**图 20.11**　设计的内镜末端的封帽，当针从工作通道向前置入时，可使其能够在封帽的中央展开。

# 并发症

目前,动物医学微创手术的并发症发生率严重度还少有研究。然而可以预料的是,在 NOTES 手术中会有并发症的发生。要想避免并发症,就应首先了解并发症的发生原因和发生机制。建立入路这一操作可能会对大血管、后部的器官或腹壁造成医源性伤害[28]。在我们的研究中,注气操作可能会引起皮下气肿或网膜囊内不当充气。进行 NOTES 手术时,同轴操作二维视图的技术限制所造成的影响可能会更加明显。外科医生对内镜设备可能并不熟练,软质内镜操作的运动范围会更受限制,且对操作者的触觉反馈更少。设备的限制和故障可能会导致术中无法获得手术部位的清晰图像,这也是转为开腹手术的一个原因。即使是小的出血也可能很难控制,并且有可能使视野模糊。通过充分地术前准备、密切地监测、精确地定位、正确的仪器保养和使用、恰当的培训,许多并发症是可以避免或减少的。

# 手术操作

## 狗经胃入路卵巢切除术

### 适应证

为了防止周期性发情和相关行为改变而进行选择性绝育时,需要对动物进行卵巢切除术。研究已经表明,没有证据表明,在子宫感染或其他并发症方面行双侧卵巢切除相较全卵巢子宫切除有更高的发生率。

### 术前准备和麻醉

动物需要禁食 12~20 小时,但不需禁水。给予动物皮下注射非甾体类消炎药镇痛,并行全身麻醉。通常,静脉注射丙泊酚进行麻醉诱导,给予气管插管,应用异氟醚和氧气维持麻醉状态。给予静脉输液,动物身体下铺垫保温毯,并监测血压、$SpO_2$、呼气末$CO_2$、心电图及体温。无菌消毒腹部,每 90 分钟给予一次抗菌药物。口腔内置入外套管,行内镜检查并清除残留的食物残渣, 用抗菌药物头孢唑啉 1g 溶入200mL 生理盐水中,胃内灌洗 10 分钟。手术室图示见图 20.12。

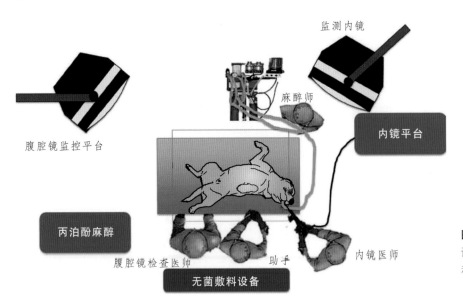

图 20.12　狗的 NOTES 操作的手术设计，图中显示了动物、麻醉机、内镜平台和腹腔镜平台（用于监控）的位置。

## 技术

在动物左侧应用标准的 PEG 技术通过 16 号导管引入一条 0.035 英寸的导丝（图 20.13）。沿导丝将一个尖端带有球囊的导管通过内镜引入并横穿胃壁。该球囊充气至 6 个大气压，持续时间约 2 分钟，用以扩张胃壁开口并使胃壁开口围绕导丝周围 2cm（图 20.14）。将该球囊和内镜置入腹腔，然后将球囊排气后撤出，取出胃镜，沿着导丝将胃镜再次置入腹腔中。注入空气或 $CO_2$ 以提供充足的操作空间。为接近左侧卵巢，手术台向右倾斜。对于完全的 NOTES 卵巢切除术（指术中不使用腹腔镜辅助监控），利用一个单极式圈套器进行抓持抬高卵巢。也可经皮置入钩或针自腹壁悬吊卵巢（图 20.9）。启动圈套器的能量开关，圈套器闭合并最终横断组织。同时用圈套器和内镜抓钳抓持住卵巢，将标本和内镜一并取出。检查卵巢以确保切除完整，然后再次置入内镜对手术部位彻底止血。为接

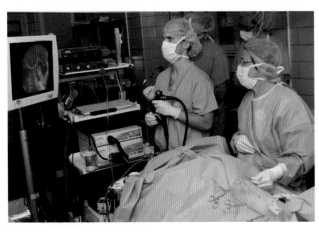

图 20.13　PEG 技术中通过内镜引入导丝。

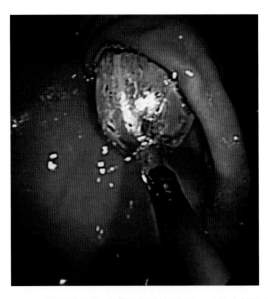

图 20.14　用沿导丝的球囊导管扩张胃切口时的内镜视图。

近右侧卵巢，手术台需要向左侧倾斜。内镜转移，使内镜头部从右侧腹股沟区翻转以显示右侧卵巢（图 20.15）。用单极圈套器结扎并横断右侧卵巢，取出卵巢和内镜。在这个过程中，将导丝留置以达到胃切开操作可视化的目的。

用两组 T 型收线器完成胃固定术，将这两组 T 型收线器定位于 12 点钟/6 点钟以及 3 点钟/9 点钟方向，每组各用一个内镜夹固定。将一个斜形的顶帽固定在胃镜外，然后将胃镜置入胃内。将一个 T 型收线器装载入输送装置并通过内镜的工作通道置入，从而在顶帽内能够看到其末端。通过导丝来识别胃切开的位置，顶帽定位于邻近切口的胃黏膜上。用吸引器将胃黏膜拉入顶帽内。将针快速向前置入黏膜下，将 T

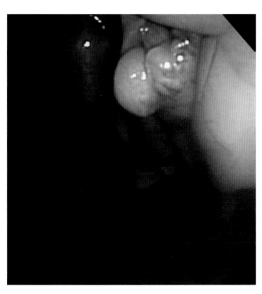

图 20.15　右侧卵巢的内镜视图。该内镜已经反转，显示卵巢从腹壁背侧(后部)悬吊。

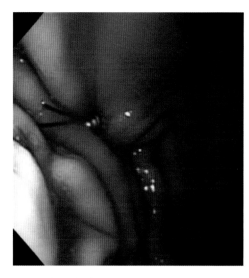

图 20.17　胃壁切口内镜视图，此时已将两组用内镜夹固定的T型收线器安置在胃壁切口。

型收线器展开。在使用吸引器的过程中同时检查组织，可以轻柔地拖拽以确保 T 型收线器位于正确位置。将内镜取出，在切口的对侧安装第二个 T 型收线器(图 20.16)。自内镜的工作通道将缝线的两端引出，在体外抓住这两股缝合线，穿过内镜夹。在胃壁切口边缘组织放置内镜夹，收紧缝合夹的缝线，从而达到闭合组织的目的。用内镜剪刀剪断缝线，取出导丝。当两对收线器都安装后，向胃中注入空气(图 20.17)。这时需要监测腹部胀气的程度。腹腔内残留的气体通过一个 16 号导管排出。

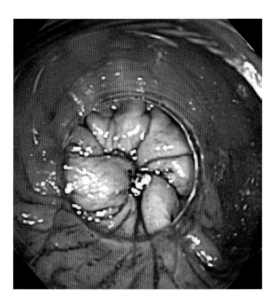

图 20.16　闭合胃壁切口的内镜视图。此时已经应用了第二对T型收线器并已经将导丝取出。

# 结　果

目前我们已在 10 例实验狗中对该技术的优化可行性和技术的优化进行了研究。平均手术时间约为 2.5 小时，无动物死亡。3 例动物实施了不完全性的卵巢切除，1 例动物因没有到达右侧卵巢的合适入路而中转开腹[4]。术后 2 周时，对动物进行了尸体剖检，显示手术切口愈合良好，周围器官没有明显损伤，细菌培养无明显的细菌生长，无明显的腹膜炎征象。然后我们在 30 例狗中进行了一个前瞻性的对照研究，对 NOTES、腹腔镜和开放式手术进行了比较[29]。结果显示，NOTES 手术所需要时间更长，但术后动物疼痛程度更轻微[29]。因此，我们在另外的 19 例狗中再次尝试了 NOTES 卵巢切除术。其中，10 例在吸入麻醉下进行，9 例在丙泊酚镇静下进行(视频 20.1)[19]。5 例手术失败，但在麻醉方法的应用上没有差异[19]，4 例由于电手术设备功率设置不正确而引起卵巢蒂部止血不彻底，1 例由于术中发现动物子宫异常增大而转为开腹手术。最后一组动物的手术时间约为 2 小时，比腹腔镜和开腹手术时间都要长。在手术各步骤中，胃壁切口闭合所需的时间最长[14]。

## 经阴道辅助腹腔镜卵巢切除术和卵巢子宫切除术

伊朗和巴西的兽医在手术中已经应用了 NOTES/腹腔镜混合技术。在这些研究中，腹腔镜置于脐部，然后通过阴道将一个 5mm 的套管直视下置入。通过阴道戳孔置入标准的腹腔镜装置,该端口在术中用于结扎和横断子宫蒂部。腹腔镜使手术过程可视化。通过阴道戳孔将卵巢和子宫角引出,体外结扎子宫体部。术中没有闭合阴道切口。与传统的腹腔镜手术和开放的卵巢子宫切除术所进行的对照研究表明,接受混合的 NOTES 手术的动物比接受传统手术方式的动物疼痛程度更轻。混合手术所需的手术时间与腹腔镜手术相似[3]。

## 母马经阴道入路腹腔探查术

### 适应证

我们在 8 匹母马中进行了经阴道入路下利用软质或硬质的内镜识别腹腔内的结构的可行性实验研究[30]。理论上讲,如果腹腔背面两侧均需探查时,可使用经阴道入路的方法。

### 麻醉和术前准备

术前禁食 48 小时。给予围术期抗生素,术前 30 分钟给予氟尼辛葡甲胺。托咪定和布托啡诺行镇静麻醉,并根据麻醉效果考虑增加剂量。术前用外科擦洗的方法准备会阴,用稀碘溶液冲洗阴道。置入导尿管。将经利多卡因浸泡过的海绵放置于阴道拟行切口处,并留置 5 分钟。

### 操作

作者选择从左侧或右侧进入腹尾部。对于左侧入路,切口位于 11 点钟方向。该入路可用来探查左侧卵巢、子宫角、脾脏、左肾、横膈、肝、胃和尾部腹膜返折。对于右侧入路,切口的位置位于 1 点钟方向,该入路可用来探查右侧卵巢、子宫角、盲肠基底部、十二指肠、横膈和尾部腹膜返折。术者手持止血钳于子宫颈外侧 3cm 处的阴道壁钝性置入。打开止血钳,然后将止血钳撤出建立 2cm 的开口。用 1 根手指插入阴道切口内,来确认经该切口可进入腹腔中。置入内镜进行腹腔背面的全面探查。探查完毕后不闭合阴道切口。术后临床监测 7 天。

### 结果

本研究中,母马能够很好地耐受手术,该入路可以对腹部一侧的结构进行探查。可弯曲的内镜比硬质内镜能探查到更多的腹部结构,原因为阴道壁不会对可弯曲内镜造成限制。但可弯曲内镜缺少支撑,导致术中很难控制内镜远端的操作方向。该操作需

要两位术者完成,同时要求术者已经完成了腹腔内内镜操作的学习。因为结肠和直肠位于中线位置,术者无法通过一个切口看到腹腔中两侧的结构。尽管术中没有给予正压注气,其中 2 例母马还是发生了会阴部气肿,很明显是由于手术过程中气体通过阴道进入腹腔内的缘故,该并发症没有进行治疗即恢复。阴道切口愈合顺利。其中 1 例母马在术后第 5 天发生了绞痛。

### 应用

该技术具有术后恢复时间短和术后较早运动的优点。因为外表没有手术切口,经阴道入路对于表演用的母马优势明显。

## 母马站立式 NOTES 卵巢切除术

### 适应证

当母马被用作胚胎移植的受体或用于收集卵子,或者有周期性的绞痛时,双侧卵巢切除术可用来帮助改善发情期的行为。单侧卵巢切除术用于切除卵巢肿瘤。起初运用盲切的方法,因出血、腹膜炎、阴道切口位置内脏疝等并发症而废弃[31]。目前采用在全麻下行腹部中线切口开腹卵巢切除术,或者对站立的母马进行腹腔镜卵巢切除术。腹腔镜双侧卵巢切除术需在每个腰窝处做 3 个皮肤切口,以便获得双侧卵巢入路,并且在对马进行卵巢切除术时,伤口并发症的发生率高达 50%[32]。对站立的母马进行 NOTES 手术时不需要全麻,并且没有皮肤切口,该手术仅需要在阴道壁上建立一个切口。

### 术前准备

禁食干草 3 天,术前 24 小时禁止颗粒饲料喂养。给予围术期抗生素,术前给予氟尼辛葡甲胺。按照前述方法进行镇静和麻醉。清洁会阴部,并用无菌术进行术前准备。运用外科擦洗葡萄糖酸氯己定的方法对穹隆和阴道进行术前准备。置入导尿管(图 20.18)。

### 技术

手术室布置和器械位置见图 20.19。子宫颈外侧约 4cm 处 11 点钟方向为建立经阴道入路的位置,经阴道切口置入一个 15mm 的光学套管,将可弯曲的内镜通过套管中心,观察每一层组织的结构。进入腹腔后,移除密封装置,置入交换棒。移除套管后,更换为 33mm 的端口 (图 20.6)。大的端口有一个可扩张的末

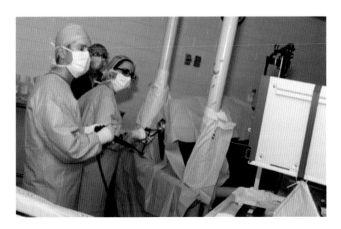

图 20.18  母马进行站立式 NOTES 卵巢切除术的术前准备。

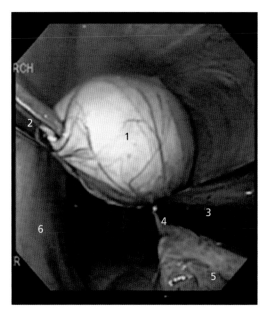

图 20.20  母马右侧卵巢的内镜视图 (1)。双极血管闭合系统 (3)可应用于卵巢系膜(4),利用抓钳(2)协助抬高并向尾部牵拉。同时可以看到子宫(5)和结肠系膜(6)。

端,能够在阴道内逐渐地将开口伸展来容纳套管。然后移除密封装置和交换棒。置入内镜后可以看到两侧卵巢。通过内镜工作通道将利多卡因(2%,35mL)注入卵巢系膜以进行局部麻醉。用长的腹腔镜抓钳提起卵巢,同时用双极闭合装置经过卵巢蒂部定位并激活 (图 20.20)。将卵巢取出,对侧重复上述操作。单个交叉缝合切口,内镜下检查以确保闭合的可靠性(图 20.21)。

## 结果

我们首先在 10 匹马中开展了这项技术(6 例是急症手术,4 例存活了 15 天)。术中具有完美的可视化效果,并且雌性马能很好地耐受该手术。双极闭合装置工作良好,但是为了适应将来的研究还需要对其进行设计上的改良。该操作具有较困难的学习曲线,手术所需时间较长;但是存活的母马术后恢复良好。其中 1 例细菌培养阳性,但没有感染的细胞学证据,亦无感染的临床表现。3 例母马发生了轻到中度的炎症反应,但没有证据表明发现明显粘连[33]。

然后,我们运用更新的技术在母马中再次开展了该术式,并和腹腔镜手术进行了对照研究,每组各 6

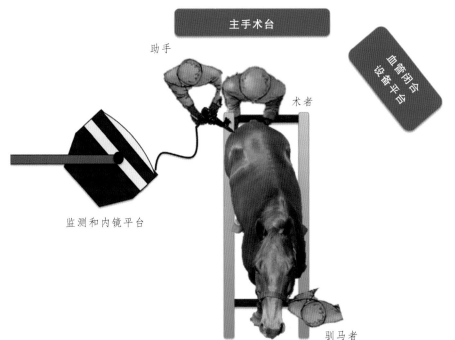

主手术台

助手

血管闭合设备平台

术者

监测和内镜平台

驯马者

图 20.19  母马 NOTES 卵巢切除术时的手术室布置,图中显示了母马、内镜平台、手术器械和驯马者的位置。

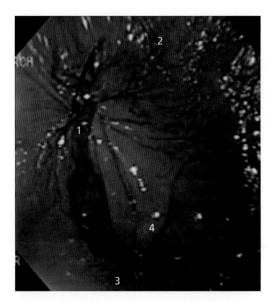

图 20.21　进行单个交叉缝合闭合雌性马的阴道切口，可以看到阴道的背侧(2)和腹侧(3)壁及子宫颈(4)。

匹，共 12 匹母马。

两组手术时间相似[平均手术时间 NOTES=(100±40 分钟;腹腔镜手术平均时间= 107±47 分钟]，术后疼痛和感染方面无明显差异。腹腔镜组中，33%发生了切口感染。两种方法均获得了满意的结果(视频 20.2)[34]。

## 应用

目前该技术已应用于私人马的治疗中;然而，商业化双极血管闭合装置的短缺限制了该技术的广泛应用。

# 狗 NOTES 胃固定术

## 适应证

预防性胃固定术用于有胃扩张扭转综合征(gastric dilatation volvulus,GDV）发展倾向的大型犬的治疗。如果该病没有得到迅速救治，可能导致死亡，因此兽医反复建议对大丹犬、罗特韦尔犬、爱尔兰长毛猎犬和其他大型的胸部厚重的犬种实施预防性的胃固定术。其目的是创建胃和右侧腹壁之间持久的粘连，以此预防由胃扩张导致的胃扭转。我们认为，与开放式和腹腔镜辅助的方式相比，NOTES 入路内镜下胃固定术可能在减小手术的侵入性方面有更大的优势;然而，NOTES 手术带来了新的问题，必须在该术式推广应用前解决。前期的研究已经表明，PEG 管技术无法像开放式胃固定术那样创建牢固的粘连[35]。当 PEG 被提出作为 NOTES 手术胃切口的闭合方法之一时，就产生了另一个重要问题[36]。在 15 例猪模型中，该技术将 3 条经皮留置缝合线置于胃壁切口附近，并组成一个三角形结构。在尸体解剖前随访了 2~4 周。1 例因胃瘘导致死亡，胃瘘原因是切口超出了固定缝合的位置[36]。因为这些原因，我们在 10 例动物中进行了实验性研究，其后在私人动物中进行了临床研究。

## 技术

麻醉和术前准备与在狗中进行卵巢切除术相似。当研究中涉及私人动物时，运用一个端口进行腹腔镜监测来确保手术的安全,腹腔镜置于脐部的尾侧。

治疗性内镜置入胃内，将胃的腹面(前面)胃大小弯之间，胃中线的胃窦部作为胃切开的拟定位置，此位置靠近胃角切迹，该切迹是将胃幽门和胃体分开的一个狭窄的皱襞。

通过位于第 13 肋正下方的右侧腹壁将一个载有 5 英寸探针的 19 号导管，在腹腔镜监控引导下置入胃窦内(图 20.4)。移除探针后，用一个标准的 11mm 的圈套器牵拉 0.035 英寸的导丝通过内镜置入胃内。运用一个通过内镜的连续扩张球囊直接将胃壁切口扩张至 20mm，或者用一个 Huibregtse®三腔针刀在导丝周围切开胃壁，如有必要还可进行后续的扩张。导丝向前移动，并在腹腔内结成环状。然后将内镜越过胃切口置入腹腔。通过内镜注入空气或者在腹腔镜监控下，通过脐部的套管注入 $CO_2$。

识别导丝通过腹壁肌肉的穿刺点，该点标记了胃固定术的位置。在环绕导丝的腹壁肌肉组织上，用一个针刀电极或金属圈烧灼装置建立一个或多个切口。术中建立一个足够大的切口或约 50mm 长的一系列切口(图 20.8)。单极电器用于电凝并切割腹膜和腹壁肌肉组织。检查胃固定的位置以确保止血彻底，必要时可再进行烧灼止血。

保持导丝在合适的位置，将内镜取出后通过导丝一侧将内镜再次置入胃中。为了获得充足的注气以使胃扩张达到腹壁，首先应闭合导丝周围的胃壁切口。用 T 形收线器缝合装置穿过胃壁黏膜进行一次或两次缝合，以闭合胃壁切口。将腹腔内压降至 46mmHg，使胃壁能够靠近腹壁。在胃固定术中，胃黏膜到腹壁进行一系列的缝合，以确保围绕腹壁切口 360°缝合。每次进行缝合时，须触诊腹壁，直到在展开 T 型收线器前能够在皮下组织内感觉到 T 型收线器的末端为止。手指的触诊使收线器的尖端拴紧并保持在皮下组织的皮肤正下方。大约进行 6 组缝合并联合使用外科夹来确保可靠的胃固定(图 20.22 和图 20.23)。腹腔镜监测下将针穿刺入腹壁,并确保胃固定术的位置没有其他器官。最后再次检查手术等,通过胃排出多余的气体,并将内镜从胃中移出。腹部恢复正常,移出腹腔镜和套管,缝合穿刺部位。

## 结果

　　我们在无腹腔镜监视下对 10 例实验狗进行手术,在腹腔镜监视下对 15 例私人宠物狗进行手术。第一个研究中的中位手术时间是 75 分钟,围术期没有动物死亡或出现明显并发症。接受手术的动物大约经过了 3 天时间恢复到手术前的活动水平。术后 4~6 个月对这些动物进行了腹腔镜检查,其中 2 例没有粘连,2 例有轻微的粘连,6 例有广泛纤维性粘连。改良胃固定术通过腹壁多个切口在腹腔镜直视下放置多组 T 型收线器。此研究征用 15 例私人柯利牧羊犬。每只狗都有一个一级或二级亲属死于 GDV。平均手术时间稍长;但没有动物死亡或出现明显并发症。迄今为止,其中 10 例已经于术后 12 个月利用内镜和超声检查进行了评估。胃固定术效果良好,且没有因胃内缝合夹导致胃炎的证据(视频 20.3)。目前该项研究仍在进行中。

## 应用

　　尽管,该研究表明 NOTES 胃固定术具有广阔的前景,但是在该项技术应用于动物医学临床前,尚需要进行多项研究来控制手术的时间和花费。

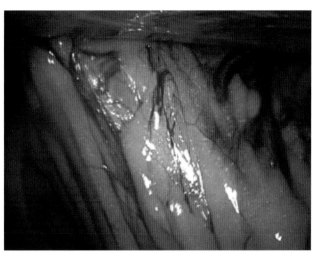

图 20.23　完成经 NOTES 内镜胃固定术后的腹腔镜视图。

## 致　谢

　　非常感谢美国印第安纳大学医学院的胃肠学家和外科医生、普渡大学的兽医临床科学系、NOSCAR、牧羊犬健康基金会、美国兽医学院及印第安纳马研究基金会对我们基础研究的资金支持。库克内镜产品公司和波士顿科学公司为我们的研究提供了一次性的内镜产品。如果没有这些团队的支持,我们的工作难以开展。

---

**视频片断**

视频 20.1　对异丙酚麻醉的实验犬行 NOTES 卵巢切除术　视频由 Daniel McKenna 医生提供

视频 20.2　对站立的实验母马行经阴道卵巢切除术

视频 20.3　内镜和腹腔镜联合视频演示实验犬的 NOTES 内镜胃切除术

（洪建国 译　高超 刘凤军 校）

## 参考文献

1　Kalloo AN, Singh VK, Jagannath SB, et al. Flexible transgastric peritoneoscopy: a novel approach to diagnostic and therapeutic interventions in the peritoneal cavity. *Gastrointest Endosc* 2004;**60**(1):114–17.

2　Flora ED, Wilson TG, Martin IJ, et al. A review of natural orifice translumenal endoscopic surgery (NOTES) for intra-abdominal surgery: experimental models, techniques, and applicability to the clinical setting. *Ann Surg* 2008;**247**(4):583–602.

3　Luz MJ, Ferreira GS, Santos CL, et al. Ovariohysterectomy in dogs by transvaginal hybrid NOTES (natural orifice translumenal endoscopic surgery): prospective comparison with laparo-

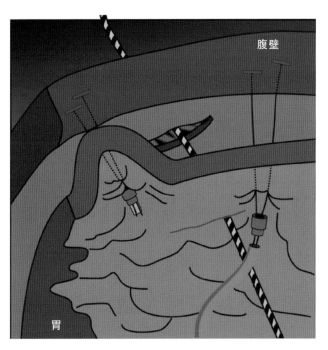

图 20.22　通过胃壁和腹壁安置多对 T 型收线器示意图。

scopic and open techniques. Proceedings of the 8th Annual Meeting of the Veterinary Endoscopy Society, San Pedro, Belize, 2011.

4 Freeman LJ, Rahmani EY, Sherman S, et al. Oophorectomy by natural orifice transluminal endoscopic surgery: feasibility study in dogs. *Gastrointest Endosc* 2009;**69**(7):1321–32.

5 Sherwinter DA, Gupta A, Eckstein JG. Natural orifice translumenal endoscopic surgery inguinal hernia repair: a survival canine model. *J Laparoendosc Adv Surg Tech A* 2011;**21**(3):209–13.

6 Culp WT, Mayhew PD, Brown DC. The effect of laparoscopic versus open ovariectomy on postsurgical activity in small dogs. *Vet Surg* 2009;**38**(7):811–17.

7 Hancock RB, Lanz OI, Waldron DR, et al. Comparison of postoperative pain after ovariohysterectomy by harmonic scalpel-assisted laparoscopy compared with median celiotomy and ligation in dogs. *Vet Surg* 2005;**34**(3):273–82.

8 Devitt CM, Cox RE, Hailey JJ. Duration, complications, stress, and pain of open ovariohysterectomy versus a simple method of laparoscopic-assisted ovariohysterectomy in dogs. *J Am Vet Med Assoc* 2005;**227**(6):921–7.

9 Brown DC, Conzemius MG, Shofer F, Swann H. Epidemiologic evaluation of postoperative wound infections in dogs and cats. *J Am Vet Med Assoc* 1997;**210**(9):1302–6.

10 Phillips TJ, Walmsley JP. Retrospective analysis of the results of 151 exploratory laparotomies in horses with gastrointestinal disease. *Equine Vet J* 1993;**25**(5):427–31.

11 Freeman DE, Hammock P, Baker GJ, et al. Short- and long-term survival and prevalence of postoperative ileus after small intestinal surgery in the horse. *Equine Vet J Suppl* 2000;Jun(32):42–51.

12 Wilson DA, Baker GJ, Boero MJ. Complications of celiotomy incisions in horses. *Vet Surg* 1995;**24**(6):506–14.

13 Bingener J, Michalek J, Winston J, et al. Randomized blinded trial comparing the cardiopulmonary effects of NOTES with standard laparoscopy in a porcine survival model. *Surg Endosc* 2008;**22**(6):1430–34.

14 Freeman L, Rahmani EY, Burgess RC, et al. Evaluation of the learning curve for natural orifice transluminal endoscopic surgery: bilateral ovariectomy in dogs. *Vet Surg* 2011;**40**(2):140–50.

15 Sodergren MH, Coomber R, Karimyan V, et al. What are the elements of safe gastrotomy closure in NOTES? A systematic review. *Surg Innov* 2010;**17**(4):318–21.

16 Giday SA, Dray X, Magno P, et al. Infection during natural orifice transluminal endoscopic surgery: a randomized, controlled study in a live porcine model. *Gastrointest Endosc* 2010;**71**(4):812–16.

17 Eickhoff A, Vetter S, von Renteln D, et al. Effectivity of current sterility methods for transgastric NOTES procedures: results of a randomized porcine study. *Endoscopy* 2010;**42**(9):748–52.

18 Yang QY, Zhang GY, Wang L, et al. Infection during transgastric and transvaginal natural orifice transluminal endoscopic surgery in a live porcine model. *Chin Med J (Engl)* 2011;**124**(4):556–61.

19 Al-Haddad M, McKenna D, Selzer DJ, et al. Propofol sedation vs. inhalant anesthesia in NOTES®: a comparative study in dogs. *Gastrointes Endosc* 2011;**73**(4, suppl 1):AB315.

20 Ko CW, Shin EJ, Buscaglia JM, et al. Preliminary pneumoperi-

toneum facilitates transgastric access into the peritoneal cavity for natural orifice transluminal endoscopic surgery: a pilot study in a live porcine model. *Endoscopy* 2007;**39**(10):849–53.

21 Trunzo JA, McGee MF, Cavazzola LT, et al. Peritoneal inflammatory response of natural orifice translumenal endoscopic surgery (NOTES) versus laparoscopy with carbon dioxide and air pneumoperitoneum. *Surg Endosc* 2010;**24**(7):1727–36.

22 Moehrlen U, Ziegler U, Boneberg E, et al. Impact of carbon dioxide versus air pneumoperitoneum on peritoneal cell migration and cell fate. *Surg Endosc* 2006;**20**(10):1607–13.

23 Ure BM, Niewold TA, Bax NM, et al. Peritoneal, systemic, and distant organ inflammatory responses are reduced by a laparoscopic approach and carbon dioxide vs air. *Surg Endosc* 2002;**16**:836–42.

24 Bingener J, Moran E, Gostout CJ, et al. Randomized study of natural orifice transluminal endoscopic surgery and endoscopy shows similar hemodynamic impact in a porcine model. *Surg Endosc* 2011;**25**(4):1065–9.

25 Bergstrom M, Swain P, Park PO. Measurements of intraperitoneal pressure and the development of a feedback control valve for regulating pressure during flexible transgastric surgery (NOTES). *Gastrointest Endosc* 2007;**66**(1):174–8.

26 Meireles O, Kantsevoy SV, Kalloo AN, et al. Comparison of intraabdominal pressures using the gastroscope and laparoscope for transgastric surgery. *Surg Endosc* 2007;**21**(6):998–1001.

27 Dray X, Krishnamurty DM, Donatelli G, et al. Gastric wall healing after NOTES procedures: closure with endoscopic clips provides superior histological outcome compared with threaded tags closure. *Gastrointest Endosc* 2010;**72**(2):343–50.

28 Sohn DK, Turner BG, Gee DW, et al. Reducing the unexpectedly high rate of injuries caused by NOTES gastrotomy creation. *Surg Endosc* 2010;**24**(2):277–82.

29 Freeman LJ, Rahmani EY, Al-Haddad M, et al. Comparison of pain and postoperative stress in dogs undergoing natural orifice transluminal endoscopic surgery, laparoscopic, and open oophorectomy. *Gastrointest Endosc* 2010;**72**(2):373–80.

30 Alford C, Hanson R. Evaluation of a transvaginal laparoscopic natural orifice transluminal endoscopic surgery approach to the abdomen of mares. *Vet Surg* 2010;**39**(7):873–8.

31 Nickels F. Complications of urogenital surgery. In Proceedings of the 24th Annual Convention of the American Association of Equine Practitioners, 1978, pp. 261–5.

32 Smith LJ, Mair TS. Unilateral and bilateral laparoscopic ovariectomy of mares by electrocautery. *Vet Rec* 2008;**163**(10):297–300.

33 Pader K, Lescun TB, Freeman LJ. Standing ovariectomy in mares using a transvaginal natural orifice transluminal endoscopic surgery (NOTES®) approach. *Vet Surg* 2011;**40**(8):987–97.

34 Pader K, Freeman LJ, Constable PD, et al. Comparison of transvaginal natural orifice transluminal endoscopic surgery (NOTES®) and laparoscopy for elective bilateral ovariectomy in standing mares. *Vet Surg* 2011;**40**(8):998–1008.

35 Waschak MJ, Payne JT, Pope ER, et al. Evaluation of percutaneous gastrostomy as a technique for permanent gastropexy. *Vet Surg* 1997;**26**(3):235–41.

36 Sporn E, Miedema BW, Astudillo JA, et al. Gastrotomy creation and closure for NOTES using a gastropexy technique (with video). *Gastrointest Endosc* 2008;**68**(5):948–53.

# 第21章

# NOTES 与妊娠：在何处，欲何往

Nicolas Bourdel，Janyne Althaus

## 引 言

15 年前即有文献指出，平均每 500~635 例妊娠期妇女中就有 1 例因合并产科以外的疾病而接受手术治疗[1-2]；而如今，随着产前超声的广泛应用和影像学技术在诊断附件包块或其他疾病中的进步，这一比例显著提高[3]。Kuczkowski 指出，如今这一比例达 1%~2%，常见的合并疾病包括阑尾炎、胆囊炎、卵巢扭转及典型或隐匿性附件包块等[4]。

尽管腹腔镜手术已经成为很多妇科疾病治疗的"金标准"，但是在妊娠期女性患者中的应用仍然存在很大争议，而且微创手术本身也并不能完全消除外科手术的风险性。因此，任何针对妊娠期患者的手术都要仔细权衡手术对于母亲和胎儿的利弊。这些风险既有常见的外科手术并发症（如出血、感染、腹腔脏器损伤等），也包括与妊娠相关的特异性风险[如流产、早产、胎膜早破（preterm premature rupture of membranes，PPROM）、胚胎死亡、宫内窒息等]。此外，麻醉对母亲（如肺水肿、插管失败、误吸、妊娠仰卧位低血压、血栓）和胎儿（致畸作用、低动脉灌注和低氧血症）也会造成一定的风险。

过去的 20 年中，外科手术在产科疾病的治疗中取得了极大的进展。例如，部分先天性胎儿疾病能够在宫内获得修复或矫正，另一些产科疾病也能够在病因学上得以解决，对此我们将在后续章节中叙述。因此，我们有理由相信今后以手术方式处理产科疾病的比例将会进一步提高。妊娠期女性的生理学和解剖学变化是十分明显的，这就要求我们调整相应的操作步骤（包括入路、技术、装置、能量平台等）以降低手术风险。此外，必须注意妊娠是一个动态的变化过程，如何安全入腹，并避免由此造成的宫腔内剧烈变化，都

将是一个巨大的挑战。这一点在妊娠终末期的后 3 个月尤为明显。NOTES 指明了以手术方式治疗妊娠期疾病的未来发展方向，为今后孕妇、胎盘及胎儿疾病的治疗提供了一种崭新的思路。

NOTES 手术不仅在如何处理子宫及胎盘疾病方面极具潜力，而且能够降低手术的侵入性。为了叙述方便和条理清晰，我们将从以下三个方面阐述 NOTES 在妊娠期手术中应用的优越性：

- 母体手术（针对孕妇疾病）。
- 宫内手术（针对胎盘疾病）。
- 胎儿手术（针对胚胎疾病）。

## 母体手术（针对孕妇疾病）

### 妊娠期微创手术的风险

妊娠期手术操作除了会遇到常见的风险外，还有可能导致流产、宫内出血、胎盘早剥、早产、胚胎死亡、宫内窒息等不良后果[5]。在妊娠期内，上述并发症可以在术中或术后的任意时刻发生，但其与具体手术方式或技术无直接相关关系。遗憾的是，目前尚无腹腔镜和开腹手术在这一问题上的随机对照研究[6,7]。

腹腔镜手术具有快速恢复的特点，能够减少术后疼痛，降低出血、肠梗阻以及血栓的发生率，因此更适于妊娠期手术。然而，妊娠期是否适合应用腹腔镜手术仍然存在争议[6,8]。套管针"盲穿"便是妊娠期腹腔镜手术常见的技术风险[9]。过去 20 多年，虽然腹腔镜技术不断革新[10]，并发明了开放建立气腹的方法，也未能消除"盲穿"带来的风险[11]。

腹腔镜手术面临的另一个技术问题便是如何合理使用气腹暴露术野。妊娠期无气腹腹腔镜手术的实施仅有些许个案报道[12-17]。一般人群中的大样本对照

研究也未能证实无气腹腹腔镜手术相对于传统 $CO_2$ 气腹腹腔镜手术的技术优势，反而在暴露术野过程中会花费更长时间，同时也面临其他相关技术问题[18]。$CO_2$ 在腹腔镜手术中的应用之所以遭受质疑，其最根本的原因是高碳酸血症及其导致的母体心输出量和子宫胎盘血流量的减低[4,19-25]。$CO_2$ 性质稳定，很少导致手术并发症发生，因而在人体手术和动物试验中得以广泛应用[4]。因此在妊娠期 NOTES 手术中，如果没有其他气体在实验或临床中得以成功应用的文献报道，$CO_2$ 仍然是建立气腹的首选气体。

除此之外，气腹压力的大小也会影响疾病的发生、发展[26,27]。目前一致认为，降低气腹压力能够减少 $CO_2$ 对母体和胎儿的影响[28]。手术过程中，特别是在妊娠期间，腹内压应当设定在低压力范围内（8~12mmHg）。即便手术结束后绝大多数的 $CO_2$ 气体都被抽走，依然能够对麻醉造成一定的影响。虽然区域阻滞麻醉相比全身麻醉更加安全，但它无法满足妊娠期腹腔手术的麻醉要求。对腹腔微创手术而言，区域组织麻醉有两个无法克服的缺陷。第一，通常需要使用机械通气才能完成检测和调整 $CO_2$ 通气量的要求[29]（与母体动脉血中 $CO_2$ 含量大致一致）[4]；第二，就区域阻滞麻醉而言，要完成腹腔镜手术，必须增加麻醉的深度，而这会导致孕妇低血压和胎盘低灌注，以及患者自身的代偿性调整（有呼吸肌麻痹的风险）[30]。同时，全身麻醉也存在相应的风险，如气管插管困难，以及胃排空造成的误吸等。

妊娠能够增加患者罹患血栓的风险，而外科手术则进一步加重了此现象的发生。相比开腹手术，更安全的腹腔镜手术亦无法避免这一问题[31]。术后快速恢复能够降低罹患血栓的风险，但必须考虑到腹腔镜手术时间的延长，而后者则往往会增加此类风险。

尽管腹部手术时对孕妇进行胎儿监测有很大的技术难度，但在术中应尽可能地进行此项操作，并不能因手术方式的不同而取消。妊娠 24 周以后，术中必须持续监测胎儿状况，并做好一切行急症剖宫产手术的准备。

## 内镜检查与妊娠

目前，有关内镜检查与妊娠问题的文献仅有小样本研究和些许病例报道，缺乏大量的随机对照试验[32]。美国消化内镜协会于 2005 年颁布了针对妊娠期女性患者的内镜（上消化道与低位结直肠内镜）操作指南[33]。该指南包括一些强制性建议，如尽量在妊娠的第二阶段实施内镜操作、缩短操作时间、孕妇需取左侧卧位

以减轻对下腔静脉和腹主动脉的压迫、在麻醉开始前和内镜操作完成后需行胎心监测。行内镜操作时需要产科医师的协助，出现下述情况时禁忌行内镜操作，如胎盘早剥、临近分娩、破膜、子痫等。

有关妊娠期女性行结肠镜或乙状结肠镜检查的文献屈指可数，截至目前仅有一篇包括 144 例患者的病例报道[34]。另有一项有关 20 例妊娠女性患者接受结肠镜检查的研究证实，尽管存在妊娠子宫这一不利因素，但全结肠镜检查仍然是可以完成的[34]。

在妊娠期女性中开展"经胃入路"的有创性内镜操作已有文献报道，并且还取得了理想的术后效果。一项关于 12 例经皮内镜胃造口术（percutaneous endoscopic gastrostomy，PEG）的研究[35-37]证实，这一操作对胎儿及孕妇均没有造成明显的并发症。Senadhi 指出了妊娠期女性开展 PEG 时所需的一些特定器械[35]：

- 内镜操作前需用超声定位子宫穹顶位置。
- 超声定位能够避免 PEG 过程中对胸廓和子宫的损伤。

目前仅有 3 例超声内镜下腹腔囊肿胃吻合引流术的报道[38-40]。超声内镜在这些研究中的应用十分成功，相比传统 X 线定位，它不会对胎儿造成任何辐射影响。

最后强调一点，对于妊娠期女性，内镜操作中应首选"双极"装置，与"单极"装置相比，其能够显著减少电流的不利影响。如果不得不使用"单极"装置，也应避免将子宫置于装置和地线电极板之间。

## NOTES 在妊娠期孕妇疾病诊疗中的应用

### 文献综述回顾

截至目前，仅有一例 NOTES 用于受孕动物的实验报道，尚无临床报道[41]。我们团队在约翰-霍普金斯大学开展了受孕绵羊的 NOTES 实验，其目的是评估 NOTES 用于诊断和治疗胚胎疾病的可行性。我们采用了 3 种不同的经自然腔道入路方式：经胃入路、经阴道入路和经阴-经胃联合入路。首先用小针刀行阴道后穹隆穿刺，然后用直径 18mm 的球囊扩张穿刺点（同种方法应用于"经胃入路"），然后内镜循此途径进入腹腔。阴道后穹隆切口用"T 型杆"锚定系统（Cook Medical，Inc.）和内镜夹关闭。由于绵羊体内"第一胃腔"（共有 4 个胃腔）易于灌洗清洁，因此经胃入路试验首先由此开始。术毕，胃壁切口不再关闭（无实验动物存活）。

　　3 例动物实验中,置入腹腔的内镜(图 21.1,视频 21.1)均能够很好地显示受孕子宫的宫壁和腹腔内其他器官和组织等,且未出现术中并发症。其中 2 例动物术后给予安乐死处理,尸检动物后,未发现并发症发生。只有 1 例经阴道入路的动物存活,4 周后复查,亦未有并发症发生。最后尸检证实,无子宫及腹腔脏器受损。此项试验证实了对动物进行经胃、经阴道手术的可行性和安全性。这些入路方式都能满足手术对腹腔内脏器(腹膜镜检法)探查的要求,而且可以确保进入子宫腔,包括腹腔镜和剖腹手术均难以探及的子宫后壁。通过这一穿刺点,子宫的各壁均可探及。经阴道入路(图 21.2)可以径直到达子宫附件、阑尾和胆囊。上述这些器官是妊娠期女性患者常见外科疾病的好发部位。

## 不足与展望

　　由于 NOTES 在妊娠期患者中的应用尚无文献报道,因此我们仅能从理论上论述这一术式的优缺点。

　　第一个挑战是术者的学习曲线问题。面对新的手术设备、新的技术以及新的入路方式,无一例外,最初 NOTES 的手术操作时间必将延长[42]。多数情况下,妊娠期患者的外科手术常在急诊状态下实施,手术团队和材料的准备就要耗费数小时。这对于手术团队是否常规开展 NOTES 手术及其开展速度都将是一个问题。由于 NOTES 学习曲线问题的影响,其手术时间必定延长,这就抵消了 NOTES 手术相比开腹手术不易形成血栓的优势。

　　此外还需注意胃反流、恶心、呕吐等风险的增加。相比腹腔镜技术而言,NOTES 手术的这些术后并发症大大减少,但绝不会消失。

## NOTES 的优点

　　由于疼痛容易诱发早产[43],因此疼痛较轻将会成为妊娠期 NOTES 手术的一大优势[44]。

## NOTES 的缺点

　　子宫收缩松解术值得一试 (特别是在妊娠的第 3 阶段)。因此与产科医生通力合作是极其关键的。

　　NOTES 手术今后可以采取区域阻滞麻醉联合全身镇静的方式,从而避免全身麻醉和气管插管等带来的不良影响。

### 与腹腔镜相比较,NOTES 的优势

　　与传统腹腔镜相比,NOTES 的主要优势在于可以降低腹腔内压力[45]。在技术层面,有两种方法可以实现这一优势:第一是使用超声内镜,可以利用超声信息获得更好的手术视野(如穿刺特定器官)。第二,超声内镜的流动性可以允许手术者在更小的 “手术视野” 中利用 360° 观察视野接近目标器官。减少腹腔压力可以降低酸中毒的风险[26,46],同时降低术后炎症反应[47,48],减轻术后疼痛[28,49]和粘连形成[50]。降低气腹压力还可以降低管理气腹的难度[51],因为对妊娠期患者而言,妊娠子宫抬举膈肌可影响气腹的管理和监测[52,53]。

　　NOTES 最大的优势之一是可以在腹腔镜手术过程中为胎心监护和多普勒设备留出空间,从而有利于进入腹腔对胎儿心脏进行监护。而且还可以利用超声内镜对胎儿心脏进行更直观的观察[41]。

　　利用超声内镜可以更安全地进入腹腔[54],从而避免对子宫的伤害。经腹超声引导可用于经胃入路或者经阴道入路。在第二和第三孕期的后期经胃进入腹腔

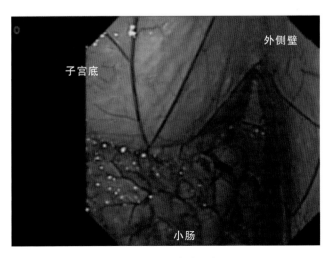

图 21.1　经胃子宫小肠视野。

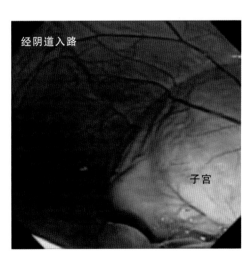

图 21.2　经阴道侧入路,子宫壁极佳视野。

更有挑战性,因为在不同的妊娠时间,胃壁与子宫底之间的距离各不相同(图 21.3)。未来应该进一步进行妊娠中后期动物实验以便确定最安全的入路方法。如何安全地缝合 NOTES 切口也具有挑战性,但是由于较高的腹腔压力可以抵消宫腔内压力的增加,理论上 NOTES 将大大减少孕期出现"宫漏"的风险。

随着胎龄的增加,腹腔镜操作更加困难。NOTES 手术过程中,可通过腹部超声评估阴道和穹隆的相关情况。大部分经阴道入路 NOTES 手术是通过典型的阴道后穹隆切口;其中 1 例经阴入路的动物实验表明,只需通过穿刺和球囊扩张便可经阴道进入腹腔。经阴道入路可进入腹膜后[55]治疗孕妇的腹膜后病变,并且可以扩展到子宫底,从而避免进入腹腔。经阴道入路可以为其他非妇科病症的治疗提供直接通路(图 21.4),例如妊娠期最常出现的急性阑尾炎或胆囊炎等。如同所有的妊娠期经阴道手术一样,阴道切口必须在分娩之前愈合。

### 肥胖

肥胖已经成为全世界所关注的问题,美国已有超过 30%以上的成年人被诊断为肥胖。这给开腹手术或腹腔镜手术都带来了一定的困难[56]。NOTES 不需要考虑患者的 BMI,可以畅通地入腹,因此在肥胖怀孕人群中具有更大的潜在优势。

### 感染的风险

我们需要进一步明确 NOTES 手术中的胎儿风险及其他可能出现的相关问题。病原体可能会导致流产、早产和胎膜早破[58]。在研究中,我们指出[41],对于在预期死亡动物体内使用的内镜及其配件,化学消毒不必过于严格(如胃或口腔灌洗或者注射抗生素);而对于预期存活的动物,则必须使用高浓度的消毒溶液

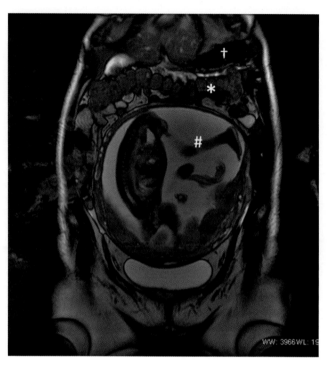

图 21.3　MRI 表示妊娠第三阶段子宫与胃壁的解剖关系。†,结肠;*,胃;#,胎儿。

进行严格消毒(0.55%邻苯二醛,Cindex OPA,Ethicon Inc.,加利福尼亚州尔湾),如用气体灭菌则必须采用环氧乙烷。对于穿刺部位(阴道),需要按照标准的外科消毒规范应用广谱外用碘伏杀菌药物(10%聚维碘酮)进行消毒。除此之外,试验动物还接受了静脉用抗生素(1g 头孢唑啉)。经过 4 周时间观察,未发现感染迹象,尸检也没有发现其他损伤。近期 MeMark 等发表文章指出,在经胃入路的 NOTES 手术中有腹腔内污染的风险,但这并没有最终增加感染性并发症的发生概率[59]。Eickhoff 等指出,在动物实验中通过静脉应用抗生素,以及对口腔和胃灌洗抗菌药物,并结合应用质子泵抑制剂,可以将腹腔内细菌负荷

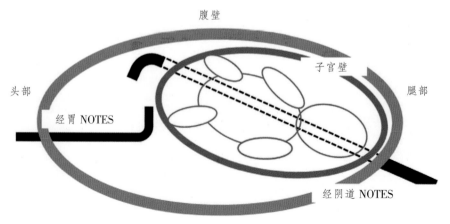

图 21.4　妊娠期经阴道入路与经胃入路。

量降低至几乎为零[60]。我们研究证实，在经胃入路的 NOTES 手术中，通过进行规范而严格的消毒作业，可以防止感染性并发症的发生，而如果不进行消毒操作，几乎百分之百地出现感染[61]。我们仍需针对妊娠模型进行更多的临床研究，从而能更好地评估各项感染预防措施[62]。

### 炎症与 NOTES

炎症和细胞因子分泌水平的升高是胎儿早产的可能机制之一[63]。我们通过 3 例动物实验评估了 NOTES 和腹腔镜手术术后细胞因子的分泌水平，但是由于实验设计的缺陷（如实验组和对照组使用气体种类及压力的不同造成的差异），此项研究并没有得到理想的研究结果[64-67]。炎症因素对妊娠状态下的 NOTES 手术的影响尚需进一步的研究。

### 能量平台

另一个在 NOTES 手术中需要解决的问题是能量平台的使用。尽管 ASGE 推荐使用"双极"装置，但在目前的内镜操作中此类设备却是少之又少，而相较于内镜检查，腹部手术对能量平台的要求要高出很多。由于"双极"装置在子宫附近操作时对胎儿影响更小，因此是 NOTES 手术中优先推荐使用的能量装置。

### 设备与仪器

过去的 5 年里，全世界范围内关于 NOTES 手术器械与装置的研发取得了长足的进步[69]。妊娠后子宫增大，术野减小，为了减少对子宫的影响，应该最大限度地减少创伤。鉴于此，新型内镜、磁力锚定导向系统和机器人等新型设备陆续出现。在临床应用之前，这些装置和设备必须通过严格的评估。设备的研发能够带来技术的进步，但是技能训练的学习曲线却无法立即克服[70,71]。由于妊娠母羊会出现术后感染、早产等一系列和人体类似的并发症，因此可作为研究 NOTES 手术的理想初级动物模型。虽然灵长类动物最接近人类状态，但在其基础上开展的高等动物实验研究尚未实施。

在妊娠期女性中实施 NOTES 手术的优点和面临的问题见表 21.1。我们认为，NOTES 能够成为一种降低母体和胎儿手术风险的手术方式。通过最大限度地解决术中麻醉、术后镇痛等一系列围术期问题，我们能够更有效地实施胎儿监测，并采用更简单、更安全的入腹方式。然而，目前研究文献中的数据量还太少，

表21.1　NOTES手术应用于妊娠期女性的潜在优势与误区

| | | 腹腔镜 | NOTES |
|---|---|---|---|
| 麻醉 | | 需要全麻 | 全麻，可行局麻 |
| 心肺参数 | | 改变 | 未知 |
| 血栓事件 | | 熟知，妥善应对 | 未知 |
| 疼痛 | | 简单可控 | 可能更少 |
| BMI 过高/肥胖 | | 更具挑战性 | 入路更加简单 |
| 胎儿-子宫监护 | | 有挑战性 | 更加简单 |
| 气腹 | 压力 | 10~12mmHg | 可以更低 |
| | 建立 | 胎儿损伤风险 | 可在可视环境下进行 |
| 操作孔数 | | 1~3 | 1 |
| 腹壁瘢痕 | | 1~3 | 无 |
| 感染风险 | | 微小 | 未知 |

需要更多的基础临床试验来完善此项研究。

# 胎儿和胎盘入路：羊水腹膜内手术

## 引言

子宫内手术是目前产科手术中最前沿的技术，NOTES 可在其中扮演重要角色。尽管很多以山羊为模型的动物实验显示胎膜早破、早产和感染是开腹胎儿手术中最常见的并发症，但是产妇可能罹患的并发症也不容忽视。胎儿内镜手术的出现为解决此类问题提供了一线曙光[5,72]。在宫内修复胎儿异常可以更好地减少出生缺陷。近期一篇关于胎儿脊髓脊膜膨出的文献指出，与产后手术相比，产前手术可明显改善运动功能[73]。由于开腹胎儿手术会增加母体和胎儿的风险，因此，此类研究有很大的伦理争议。2002 年，Fowler 等指出在 66 例双胎输血综合征（twin-twin transfusion syndrome，TTTS）和鼻内镜先天性膈疝手术后[74]，绒毛膜羊膜分离和胎膜早破的发病率分别为 47% 和 49%。通过减轻手术创伤、缩短手术时间、减少并减小手术切口，可降低胎儿手术的相关风险。

宫腔内手术最常见的并发症是 TTTS，包括双胞胎之间的动脉和静脉分流导致的水肿、单个胚胎生长受限、高输出型心脏衰竭和其他器官灌注下降等问题。如果不进行治疗，则会对 15%~20% 的单绒毛膜双胞

胎妊娠造成影响,导致较高的死亡率。手术仅需一个 3mm 的小切口,术后用激光将切口闭合。即便如此,胎膜早破的概率依然很高(大约 20%)[75]。为刺激胎儿肺的生长和成熟,通常会在宫内放置气管扩张球囊,但这会导致横膈疝的发生[76-78]。

进入宫腔的一个主要难题是胎盘的位置。前置胎盘可限制甚至阻挡子宫入路,影响胎儿手术[79,80]。同样,胎儿卧位会影响胎儿镜的使用。这些困难有时候可以借助腹腔镜来协助解决[80],但是仍然需要 2~3 个入腹套管:1 个"避免盲探"的探头,以避免损伤腹腔脏器[81]。一项关于腹腔镜辅助胎儿镜手术和开腹手术的比较研究发现,腹腔镜辅助下的新生儿存活率较开腹治疗更高(分别为 80% 和 59%;P= 0.045)[80]。使用腹腔镜可能会延长手术时间,但在胎膜早破率和分娩时间上没有明显的区别。

另一个宫内手术需要解决的问题就是如何缝合子宫和避免羊水泄露。目前有多种方法可阻止胎膜早破,其中包括明胶海绵、血小板滴入(羊膜修补)、纤维胶原蛋白,以及各种纤维蛋白原、凝血酶、血小板和纤维蛋白胶的组合[82,83],但结果并不理想。另一个问题是子宫肌层的缝合,子宫肌层缝合在开腹手术中(吸收性缝线)操作简单,但在微创手术中需要台下不断地练习。

由于羊水比较浑浊,因此宫内的可视化成像是一项挑战。其中有研究采用连续使用晶体液替换羊水的办法,但是借助于胎心镜交换羊水的量是非常有限的,尤其是在发生宫内出血的情况下。有研究人员在动物试验中采用宫内注入 $CO_2$、空气、氦气或氧氧化物的办法[19-25],在一定程度上改善了可视化的问题。就此问题,尚需要更多的研究来支持、解决。

## 妊娠期宫内 NOTES 手术

### 文献回顾

目前仅有一篇关于宫内 NOTES 手术的报道。至于宫腔操作部分,作者对比了传统的经腹超声和经阴内镜超声(translumenal endoscopic ultrasound,TEUS)。TEUS 能够对胎儿进行精确而可靠的检查 (视频 21.2)。利用 22 号穿刺针能够准确定位胎心、肝实质、脐血管,以及下腔静脉的肝实质部分。在死亡的 2 例实验动物中, 术后 30 分钟通过超声和尸检均未发现术后早期并发症(出血、足月前胎膜早破及器官损伤等)。在存活的动物中,术后 4 周进行尸检,也没有发现并发症(感染、组织损伤等)。

## NOTES 在宫内手术中的优势

NOTES 通过以下几种方式在早期宫内手术中发挥重要作用。

### 通过子宫壁

能够以较大的自由度通过子宫壁是 NOTES 开展宫内手术的优势。腹腔镜只能沿直线进入,而内镜能够以 360°的方式经阴道进入。进入宫腔后能够非常方便地定位于胎盘或胎儿(图 21.5)。直接利用内镜或超声内镜进行内部穿刺点的定位。就后者而言,超声探头直接接触子宫,而不是腹壁,能够更好地检查宫内情况。这一点对肥胖患者尤其有益,通常肥厚的腹壁对于 TEUS 是一个巨大的障碍。

在进行超声检查时需要大幅度降低气腹内压力。手术者可根据需要调节进入子宫壁的方式,以确保能够以 90°角进入。另一个潜在的优势是,NOTES 避免了硬质胎心镜对子宫的影响。通过应用内镜,可避免穿刺部位和操作器械的粗糙接触。同理,当需要通过后路进入子宫时,往往需要一个硬质的抓钳来抬举前方的组织或器官,而柔软的内镜则不需要持续地抓持即可进行后续的导航操作。

### 设备与仪器

NOTES 成功的重要因素之一就是缩小了设备的体积。胎儿镜手术中使用的套管针直径为 2~6mm。因此,内镜的直径不能超过这个大小。基于手术探测小型化技术的发展,在未来的几年中很有可能会出现微小内镜手术设备。胎儿镜手术中频繁更换各种手术设备极易造成胎膜损伤(超过 60%)[74,84,85]。进行 NOTES 手术时,集成设备的使用(相机、抽吸、电凝)避免了反复撤出内镜更换设备的需要。最大的挑战是入路的选择:使用导引器扩张气囊,有造成腹腔内羊水泄露的风险。必须研制特殊的设备来保证安全地通过子宫壁[86]。经子宫壁穿刺自由度 (角度、位置) 的选择是使用 NOTES 的另一个争论点。应用于腹腔内的设备在子宫内使用时会出现诸多不便,限制了其应用效果。例如,对于左(或右)心脏综合征,很多作者建议在子宫内扩张胎儿主动脉瓣(或者肺动脉瓣),但进入子宫后就要依靠胎儿体位。而 NOTES 对这些病例很有帮助,因为无需考虑胎儿体位[76,85,87]。

### 子宫的缝合

与微创产科手术相反 (大多数产科手术无需缝

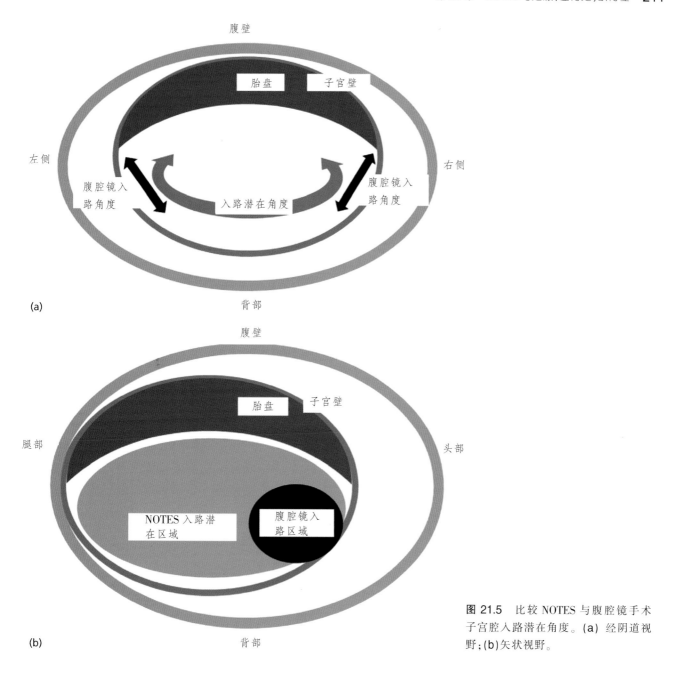

(a)

(b)

图 21.5　比较 NOTES 与腹腔镜手术子宫腔入路潜在角度。(a) 经阴道视野;(b) 矢状视野。

合子宫),NOTES 手术需要对子宫壁进行缝合。目前很多设备既可用于胃部缝合,又能满足缝合子宫壁的需求。

### 炎症

虽然羊膜腔内手术后绒毛膜羊膜炎的发生率相对较低(低于 5%)[88],但是在手术过程中没有接受抗生素治疗的胎儿则相对容易感染[89]。虽然体外实验研究证明人类的羊膜和绒毛膜有抗菌的特性[90],但阴道内细菌仍然是早产、绒毛膜羊膜炎和胎膜早破的潜在原因。此外,牙周疾病和口腔细菌也有造成早产的风险[91,92]。

如前所述,在 NOTES 手术中的感染风险和污染问题仍然值得商榷。没有人能够准确地预测胎儿感染发生的风险,而且 NOTES 手术无菌的目标也确实很难实现。

由于妇产科疾病的特殊性,NOTES 是能够在妊娠期内同时降低孕妇和胎儿手术风险的一种解决方案。总之,我们仍需在子宫壁入路、经子宫治疗途径和宫内治疗靶点的选择,减少操作所需气体量和液体量,以及可靠闭合子宫缺口等方面进行更好的改进和完善。动物实验研究也需要评估这些 NOTES 手术潜在的优点。大力推进 NOTES 技术的进步,对于治疗妊娠期孕妇疾病而言具有极其重要的意义。

# 胎儿 NOTES

## "胎儿内"手术的特异性

对胎儿而言,能在宫腔内开展治疗的最常见疾病是先天性膈疝(congenital diaphragmatic hernia,CDH)。但是开腹手术对胎儿伤害非常大,而且不论解剖过程如何精细都有很高的并发症发生率[76]。内镜手术利用多个通道提供了一种可以改变这一现状的新方法[93],而 NOTES 似乎能够更好地解决这一问题[94]。尽管手术的损伤进一步减少,但是结果仍有争议[84]。截至目前,开腹手术或胎儿镜手术依然由于其高并发症发生率而受到限制,而且目前尚未出现对先天性膈疝进行非侵入性的诊疗技术。这些限制迫切地需要其他更先进的微创诊疗技术来逐步解决[76,85,87]。

## 胎儿 NOTES

### 文献回顾

就我们所知,目前还没有关于胎儿 NOTES 手术的报道;然而已有经口腔入路进行胎儿手术的相关研究。目前已有经口腔入路进行 CDH 治疗的报道。Kohl 等报道了经食管超声心动图下球囊瓣膜成形术[85]。经食道入路能够确保胎儿心脏清晰可视。另一种经腹腔路径入路的方法——胎儿膀胱镜已经成为一种诊断和治疗严重下尿路梗阻的新型工具[95-97]。经尿道切除后尿道瓣膜可以作为胎儿 NOTES 的第一步。然而,尚无经腹腔入路或者经胸腔入路实施胎儿NOTES 的报道。

### 羊膜内 NOTES 发展的相关问题

#### 感染性风险

由于子宫内环境本身是无菌的,胎儿 NOTES 的感染顾虑主要针对母体感染。

#### 设备和器械

胎儿 NOTES 手术的开展对材料和设备小型化(从微型相机到纳米设备)提出了更高的要求,这些新设备、新材料将逐渐在下一个 10 年中呈现[98,99]。

#### 自然腔道的缝合

目前有部分关于经子宫放置膀胱羊膜支架的报道[87,100]。在动物模型中用腹腔镜进行膀胱切开术,术后愈合较快。胎儿 NOTES 的一个重要特征是胎儿在羊水中生长激素的作用下几乎可以无瘢痕恢复[101,102]。这种愈合方式使得胎儿 NOTES 不需要缝合操作。由于胎儿手术具有无瘢痕恢复的特点,因此在出生前而非出生后对先天性疾病进行手术成为争议话题[101]。此外,近期一篇论文[103]对胃造瘘术后利用缝合或内镜下放置生物塞关闭胃壁切口两种方式进行了比较研究。文章发现与缝合组相比,未缝合组中无并发症出现,愈合良好且很少有粘连发生。这一结果提示胎儿手术后黏膜可能会自然愈合。

时至今日,胎儿 NOTES 只是一个概念,但是由于子宫的自愈特性,以及技术革新和小型化设备的逐步出现,可能会为这项新型手术开辟光明道路。

# 结　论

NOTES 可以潜在地降低妊娠期母体和胎儿的手术风险。然而目前为止,只有很少的实验结果,并没有临床研究。我们探讨了在妊娠期对母体、胎盘和胎儿疾病开展 NOTES 手术的潜在技术优势和巨大挑战。必须认识到,在妊娠期进行 NOTES 手术,技术革新和小型化是成功的关键。

---

**视频片断**

视频 21.1 NOTES 腹腔镜显示的妊娠子宫影像
视频 21.2 利用 NOTES 观察胎儿心脏(TEUS)

---

(彭程 译　王奔 张宗利 校)

## 参考文献

1　Kammerer WS. Nonobstetric surgery during pregnancy. *Med Clin North Am* 1979;**63**:1157–64.

2　Kort B, Katz VL, Watson WJ. The effect of nonobstetric operation during pregnancy. *Surg Gynecol Obstet* 1993;**177**:371–6.

3　Schmeler M, Mayo-Smith WW, Peipert JF, et al. Adnexal masses in pregnancy: surgery compared with observation. *Obstet Gynecol* 2005;**105**:1098–103.

4　Kuczkowski KM. Laparoscopic procedures during pregnancy and the risks of anesthesia: what does an obstetrician need to know? *Arch Gynecol Obstet* 2007;**276**:201–9.

5　Chescheir NC. Maternal-fetal surgery: where are we and how did we get here? *Obstet Gynecol* 2009;**113**:717–31.

6　Bunyavejchevin S, Phupong V. Laparoscopic surgery for presumed benign ovarian tumor during pregnancy. *Cochrane Database Syst Rev* 2006 Oct 18;(4):CD005459.

7　Sadot E, Telem DA, Arora M, et al. Laparoscopy: a safe approach to appendicitis during pregnancy. *Surg Endosc* 2010;**24**:383–9.

8　McGory ML, Zingmond DS, Tillou A, et al. Negative appendectomy in pregnant women is associated with a substantial risk of fetal loss. *J Am Coll Surg* 2007;**205**:534–40.

9　Azevedo JL, Azevedo OC, Miyahira SA, et al. Injuries caused by Veress needle insertion for creation of pneumoperitoneum: a systematic literature review. *Surg Endosc* 2009;**23**:1428–32.

10　Kilpatrick CC, Orejuela FJ. Management of the acute abdomen in pregnancy: a review. *Curr Opin Obstet Gynecol* 2008;**20**:534–9.

11　Wang CJ, Yen CF, Lee CL, Soong YK. Minilaparoscopic cystectomy and appendectomy in late second trimester. *JSLS* 2002;**6**:373–5.

12　Phupong V, Bunyavejchewin S. Gasless laparoscopic surgery for ovarian cyst in a second trimester pregnant patient with a ventricular septal defect. *Surg Laparosc Endosc Percutan Tech* 2007;**17**:565–7.

13　Barwijuk AJ, Paplicki A. [Gasless laparoscopic cyctectomy due to to ovarian cyst torsion in 14 weeks pregnant patient]. *Ginekol Pol* 2005;**76**:906–9.

14　Oguri H, Taniguchi K, Fukaya T. Gasless laparoscopic management of ovarian cysts during pregnancy. *Int J Gynaecol Obstet* 2005;**91**:258–9.

15　Melgrati L, Damiani A, Franzoni G, Marziali M, Sesti F. Isobaric (gasless) laparoscopic myomectomy during pregnancy. *J Minim Invasive Gynecol* 2005;**12**:379–81.

16　Akira S, Yamanaka A, Ishihara T, Takeshita T, Araki T. Gasless laparoscopic ovarian cystectomy during pregnancy: comparison with laparotomy. *Am J Obstet Gynecol* 1999;**180**:554–7.

17　Iafrati MD, Yarnell R, Schwaitzberg SD. Gasless laparoscopic cholecystectomy in pregnancy. *J Laparoendosc Surg* 1995;**5**:127–30.

18　Vazquez-Rosales MA, Sanchez-Aguilar JM, Hernandez-Sierra F, et al. Experience with a new design of endoretractor for gasless laparoscopic cholecystectomy. *Surg Laparosc Endosc Percutan Tech* 2010;**20**:416–19.

19　Pelletier GJ, Srinathan SK, Langer JC. Effects of intraamniotic helium, carbon dioxide, and water on fetal lambs. *J Pediatr Surg* 1995;**30**:1155–8.

20　Luks FI, Deprest J, Marcus M, et al. Carbon dioxide pneumoamnios causes acidosis in fetal lamb. *Fetal Diagn Ther* 1994;**9**:105–9.

21　Till H, Yeung CK, Bower W, et al. Fetoscopy under gas amniodistension: pressure-dependent influence of helium vs nitrous oxide on fetal goats. *J Pediatr Surg* 2007;**42**:1255–8.

22　Gratacos E, Wu J, Devlieger R, Van de Velde M, Deprest JA. Effects of amniodistention with carbon dioxide on fetal acid-base status during fetoscopic surgery in a sheep model. *Surg Endosc* 2001;**15**:368–72.

23　Gratacos E, Wu J, Devlieger R, et al. Nitrous oxide amniodistention compared with fluid amniodistention reduces operation time while inducing no changes in fetal acid-base status in a sheep model for endoscopic fetal surgery. *Am J Obstet Gynecol* 2002;**186**:538–43.

24　Kohl T, Ziemann M, Weinbach J, et al. Partial amniotic carbon dioxide insufflation during minimally invasive fetoscopic interventions seems safe for the fetal brain in sheep. *J Laparoendosc Adv Surg Tech A* 2010;**20**:651–3.

25　Kohl T, Reckers J, Strumper D, et al. Amniotic air insufflation during minimally invasive fetoscopic fetal cardiac interventions is safe for the fetal brain in sheep. *J Thorac Cardiovasc Surg* 2004;**128**:467–71.

26　Bourdel N, Matsuzaki S, Bazin JE, et al. Peritoneal tissue-oxygen tension during a carbon dioxide pneumoperitoneum in a mouse laparoscopic model with controlled respiratory support. *Hum Reprod* 2007;**22**:1149–55.

27　Krause P, Bobisch NS, Thelen P, et al. The plasminogen activator inhibitor system in colon cancer cell lines is influenced by the $CO_2$ pneumoperitoneum. *Int J Colorectal Dis* 2011;**26**:37–43.

28　Joshipura VP, Haribhakti SP, Patel NR, et al. A prospective randomized, controlled study comparing low pressure versus high pressure pneumoperitoneum during laparoscopic cholecystectomy. *Surg Laparosc Endosc Percutan Tech* 2009;**19**:234–40.

29　Naughton N, Cohen S. Nonobstetric surgery during pregnancy. In *Obstetric Anesthesia: Principles and Practice*, DH Chestnut (Ed.), Philadelphia: Elsevier Mosby, 2004, pp. 255–72.

30　Cheek TG, Baird E. Anesthesia for nonobstetric surgery: maternal and fetal considerations. *Clin Obstet Gynecol* 2009;**52**:535–45.

31　Nguyen NT, Hinojosa MW, Fayad C, et al. Laparoscopic surgery is associated with a lower incidence of venous thromboembolism compared with open surgery. *Ann Surg* 2007;**246**:1021–7.

32　Bruno JM, Kroser J. Efficacy and safety of upper endoscopy procedures during pregnancy. *Gastrointest Endosc Clin N Am* 2006;**16**:33–40.

33　Qureshi WA, Rajan E, Adler DG,et al. ASGE Guideline: Guidelines for endoscopy in pregnant and lactating women. *Gastrointest Endosc* 2005;**61**:357–62.

34　Cappell MS, Fox SR, Gorrepati N. Safety and efficacy of colonoscopy during pregnancy: an analysis of pregnancy outcome in 20 patients. *J Reprod Med* 2010;**55**:115–23.

35　Senadhi V, Chaudhary J, Dutta S. Percutaneous endoscopic gastrostomy placement during pregnancy in the critical care setting. *Endoscopy* 2010;**42**(suppl 2):E358–9.

36　Schrag SP, Sharma R, Jaik NP, et al. Complications related to percutaneous endoscopic gastrostomy (PEG) tubes. A comprehensive clinical review. *J Gastrointestin Liver Dis* 2007;**16**:407–18.

37　Irving PM, Howell RJ, Shidrawi RG. Percutaneous endoscopic gastrostomy with a jejunal port for severe hyperemesis gravidarum. *Eur J Gastroenterol Hepatol* 2004;**16**:937–9.

38　Ryan ME. Endoscopic management of a pancreatic pseudocyst during pregnancy. *Gastrointest Endosc* 1992;**38**:605–8.

39　Eddy JJ, Lynch GE, Treacy DE. Pancreatic pseudocysts in pregnancy: a case report and review of the literature. *J Perinatol* 2003;**23**:69–72.

40　Gyokeres T. Successful endoscopic resolution of pancreatic pseudocyst in pregnancy. *J Perinatol* 2004;**24**:270.

41　Giday SA, Buscaglia JM, Althaus J, et al. Successful diagnostic and therapeutic intrauterine fetal interventions by natural orifice transluminal endoscopic surgery (with videos). *Gastrointest Endosc* 2009;**70**:377–81.

42　Cohen-Kerem R, Railton C, Oren D, Lishner M, Koren G. Pregnancy outcome following non-obstetric surgical intervention. *Am J Surg* 2005;**190**:467–73.

43　Gorsuch RL, Key MK. Abnormalities of pregnancy as a function of anxiety and life stress. *Psychosom Med* 1974;**36**:352–62.

44　Freeman LJ, Rahmani EY, Al-Haddad M, et al. Comparison of pain and postoperative stress in dogs undergoing natural orifice transluminal endoscopic surgery, laparoscopic, and open oophorectomy. *Gastrointest Endosc* 2010;**72**:373–80.

45　Moran EA, Gostout CJ, McConico AL, Bingener J. Natural orifice translumenal endoscopic surgery used for perforated viscus repair is feasible using lower peritoneal pressures than laparoscopy in a porcine model. *J Am Coll Surg* 2010;**210**: 474–9.

46 Ibraheim OA, Samarkandi AH, Alshehry H, Faden A, Farouk EO. Lactate and acid base changes during laparoscopic chole-cystectomy. *Middle East J Anesthesiol* 2006;**18**:757–68.

47 de Souza AM, Wang CC, Chu CY, Lam PM, Rogers MS. The effect of intra-abdominal pressure on the generation of 8-iso prostaglandin F2alpha during laparoscopy in rabbits. *Hum Reprod* 2003;**18**:2181–8.

48 Bourdel N, Matsuzaki S, Bazin JE, et al. Postoperative perito-neal dissemination of ovarian cancer cells is not promoted by carbon-dioxide pneumoperitoneum at low intraperitoneal pressure in a syngenic mouse laparoscopic model with control-led respiratory support: a pilot study. *J Minim Invasive Gynecol* 2008;**15**:321–6.

49 Sarli L, Costi R, Sansebastiano G, Trivelli M, Roncoroni L. Pro-spective randomized trial of low-pressure pneumoperitoneum for reduction of shoulder-tip pain following laparoscopy. *Br J Surg* 2000;**87**:1161–5.

50 Molinas CR, Mynbaev O, Pauwels A, Novak P, Koninckx PR. Peritoneal mesothelial hypoxia during pneumoperitoneum is a cofactor in adhesion formation in a laparoscopic mouse model. *Fertil Steril* 2001;**76**:560–7.

51 Valenza F, Chevallard G, Fossali T, et al. Management of mechanical ventilation during laparoscopic surgery. *Best Pract Res Clin Anaesthesiol* 2010;**24**:227–41.

52 Hering R, Hoeft A, Putensen C, et al. Maternal haemodynamics and lung water content during percutaneous fetoscopic inter-ventions under general anaesthesia. *Br J Anaesth* 2009;**102**: 523–7.

53 Robinson MB, Crombleholme TM, Kurth CD. Maternal pulmo-nary edema during fetoscopic surgery. *Anesth Analg* 2008;**107**: 1978–80.

54 Elmunzer BJ, Schomisch SJ, Trunzo JA, et al. EUS in localizing safe alternate access sites for natural orifice transluminal endo-scopic surgery: initial experience in a porcine model. *Gastroin-test Endosc* 2009;**69**:108–14.

55 Bourdel N, Kondo W, Botchorishvili R, et al. Assessment of sentinel nodes for gynecologic malignancies by natural orifices transluminal endoscopic surgery (NOTES): preliminary report. *Gynecol Oncol* 2009;**115**:367–70.

56 Chohan L, Kilpatrick CC. Laparoscopy in pregnancy: a litera-ture review. *Clin Obstet Gynecol* 2009;**52**:557–69.

57 Chouillard EK, Al Khoury M, Bader G, et al. Combined vaginal and abdominal approach to sleeve gastrectomy for morbid obesity in women: a preliminary experience. *Surg Obes Relat Dis* 2011;**7**(5):581–6.

58 Genc MR, Onderdonk A. Endogenous bacterial flora in preg-nant women and the influence of maternal genetic variation. *BJOG* 2011;**118**:154–63.

59 Memark VC, Anderson JB, Nau PN, et al. Transgastric endo-scopic peritoneoscopy does not lead to increased risk of infec-tious complications. *Surg Endosc* 2011;**25**(7):2186–91.

60 Eickhoff A, Vetter S, von Renteln D, et al. Effectivity of current sterility methods for transgastric NOTES procedures: results of a randomized porcine study. *Endoscopy* 2010;**42**:748–52.

61 Giday SA, Dray X, Magno P, et al. Infection during natural orifice transluminal endoscopic surgery: a randomized, con-trolled study in a live porcine model. *Gastrointest Endosc* 2010;**71**:812–16.

62 Fritscher-Ravens A, Arlt A. Safety notes: how to avoid infec-tions in natural orifice transluminal endoscopic surgery. *Endos-*

copy 2011;**43**:58–62.

63 Menon R. Spontaneous preterm birth, a clinical dilemma: etio-logic, pathophysiologic and genetic heterogeneities and racial disparity. *Acta Obstet Gynecol Scand* 2008;**87**:590–600.

64 Bingener J, Krishnegowda NK, Michalek JE. Immunologic parameters during NOTES compared with laparoscopy in a randomized blinded porcine trial. *Surg Endosc* 2009;**23**: 178–81.

65 Basgul E, Bahadir B, Celiker V, et al. Effects of low and high intra-abdominal pressure on immune response in laparoscopic cholecystectomy. *Saudi Med J* 2004;**25**:1888–91.

66 McGee MF, Schomisch SJ, Marks JM, et al. Late phase TNF-alpha depression in natural orifice translumenal endoscopic surgery (NOTES) peritoneoscopy. *Surgery* 2008;**143**:318–28.

67 Trunzo JA, McGee MF, Cavazzola LT, et al. Peritoneal inflam-matory response of natural orifice translumenal endoscopic surgery (NOTES) versus laparoscopy with carbon dioxide and air pneumoperitoneum. *Surg Endosc* 2010;**24**:1727–36.

68 Park PO, Long GL, Bergstrom M, et al. A randomized compari-son of a new flexible bipolar hemostasis forceps designed prin-cipally for NOTES versus a conventional surgical laparoscopic bipolar forceps for intra-abdominal vessel sealing in a porcine model. *Gastrointest Endosc* 2010;**71**:835–41.

69 Granberg CF, Gettman MT. Instrumentation for natural orifice translumenal endoscopic surgery and laparoendoscopic single-site surgery. *Indian J Urol* 2010;**26**:385–8.

70 Tiwari MM, Reynoso JF, Lehman AC, et al. In vivo miniature robots for natural orifice surgery: state of the art and future perspectives. *World J Gastrointest Surg* 2010;**2**:217–23.

71 Best SL, Kabbani W, Scott DJ, et al. Magnetic anchoring and guidance system instrumentation for laparo-endoscopic single-site surgery/natural orifice transluminal endoscopic surgery: lack of histologic damage after prolonged magnetic coupling across the abdominal wall. *Urology* 2011;**77**:243–7.

72 Luks FI, Carr SR, Muratore CS, O'Brien BM, Tracy TF. The pediatric surgeons' contribution to in utero treatment of twin-to-twin transfusion syndrome. *Ann Surg* 2009;**250**: 456–62.

73 Adzick NS, Thom EA, Spong CY, et al. A randomized trial of prenatal versus postnatal repair of myelomeningocele. *N Engl J Med* 2011; **364**(11):993–1004.

74 Fowler SF, Sydorak RM, Albanese CT, et al. Fetal endoscopic surgery: lessons learned and trends reviewed. *J Pediatr Surg* 2002;**37**:1700–702.

75 Robyr R, Lewi L, Salomon LJ, et al. Prevalence and manage-ment of late fetal complications following successful selective laser coagulation of chorionic plate anastomoses in twin-to-twin transfusion syndrome. *Am J Obstet Gynecol* 2006;**194**: 796–803.

76 Luks FI. New and/or improved aspects of fetal surgery. *Prenat Diagn* 2011;**31**(3):252–8.

77 Deprest J, Gratacos E, Nicolaides KH. Fetoscopic tracheal occlu-sion (FETO) for severe congenital diaphragmatic hernia: evolu-tion of a technique and preliminary results. *Ultrasound Obstet Gynecol* 2004;**24**:121–6.

78 Kohl T, Gembruch U, Filsinger B, et al. Encouraging early clini-cal experience with deliberately delayed temporary fetoscopic tracheal occlusion for the prenatal treatment of life-threatening right and left congenital diaphragmatic hernias. *Fetal Diagn Ther* 2006;**21**:314–18.

79 Deprest JA, Lerut TE, Vandenberghe K. Operative fetoscopy: new perspective in fetal therapy? *Prenat Diagn* 1997;**17**: 1247–60.

80 Papanna R, Johnson A, Ivey RT, et al. Laparoscopy-assisted fetoscopy for laser surgery in twin-twin transfusion syndrome with anterior placentation. *Ultrasound Obstet Gynecol* 2010;**35**: 65–70.

81 Middeldorp JM, Lopriore E, Sueters M, et al. Laparoscopically guided uterine entry for fetoscopy in twin-to-twin transfusion syndrome with completely anterior placenta: a novel technique. *Fetal Diagn Ther* 2007;**22**:409–15.

82 Luks FI, Deprest JA, Peers KH, Steegers EA, van Der Wildt B. Gelatin sponge plug to seal fetoscopy port sites: technique in ovine and primate models. *Am J Obstet Gynecol* 1999;**181**: 995–6.

83 Chang J, Tracy TF, Jr, Carr SR, Sorrells DL, Jr, Luks FI. Port insertion and removal techniques to minimize premature rupture of the membranes in endoscopic fetal surgery. *J Pediatr Surg* 2006;**41**:905–9.

84 Harrison MR, Keller RL, Hawgood SB, et al. A randomized trial of fetal endoscopic tracheal occlusion for severe fetal congenital diaphragmatic hernia. *N Engl J Med* 2003;**349**:1916–24.

85 Kohl T, Hering R, Van de Vondel P, et al. Analysis of the step-wise clinical introduction of experimental percutaneous feto-scopic surgical techniques for upcoming minimally invasive fetal cardiac interventions. *Surg Endosc* 2006;**20**:1134–43.

86 Quintero RA, Huhta J, Suh E, et al. In utero cardiac fetal surgery: laser atrial septotomy in the treatment of hypoplastic left heart syndrome with intact atrial septum. *Am J Obstet Gynecol* 2005;**193**:1424–8.

87 Springer A, Fartacek R, Reck CA, Horcher E, Bettelheim D. Major complication after intrauterine vesico-amniotic shunting. *Afr J Paediatr Surg* 2010;**7**:200–202.

88 Kohl T, Sharland G, Allan LD, et al. World experience of per-cutaneous ultrasound-guided balloon valvuloplasty in human fetuses with severe aortic valve obstruction. *Am J Cardiol* 2000;**85**:1230–33.

89 Freedman AL, Johnson MP, Gonzalez R. Fetal therapy for obstructive uropathy: past, present, future? *Pediatr Nephrol* 2000;**14**:167–76.

90 Kjaergaard N, Hein M, Hyttel L, et al. Antibacterial properties of human amnion and chorion in vitro. *Eur J Obstet Gynecol Reprod Biol*, 2001;**94**:224–9.

91 Srinivasan U, Misra D, Marazita ML, Foxman B. Vaginal and oral microbes, host genotype and preterm birth. *Med Hypotheses* 2009;**73**:963–75.

92 Sacco G, Carmagnola D, Abati S, et al. Periodontal disease and preterm birth relationship: a review of the literature. *Minerva Stomatol* 2008;**57**:233–46, 246–50.

93 VanderWall KJ, Bruch SW, Meuli M, et al. Fetal endoscopic ("Fetendo") tracheal clip. *J Pediatr Surg* 1996;**31**:1101–3; discussion 1103–4.

94 Deprest JA, Evrard VA, Van Ballaer PP, et al. Tracheoscopic endoluminal plugging using an inflatable device in the fetal lamb model. *Eur J Obstet Gynecol Reprod Biol* 1998;**81**:165–9.

95 Quintero RA, Hume R, Smith C, et al. Percutaneous fetal cys-toscopy and endoscopic fulguration of posterior urethral valves. *Am J Obstet Gynecol* 1995;**172**:206–9.

96 Quintero RA, Johnson MP, Romero R, et al. In-utero percuta-neous cystoscopy in the management of fetal lower obstructive uropathy. *Lancet* 1995;**346**:537–40.

97 Ruano R, Duarte S, Bunduki V, et al. Fetal cystoscopy for severe lower urinary tract obstruction – initial experience of a single center. *Prenat Diagn* 2010;**30**:30–39.

98 Tanaka A, Saito S. Percutaneous coronary intervention with a virtual 2-Fr system. *Catheter Cardiovasc Interv* 2010;**76**:684–6.

99 Balicki M, Uneri A, Iordachita I, et al. Micro-force sensing in robot assisted membrane peeling for vitreoretinal surgery. *Med Image Comput Comput Assist Interv* 2010;**13**(pt 3): 303–10.

100 Lunacek A, Oswald J, Schwentner C, et al. Prenatal puncture of a unilateral hydronephrosis leading to fetal urinoma and postnatal nephrectomy. *Urology* 2004;**63**:982–4.

101 Lambretti S. Fetal surgery. *Radiol Technol* 2009;**81**:194–8.

102 Adzick NS, Harrison MR. Fetal surgical therapy. *Lancet* 1994;**343**:897–902.

103 Bergman S, Fix DJ, Volt K, et al. Do gastrotomies require repair after endoscopic transgastric peritoneoscopy? A controlled study. *Gastrointest Endosc* 2010;**71**:1013–17.

# 第 22 章

# NOTES 在胸外科中的应用

Alex Escalona, Brian G. Turner , Denise W. Gee

# 引 言

随着腹腔镜胆囊切除术的问世,微创手术已成为外科各个领域的常用技术。在胸外科,电视胸腔镜(video-assisted thoracoscopic surgery,VATS)和视频辅助纵隔镜(video-assisted mediastino-scopy,VAM),已经成为缩小手术创口的重要选择。VATS 最初作为一种胸膜活检、肺楔形切除术和肺叶切除术的诊疗工具,已逐步发展为部分恶性疾病,如肺癌的治疗手段[1]。与传统纵隔镜相比,VAM 可以在更安全、更有效的条件下取得相同的治疗效果[2]。总体而言,这些胸部外科技术的发展都可以减少住院时间、减少疼痛和减少术后并发症的发生,特别是在患者量较大的医疗中心。如今,胸腔镜技术已经成为治疗许多胸部疾病的金标准[3]。

在过去 10 年中,NOTES 已经成为可以代替腹腔镜手术的一种新颖的、创伤更小的新型手术方式[4]。事实上,经过无数的动物实验和日益增多的人体临床试验报道,这个新领域已经引起了外科医生、肠胃病学家和业界的兴趣及关注,并已获得了一致好评[5]。胸部 NOTES 也不例外,许多团队已经投入了大量时间去研究和发展这一技术。然而,与 10 年前腹腔镜手术的迅速发展相反,由于 NOTES 的复杂性和对新技术必要性认识的缺乏,NOTES 临床应用相对缓慢,这一点在 NOTES 胸腔手术方面尤为明显。这也是胸腔内 NOTES 研究大多停留在动物实验上的一个主要原因。

本章的目的就是在现有动物实验和人体研究基础上回顾 NOTES 在胸外科的应用现状,从而评估不同的方法和技术,讨论今后进一步进行人体试验所需要进行的工作。

# 胸腔入路的选择

NOTES 即经自然腔道进入人体进行手术操作。就胸腔和纵隔的解剖特点而言,经口腔入路可能是最自然和最容易进入的路径,经食管入胸也是常用的方法,在本章也将详述。其他入路方法如经气管和跨膈法也值得讨论。Yang 等描述了经气管进入纵隔和胸腔进行内镜探查的可行性[6]。在两只实验犬中,其中一只需要行胸部引流解决术后皮下气肿问题。两只实验动物气管切口愈合良好,且均存活了 2 周。另一组研究利用 14 只犬进行实验,证实了经气管入胸行心包开窗术的可行性[7]。在既往实验的基础上,有作者利用术中胸腔引流来减少气胸的发生,并以气管支架覆盖气管切口[8,9]。在这项研究中,围术期有 3 只动物死亡,其余 11 只实验犬无任何并发症发生,并顺利存活了 2 周。Liu 等在 6 头猪和 6 只犬中使用相同的方法进行胸膜活检、肺活检和心包开窗术[7]。4 只动物在围术期死亡,其中 2 头猪和 1 只犬死于继发的张力性气胸,1 头猪死于纵隔炎和败血症。De Palma 及其同事探讨了另一种进入胸腔的方法[10]。他们证实了经胃膈入路进行肺活检的可行性且术后未见相关并发症发生。虽然这些实验还只是坊间的,它们还是代表了这个新兴领域的发展方向。这些入胸方式的可行性及相关问题,仍需进一步深入探索。

# 食管外科手术

## 入路的选择

经食管进入纵隔及胸腔标志着 NOTES 在胸外科

已经被接受并广泛使用。然而,对于经食管入胸这一方法,胸段食管的解剖及其与纵隔中大血管和其他器官的关系仍是巨大的挑战。Fritscher-Ravens 及其团队通过以猪为模型的实验评估了内镜超声(endoscopic ultrasound,EUS)选择理想入路法,结果表明该方法可提高目标的可视程度和定位的准确性,如淋巴结的定位[11]。在他们的研究中,14 只没有使用 EUS 的动物中有 3 只出现了并发症,对照组 14 只使用 EUS 的动物均无并发症发生。他们还评估了在腹腔内使用 EUS 的情况,但未见明显差异,说明此方式只适用于纵隔和胸腔手术。因为该型手术解剖关系更加复杂,而且纵隔结构精细,空间狭小,使得此类操作十分困难。EUS 在经食管入路手术中,可协助手术者确定穿刺部位以及辨别特定组织结构。人类的纵隔解剖关系远比动物复杂。尽管如此,也有报道指出即使在没有 EUS 引导下开展经食道 NOTES 胸腔手术,也很少有并发症发生[12,13]。因此,虽然 EUS 是一种新型有效的工具,但是以现有的动物实验数据来看,它在经食管入胸手术中使用的必要性还存在争议。

### 进入技术

一旦选择好进入位置,就必须切开食管,以便进入纵隔和胸腔。穿过食管壁的各种方法在前文已经描述。一种方法是利用针刀穿过黏膜和肌层在食管壁上做一全层线形切口(图 22.1)。这种方法可以直接进入纵隔,但是要求较可靠的缝合技术以防止瘘的发生和潜在的后期感染。

第二种打开食管的方法需要建立一个黏膜下通道,该方法已被多次报道(图 22.2)[12,14,15]。在这种方法中,首先注射生理盐水或者利用多波段切除装置进入食管黏膜层,将黏膜从肌层分离(图 22.2)。一旦黏膜被分离,就可以在内镜抓钳的协助下,钝性剥离形成一个 5~10 cm 的长通道(图 22.3)。最后,使用针刀在通道末端分开肌层(图 22.4)。这种打开通道技术的最大优势在于缝合相对容易,可以减少对特殊缝线和闭合器的需求,并降低食管瘘和感染的风险,而后者是经食管入胸方式最需要关注的问题(视频 22.1)。

### 缝合

经食管入胸 NOTES 手术的另外一个主要挑战就是如何安全地缝合食管以防止食管瘘和纵隔感染。Fritscher-Ravens 及其团队在小型动物系列实验中选择用"缝合"或"夹"两种方式关闭食管壁全层切口[16]。尸检显示,全层缝合组可以达到良好的组织愈合,而"闭合夹"组的肌肉层并不完整,这一结果提示"闭合夹"不足以保证食管的全层愈合。出乎意料的是,没有使用闭合器的黏膜下隧道方法获得了非常好的结果,没有任何感染指征[17]。近期,一项前瞻性随机动物实验,对食管支架在黏膜下隧道方法中的作用进行了比较研究,其中使用食管支架组和不伤脑筋组各 5 只动物[18]。结果显示两组动物食管穿刺部位均愈合良好,但是 5 只使用支架的动物中有 4 只存在切除部位"干扰愈合"现象。在这组动物中有 2 个支架游离到了胃部,而且平均手术时间较长,与预期相反。动物实验表明在黏膜下通道技术中联合应用食管支架并不能促进黏膜下切口的愈合,似乎也是不必要的。

## 胸腔内 NOTES 的应用

VATS 是目前治疗原发性手汗症的一种手术方法。Turner 等在非存活猪模型中描述了经食管入路胸交感神经切断术的可行性[12]。交感神经链的切除已经活检证实,8 只动物中有 7 只平均手术时间为 61 分钟(视频 22.2,图 22.5)。与此类似,隆突内镜食管淋巴结清扫术、腹主动脉旁和气管旁淋巴结清扫术已经在非存活猪模型和存活猪模型中得以验证[13,19]。这些动物实验证实了整块切除淋巴结的可行性,并为组织学检查提供了完整的标本(视频 22.3)。经食管入胸行交感神经切除术和胸腔淋巴结清扫术,证实了 NOTES 应用于胸外科手术的可行性。

虽然经食管入胸的研究大部分集中于进入胸膜

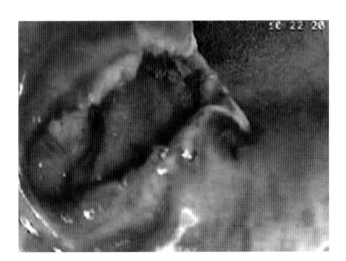

图 22.1　全层经食管技术(Reproduced from Fritscher-Ravens et al.[16],with permission from Georg Thieme Verlag KG.)。

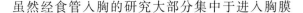

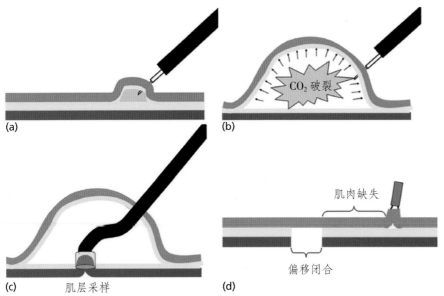

图 22.2　经食管开孔技术。(Reproduced from Turner BG, Gee DW. Natural orifice transesophageal thoracoscopic surgery: a review of the current state. *World J Gastrointest Endosc* 2010;2 (1):3 – 9,with permission)。

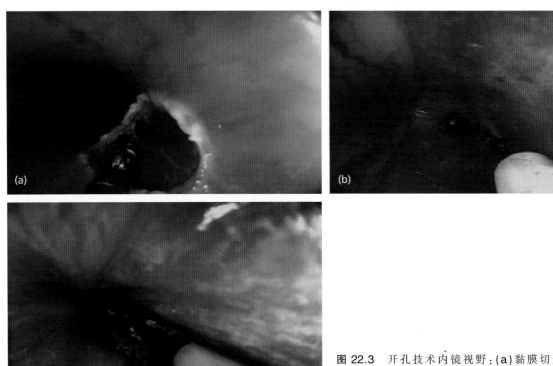

图 22.3　开孔技术内镜视野:(a)黏膜切开;(b)黏膜下隙;(c)肌层切开。

或纵隔的可行性,Fritscher-Ravens 等和 Sumiyama 等还研究了经食管进入心包膜的可行性[16,20]。他们利用心包开窗法进入心包膜,然后对 5 只猪进行了心膜外点状凝固试验。在尸检过程中,4 只实验猪未出现任何并发症。这项研究拓展了 NOTES 在心血管外科手术中的新领域,提供了更多的机会与挑战。

　　近期,Rolanda 及其团队报道了一项令人关注的利用混合方式在动物模型体内和体外进行节段性切除的创新性动物实验[21]。在这项实验的初级阶段,利用硬式内镜和软式内镜相结合的方法切除一小段食管,然后进行端-端吻合。这项实验分别在 10 只动物的体内和体外进行,并对吻合口通畅程度和抗渗性能进行了跟踪评估,其中 3 只动物发生了渗漏并得到修复。整个过程的复杂性要求手术者必须联合应用内镜和胸腔镜。然而,这项实验的可贵之处在于,人体胸腔 NOTES 研究将从单一技术向着"混合"技术迈出了宝贵的第一步[22]。

　　经食管路径入胸 NOTES 手术最令人兴奋的进展

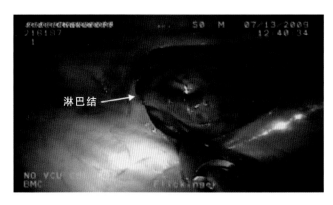

图 22.4　胸交感神经切除术内镜视野。

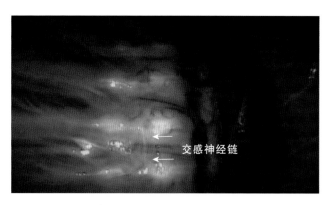

图 22.5　淋巴结切除内镜视野。

就是内镜下食管肌层切开术。对于贲门失弛缓症的患者，传统的手术治疗方式是腹腔镜下 Heller 肌切开术。该手术切断了食管下括约肌以缓解其高渗性。虽然 Heller 肌切开术早在 30 年前就已提出[23]，如今 NOTES 概念的提出和新型内镜工具的出现，在这一领域点燃了新的兴趣点。

2007 年，Pasricha 等报道了利用黏膜下隧道技术经食管入胸对 4 只猪进行 Heller 肌切开术的实验研究[24]。测压评估证实在 5 天内 LES 压力有明显的降低，并且在尸检中没有发现感染。2010 年，Inoue 等开展了第一例食管肌层切开术治疗贲门失弛缓症的临床研究[25]。该实验在 17 名患者中利用黏膜下隧道技术进行食管肌层切开术。在 5 个月的短期随访中发现，患者症状有明显的改善，并且降低了休眠期 LES 压力。除 1 名患者出现了反流性食管炎，使用质子泵抑制剂(proton pump innibitors, PPI)后病情被控制以外，没有出现其他术后并发症。作者将这一手术定义为经口入路内镜下肌切开术(per-oral endoscopic myotomy, POEM)。继而该团队发表了关于整块切除淋巴结的研究报道，在 43 例患者中再现了同样的实验成果[26]。初步的临床实验结果在 NOTES 安全性和有效性方面提供了令人信服的证据。不同的医学中心对其可重复性进行了评估，并且确定了长期随访的观察指标[27]。尽管这项内镜下食管肌层切开术可能不被广泛接受，但是它提供了在人体内使用黏膜下隧道技术的安全性的初步证据，为经食管路径入胸提供了有利的支持。

# 软式内镜手术

NOTES 手术经自然腔道进入体内，其发展也带动了内镜技术的不断进步，这些情况与在腹腔镜手术革新之前使用腹腔镜辅助开腹手术类似。实际上，在更复杂的经自然腔道手术中应用软式内镜促成了其在胸腔和腹腔手术中的应用[28,29]。Spaun 等报道了应用软式内镜解剖胸段食管的方法，其团队运用 LES 肌层切除术，在猪和人类的尸体上完成了纵隔淋巴结的切除[30]。首先做一颈部小切口，行钝性分离，在纵隔内建立合适的操作空间。根据操作需要在气管前或在食管前后继续剥离。然后气管内置入第二只内镜，用于识别和监控 LES 肌切开术后黏膜的完整性。在经口入路 EUS 的指导下，使用黑色染料或者亚甲基蓝标注淋巴结。最终，猪体内 16 个淋巴结均被成功捕捉，并对两具尸体标本进行了 Heller 肌层切除术。该团队还在另一篇文章中详细描述了他们在 10 只活体猪和 2 具人类尸体中进行的经食管入路 Heller 肌层切除术研究[31]。他们对所有动物和尸体进行了肌层切除术，成功地在 4 个后肌切开实验对象中（3 只猪和 1 具尸体）将手术范围向胃部延伸 2cm，但在前肌切开的实验对象中只有 25% 的成功率（2 只猪）。

此外，也有利用剑突下自然腔道进行胸部手术的动物实验和临床研究报道。Zenati 等研发了一种新型的视频心脏镜检查平台，命名为 FLEX view 系统(Boston Scientific Cardiac Surgery，美国加利福尼亚州圣克拉拉)。该平台能够实现可视化，并可精确定位患者的心外膜位置[32]。Manca 及其团队介绍了利用剑突下路径诊断心包积液的方法[33]。近来，Gee 及其团队介绍了在尸体模型中利用剑突下入路行内镜下肺静脉解剖的经验[34]。该小组成功地在 6 具尸体上使用内镜器械进行了肺静脉解剖，完成了肺静脉隔离的第一步。这种方法可能成为治疗房颤的一种新型替代手段。受到 NOTES 概念的启发，使用软式内镜经子宫或剑突下入路的方法代表了未来内镜手术的发展方向。

## 实践中遇到的相关问题

外科医生和内镜专家对经食管入路 NOTES 手术的主要顾虑就是食管瘘和炎症的风险。在经胃入路中,感染可以应用标准的无菌术和抗生素来避免[35-37]。出乎意料的是,在动物模型实验中,经食管入路 NOTES 术后并发症的发生率很低,但在人体中还需进一步论证。

纵隔和胸腔 NOTES 手术面临的一个问题就是充气及其对血流的影响。不同于腹腔,胸廓的硬度使得充气可能会引起生理学上的变化,造成大血管的压缩或气胸,从而导致致命的后果。Von Delius 等在猪的模型中评估了食管内镜对心血管的影响。他们发现了显著的心脏指数下降,而且在 8 只实验动物中有 3 只出现了气胸,并有 1 只死亡[38]。这一结果表明,通过制定合适的预防策略,以避免胸腔过度充气不良影响,是非常必要的。

当然,从动物实验到人体实验的过渡是非常困难的。大部分动物模型的胸腔解剖结构与人体不同[39]。猪的右肺由颅叶、中间叶、尾叶和副叶组成,而左肺分为颅叶和尾叶。右侧的尾叶位于气管的主干分叉处,近端通过主气管、支气管通气。食管的远端部分被右肺副叶所包围。与人体相比,猪的心脏更小(占猪的体重的 0.3%,狗的心脏占体重的 1%),这可以提供更大的手术空间,大大简化经远端食道入路 NOTES 手术的过程。与此同时,这种解剖关系的差异也使得左、右胸之间气流交换的风险增加,尤其是胸廓内压力的增加明显提高了心血管并发症的风险[38]。

此外,NOTES 手术中还存在其他困难,如缺乏 NOTES 手术专用器械、技术和平台。传统的软质内镜和内镜器械都是为诊断或治疗上消化道或结直肠疾病所设计的。现有的内镜在其参数设计中,考虑了内镜的直径和长度、柔软性、视角和工作通道的数量和内径等。NOTES 给新型器械和信息平台的发展提供了巨大的空间。然而,这些发展还处于起步阶段,而且很多新技术仍处于原始状态,尚未广泛应用[40]。

## 胸外科 NOTES 的未来

经食管入路 Heller 肌层切开术代表了胸外科 NOTES 手术的开端[25]。这项技术证实了经食管入胸的安全性,并且打破了关于 NOTES 的一些障碍和顾虑。Heller 肌层切开术在人体实验中的成功应用进一步证实了既往动物实验成果的可行性,并为今后其他经食管入路 NOTES 手术提供了理论基础[24]。

此外,还有其他胸外科 NOTES 手术的相关报道,其中部分手术即将进入临床实验阶段。与之前描述的经剑突下入路一样,很多技术需要特定的器械和平台。因此,虽然 NOTES 的临床应用相对缓慢,但其前景仍然令人鼓舞。

## 结　论

经食管入路 NOTES 手术作为一种新型的手术方式,为进入纵隔和胸腔进行微创手术提供了重要方法。动物模型实验已经证明了其安全性和可行性。内镜下食管肌层切开术积累的人体试验的初期数据,为经食管入胸提供了可靠的试验依据。今后,我们将进一步发展相关技术和器械,从而促进经食管入路 NOTES 手术的临床应用。

---

**视频片断**

视频 22.1 经食管粘膜下隧道建立技术

视频 22.2 经食管胸腔淋巴结切除术

视频 22.3 经食管胸交感神经切除术

---

（彭程 译　王奔 张宗利 校）

## 参考文献

1　Gopaldas RR, Bakaeen FG, Dao TK, et al. Video-assisted thoracoscopic versus open thoracotomy lobectomy in a cohort of 13,619 patients. *Ann Thorac Surg* 2010;**89**:1563-70.

2　Anraku M, Miyata R, Compeau C, Shargall Y. Video-assisted mediastinoscopy compared with conventional mediastinoscopy: are we doing better? *Ann Thorac Surg* 2010;**89**:1577-81.

3　Park BJ. Is surgical morbidity decreased with minimally invasive lobectomy? *Cancer J* 2011;**17**:18-22.

4　Kalloo AN, Singh VK, Jagannath SB, et al. Flexible transgastric peritoneoscopy: a novel approach to diagnostic and therapeutic interventions in the peritoneal cavity. *Gastrointest Endosc* 2004;**60**:114-17.

5　Rattner D, Kalloo A. ASGE/SAGES Working Group on Natural Orifice Translumenal Endoscopic Surgery. October 2005. *Surg Endosc* 2006;**20**:329-33.

6　Yang C, Liu HP, Chu Y, et al. Video. Natural orifice transtracheal evaluation of the thoracic cavity and mediastinum. *Surg Endosc* 2010;**24**:2905-7.

7　Liu YH, Chu Y, Liu CY, et al. Feasibility of the transtracheal approach for the thoracic cavity in a large animal model. *Surg Endosc* 2011;**25**:1652-8.

8　Liu YH, Liu HP, Wu YC, Ko PJ. Feasibility of transtracheal surgical lung biopsy in a canine animal model. *Eur J Cardiothorac Surg* 2010;**37**:1235-6.

9　Liu YH, Liu HP, Wu YC, Ko PJ. Feasibility of transtracheal thoracoscopy (natural orifice transluminal endoscopic surgery). *J Thorac Cardiovasc Surg* 2010;**139**:1349–50.

10 De Palma GD, Siciliano S, Addeo P, et al. A NOTES approach for thoracic surgery: transgastric thoracoscopy via a diaphragmatic incision in a survival porcine model. *Minerva Chir* 2010;**65**: 11–15.

11 Fritscher-Ravens A, Ghanbari A, Cuming T, et al. Comparative study of NOTES alone vs. EUS-guided NOTES procedures. *Endoscopy* 2008;**40**:925–30.

12 Turner BG, Gee DW, Cizginer S, et al. Feasibility of endoscopic transesophageal thoracic sympathectomy (with video). *Gastrointest Endosc* 2010;**71**:171–15.

13 Turner BG, Gee DW, Cizginer S, et al. Endoscopic transesophageal mediastinal lymph node dissection and en bloc resection by using mediastinal and thoracic approaches (with video). *Gastrointest Endosc* 2010;**72**:831–5.

14 Sumiyama K, Gostout CJ, Rajan E, Bakken TA, Knipschield MA. Transesophageal mediastinoscopy by submucosal endoscopy with mucosal flap safety valve technique. *Gastrointest Endosc* 2007;**65**:679–83.

15 Willingham FF, Gee DW, Lauwers GY, Brugge WR, Rattner DW. Natural orifice transesophageal mediastinoscopy and thoracoscopy. *Surg Endosc* 2008;**22**:1042–7.

16 Fritscher-Ravens A, Patel K, Ghanbari A, et al. Natural orifice transluminal endoscopic surgery (NOTES) in the mediastinum: long-term survival animal experiments in transesophageal access, including minor surgical procedures. *Endoscopy* 2007;**39**: 870–75.

17 Turner BG, Cizginer S, Kim MC, et al. Stent placement provides safe esophageal closure in thoracic NOTES(TM) procedures. *Surg Endosc* 2011;**25**:913–18.

18 Turner BG, Kim MC, Gee DW, et al. A prospective, randomized trial of esophageal submucosal tunnel closure with a stent versus no closure to secure a transesophageal natural orifice transluminal endoscopic surgery access site. *Gastrointest Endosc* 2011;**73**: 785–90.

19 Woodward T, McCluskey D, 3rd, Wallace MB, et al. Pilot study of transesophageal endoscopic surgery: NOTES esophagomyotomy, vagotomy, lymphadenectomy. *J Laparoendosc Adv Surg Tech A* 2008;**18**:743–5.

20 Sumiyama K, Gostout CJ, Rajan E, et al. Pilot study of transesophageal endoscopic epicardial coagulation by submucosal endoscopy with the mucosal flap safety valve technique (with videos). *Gastrointest Endosc* 2008;**67**:497–501.

21 Rolanda C, Silva D, Branco C, et al. Peroral esophageal segmentectomy and anastomosis with single transthoracic trocar: a step forward in thoracic NOTES. *Endoscopy* 2011;**43**: 14–20.

22 Lehmann KS, Ritz JP, Wibmer A, et al. The German Registry for natural orifice translumenal endoscopic surgery: report of the first 551 patients. *Ann Surg* 2010;**252**:263–70.

23 Ortega JA, Madureri V, Perez L. Endoscopic myotomy in the treatment of achalasia. *Gastrointest Endosc* 1980;**26**:8–10.

24 Pasricha PJ, Hawari R, Ahmed I, et al. Submucosal endoscopic

esophageal myotomy: a novel experimental approach for the treatment of achalasia. *Endoscopy* 2007;**39**:761–4.

25 Inoue H, Minami H, Kobayashi Y, et al. Peroral endoscopic myotomy (POEM) for esophageal achalasia. *Endoscopy* 2010;**42**: 265–71.

26 Inoue H, Kudo SE. [Per-oral endoscopic myotomy (POEM) for 43 consecutive cases of esophageal achalasia]. *Nippon Rinsho* 2010;**68**:1749–52.

27 Dotai T, Katagiri T, Nijhawan S, et al. The steps and outcome of transesophageal endoscopic myotomy. In 2011 Scientific Session of the Society of American Gastrointestinal and Endoscopic Surgeons (SAGES), San Antonio, Texas, USA, 2011.

28 Parker M, Pfluke JM, Shaddix KK, et al. Video: transcervical videoscopic esophageal dissection in minimally invasive esophagectomy. *Surg Endosc* 2011;**25**:941–2.

29 Swanstrom LL, Dunst CM, Spaun GO. Future applications of flexible endoscopy in esophageal surgery. *J Gastrointest Surg* 2010;**14**(suppl 1):S127–32.

30 Spaun GO, Dunst CM, Martinec DV, et al. Mediastinal surgery in connective tissue tunnels using flexible endoscopy. *Surg Endosc* 2010;**24**:2120–27.

31 Spaun GO, Dunst CM, Arnold BN, et al. Transcervical Heller myotomy using flexible endoscopy. *J Gastrointest Surg* 2010;**14**: 1902–9.

32 Zenati MA, Shalaby A, Eisenman G, et al. Epicardial left ventricular mapping using subxiphoid video pericardioscopy. *Ann Thorac Surg* 2007;**84**:2106–7.

33 Manca G, Codecasa R, Valeri A, et al. Totally endoscopic subxiphoid pericardioscopy: early steps with a new surgical tool. *Surg Endosc* 2009;**23**:444–6.

34 Gee D, Escalona A, Briggs KH, et al. Endoscopic pulmonary vein ablation for atrial fribrillation: a giant step forward. In 2011 Scientific Session of the Society of American Gastrointestinal and Endoscopic Surgeons (SAGES) San Antonio, Texas, USA, 2011.

35 Giday SA, Dray X, Magno P, et al. Infection during natural orifice transluminal endoscopic surgery: a randomized, controlled study in a live porcine model. *Gastrointest Endosc* 2010;**71**: 812–16.

36 Eickhoff A, Vetter S, von Renteln D, et al. Effectivity of current sterility methods for transgastric NOTES procedures: results of a randomized porcine study. *Endoscopy* 2010;**42**:748–52.

37 Memark VC, Anderson JB, Nau PN, et al. Transgastric endoscopic peritoneoscopy does not lead to increased risk of infectious complications. *Surg Endosc* 2011;**25**(7):2186–91.

38 von Delius S, Wilhelm D, Feussner H, et al. Natural orifice transluminal endoscopic surgery: cardiopulmonary safety of transesophageal mediastinoscopy. *Endoscopy* 2010;**42**:405–12.

39 Sack WO. *Essentials of Pig Anatomy*, 1st edn. Veterinary Textbooks, Ithaca, New York, 1982.

40 Karimyan V, Sodergren M, Clark J, Yang GZ, Darzi A. Navigation systems and platforms in natural orifice translumenal endoscopic surgery (NOTES). *Int J Surg* 2009;**7**:297–304.

# 第 23 章

# NOTES 手术室的设计

Mouen A. Khashab, Anthony N. Kalloo

## 引 言

自 2000 年, NOTES 概念出现后, 经过多年发展, NOTES 已经能够替代传统开腹和腹腔镜手术用于部分纵隔[1,2]、腹部[3]和盆腔[4]疾病的诊断和治疗[5]。由于内镜和腹腔镜在成像和技术方面的不断进步, NOTES 必将引领今后外科手术的发展方向。不可否认, 在 NOTES 大规模应用之前, 仍有许多问题亟待解决[6], 因此大量的研究不断涌现[7], 其中就包括许多设计规范的随机对照研究[8-11]。除此之外, 一些人体 NOTES 操作已经开展, 并且发表了部分研究性文献[12-16]。研究人员、内镜专家和外科医生必须更加努力才能进一步推进 NOTES 手术取得更大的进步。

目前, 已报道的绝大多数的 NOTES 操作是在传统手术室内完成的。Marks 等在术后早期对一例患者在床旁利用经胃入路 NOTES 置入了经皮胃造瘘管 (percutaneous gastrostomy tube, PEG)[17]。利用内镜设备完成 NOTES 手术是一种全新的技术, 有助于拓展 NOTES 的手术范围并推动 NOTES 的广泛应用。Hoffman 等近期完全依靠内镜装置完成了微型胃镜引导的肝穿刺活检术, 并且证实了这一手术方式诊断肝脏疾病的安全性[18]。在本章中, 我们主要阐述利用内镜设备实施 NOTES 的手术室设计问题。

## 一般原则

设计并建造一个 NOTES 专属手术室是非常重要的。首先应确定 NOTES 手术室的数量, 以能够满足日常 NOTES 手术的需要。该手术室必须是 NOTES 专用的, 此外也可用于其他一些内镜操作。对于传统的内镜室而言, 300 平方英尺(1 平方英尺≈0.09 平方米)的面积比较合适[19]。然而, 对 NOTES 手术室而言则需要约 360 平方英尺的面积, 以放置内镜、腹腔镜以及放射设备。NOTES 手术室内设备的放置原则是必须兼顾效率和安全(图 23.1, 视频 23.1)。

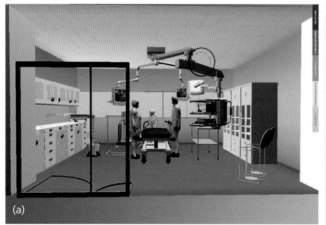
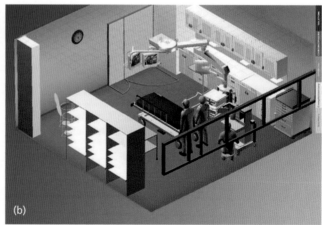

图 23.1 NOTES 手术室充足的空间可以整合内镜设备、腹腔镜设备及放射设备。顶部的转盘可以增强无菌设置, 减少设备的凌乱, 并使术者的活动更加方便。

如果能量平台的电源线、IV 线、吸引器管等在内镜室地板上杂乱无章地摆放，会对在昏暗环境内进行内镜操作的医生造成危险。如今，现代手术室内吸顶式平台的大量应用可有效避免上述问题。该平台利用"天花板夹层"空间，集合了多条人工臂，足以悬吊多种不同的装置，如无影灯、内置式摄像机、麻醉气体接口、电刀及电源插孔等。悬吊于天花板上的平台便于安装，而且降低了电缆外露的风险。天花板上部的空间必须有足够的高度，以便安装空调的管线、数据传输线，以及其他种类繁多的装置（如电源线、真空吸引器、氧气管道等）。

# 灯　光

手术室中的良好灯光可以提高手术效率并增加手术成功率，而且这种灯光不会对视觉、手术过程和环境造成困扰，如眩光、阴影或者视觉疲劳。手术室环境要求周围灯光和工作灯光的有机结合。可以通过调节灯光强度和改变灯光特性，使手术室工作人员工作更加有效率。按需语音声控灯光系统是最理想的选择。灯光不好会影响手术操作和削弱效率影响患者，可能会由于不确定性造成手术时间延长，甚至出现失误。手术室应具备备用电源系统以防停电。在手术室环境下有三种典型的灯可以被使用：白炽灯、气体放电灯和发光二极管（light emitting diodes, LED）。白炽灯和气体放电灯是传统灯的主要类型，其材料是卤、钨、氙和石英。然而，其他类型的灯已经开始以不同的形式进入市场，特别是 LED 灯。由于更好的灯光性能、较低的运行温度和使用时间延长等优势，LED 手术灯很快在手术室中替代了卤素灯。在手术区域，顶灯必须是无影灯，并且能够纵向和横向自由移动。顶灯需要确保能够在中心提供 50 000~100 000 勒克斯的亮度，在外围提供 15 000 勒克斯的亮度[20]。

由于内镜手术需要昏暗的手术环境，所以昏暗的灯光同样重要。手术室不建议有大的窗户。

# X 线设备

NOTES 手术室必须有相应的 X 线设备指导高级内镜手术（例如，内镜逆行胰胆管造影、狭窄扩张术、内支架置入术等）。在 NOTES 手术过程中，有时需要 X 线透视以协助空间定位，如利用 NOTES 做前路脊柱手术[21]。

为了满足射线防护的需要，周围墙壁均覆盖 2mm 厚铅板，同时还需要可移动的成像扫描仪或者 C 臂机。C 臂机必须小型、轻便，以提供足够的空间和广泛的移动范围从而有利于术中轻松定位。X 线设备应该满足一定的标准，包括足够的总过滤，完备的透视定时器，在累计 5 分钟的时间间隔内控制终止暴露或发出信号，并且透视暴露率不能超过规定标准。C 臂机应具有高质量的图像以便快速准确地进行诊断。图像应该在高分辨率薄膜晶体管（thin-film transistor, TFT）屏幕上显示。C 臂机的数据输出应传输到悬挂的显示器上以获得最理想的手术内镜图像。

# NOTES 手术台

NOTES 手术台必须可自由移动，具备电控液压驱动装置以及足够的宽度和承重能力。手术台应能满足平卧或侧卧体位的要求，且可纵向或横向倾斜身体。台面被分为多个区域，包括截石术（经食管入路行 NOTES 手术）的架腿板。此外，台面不能有横板，以便于透视操作。

# 消　毒

消毒和灭菌有一个根本区别。灭菌是指灭杀所有生命形式的微生物，而消毒是消除细菌孢子和感染性蛋白质外的大部分病原微生物[22]。NOTES 手术需要最大程度上的无菌环境[23]。内镜和所有辅助器械都需要灭菌，包括内镜通过胃肠道或其他器官的中空通道时使用的无菌套管[23]。非无菌条件会不可避免地导致腹腔感染。NOTES 手术过程中使用无菌技术可有效防止腹腔内感染的发生[24,25]。

消毒装置应在 NOTES 手术室附近。消毒技术包括高浓度消毒剂的长时间浸泡、自动液体消毒、环氧乙烷气体消毒和过氧化氢蒸气灭菌（如 STERRAD, Ethicon, Inc., 美国新泽西州萨默维尔）。后者提供了一个半小时内的高度消毒[20]。

# NOTES 手术室的气压

美国疾病控制中心（Centers for Disease Control, CDC）建议在手术室保持一定正气压以防止空气中的污染物落到手术范围内。为了尽量减少空气微生物落入 NOTES 手术区域，系统需要保持手术室内气压至少应高于走廊空气气压 0.5Pa。首先用高效微粒空气过滤器过滤空气，然后用高压泵将其泵入手术室，从而迫使空气从手术室排出到走廊。为了保持正气压,手术室必须密封良好。

# 腹腔镜器械

NOTES 手术仍需多方面不断发展才能成为常规手术。目前利用混合技术在腹腔镜辅助下可成功开展部分 NOTES 手术[26]。随着我们对 NOTES 的深入了解和 NOTES 技术经验的积累,混合手术将会更少地依靠腹腔镜,而更多地单纯依靠内镜,进而过渡到广泛应用的状态[26]。

NOTES 手术室中应该常规配置腹腔镜器械,以方便混合手术操作。此外,必须准备一台腹腔镜,以备不时之需,如可能发生出血、空腔脏器穿孔等情况。腹腔镜还可以用来观察自然腔道入路的闭合状况。所需的腔镜手术设备大致分为两类:一类是方便进入和暴露的器械,另一类是便于术中实际操作的手持器械。

## 进入和暴露所需的腹腔镜器械

(1)腹腔镜:腹腔镜的直径通常为 10mm,长度为 25cm。腔镜的末端有一个用来观察和传导图像的"目镜"以及一个光源。

(2)腹腔镜"相机":可以用来截取在腔镜中看到的任何视频图像。这种视频信号会传输到特殊的视频显示器上。

(3)高质量的卤素灯或氙气灯光源。光线可通过光纤电缆传输到腔镜的末端。

(4)视频显示器:高分辨率"医用"显示器分辨率更高,但价格更昂贵。然而,便宜的普通显示器也可以用于大部分日常手术工作。

(5)气腹机:将 $CO_2$ 由高压气瓶输入患者体内,精确控制气压,并以较高速率输入。

(6)$CO_2$ 气瓶。

(7)辅助器械:用来连接照相机控制装置和显示器的光纤,将 $CO_2$ 从气腹机输入患者体内的管子,以及一些辅助工具,如清洁器械的小刷子和腔镜镜头的防雾液等。

## 腔镜用手持器械

腔镜用手持器械包括抓持器、剪刀、持针器、牵开器、套管和套管针。大部分器械直径为 5~5.5mm 或 10~11mm,并配有相应的 5.5mm 和 11mm 套管,而"减压器"需要在 10mm 或者 11mm 套管针内使用 5mm 的器械。此外也可能需要使用气腹针,腹腔镜进入腹腔时,需要使用弹簧针做第一次盲穿。由于是盲穿,可能在肠管和大血管造成很小但无法避免的伤害。而在开腹手术中无需使用气腹针。

# 从 NOTES 向腹腔镜手术或者开腹手术的转换

NOTES 手术室应该有保障 NOTES 中转腹腔镜手术甚至开腹手术所必需的设备,以便在 NOTES 手术失败或意外并发症发生时,能够及时地进行处理。NOTES 手术团队必须为这种转换随时做好准备。手术室内需要配备开腹牵开器及相应开腹器械。理想状况下,应该配备开腹手术器械包以应对可能的急诊开腹手术。中转腹腔镜手术或者开腹手术是 NOTES 手术学习曲线的一个重要部分。

# NOTES 手术室的人体工程学

内镜专家指出,长期使用内镜器械会对手术者造成一定的肌肉、骨骼损伤,据报道损伤率为 37%~89%,受影响部位主要是大拇指、腰部、颈部以及背部等[27]。对外科医生来讲,NOTES 手术明显比腹腔镜手术更有挑战性[28]。大量的肌肉运动通常与很高的人体工程学风险相关。显示器的位置是 NOTES 手术和其他微创手术中最重要的人体工程学因素[29]。功能性腹腔镜研究指出,当显示器放在接近外科医生的位置,以及外科医生的前臂和器械电机轴在一条线上时可以帮助手术者更快、更精确地完成腹腔镜手术[29]。关于视觉疲劳的研究建议避免在视线以上放置显示器。向下 15° 是最合适的观察角度。显示器的距离应该在 80~120cm[30]。这个距离是在标准的 19 英寸腹腔镜显示器的基础上计算的,此外还需要考虑屏幕大小和分辨率。对于 21 英寸高分辨率的显示器来说,80cm 的观察距离可能太近[29]。

# 未来的设想

未来的 NOTES 手术很可能毋须在手术室进行,而可以在任何地方进行。根据 Hoffman 等在 1000 多例患者身上做的演示,腹腔镜手术可以在内镜装置中安全进行[18]。此外,紧急情况下 NOTES 也可在床边开展。在这种情况下,部分高危患者在术后早期可能会出现腹腔内漏、PEG 管脱落等问题。经胃 NOTES 可以在床边进行腹腔探查,引流腹腔积液,通过原来的造瘘口重置 PEG 管。这说明，通过利用合适的工具和设备 NOTES 可以在适当时候对患者进行干预，以获得良好的效果。

# 结　论

自从 2000 年问世以来，NOTES 受到全世界的肠胃病专家和外科医生的广泛关注[5]。NOTES 解决了胃肠疾病治疗中的部分难题，开创了内镜技术的新领域，促进了内镜器械的创新，并提出了全新的治疗方式。为了更广泛地使用 NOTES，并将其作为内镜外科真正的下一个前沿，内镜专家已经开始在他们日常的工作环境中使用内镜装置开展这项微创技术。专用的 NOTES 手术室设计是进行有效、安全和最先进的 NOTES 手术必不可少的。中转腹腔镜或者开腹手术的相关设备也是必不可少的。NOTES 手术室的合理设计可以保障 NOTES 手术在无菌条件下有序、安全、有效的开展，而且手术者可根据需要选择使用 X 线和腹腔镜设备。

# 备　注

Mouen Khashab，波士顿科学公司的顾问。

Anthony Kalloo，阿波罗内镜公司的创建者、股东和顾问。

## 视频片断
视频 23.1 NOTES 专用手术室的高科技设计

（彭程 译　王奔 贾晓青 校）

## 参考文献

1 Perretta S, Allemann P, Dallemagne B, Marescaux J. Natural orifice transluminal endoscopic surgery (NOTES) for neoplasia of the chest and mediastinum. *Surg Oncol* 2009;**18**:177–80.

2 Willingham FF, Gee DW, Lauwers GY, Brugge WR, Rattner DW. Natural orifice transesophageal mediastinoscopy and thoracoscopy. *Surg Endosc* 2008;**22**:1042–7.

3 Cahill RA, Asakuma M, Perretta S, Dallemagne B, Marescaux J. Gastric lymphatic mapping for sentinel node biopsy by natural orifice transluminal endoscopic surgery (NOTES). *Surg Endosc* 2009;**23**:1110–16.

4 Cahill RA, Asakuma M, Perretta S, et al. Supplementation of endoscopic submucosal dissection with sentinel node biopsy performed by natural orifice transluminal endoscopic surgery (NOTES) (with video). *Gastrointest Endosc* 2009;**69**:1152–60.

5 Kalloo A, Kantsevoy SV, Singh VK, et al. Flexible transgastric peritoneoscopy: a novel approach to diagnostic and therapeutic interventions in the peritoneal cavity. *Gastroenterology* 2000;**118**:A1039.

6 Rattner D, Kalloo A. ASGE/SAGES Working Group on Natural Orifice Translumenal Endoscopic Surgery. October 2005. *Surg Endosc* 2006;**20**:329–33.

7 Khashab MA, Kalloo AN. Natural orifice translumenal endoscopic surgery. *Curr Opin Gastroenterol* 2010;**26**:471–7.

8 Willingham FF, Gee DW, Sylla P, et al. Natural orifice versus conventional laparoscopic distal pancreatectomy in a porcine model: a randomized, controlled trial. *Gastrointest Endosc* 2009;**70**:740–47.

9 Fritscher-Ravens A, Ghanbari A, Holland C, et al. Beyond NOTES: randomized controlled study of different methods of flexible endoscopic hemostasis of artificially induced hemorrhage, via NOTES access to the peritoneal cavity. *Endoscopy* 2009;**41**:29–35.

10 von Renteln D, Schmidt A, Vassiliou MC, Gieselmann M, Caca K. Natural orifice transluminal endoscopic surgery gastrotomy closure with an over-the-endoscope clip: a randomized, controlled porcine study (with videos). *Gastrointest Endosc* 2009;**70**:732–9.

11 von Renteln D, Vassiliou MC, Rothstein RI. Randomized controlled trial comparing endoscopic clips and over-the-scope clips for closure of natural orifice transluminal endoscopic surgery gastrotomies. *Endoscopy* 2009;**41**:1056–61.

12 Rao GV, Reddy DN, Banerjee R. NOTES: human experience. *Gastrointest Endosc Clin N Am* 2008;**18**:361–70, x.

13 Horgan S, Cullen JP, Talamini MA, et al. Natural orifice surgery: initial clinical experience. *Surg Endosc* 2009;**23**:1512–18.

14 Jacobsen GR, Thompson K, Spivack A, et al. Initial experience with transvaginal incisional hernia repair. *Hernia* 2010;**14**:89–91.

15 Asakuma M, Nomura E, Lee SW, Tanigawa N. Ancillary NOTES procedures for early stage gastric cancer. *Surg Oncol* 2009;**18**:157–61.

16 Zorron R, Goncalves L, Leal D, et al. Transvaginal hybrid natural orifice transluminal endoscopic surgery retroperitoneoscopy – the first human case report. *J Endourol* 2010;**24**(2):233–7.

17 Marks JM, Ponsky JL, Pearl JP, McGee MF. PEG "Rescue": a practical NOTES technique. *Surg Endosc* 2007;**21**:816–19.

18 Hoffman A, Rahman F, Prengel S, et al. Mini-laparoscopy in the endoscopy unit: safety and outcomes in over one thousand patients. *World J Gastrointest Endosc* 2011;**3**:6–10.

19 Marasco JA, Marasco RF. Designing the ambulatory endoscopy center. *Gastrointest Endosc Clin N Am* 2002;**12**:185–204, v.

20 Sabnis RB, Mishra S, Sharma R, Desai MR. Preoperative planning and designing of a fluorocompatible endourology operating room. *J Endourol* 2009;**23**:1579–85.

21 Giday SA, Magno P, Kalloo AN. NOTES: the future. *Gastrointest Endosc Clin N Am* 2008;**18**:387–95, xi.

22 Spaun GO, Goers TA, Pierce RA, et al. Use of flexible endoscopes for NOTES: sterilization or high-level disinfection? *Surg Endosc* 2010;**24**:1581–8.

23 Kantsevoy SV. Infection prevention in NOTES. *Gastrointest Endosc Clin N Am* 2008;**18**:291–6, ix.

24 Giday SA, Dray X, Magno P, et al. Infection during natural orifice transluminal endoscopic surgery: a randomized, controlled study in a live porcine model. *Gastrointest Endosc* 2010;**71**:812–16.

25 Eickhoff A, Vetter S, von Renteln D, et al. Effectivity of current sterility methods for transgastric NOTES procedures: results of a

randomized porcine study. *Endoscopy* 2010;**42**:748–52.

26 Pearl JP, Marks JM, Ponsky JL. Hybrid surgery: combined laparoscopy and natural orifice surgery. *Gastrointest Endosc Clin N Am* 2008;**18**:325–32, ix.

27 Shergill AK, McQuaid KR, Rempel D. Ergonomics and GI endoscopy. *Gastrointest Endosc* 2009;**70**:145–53.

28 Lee G, Sutton E, Clanton T, Park A. Higher physical workload risks with NOTES versus laparoscopy: a quantitative ergonomic assessment. *Surg Endosc* 2011;**25**(5):1585–93.

29 van Det MJ, Meijerink WJ, Hoff C, Totte ER, Pierie JP. Optimal ergonomics for laparoscopic surgery in minimally invasive surgery suites: a review and guidelines. *Surg Endosc* 2009;**23**:1279–85.

30 Sommerich CM, Joines SM, Psihogios JP. Effects of computer monitor viewing angle and related factors on strain, performance, and preference outcomes. *Hum Factors* 2001;**43**:39–55.

# 第 24 章

# NOTES 器械的进展和展望

D. Nageshwar Reddy，G. V. Rao，Magnus J. Mansard

# 引 言

1901 年，George Kelling 在狗模型上完成了世界上第一例腹腔镜检查[1]，微创外科手术的历史由此开创新纪元。第一例人体腹腔镜操作是瑞典外科医生 Jacobaeus 在 1910 年完成的[2]。虽然这种腔镜探查技术早已在妇科手术中广泛应用，但在普外科领域却一直踟蹰不前。直到 1987 年，Phillippe Mouret 应用腹腔镜和相应微创器械成功实施第一例胆囊切除术，自此以后，该技术才被广泛关注。毫无疑问，微创手术改变了很多既往的外科手术理念。随着近年来科技的巨大进步，人们对减小术后瘢痕、减轻术后疼痛、缩短住院时间的需求不断增加。在这种微创理念的推动下，患者和越来越多的医生都在不断追求更小的手术创伤，并期望最终实现无创手术。在 NOTES 中，"无瘢痕"的腹部手术经口、阴道、尿道、肛门等人体自然腔道置入内镜，并通过一个内在的切口进入腹腔，从而避免了外部的切口和瘢痕。

## 现代内镜的演化

"内镜（endoscopy）"一词来源于希腊语，"Endon"的意思是"内部的"，"Skopeo"的意思是"探查"。西方的文明古国，如埃及、希腊、罗马和阿拉伯应用各种工具，比如压舌板、窥镜等探索人体内部的奥秘。第一种用来探索人体深部管腔的器具应该是直肠窥器，最早见于希波克拉底关于瘘的论著中[3]。德国泌尿科医师 Bozzini 在 1806 年研制出第一台内镜，他用凸透镜和烛光通过一个空心管进行了膀胱检查，并将这项发明命名为导光器[4]。毫无疑问，深部器官检查会受到照明和暴露不佳的严重限制。德国泌尿科医师 Nitze 改进

了 Bozzini 的技术，他增加了一个电光源，第一次将光线聚集于目标器官以辅助探查。1853 年，Desormeaux 设计出最有效的开放式管状内镜，他用透镜聚焦煤油灯光完成了膀胱镜检查。1880 年，Johann von Mikulicz 与仪器制造商 Leiter 合作研制出世界上第一台胃镜，其原理与 Nitze 的膀胱镜类似[5]。在之后的约 70 年里，内镜技术没有出现根本性的进展。1930 年，妇科医生 Heinrich Lamm 发现可以将玻璃纤维捆绑成束作为光传播的通道，并在不阻碍传导的情况下随意弯曲。纤维光学概念应用到内镜器械意味着现代内镜纪元的到来。H. H.Hopkins 和 van Heel，在 Nature 杂志上报道了第一台可弯曲的光学系统 [6]。该项技术由 Basil Hirschowitz 首先应用于临床[7]——1957 年 2 月，他将实验机器置入自己的食管，几天后，他就为患者完成了世界上首例光学纤维胃镜检查。20 世纪 60 年代，美国和日本的制造商解决了内镜的操控问题，使内镜可以观察不同的角度，并为水和空气的注入和吸出设计了单独的通道。20 世纪 90 年代初开始，由于电荷交配器（charge coupled device, CCD）的出现，光学纤维内镜逐渐被电子内镜取代。伴随着现代工程技术的革新，内镜技术从中不断吸取新的成果并向前发展，目前已被广泛应用于小肠、胆道、结肠和支气管疾病的诊治中[8]。

## 软式内镜在腹腔手术中的应用

大多数消化内科和外科医师进行 NOTES 手术操作时使用的是未经改良的双腔胃镜，其可以顺利地穿过胃、直肠、阴道或食管的壁层。尽管这种胃镜对内镜下的诊断及活检、扩张、切除等基本操作非常适用，但并不是专为腔镜手术设计的。现行软式内镜的一些固有特性限制了其在腹腔内镜手术中的应用，尤其是对于习惯

使用硬性腹腔镜器械的外科医师更不适用(图 24.1)。

　　与理想的腹腔镜成像相比,内镜下的照明较差,尤其是在镜头离器官较远的时候。而两点视觉定位即使是在距离较近时也不理想。因为内镜始终在移动,所以显示的图像也一直在晃动,并不像腹腔镜那样相对固定。固定的视野迫使医生在手术中不得不适应倾斜或者倒置的角度。现有的内镜设备对于复杂的腹腔手术来讲过于柔软,不能提供可靠的牵拉和收回操作,施行牵引和反牵引的操作非常困难。软式内镜的特质,加上前端弯曲部操控角度有限,导致在手术过程中很容易失去方向感。此外,术中的空间定位可能由于视野的角度偏移而出错。

　　经人体自然腔道置入的软式内镜不够坚硬,可施加的推力一般低于 100g,对于进行外科手术操作来讲远远不够。软式内镜很难进行完全的旋转操作,而且在抓取、释放组织时的效果也欠佳。有限的牵拉力意味着钝性切除,一些常规手术中基本且相对安全的操作,也变得困难,内镜黏膜下剥离术(endoscopic submucosal dissection, ESD)和经口内镜下平滑肌切开术(per-oral endoscopic myotomy, POEM)已经较好地克服了这一障碍。软式内镜的剪刀能够剪线,但切割组织时效果却比较差。

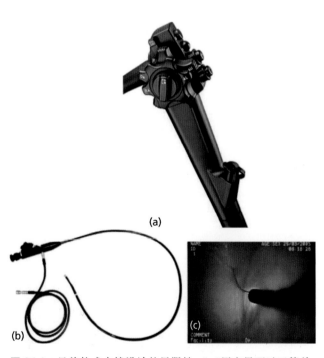

**图 24.1**　目前软式内镜设计的局限性。(a)用户界面过于简单。(b)旋转轴过于灵活。(c)难以用力。(Reprinted from A. Forgione. In vivo microrobots for natural orifice transluminal surgery. Current status and future perspectives, *Surg Oncol* 2009;18:121-9 with permission from Elserier.)

# NOTES 的变革

　　虽然 NOTES 仍处于起步阶段,但早期发展阶段的一些关键方面已经不同于传统的腹腔镜手术。在当时缺少培训和手术经验的情况下,腹腔镜手术还是由外科医生们迅速开展起来,并很快应用到临床实践中。这就导致了高并发症发生率,比如腹腔镜胆囊切除术中胆管损伤。有鉴于此,2006 年美国胃肠内镜协会(American Society for Gastrointestinal Endoscopy, ASGE)和美国消化内镜外科协会 (Society of American Gastrointestinal and Endoscopic Surgeons, SAGES)组织了一支由外科医师和消化内科医师组成的工作组来为这一新兴技术制订实践标准。这一组织被称为经自然腔道外科评估和研究组织 (Natural Orifice Surgery Consortium for Assessment and Research, NOSCAR)[9]。该组织代表的是从事手术和治疗性内镜的医学专家,目的是促进更多新科技的引入,从而使 NOTES 尽早应用于临床。2006 年 5 月,NOSCAR 同时在两本医学杂志上发表 NOTES 白皮书[10,11],明确了在 NOTES 应用于临床之前所需要进一步研究的主要领域。NOTES 应用于临床的障碍主要包括:

　　(1)腹腔入路;
　　(2)入口闭合;
　　(3)预防感染;
　　(4)缝合技术;
　　(5)吻合技术(无缝合设备);
　　(6)空间定位;
　　(7)多功能平台;
　　(8)控制出血;
　　(9)医源性腹膜内并发症;
　　(10)原发疾病;
　　(11)压迫综合征;
　　(12)医师培训。

# 克服技术性障碍

　　NOTES 发展的一个最大优势是器械设备厂商的积极参与。与腹腔镜手术不同,医疗器械工业很早就对 NOTES 产生浓厚的兴趣,并认识到其广泛应用的潜力。其最大的好处是可以促进更好的仪器研发,最终不管是在 NOTES 手术还是传统手术方式中,内镜医师和外科医师都能使用到硬性的内镜器械设备。NOTES 发展最重要的特征就是外科医师和消化内科医师(治疗性内镜医师)之间的协作。应该注意的是,NOSCAR 指出的阻碍 NOTES 临床应用的障碍中有 8 个为技术问题。目前的研究工作正在努力克服这些障碍。下面我们将阐述近年来克服这些障碍所取得的成果。

# 腹腔入路

经胃入路是目前常规内镜操作的传统入路。无论是在内镜逆行胰胆管造影(endoscopic retrograde cholangiopancreatography, ERCP)还是内镜下括约肌切除中所用的针刀早已被用来进行胃肠壁切开。胃切口一般应用针刀前端球囊的充气膨胀来完成扩张。其他内镜器械配件的不同组合已被用于黏膜下隧道的创建,以便入路点能够更容易更可靠地闭合。

一直以来都存在对于胃、直肠、膀胱或阴道入路盲穿安全性的担忧。NOTES 手术中非直视入路有可能造成肠损伤,而且很难确定最佳的入路部位。如果能探查到入路部位后面的器官或血管,从而降低穿刺的风险,将会是一个非常大的改进。因此,目前许多经胃或经阴道入路的手术是联合使用针镜或腹腔镜完成的。随着前视超声内镜的发展(图 24.2),超声内镜(endoscopic ultrasound, EUS)引导的入路和闭合可以在胃肠道的任何位置进行[12]。EUS 提供了实时的解剖结构,可为 NOTES 提供安全的入路部位[13]。然而,已完成的动物和人体实验中应用超声内镜定位穿刺部位的操作仍然繁琐且不够人性化。其中一个重要阻碍是空气的干扰,目

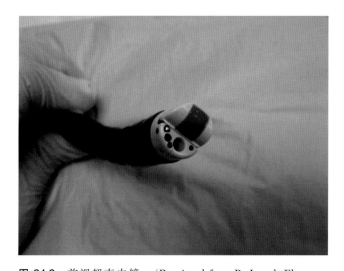

图 24.2　前视超声内镜。(Reprinted from B. Joseph Elmunzer, Steve J. Schomisch, Joseph A. Trunzo, et al. EUS in localizing safe alternate access sites for natural orifice transluminal endoscopic surgery: initial experience in a porcine model. *Gastrointest Endosc* 2009;69:108-114 with permission from Elsevier.)

前已经有建立水腹来解决此问题的成功实验研究[14]。

外套管对内镜的反复进出非常有用,目前在 NOTES 的实验研究和临床实践中已经多次应用[15]。外套管旨在防止胃肠黏膜的损伤并降低腹腔内容物吸入的风险。外套管是锥形、有软质远端的半刚性塑料,通常配有绕线的线圈,可以防止扭曲。部分设有柔软的引入片,并带有锥形部件,以防止内镜和外套管进入消化道过程中(特别是在环咽肌交界处时)出现缠绕。套管内部的瓣膜能防止漏气。如今,外套管已经从当初的简单内镜配件发展成更为复杂的专门设计的部件,以便内镜的进入和操作。外套管在使用过程中最常见的并发症是黏膜损伤,这是由于过大直径的外套管或者内镜黏着而造成的黏膜撕裂[16]。

# 闭合、止血、吻合和缝合器械

阴道入路和阴道闭合技术在妇科领域应用已久,因此阴道穿刺的闭合相对容易。而经胃入路发展受限就是因为缺乏一个简单有效的方法来关闭胃切口。尽管研究者已经成功地在动物模型上进行了不闭合胃的 NOTES 实验,但是存在腹膜炎和败血症的风险,胃切口的可靠闭合仍然是 NOTES 应用于临床的必要条件。基于开腹手术和腹腔镜手术的经验,胃切口闭合看起来比较简单。然而事实证明,无论是从技术方面还是手术技巧方面,这都是一项非常具有挑战性的任务。人们设计了很多器械用于胃切口的闭合,包括各种夹闭器、缝合器、吻合器和封堵器[17],目前已被用于多种腹部手术的止血、吻合或缝合等操作中。

## 夹闭系统

### 内镜夹

用于内镜的夹子是 1971 年 Olympus 公司(日本东京)研制的,主要为了解决消化道出血的问题[18]。这些“内镜夹”或“止血夹”可以用在重复使用装置上或者预装于一次性使用装置上,目前已用于 NOTES 手术中的多个步骤,包括胃切口闭合、止血、胆囊动脉和胆囊管的夹闭等。首先使用内镜夹夹闭切口的两端,然后向中间牵拉以完成切口闭合[19]。有的内镜夹并不一定能紧密闭合,因此用于腹腔内血管夹闭时尚不能确定其安全性和有效性。在 NOTES 胆囊切除术中使用这种夹子夹闭胆管和胆囊动脉是否可靠目前仍不确定,因此目前大多数术者还是倾向于使用腹腔镜夹或者线圈套扎以求牢固。

最近,内镜夹有了进一步发展。TriClip(Cook Endoscopy,Inc.,美国北卡罗来纳州温斯顿-塞勒姆)是一种有 3 个尖端的不锈钢夹,相比 Olympus 夹能深入至黏膜下层和肌肉层的组织中。还有一种一次性预装的夹闭装置——Resolution Clip(Boston Scientific Corporation,美国马萨诸塞州纳蒂克),是带有两个尖端的不锈钢夹,其底部到尖端的宽度为 1.2~1.9mm[18]。Resolution Clip 的特点是能够重新打开,重新放置。只要没有损坏,可以重置多达 5 次。另一种内镜夹 Multi-Clip (InScope Inc., a Division of Ethicon Endosurgery,美国俄亥俄州辛辛那提)具有 4 个尖端,无需进行拆卸和重装。夹子的使用类似于腹腔镜的操作,先用抓钳的前臂抓取组织,然后放置,这与前文所述的内镜夹的放置方法完全不同。这种内镜夹也可以实现关闭、打开和重置。

内镜夹已被用于胃切口的闭合,且已证实其在夹闭消化道穿孔时安全有效,尤其在从事内镜黏膜剥除的日本内镜医师中应用最为广泛。然而,大多数的内镜夹只能单层闭合,导致只有黏膜的接合而不是消化道全层封闭。因为黏膜的低胶原含量和高细胞代谢率,单独闭合黏膜会出现高失败率。综上所述,内镜和 NOTES 的夹闭装置仍需要不断完善。

## OTSC

OTSC(over-the-scope clips)是一种新生代镍钛合金内镜夹,夹闭更为有力,且与传统的内镜夹相比有更好的抓取组织的能力[20](图 24.3)。用于 NOTES 的

OTSC 系统有一个扩大的前端,可以更好地抓取组织并易于牵拉 NOTES 入路口的边缘[21]。NOTES 手术中应用一种新型的双抓钳抓取相邻组织,然后,OTSC 内镜部件将 OTSC 推送至内镜前端,确定切口位置后,OTSC 即被释放。由于材料的超弹性性能,OTSC 可以恢复到初始形状,从而可靠地挤压靶组织,完成夹闭(图 24.4)。

## Padlock-G 夹

Padlock-G 夹是一种六面体的镍钛合金夹,含有 6 个可包埋入切口周围胃壁的尖头(图 24.5)。它配备了一个可展开的荚(闭锁系统)[22]。该系统在放置前被折叠,展开后可以迅速恢复到初始结构,六个尖头插脚能够聚拢在切口边缘围成一个安全、防水、类似于钱袋口的闭合隆起,从而闭合切口(图 24.6)。

## 缝合系统

### T-tag

临床上 T-tag 已用于修补消化道穿孔,因此同样也可以用于胃切口的闭合。多个 tag 围绕切口放置,贯通胃壁,然后成对拉近,并通过不同的闭锁机制封闭[23]。这一技术的缺点是存在刺穿周围器官的风险,而且需要反复操作,每次均需要重新定位,比较耗时。

### 内镜缝合

内镜缝合(Covidien,美国康涅狄格州诺斯黑文)

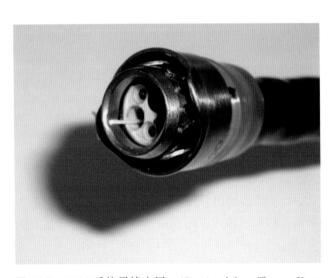

图 24.3　OTSC 系统胃镜应用。(Reprinted from Thomas Kratt, Markus Küper, Frank Traub, et al. Feasibility study for secure closure of natural orifice transluminal endoscopic surgery gastrotomies by using over-the-scope clips. *Gastrointest Endosc* 2008;68:993-6 with permission from Elsevier.)

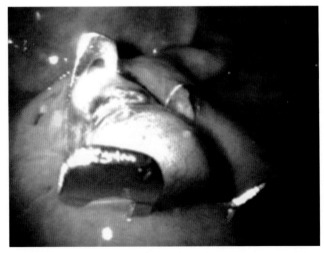

图 24.4　OTSC 闭合后的内镜图像。(Reprinted from Thomas Kratt, Markus Küper, Frank Traub, et al. Feasibility study for secure closure of natural orifice transluminal endoscopic surgery gastrotomies by using over-the-scope clips. *Gastrointest Endosc* 2008; 68:993-6 with permission from Elsevier.)

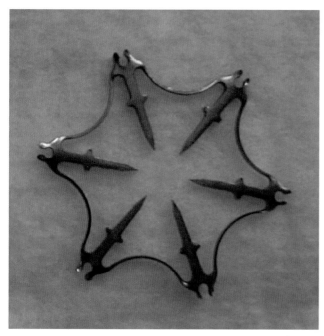

图 24.5 Padlock-G 夹,记忆镍钛夹放置后恢复原形并闭合组织。(Reprinted from Carlos Guarner-Argente, Henry Córdova, Graciela Martínez-Pallí et al. Yes, we can: reliable colonic closure with the Padlock-G clip in a survival porcine study (with video). *Gastrointest Endosc* 2010;72:841–4 with permission from Elsevier.)

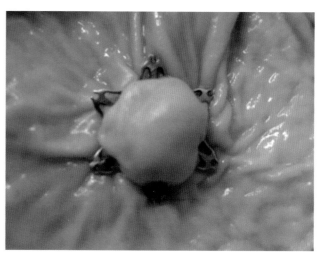

图 24.6 Padlock-G 夹内镜视图。(Aponos Medical,美国新罕布什尔州金斯顿),闭合中心形成假息肉样改变。(Reprinted from Carlos Guarner-Argente, Henry Córdova, Graciela Martínez-Pallí et al. Yes, we can: reliable colonic closure with the Padlock-G clip in a survival porcine study (with video). *Gastrointest Endosc* 2010;72:841–4 with permission from Elsevier.)

是另一种胃切口闭合装置[24],它有两个夹爪。预装的一次性缝合针由一个夹爪抓持,通过闭合和转动切换杆传递到另一个夹爪。但是直径过大且操作繁琐的缺点使其难以被临床认可。

## 环锚荷包闭合系统

环锚荷包闭合系统(loop-anchor purse-string,LAPS)是 T-tag 的改良版,其金属圈可以形成一种透壁荷包

缝合装置[25,26](图 24.7)。锚钉透壁放置,通过使用 19G 尖端有插槽的内镜针构成金属圈通道。通过使用钢丝将锚推出带插槽的针。4 个这样的锚钉件被顺序放置,在胃切口位置进行缝合(图 24.8)。然后牵拉导管内的线头,通过摩擦线圈和卷边设备(Wilson-Cook)固定线结闭合。在这一动作中,尼龙线穿过通道形成内环,牵拉后形成一个荷包缝合。

## LSI 荷包缝合

另一种名为"荷包缝合"(LSI Solutions,美国纽约维克托)的缝合装置由 Thompson 小组研发并报道[27]。这

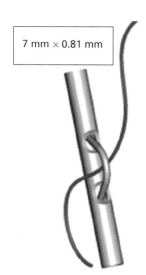

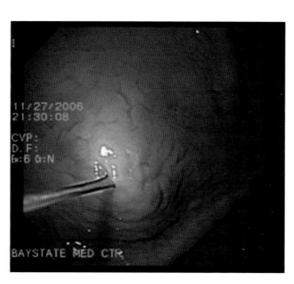

图 24.7 T 型收线器。可以应用任意数量的 T 型收线器在切口处完成全层封闭。所示为单个 T 型收线器在实验猪模型胃内应用的内镜视图。(Reprinted from[26] David J. Desilets, John R. Romanelli,David B. Earle, et al. Loop-anchor purse-string versus endoscopic clips for gastric closure: a natural orifice transluminal endoscopic surgery comparisonstudy using burst pressures. *Gastrointest Endosc* 2009;70:1225–30 with permission from Elsevier.)

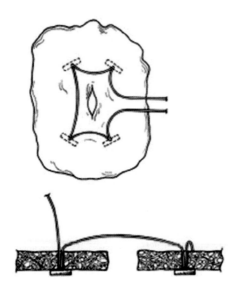
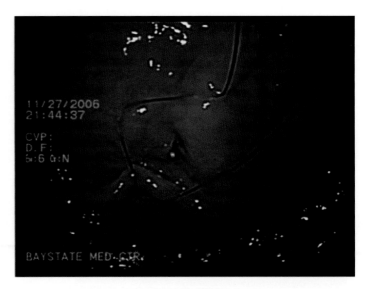

图 24.8　胃切开口处放置四个透壁 T 型收线器的示意图、内镜视图和剖面图。(Reprinted from[26] David J. Desilets, John R. Romanelli, David B. Earle, et al. Loop-anchor purse-string versus endoscopic clips for gastric closure: a natural orifice transluminal endoscopic surgery comparison study using burst pressures. *Gastrointest Endosc* 2009;70:1225-30 with permission from Elsevier.)

种装置由一个大的腔道构成,通过吸气使组织内陷。然后,两根针穿过组织,形成一个荷包,将其封闭。不管是在胃入路还是结肠入路的操作中应用此装置平均耗时 3 分钟,因此可以有效地应用于临床。此方法在一例治疗输卵管粘连的病例中也有报道。

## 鹰爪

鹰爪由 Apollo 集团和 Olympus 公司合作研发,是一个配备于标准内镜前端的抓取和持针装置[28,29] (图24.10)。它能够抓取大量软组织并可以用针来固定实质组织。鹰爪前配有大弯针,能够在内镜直视下缝合。针上有带滑动锁的单纤维缝合线,可以用单独的装置系紧。配合另一个夹爪,这种缝合装置可以充分抓取组织,然后完成全层缝合。抓钳还能让缝合定位更为精确。采用缝线锁装置,以配合打结锁边。该装置能够直接在内镜下缝合组织。贯穿组织后,针头与组织分离,然后用一个塑料套管收拢。将塑料套管抵住黏膜,收紧缝线后形成褶皱以完成缝合。目前该装置的最新类型——鹰爪Ⅶ装置了安装一个可拆卸弯针的 3-0尼龙线[30](图 24.11 和 图 24.12)。与最初的原型相比,新型装置更小,且手柄操作更简化。针的操作、抓取和线的释放由另一助手通过控制手柄单独操作。鹰爪的应用依赖于技术的不断进步,目前仍没有好方法来避免缝合时误伤管腔外组织。OverStitch (Apollo Endosurgery,Inc.,美国得克萨斯州奥斯汀)是鹰爪系列中最新的型号, 能够通过内镜完成多个间断或连续缝

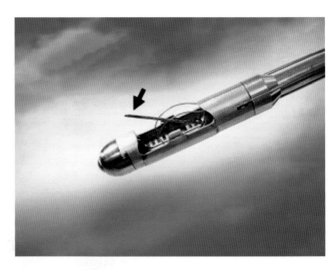

图 24.9　LSI Solutions 原型设备。(Reprinted from[27] Marvin M. Ryou, Derek G. Fong, Reina D. Pai, et al. Evaluation of a novel access and closure device for NOTES applications: a transcolonic survival study in the porcine model (with video). *Gastrointest Endosc* 2008; 67:964-9 with permission from Elsevier.)

合。此独特的装置模拟了常用的弯针结构,从而能够控制缝合的深度。

## USGI g-Prox 针

USGI Medical 研制的 g-Prox 针是一种新型的设备,它带有递送针装置的夹爪,能放置可永久缝合并展开的网篮[29](图 24.13)。与腹腔镜抓钳有相似的尺寸,能够更为深入地抓持全层组织, 因此可以达到腹腔镜相

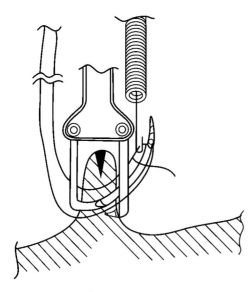

**图 24.10**　鹰爪Ⅱ的缝合过程示意图。(Reprinted from Bing Hu, S. C. Sydney Chung, Lawrence C.L. Sun, et al. Eagle Claw II: a novel endosuture device that uses a curvedneedle for major arterial bleeding: a bench study. *Gastrointestinal Endosc* 2005;62:266–70 with permission from Elsevier.)

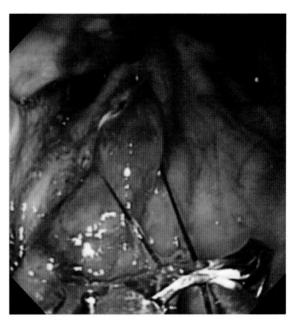

**图 24.12**　鹰爪Ⅶ闭合胃切口。(Reprinted from Philip W. Y. Chiu, Bing Hu James, Y. W. Lau, et al. Endoscopic plication of massively bleeding peptic ulcer by using the Eagle Claw VII device: a feasibility study in a porcine model. Gastrointest Endosc 2006;63: 681–5 with permission from Elsevier.)

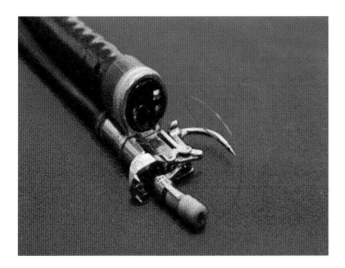

**图 24.11**　鹰爪Ⅶ内镜缝合装置。(Reprinted from[30] Philip W. Chiu, James Y. Lau, Enders K. Ng, et al. Closure of a gastrotomy after transgastric tubal ligation by using the Eagle Claw VII: a survival experiment in a porcine model(with video). *Gastrointest Endosc* 2008;68:554–559 with permission from Elsevier.)

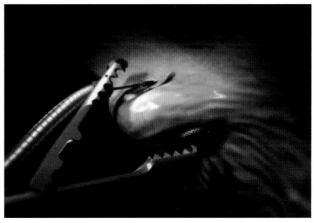

**图 24.13**　G-Prox 组织抓取和传送装置，来自 USGI Medical，圣克莱门托，加利福尼亚，美国。(Reprinted from M. Al-Akash, E. Boyle, W. A. Tanner. NOTES: the progression of a novel and emerging technique. *Surg Oncol* 2009;18:95–103 with permission from Elsevier.)

## 缝合器

### Power Medical Interventions（PMI）SurgASSIST

似的抓握能力。外科医生还可以应用该装置有效地提起或牵拉组织。该装置由穿过切口部位边缘的 19G 针构成，然后连接到两个含有不可吸收缝线的可膨胀网篮上。网篮释放后，拉动缝线的一端，可以让网篮接近切口的边缘。装置拥有扩展的组织锚，能保证打结的强度。g-Prox 可以在装置不重新进出的情况下放置 g-Cath。

　　这是一种用于内镜检查的线性缝合器，基于应用于开腹或腹腔镜手术中可靠且安全的空腔脏器缝合的相同原理。在体外研究中，PMI(美国宾夕法尼亚州朗霍恩)研制出一种线性缝合器,这种缝合器拥有堪比连续缝合的缝合强度[31]。内镜操作过程中应用这种缝合器相对容易,但对于更深处组织的操作则非常困难,因此对手术技巧的要求非常高。

## 闭塞系统

### 镍钛合金心脏闭塞器

用于关闭室间隔缺损的心脏闭塞系统在切口闭合方面几经测试后,受到了来自 Strasbourg 的 IRCAD 研究组织的青睐[32],由包含镍钛合金金属丝网的自扩张双伞成形装置组成。两个伞由短连接腰部连在一起。但当其真正用于胃切口封堵时出现了许多困难:完成放置后,两个伞中的一个仍在腹腔内面,而且该耗材的应用成本也非常高。

# 多功能平台

如 NOSCAR 所述,NOTES 手术的关键是能够支持内镜和相关操作器械的稳定操控平台。手术需要多学科的团队共同协作完成,因此多通道平台就显得尤为重要[33]。平台必须要有独立操作臂,且有能自由弯曲或固定的多通道内镜。

## ShapeLock TransPort

ShapeLock TransPort(USGI Medical, Inc., 美国加

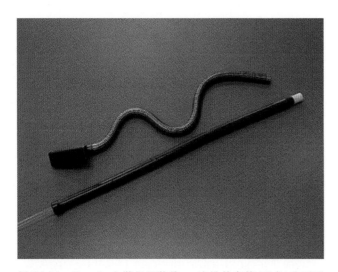

图 24.14　ShapeLock 装置组装前:一次性外套管(蓝色)和可重复使用的 Shapelock 引导器。(Reprinted from Gottumukkala S. Raju, Pankaj J. Pasricha. ShapeLock: a rapid access port for redeployment of a colonoscope into the proximal colon to facilitate multiple polypectomies in a single session. *Gastrointest Endosc* 2005;61:768-70 with permission from Elsevier.)

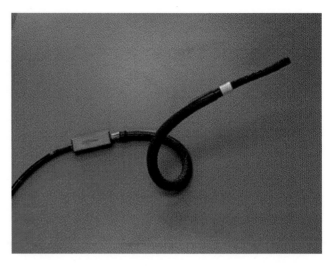

图 24.15　ShapeLock 装置组装后:结肠镜穿入后固定。(Reprinted from Gottumukkala S. Raju, Pankaj J. Pasricha. ShapeLock: a rapid access port for redeployment of a colonoscope into the proximal colon to facilitate multiple polypectomies in a single session. *Gastrointest Endosc* 2005;61:768-70 with permission from Elsevier.)

利福尼亚州圣克莱门托) 是一种多腔操作平台 [34](图 24.14 和图 24.15),该平台有四路工作通道:一路可置入内镜取像,其余三路容纳大直径的操作器械。内镜可以在通道内旋转以调整视野,这样不管整个装置的位置如何,内镜都可以随意观察,从而有效地避免定向障碍。TransPort 采用 ShapeLock 技术,允许在柔性状态下经自然腔道进入。然后,固定于一个相对刚性的结构上,从而防止脱出并拥有更大的力量来进行活检和牵拉。TransPort 的前端可以活动或锁定,术者可以更方便地确定靶组织并创建良好视野。TransPort 能够180°翻转、横向运动或固定在某个位置,其尖端仍可以独立活动以完成精细的手术操作。这种多功能操控平台已能够完成先进的腔内或经腔手术。但正如 Swanstorm 和 Bardaro 所指出,Transport 的三角定位仍比较困难, 平台的复杂操控需要娴熟助手的协助,而且这种手动的操控尚不能很好地实现前端镜头和器械流畅地活动。

## Cobra

Cobra 设备由 USGI 研发, 将三个独立的臂添加到 TransPort 平台上,解决了三角定位的问题[36](图 24.16)。内镜下的三角定位是对腹腔镜手术中两手操作完成复杂解剖和缝合的模仿。Cobra 设备通过主通道将标准6mm 软式内镜置入,这样更为简单有效。目前该设备仍是手动操作,软式内镜的操控并不精确,使得 Cobra 难以在精细的操作中应用。而且该设备的工具是固定的,

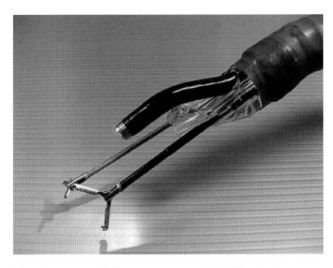

**图 24.16**　Cobra，来自 USGI。(Reprinted from[36] Vahe Karimyan, Mikael Sodergren, James Clark, et al. Navigation systems and platforms in natural orifice translumenal endoscopic surgery (NOTES). *Int J Surg* 2009;7:297–304 with permission from Elsevier.)

需要取下重新更换，然后再次组装，显得较为繁琐[35]。

## R-scope

Olympus 公司设计出一种可以提高内镜黏膜下剥离能力的双通道胃镜——R-scope，目前已被用于 NOTES 手术中[35]（图 24.17）。它有两个可弯曲的节段：近端部分可以在单个平面上偏转（上下）；远端可以在两个平面上偏转（上下和左右）。R-scope 拥有两路可驱动器械通道：一个允许垂直抬高，另一个可以实现水平"摇摆"的运动。因此，从一个通道置入的抓钳能够垂直于组织提供牵引，然后通过另一个通道置入针刀进行解剖分离。这样，镜头可以在手术区域旁单独释放、定位，然后外科医生进行精细的牵拉、解剖等操作[37]。R-scope 上还有单独的抽吸和注射通道。此系统最大的缺点是视觉偏离且术中方向感差，同时还存在体积大和灵活性较差等问题[36]。

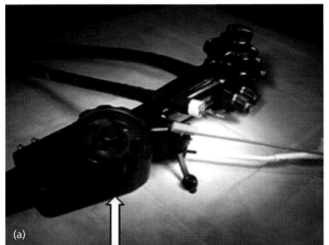

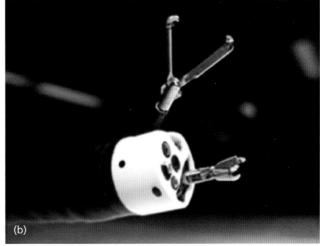

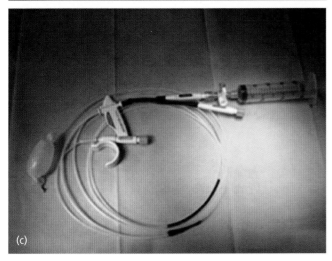

**图 24.17**　(a)具有独立操控件（箭）的 R-scope 原型。(b)两个独立的、铰接式操作通道。(c)定制的肠闭塞导管，放置在十二指肠，操作过程中避免小肠扩张。(Reprinted from[31] Matthew T. Moyer, Randy S. Haluck, Jegan Gopal, et al. Transgastric organ resection solely with the prototype R-scope and the self-approximating transluminal access technique. *Gastrointest Endosc* 2010; 72:170‑6 with permission from Elsevier.)

## EndoSAMURAI

另一种内镜平台原型 EndoSAMURAI (Olympus Corp., 日本东京)[33](图 24.18), 由一个专用内镜、远程工作站和一个固定套管组成(图 24.19)。它提供了一

个类似于腹腔镜的可视化系统、两个独立的效应器、三个工作通道和一个符合人体工程学的用户界面。工作臂有五个自由度, 可以配合缝线提供牵引力和反牵引力。并通过一个可以自由操控或固定的套管实现平台的稳定性。EndoSAMURAI 提供了稳定的视野, 这使得操控臂可以远离光源进行操作。该系统采用"驱动、停止和移动"的方法, 当导航到靶器官或组织后, 锁定套管系统位置, 然后进入用户界面。这样, 一个操作员就可以有效地完成大部分工作。视野可以固定在人体适当的位置, 锁定与后续图像的维护由助手完成, 这有点类似于传统腹腔镜操作。该项技术已在动物模型上完成了胆囊切除的实验研究[38]。

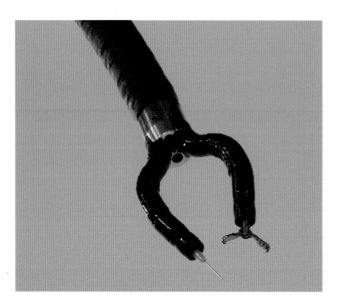

**图 24.18** EndoSAMURAI 顶端的两个前臂。(Reprinted from Keiichi Ikeda, Kazuki Sumiyama, Hisao Tajiri, et al. Evaluation of a new multitasking platform for endoscopic full-thickness resection. *Gastrointest Endosc* 2011;73:117-22 with permission from Elsevier.)

## 直接驱动内镜系统

直接驱动内镜系统(DDES, Boston Scientific, 奈蒂克, 马萨诸塞州, 美国)的主要结构包括三部分: 一个可操纵的柔性套管与三路通道(一路 6mm 镜身通道和两路独立的 4mm 器械通道)、一组直径 4mm 的操作器械, 以及符合人体工程学的操作平台。DDES 套管的远端可以移动, 移动方式类似于可以自由操控的内镜[36](图 24.20 和图 24.21)。内镜通过单独的通道进行移动和倾斜, 不会干扰器械的操作。DDES 套管的近端部分固定在稳定的操作平台上, 通过手柄驱动控制, 且有五个自由度调节。因此 DDES 可以在无视野干扰的情况下完成独立的器械操作[39,40]。系统需要一名术者操作, 同时一名助手协助维持视野并更换所需器械。该

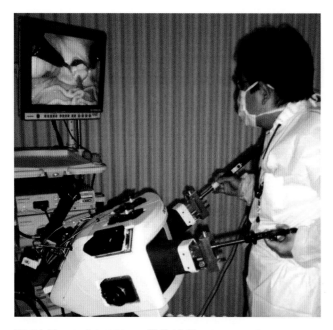

**图 24.19** EndoSAMURAI 操作过程。(Reprinted from Keiichi Ikeda, Kazuki Sumiyama, Hisao Tajiri, et al. Evaluation of a new multitasking platform for endoscopic full-thickness resection. *Gastrointest Endosc* 2011;73:117-22 with permission from Elsevier.)

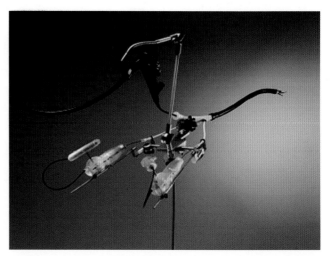

**图 24.20** 直接驱动内镜系统。(Reprinted from[40] Christopher C. Thompson, Marvin Ryou, Nathaniel J. Soper, et al. Evaluation of a manually driven, multitasking platform for complex endoluminal and natural orifice transluminal endoscopic surgery applications (with video). *Gastrointest Endosc* 2009;70:121-5 with permission from Elsevier.)

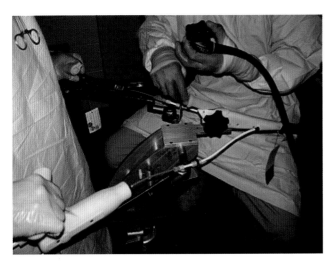

**图 24.21**　直接驱动内镜系统操作图。(Reprinted from [40] Christo-pher C. Thompson, Marvin Ryou, Nathaniel J. Soper, et al. Evaluation of a manually driven, multitasking platform for complex endoluminal and natural orifice transluminal endoscopic surgery applications (with video). *Gastrointest Endosc* 2009;70:121–5 with permission from Elsevier.)

系统的缺点是其仍然过于复杂，视觉的控制不够理想，需要较长时间来安装，且更换器械仍较为繁琐。

# 机器人

## 软式机器人

未来，结合机器人技术的内镜或许能满足 NOTES 手术操作所要求的精确程度，它可以在建立稳定的支点的同时保持前端的可操作性[41]。操作器械（包括抓钳、剪刀、活检钳和抽吸导管）可在工作通道中通过按下按钮进入和互换。多种软式的器械可以通过共同通道进出。进入腹腔后每一种都可以单独展开，然后结合起来进行立体操控。通过此设计紧凑且强大的操控平台，可以获得操作所需的三角定位能力和自由度。虽然目前软式机器人技术尚未在 NOTES 手术中应用，但仍非常值得期待。在今后的微创手术中，到底是机电系统、磁力系统还是其他未知的构想占主导地位尚未可知。

## 达·芬奇系统

Box 等报道应用现有的达·芬奇机器人平台进行机器人辅助 NOTES 肾切除术的临床研究[42]。文中提及机器人手臂在操作过程中因为彼此接近而出现频繁触碰，但仪器的灵活性仍能满足有效的组织解剖。可以确信，将来终会有适宜进行复杂 NOTES 操作的相应机器人系统出现。

## 微型机器人

目前，第一台微型机器人原型已经在实验中应用，促进了微创手术的发展。机器人系统可以通过机载前置相机提供视觉反馈并通过机械臂完成相应任务。在猪模型胆囊切除术中，一个体内移动摄像机器人提供独立的手术视野，从而减少了切口的数量（图 24.22）。另有报道，利用具有活检功能的机器人在猪模型上成功地完成了单孔腹腔镜手术。Rentschler 及其同事专门为 NOTES 手术研发出一个直径 12mm 的体内移动机器人[43]，其具有一个螺旋轮廓，能够提供足够的牵引移动；另有两个独立的由直流电机驱动的螺旋轮，同样提供牵引而不引起组织损伤。机器人尾部可以防止机器人机体转向。在猪模型中，机器人通过胃壁切口进入腹腔，利用其腔内有效的机动能力，探查包括肝脏、小肠在内的腹腔脏器。在这项研究中，研究者在死猪模型中使用多个微型机器人以提高空间定向和操作能力。联合操作过程共使用了三种微型机器人，包括腹壁成像机器人、照明机器人和标准内镜机器人[44]。虽然尚不能单独使用微型机器人进行外科手术，但它们可以为外科医生在腹腔内提供良好的视野并辅助操作。微型机器人的小型化和单一孔道置入多机器人的技术使外科手术的理念进一步革新，这些机器人可以独立配置并能协助完成不同的任务。每个机器人具有高度的自控功能，具有特定的性能以完成最恰当的操作。目前体内微型机器人的领域仍处于初级

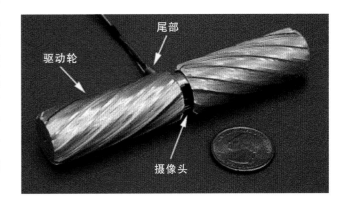

**图 24.22**　可移动的并带有可调焦距照相机的机器人有两个独立的驱动轮，可以进行反转和回转运动。一个小的尾部用来防止反转。(Reprinted from Sara L. Best, Wareef Kabbani, Daniel J. Scott, et al. Magnetic anchoring and guidance system instrumentation for laparo-endoscopic single-site surgery/natural orifice trans-luminal endoscopic surgery: lack of histologic damage after pro-longed magnetic coupling across the abdominal wall. *Urology* 2011;77:243–7 with permission from Elsevier.)

阶段,其电池容量有限,不足以支撑 1 小时,且仅能执行简单的实验操作[45]。技术的发展日新月异,但体内机器人最终能够应用于临床正如家用机器人的发展一样仍需要不断地论证和研究。

# 磁性锚定导航系统

NOTES 的进展引发了对技术革新的巨大需求,以期能够将手术器械安全有效地置入体内。电磁锚定导航系统(magnetic anchoring and guidance system,MAGS)是一种可以通过外部手持磁铁引导腹腔内器械部署的技术[46](图 24.23)。它包括一种携带永磁体的外科手术器械内部组件和另一种具有反磁性的外部手持组件。这两种组件通过磁场耦合在一起,移动外部组件完成内部组件在腹腔内的操作[47]。永磁体由钕铁硼构成并产生耦合力量以操控 25~45g 的手术器械。这些仪器可以通过一个通道(经腹壁或经自然腔道)置入。MAGS 技术已开发出各种各样的器械,如抓钳、内镜和电刀等。磁体可以提供所需的有力牵引和反牵拉以完成相应的 NOTES 手术操作,部分研究已证实了应用磁体在 NOTES 手术中进行组织牵引的可行性。器械的不断研发使我们可以在活体(14 天)或尸体猪模型上成功完成纯 NOTES 经阴道胆囊切除术,且没有出现任何并发症和感染[46]。这种技术的局限性在于伴随磁体距离增大而引起的耦合强度指数下降。对于肥胖患者,需要更强的磁场强度维持。虽然早期研究证实了其可行性,未来仍需要建立更多的 MAGS 平台来实现更为方便简单的部署、定位以及腹内机器人和器械的

回收。

# 空间定位

空间定位障碍仍是 NOTES 发展需要面临的挑战之一,这在 NOSCAR 中已达成临床共识。尽管此问题早已被确定为研究的焦点,但是到目前为止,研究成果仍鲜见报道。如果能够在 NOTES 手术中实现内镜的实时定位,将会是巨大的进步[48]。

定位装置的唯一研究来自于 Queen 的 NOTES 研究小组,该小组报道了一种新颖的称为 Shape Tool(Northern Digital, Inc.,加拿大安大略省沃特卢)的套管装置,其内嵌有多枚电磁传感器,并另有一个电磁跟踪器(Aurora System, Northern Digital, Inc.)[49](图 24.24)。导管直径为 2.2mm,通过该导管置入内镜并进行镜下的三维成像定位。

在未来的 NOTES 发展中,应用 3D 技术的计算机辅助外科手术(computer-assisted surgical, CAS)系统将是重要的发展方向,借此实现更好的空间定位[50]。目前已经研发出两套这种系统,一种 3D 内镜现已研发,称为 Multisensor-Time-of-Flight(MUSTOF)内镜。光学 3D(time-of-light TOF)传感器配置在此内镜前端,内镜获取 3D 成像并辅助 CT 或 MRI 等术前影像学资料进行信息共享分析,从而寻找最佳的经胃或经结肠穿刺点。此外,3D 数据可以用来在腹腔内提供更好地定位。还可以有效地防止术中器械碰撞并提供一个优化的多视角视野。

Endosens 的研究将一个微小的微机电系统(micro-

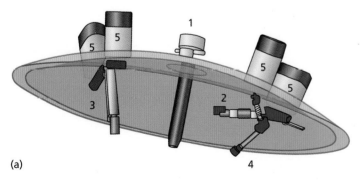
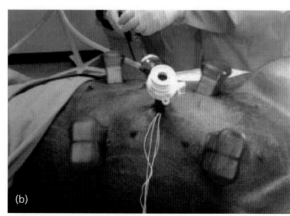

图 24.23　(a)MAGS 平台。穿刺套管有四个 MAGS 装置:1,穿刺套管;2,MAGS 相机;3,拉钩;4,机器人电凝;5,手持外部磁铁。(b)在猪模型腹部四个区域分布部署 MAGS 平台后的外部视图。橙色的设备是手持外部磁铁。(Reprinted from Sara L. Best, Wareef Kabbani, Daniel J. Scott, et al. Magnetic anchoring and guidance system instrumentation for laparo-endoscopic single-site surgery/natural orifice transluminal endoscopic surgery: lack of histologic damage after prolonged magnetic coupling across the abdominal wall. *Urology* 2011;77: 243-7 with permission from Elsevier.)

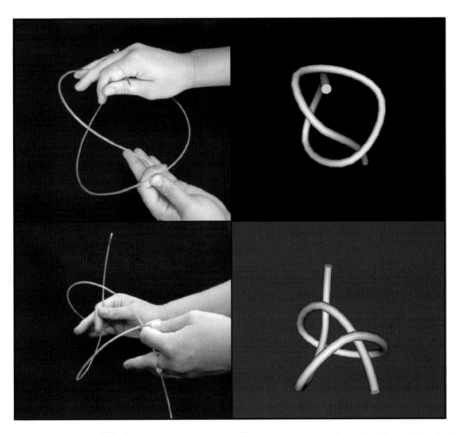

图 24.24　应用 Shape Tool 和电磁跟踪器的示意图。(Reprinted from [49] Sharyle Fowler, Mohamed S. Hefny, Elvis S. Chen, et al. A prospective, randomized assessment of a spatial orientation device in natural orifice transluminal endoscopic surgery. *Gastrointest Endosc* 2011; 73:123–7[49] with permission from Elsevier.)

electro-mechanical system，MEMS)的三轴惯性传感器配置在内镜的远端，从而实现自动定位矫正[50]。通过重力感应并不断更正，其可以提供一个稳定的内镜视频图像。这些设备目前仍处于动物模型的研发阶段。

# 激　光

　　未来，激光也可应用于 NOTES 手术的诊断和治疗[51]。对于诊断而言，激光可以提供超高的分辨率、组织定性和多种类型的荧光检测。此外，激光潜在的 3D 特性可以用来增强识别组织类型和病理结构。对于切开入路口的过程，激光的优点表现为精确的切割和有效的止血，且没有相应的机械损伤。对于治疗而言，其潜在的应用前景包括进行组织接合、凝固、切割和碎石。一个 2μm 的激光系统已经应用于一例动物急症 NOTES 实验中，并且表现出高度精确和安全解剖的能力[52]。未来，专业的 NOTES 内镜将会具有优良光传导的激光纤维探针和新式激光操纵系统。NOTES 培训中心也将会相应地增加激光操控和安全相关的临床使用培训支持，最终让患者获益。

# 培　训

　　类似于腹腔镜手术的早期发展，人们对 NOTES 医师培训的兴趣越来越浓厚。模拟教学是 NOTES 手术教学中最安全有效的方式(见 27 章)。使用模拟设备可以模拟一些主要的技术挑战，尤其是导航、闭合、新仪器的研发和应用，从而替代动物模型对 NOTES 手术中的某些步骤进行培训和教学。近年来，NOTES 手术模拟训练取得了很大的进展。目前，不管是高端昂贵的模型还是已经在培训中心中广泛应用的基本模型，都可以使用[53]。Clark 等展示了他们研发的一种高性价比的模拟设备，即 NOTES 手术中的自然腔道模拟环境(natural orifice simulated surgical environment，NOSsE)[54]。腹腔镜训练箱经改装后能应用于 NOTES 研究，从而获得第一手实验资料。这种模拟训练能够减少实验动物的数量，获取基本的手术技能并检验新的手术方式。研究证实，模拟器实验能够作为应用到动物实验之前的辅助实验步骤。

　　Fiolka 等最近报道了使用一个名为"ELITE"的新

型 NOTES 训练模拟器的经验[55]。ELITE 为人类女性躯干全尺寸复制品，具有密闭的腹腔和各种入路通道。该装置具备肝脏、胆囊、脾脏、胃肠道以及肠系膜、网膜等器官。在此模拟平台上可以完成经自然腔道胆囊切除和阑尾切除的训练。模拟器具有高仿真性，内脏器官可随呼吸运动。其用于训练的有效性也已被证实[56]。在此模型上可以完成经自然腔道胆囊切除术的模拟操作并进行良好的分步训练。由此可见，在基本操作培训中，ELITE 可以有效地替代动物模型。

# 结 论

近年来，内镜在诊断和治疗中的进展已经取得了引人注目的成果。目前，还没有出现新的发明、专利或设备推动新技术的变革。NOTES 应用初期的障碍已被清除，很多同道正在进行更深入的研究工作。本章所述的各种平台、设备和技术的长期有效性和功能尚需进一步评估。实现安全和标准化的 NOTES 操作才是真正的挑战，这需要外科医师、工程师、内镜医师和器械工业厂商进行密切有效的跨学科合作。学科交叉必须认真执行，各专业需要相互学习以避免重复腹腔镜手术刚开始应用时所走的弯路。

（高超 译 王加勇 顾晓萌 校）

## 参考文献

1 Spaner SJ, Warnock GL. A brief history of endoscopy, laparoscopy, and laparoscopic surgery. *J Laparoendosc Adv Surg Tech A* 1997;**7**(6):369–73.

2 Litynski GS. Laparoscopy – the early attempts: spotlighting Georg Kelling and Hans Christian Jacobaeus. *JSLS* 1997;**1**(1):83–5.

3 Polis SL. Endoscopic procedures: past, present, and future. *Todays OR Nurse* 1993;**15**(3):7–14.

4 Engel RM. Philipp Bozzini – the father of endoscopy. *J Endourol* 2003;**17**(10):859–62.

5 Tsao AK, Averch TD. The history of NOTES. *J Endourol* 2009;**23**(5):727–31.

6 Berci G, Forde KA. History of endoscopy: what lessons have we learned from the past? *Surg Endosc* 2000;**14**(1):5–15.

7 Morgenthal CB, Richards WO, Dunkin BJ, et al. The role of the surgeon in the evolution of flexible endoscopy. *Surg Endosc* 2007;**21**(6):838–53.

8 Baillie J. The endoscope. *Gastrointest Endosc* 2007;**65**(6):886–93.

9 Rattner D, Hawes RH. NOTES: gathering momentum. *Gastrointest Endosc* 2006;**63**(6):838–9.

10 ASGE/SAGES Working Group on Natural Orifice Translumenal Endoscopic Surgery White Paper October 2005. *Gastrointest Endosc* 2006;**63**(2):199–203.

11 Rattner D, Kalloo A. ASGE/SAGES Working Group on Natural Orifice Translumenal Endoscopic Surgery. October 2005. *Surg Endosc* 2006;**20**(2):329–33.

12 Elmunzer BJ, Schomisch SJ, Trunzo JA, et al. EUS in localizing safe alternate access sites for natural orifice transluminal endoscopic surgery: initial experience in a porcine model. *Gastrointest Endosc* 2009;**69**(1):108–14.

13 Chak A. EUS and natural orifice transluminal endoscopic surgery. *Gastrointest Endosc* 2009;**69**(2 suppl):S210–11.

14 Elmunzer BJ, Chak A, Taylor JR, et al. Hydroperitoneum-facilitated EUS-guided peritoneal entry and closure of alternate access sites for NOTES. *Surg Innov* 2010;**17**(2):101–7.

15 ASGE Technology Committee. Overtube use in gastrointestinal endoscopy. *Gastrointest Endosc* 2009;**70**(5):828–34.

16 Berkelhammer C, Madhav G, Lyon S, Roberts J. "Pinch" injury during overtube placement in upper endoscopy. *Gastrointest Endosc* 1993;**39**(2):186–8.

17 Arezzo A, M. Morino Endoscopic closure of gastric access in perspective NOTES: an update on techniques and technologies. *Surg Endosc* 2010;**24**(2):298–303.

18 Technology Assessment Committee. Endoscopic clip application devices. *Gastrointest Endosc* 2006;**63**(6):746–50.

19 Dray X, Krishnamurty DM, Donatelli G, et al. Gastric wall healing after NOTES procedures: closure with endoscopic clips provides superior histological outcome compared with threaded tags closure. *Gastrointest Endosc* 2010;**72**(2):343–50.

20 von Renteln D, Schmidt A, Vassiliou MC, Gieselmann M, Caca K. Natural orifice transluminal endoscopic surgery gastrotomy closure with an over-the-endoscope clip: a randomized, controlled porcine study (with videos). *Gastrointest Endosc* 2009;**70**(4):732–9.

21 Schurr MO, Arezzo A, Ho CN, et al. The OTSC clip for endoscopic organ closure in NOTES: device and technique. *Minim Invasive Ther Allied Technol* 2008;**17**(4):262–6.

22 Desilets DJ, Romanelli JR, Earle DB, Chapman CN.. Gastrotomy closure with the lock-it system and the Padlock-G clip: a survival study in a porcine model. *J Laparoendosc Adv Surg Tech A* 2010;**20**(8):671–6.

23 Fritscher-Ravens A, Mosse CA, Mukherjee D, et al. Transluminal endosurgery: single lumen access anastomotic device for flexible endoscopy. *Gastrointest Endosc* 2003;**58**(4):585–91.

24 Voermans RP, Worm AM, van Berge Henegouwen MI, et al. In vitro comparison and evaluation of seven gastric closure modalities for natural orifice transluminal endoscopic surgery (NOTES). *Endoscopy* 2008;**40**(7):595–601.

25 Romanelli JR, Desilets DJ, Chapman CN, et al. Loop-anchor purse-string closure of gastrotomy in NOTES(R) procedures: survival studies in a porcine model. *Surg Innov* 2010;**17**(4):312–17.

26 Desilets DJ, Romanelli JR, Earle DB, et al. Loop-anchor purse-string versus endoscopic clips for gastric closure: a natural orifice transluminal endoscopic surgery comparison study using burst pressures. *Gastrointest Endosc* 2009;**70**(6):1225–30.

27 Ryou M, Fong DG, Pai RD, Sauer J, Thompson CC. Evaluation of a novel access and closure device for NOTES applications: a transcolonic survival study in the porcine model (with video). *Gastrointest Endosc* 2008;**67**(6):964–9.

28 Hu B, Chung SC, Sun LC, et al. Eagle Claw II: a novel endosuture device that uses a curved needle for major arterial bleeding: a bench study. *Gastrointest Endosc* 2005;**62**(2):266–70.

29 Sclabas GM, Swain, P, Swanstrom LL. Endoluminal methods for gastrotomy closure in natural orifice transenteric surgery (NOTES). *Surg Innov* 2006;**13**(1):23–30.

30 Chiu PW, Lau JY, Ng EK, et al. Closure of a gastrotomy after transgastric tubal ligation by using the Eagle Claw VII: a survival experiment in a porcine model (with video). *Gastrointest Endosc* 2008;**68**(3):554–9.

31 Ryou M, Fong DG, Pai RD, Rattner DW, Thompson CC. Transluminal closure for NOTES: an ex vivo study comparing leak pressures of various gastrotomy and colotomy closure modalities. *Endoscopy* 2008;**40**(5):432–6.

32 Perretta S, Sereno S, Forgione A, et al. A new method to close the gastrotomy by using a cardiac septal occluder: long-term survival study in a porcine model. *Gastrointest Endosc* 2007;**66**(4):809–13.

33 Shaikh SN, Thompson CC. Natural orifice translumenal surgery: flexible platform review. *World J Gastrointest Surg* 2010;**2**(6):210–16.

34 Swanstrom LL, Swain P, Denk P. Development and validation of a new generation of flexible endoscope for NOTES. *Surg Innov* 2009;**16**(2):104–10.

35 Bardaro SJ, Swanstrom LL. Development of advanced endoscopes for natural orifice transluminal endoscopic surgery (NOTES). *Minim Invasive Ther Allied Technol* 2006;**15**(6):378–83.

36 Karimyan V, Sodergren M, Clark J, Yang GZ, Darzi A.. Navigation systems and platforms in natural orifice translumenal endoscopic surgery (NOTES). *Int J Surg* 2009;**7**(4):297–304.

37 Moyer MT, Haluck RS, Gopal J, Pauli EM, Mathew A. Transgastric organ resection solely with the prototype R-scope and the self-approximating transluminal access technique. *Gastrointest Endosc* 2010;**72**(1):170–76.

38 Spaun GO, Zheng B, Swanstrom LL. A multitasking platform for natural orifice translumenal endoscopic surgery (NOTES): a benchtop comparison of a new device for flexible endoscopic surgery and a standard dual-channel endoscope. *Surg Endosc* 2009;**23**(12):2720–27.

39 Spaun GO, Zheng B, Martinec DV, et al. Bimanual coordination in natural orifice transluminal endoscopic surgery: comparing the conventional dual-channel endoscope, the R-Scope, and a novel direct-drive system. *Gastrointest Endosc* 2009;**69**(6):e39–45.

40 Thompson CC, Ryou M, Soper NJ, et al. Evaluation of a manually driven, multitasking platform for complex endoluminal and natural orifice transluminal endoscopic surgery applications (with video). *Gastrointest Endosc* 2009;**70**(1):121–5.

41 Canes D, Lehman AC, Farritor SM, Oleynikov D, Desai MM.. The future of NOTES instrumentation: flexible robotics and in vivo minirobots. *J Endourol* 2009;**23**(5):787–92.

42 Box GN, Lee HJ, Santos RJ, et al. Rapid communication: robot-assisted NOTES nephrectomy: initial report. *J Endourol* 2008;**22**(3):503–6.

43 Rentschler ME, Platt SR, Dumpert J, Farritor SM, Oleynikov D. In vivo laparoscopic robotics. *Int J Surg* 2006;**4**(3):167–71.

44 Lehman AC, Berg KA, Dumpert J, et al. Surgery with cooperative robots. *Comput Aided Surg* 2008;**13**(2):95–105.

45 Whiteford MH, Swanstrom LL. Emerging technologies including robotics and natural orifice transluminal endoscopic surgery (NOTES) colorectal surgery. *J Surg Oncol* 2007;**96**(8):678–83.

46 Raman JD, Scott DJ, Cadeddu JA. Role of magnetic anchors during laparoendoscopic single site surgery and NOTES. *J Endourol* 2009;**23**(5):781–6.

47 Raman JD, Bergs RA, Fernandez R, et al. Complete transvaginal NOTES nephrectomy using magnetically anchored instrumentation. *J Endourol* 2009;**23**(3):367–71.

48 Rassweiler J, Baumhauer M, Weickert U, et al. The role of imaging and navigation for natural orifice translumenal endoscopic surgery. *J Endourol* 2009;**23**(5):793–802.

49 Fowler S, Hefny MS, Chen EC, et al. A prospective, randomized assessment of a spatial orientation device in natural orifice transluminal endoscopic surgery. *Gastrointest Endosc* 2011;**73**(1):123–7.

50 Holler K, Schneider A, Jahn J, et al. Spatial orientation in translumenal surgery. *Minim Invasive Ther Allied Technol* 2010;**19**(5):262–73.

51 Stepp H, Sroka R. Possibilities of lasers within NOTES. *Minim Invasive Ther Allied Technol* 2010;**19**(5):274–80.

52 Dray X, Donatelli G, Krishnamurty DM, et al. A 2-microm continuous-wave laser system for safe and high-precision dissection during NOTES procedures. *Dig Dis Sci*. 2010;**55**(9):2463–70.

53 Nugent E, Traynor O, Neary P. Technical skill set training in natural orifice transluminal endoscopic surgery: how should we approach it? *J Laparoendosc Adv Surg Tech A* 2011;**21**(2):107–11.

54 Clark J, Sodergren M, Noonan D, Darzi A, Yang GZ. The natural orifice simulated surgical environment (NOSsE): exploring the challenges of NOTES without the animal model. *J Laparoendosc Adv Surg Tech A* 2009;**19**(2):211–14.

55 Fiolka A, Gillen S, Meining A, Feussner H. ELITE – the ex vivo training unit for NOTES: development and validation. *Minim Invasive Ther Allied Technol* 2010;**19**(5):281–6.

56 Gillen S, Wilhelm D, Meining A, et al. The "ELITE" model: construct validation of a new training system for natural orifice transluminal endoscopic surgery (NOTES). *Endoscopy* 2009;**41**(5):395–9.

# 第 25 章

# 消化内科医师的 NOTES 培训

Nitin Kumar，Christopher C. Thompson

## 引 言

NOTES 概念提出后的 10 年中，大量的动物实验和临床研究已经完成。一些经腔手术如内镜下坏死组织清除术，正逐渐地开展应用。尽管如此，NOTES 目前仍未被广泛应用于临床。其原因是多方面的，不仅仅因为技术的障碍，如何进行规范化的消化内科医师 NOTES 培训也同样是巨大的挑战。

## 技术挑战

对消化内科医师进行 NOTES 培训类似于外科医师逐渐掌握腹腔镜操作的过程。实际上，从第一例人体腹腔镜胆囊切除术成功到该手术广泛应用于临床仅用了几年的时间。然而，腹腔镜手术技术的发展经过很多年才趋于成熟。相对而言，外科医师更熟悉开腹手术技巧和解剖学变异，因此，他们的培训应主要集中在几个重点的技术方面，包括如何进入腹腔、如何暴露和如何结扎。消化内科医师更熟悉软式内镜及相关器械的操作，但是对手术原则、解剖结构、并发症处理的掌握程度参差不齐，这无疑增加了培训的难度。

经食管、胃、结肠、膀胱或阴道等不同入路都有其特殊的解剖和技术要求。消化内科医师进行这些部位的穿刺并不都那么驾轻就熟，因为并不都像胃造口术中胃前壁穿刺一样已知穿刺部位少有血管和内脏邻近。熟悉管腔外解剖结构是安全实施这些穿刺的关键。此外，许多操作需要进行器械的三角定位控制，仅有一处入路点可能导致器械交叉或影响视野，消化内科医师同样必须为克服这些技术难题做好准备。

在消化道外进行操作时，消化科医师必须用投射到二维屏幕上的标记来定位三维空间中的摄像头和器械。操作过程中有可能随时需要旋转或翻折内镜，但必须确保定向的准确。持续的空间定位所必需的三维认知重建增加了术者本身的脑力负荷。即便正确定向后，软式内镜也难以保持定位。在腹腔镜手术中，有一位助手始终掌控着手术的视野，而内镜医师必须借助导航盘、旋转力矩和共轴内镜运动来维持术中视野。

消化科医师更习惯于软式内镜，而这种内镜的灵活性特点反而影响 NOTES 手术中的某些操作（详见下文）。因此，这些新研制的 NOTES 装置和平台有其自身的学习曲线。

## 器械挑战

缺少易于操作和上手的器械是培训从事 NOTES 的消化专业医师的障碍。克服这一障碍需要技术的不断革新。

### 双通道内镜

大多数现行的 NOTES 手术都是通过双通道内镜（double-channel endoscope，DCE）完成的。尽管消化科医师对这种内镜非常熟悉，但其在 NOTES 的应用中仍存在许多不足。手术中，腹腔镜可以提供 380 流明的光亮，而普通的内镜只能提供 25 流明，这就导致难以识别远距离的器官及其色彩[1]。内镜的镜头位于顶端，所采集的放大成像可以满足近距离的解剖操作，但 NOTES 手术中镜头往往需要远离手术部位以提供一个可靠的视野。器械操作臂和镜头毗邻且并行，因此定位和操作都会受限。双通道内镜的灵活性意味着力量的减弱，可能伴随铰接或错误的用力角度。因此这些都将会使牵拉器官和缝合组织变得非常困难[2]。一项对内镜钳、活检钳和腹腔镜抓钳的力量对比研究发现,内镜可以获得 0.06%~0.08% MVC/N,腹腔镜为 0.31%~3.56%[3]。此外,内镜的触觉反馈也会减弱,这样判断组织的性质和张力更加困难。最后,气腹的维持通常需要不断地补充 $CO_2$,而普通双通道内镜的充气和抽吸通道实在难以胜任。除外高强度的脑力劳动和更长的手术时间,使用双通道内镜进行 NOTES 手术还需要更强的体力支持。据报道,尽管使用专用的仪器,87% 的腹腔镜外科医师们有颈部、右手及下肢的劳损;内镜医师则主要表现为肌肉和骨骼的症状,集中在左手拇指、右手腕、颈部和背部[5,6]。操作人员使用 DCE(GIF-2T 160,Olympus,日本东京)的 Stryker 内镜训练箱(圣何塞,加利福尼亚)进行腹腔镜或内镜操作时,会被记录并导出相关人体工程学数据。操作中对手术者或培训学员进行动作捕捉和肌电图检查,结果显示,双通道内镜的手术时间明显高于腹腔镜[(114.4 ± 11.9)s 对 (20.0 ± 1.6)s,$P< 0.05$],且使用双通道内镜会有更显著的肌肉劳累 (1315.8% ± 116.9% 对 153.9% ± 18.8%,$P< 0.05$),这主要是因为内镜手术需要更长的时间和更高的操作水平,与外科的培训存在显著区别。

## NOTES 平台

可以实现三角定位并完成组织牵引、反牵引、解剖等操作的 NOTES 平台,能有效地降低 NOTES 手术医师的脑力和体力工作强度。如果平台的摄像头和器械操作能够分开、可以灵活移动并随时锁定、器械可以旋转、力量可以有效地传递、并有良好的触觉反馈,那么 NOTES 操作将会比较容易的被消化科医师们接受并使用。同时,还应该有更强的照明、更好的充气方式和更好的吸引功能。我们现在提到的 NOTES 操作平台已经能够部分满足上述要求。

NOTES Scope(Olympus,日本东京)是一台双通道胃镜,由起始的固定部件和之后的弯曲部件组成[1](图 25.1)。操作通道内的要求器械能够进行垂直牵拉和横向解剖,并可以进行小幅度的三角定位。

EndoSAMURAI(Olympus)由可自由活动或锁定的套管和两个短的独立操作臂组成,并由远程工作站(EVIS EXERA Ⅱ Universal Platform,Olympus)操控[1](图 25.2)。套管增加了硬度和稳定性。内镜的操作臂与镜身保持平行,其自由度有 5 个档位可以调节,从而抵消器械交叉的不利影响并可以通过多角度定位进行组织牵引和缝合打结。3 个操作通道可以分别置入不同的操作器械,包括电切刀、三头电极和持针器[7]。研究者分别使用 EndoSAMURAI 和普通双通道内镜,通过两种实验对二者进行协调性的比较,这两个实验分别是尝试用针穿入被硬币覆盖的洞,以及固定缝合[8]。12 位拥有腹腔镜或内镜操作经验的实验人员(学生、学员和参与人员)应用 EndoSAMU-RAI 完成多任务操作时,比应用双通道内镜时明显迅速

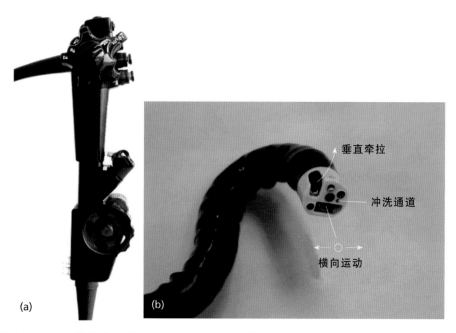

(a)　(b)

**图 25.1**　NOTES Scope(a)操控器(b)镜身。(From Shaikh SN [1], with permission from Baishideng PublishingGroup Co.)

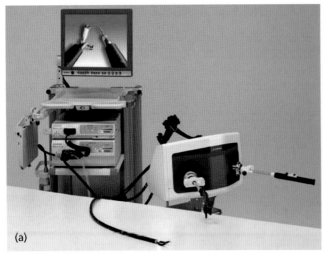
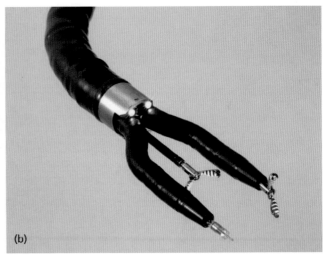

图 25.2　EndoSAMURAI(a)操控器(b)操作臂。(From Shaikh SN[1], with permission from Baishideng Publishing Group Co.)

[(304±125)s 对(867±312)s, $P<0.001$],并伴有更少的针掉落概率(0.4 对 1.8, $P<0.01$)。所有实验人员都可以用 EndoSAMURAI 进行有效缝合,应用双通道内镜却都无法完成。使用外科电刀进行 EndoSAMURAI 与 DCE 的 10mm 全层切开比较[7],EndoSAMURAI 的平均手术时间明显缩短(13min 25s 比 23min 28s, $P=0.002$)。用最小和最大切除边缘之间的差来评估切除的准确性,EndoSAMURAI 明显低于 DCE(7.8mm 和 15.3mm, $P=0.028$)。牵引效果方面,对应的黏膜缘和浆膜缘的差别,应用 EndoSAMURAI 为 3.6mm,双通道内镜为 7.6mm($P=0.025$)。应用责效比进行平台的效率评估,DCE 为 24.8%,EndoSAMURAI 为 36.2%($P=0.047$)。虽然 EndoSAMURAI 的研发成功使完美 NOTES 平台的出现更近一步,人们发现其在胃肠道中的操控仍然比较困难,且操作臂很难伸展;此外,操作臂的滞后效应使操作人员很难进行流畅的操作[7]。

直接驱动内镜系统(Direct Drive Endoscopic System,DDES, Boston Scientific, 美国马萨诸塞州纳蒂克)基于一个 55cm 可自由操控或锁定的套管,其内拥有 3 个 4mm 的管腔,以及各种可用的操作器械,如持针器、抓钳和剪刀等[1](图 25.3)。设备有 7 个档位可以调节,还有一个 4.9mm 的内镜(GIFN180, Olympus)用于提供独立于操作部的手术视野以实现三角定位。冲洗和吸引装置安在独立的 N-scope 上。目前 DDES 已被证明可以用于抓持、缝合和打结等操作过程。

无创操作平台(Incisionless Operating Platform,IOP, USGI Medical,美国加利福尼亚州圣卡佩斯诺)基于一个可操纵的 110cm 长的套管,套管内有 4 个操作通道(7mm、6mm、4mm 和 4mm)。平台使用一个独立的可旋转 4.9mm 内镜(GIFN180, Olympus)提供手术视野[1](图 25.4),并由导航盘控制。此设备能够实现三角定位,但却容易导致器械交叉(需要通过进一步改进器

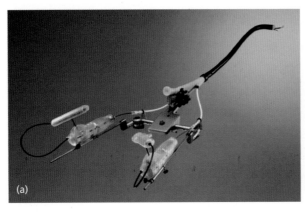
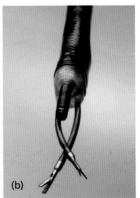

图 25.3　(a)DDES(b)操作部。(From Shaikh SN [1], with permission from Baishideng Publishing Group Co.)。

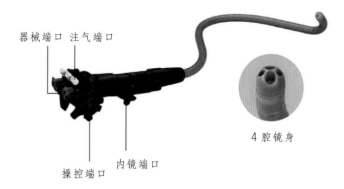

器械端口　注气端口

4 腔镜身

操控端口　内镜端口

**图 25.4**　无创操控平台和 4 腔镜身。(Shaikh SN[1], with permission from Baishideng Publishing Group Co.)

械来克服)。各种 NOTES 手术操作器械均可在此平台上应用以完成相关的训练操作,包括匹配组织褶皱的夹钳;操作通道也可以用来补充二氧化碳维持气腹[9]。

## 导航系统

导航系统可以用来在腹腔操作中克服空间方位、器官识别,以及胃肠腔外导航中遇到的障碍。

Shape Tool(Northern Digital,加拿大沃特卢)是一

个嵌入电磁传感器的导管,其内有标准的内镜仪器通道,并配置一个电磁跟踪器 (Aurora System, Northern Digital)(图 25.5)。应用此设备在猪模型上进行经胃入路进入腹腔并探查脾、胆囊、膀胱和输卵管的研究显示,完成探查全部脏器的平均时间为 75.1±42.7s,而未应用此设备时完成时间为 100.2±60.7s($P<0.001$)[10]。

术前研究人员在猪身上放置传感器,然后应用影像学设备进行三维模型成像,在操作过程中实时观察内镜在体内的位置 (图 25.6)。实验中,应用 CT 和MRI 在 20 例猪模型上分别进行经直肠、胃前壁、胃后壁 NOTES 术中监测,相较无监测组,经胃入路进入腹腔的时间明显缩短(454s 对 636s,$P=0.04$)。监测组的并发症(出血、肝裂伤、腹壁撕裂)也明显减少(13.3%对40.0%,$P=ns$)。实时监测评估显示,影像学监测下的 NOTES 手术操作能显著提高操作的流畅度和手术速度。这表明,内镜操作训练过程中应用影像学实时监测能明显优化定位和导航能力[11]。

## 超声内镜

尽管超声内镜有着很长的学习曲线,但其熟练的应用赋予消化内科医师宝贵的经验,并施展于 NOTES

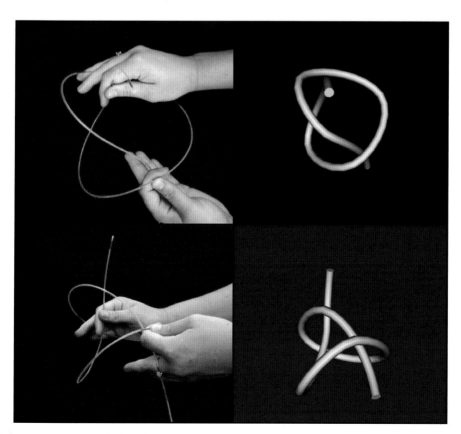

**图 25.5**　Shape Tool 及相应图像。(Reproduced from Fowler et al. [10] with permission from Elsevier.)

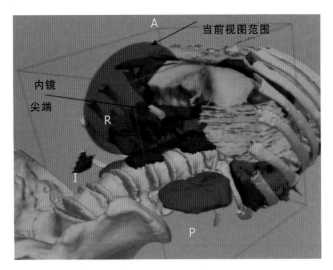

图 25.6　内镜腹腔三维重建实现图像配准介导。(From Shaikh SN [1], with permission from Baishideng Publishing Group Co.)

的操作过程中。最为重要的是,消化内科医师借此可以适应未来各种不同的操作需求。

超声内镜不仅在定位中发挥重要作用,同时能够保护邻近血管和内脏结构避免损伤。这点在一项猪模型的研究中已被证实。研究比较了超声内镜引导和非引导的胃腔、胃后壁和直肠穿刺的并发症发生率[12]。如果超声内镜显示没有可识别的器官或血管结构出现在既定穿刺部位后,那么就考虑穿刺点是安全的;不安全的穿刺点主要是因为毗邻腔外结构如肝脏、胆囊、胰腺、肾脏等。5 例安全的经胃窦穿刺并没有出现并发症;6 例考虑不安全的操作引起了穿刺损伤,包括肝、脾裂伤或胆囊穿孔。6 例安全的经胃后壁穿刺胰腺并未出现严重并发症;6 例不安全的操作均导致损伤,包括胰腺撕裂和肾脏穿破。6 例安全的经直肠入路穿刺中有 3 例出现损伤:主要为小肠穿孔、穿刺到左侧输卵管系膜(无出血)和穿刺到盆腔壁肌肉(无出血)。6 例不安全的操作均出现损伤,包括膀胱穿破或髂动脉损伤。因为胃肠道充气后血管位置改变,即使有影像学定位指导,术中 EUS 在经腔穿刺时仍然非常实用[13]。超声内镜也用于内镜全层切除时避免损伤的发生(下文讨论)[14]。

进入腹腔后,超声内镜可用于对肿瘤进行分期;一些新兴技术,如声学弹性成像,可以增强其实时诊断的准确性(下文讨论)[15,16]。应用 thread-tag 系统和探针进行超声引导下胃淋巴结清扫术的临床应用已见诸报道[17]。在某些医疗中心,超声内镜常规用于胰腺假性囊肿引流和坏死组织活检(下文讨论)[18]。腹腔神经丛阻断也已成为常规手术[19]。超声内镜也可用于内镜

下脏器间吻合的监测(下文讨论)[20]。对于不适合行胆囊切除术的急性胆囊炎患者,可行超声内镜介导胆管空肠吻合术与支架置入[21]。

因为超声内镜探查胰腺较为敏感,目前已可熟练地进行胰腺成像和定位,所以未来通过超声引导进行胰腺有创操作是可行的。新兴超声内镜引导胰腺癌的治疗方法包括射频消融术、光疗、近距离放疗和细胞治疗[22-26]。超声内镜引导透热疗法未来可用于微小胰腺癌的治疗[27]。

# 培　训

NOTES 医师的培训是一个多层次的任务,包括理论教学、训练箱、模拟器和(或)动物模型上的训练、教师的操作经验传授、技能考核认证和患者转归的评价等。

理论教学应使学员掌握 NOTES 手术的指征、患者症状、解剖结构、仪器操作、技术需求及相关并发症的辨别处理,然后进行相关技能的培训[28]。在这一阶段,教学训练箱非常有用,可以有针对性地培训某一项技能而不用完成整个操作过程[29]。这些技能水平可以进行分级评测,学员需要不断练习直到达到相应的水平,这都需要能够完成特定技能的 NOTES 训练箱来实现。

仿真模拟器可以提高内镜和手术操作的技能[30]。对于缺乏经验的人员,其价值尤为明显:美国南部外科医师学会调研发现腹腔镜胆囊切除术中 90% 的胆总管损伤发生在外科医师的前 30 次操作中;腹腔镜胆囊切除术胆总管损伤的发生率可以从第 1 次操作时的 1.7% 降至第 50 次操作的 0.17%[31,32]。事实上,医疗事故保险公司鼓励培训人员首先通过腹腔镜外科系统的认证,以降低并发症发生的风险[33]。

NOTES 培训中可应用的设备和模拟器必须具备以下特点:内部相容性、可靠性和有效性。如果这些都能具备,模拟器就可以用来评估学员的技能进展情况。内部相容性要求模拟器的每个组件均可以完成某些 NOTES 操作;可靠性要求评分精确一致,即使更换评分人员(评判间信度)或重复测试(重测信度),同一学员都能够得到一个稳定的分数;这将确保分数只受学员技能熟练度的影响[34];有效性提示模拟器的准确评估能力。结构效度可以使模拟器能够区分该操作是由专家还是初学者完成的[35];表面效度反映了专家对测试需要达到什么目标的看法;内容效度反映专家对于模拟器可以实现所有技能的需求;外在效度的测试

结果要求评测的结果可以推广应用到其他群体和状况中。效标效度要求模拟器性能反映了实际性能并预测其以后的表现；预测效度的确定需要与实际操作的过程相比较，这需要专用于 NOTES 性能标准的制订[33]。

模拟器应该明确所需要达到的目标并能为学员提供直接且有针对性的反馈，从而使训练能专注于薄弱之处直至达到目标。明确的目标可以提升模拟器的应用效果，然后学员通过反复的训练获得提高[36]。NOTES 模拟器的熟练度目标应在稳定的情况下进行专家评测。在 5 例进行前哨淋巴结活检的培训中，即时反馈在整个培训过程中被证明有效。第一组递交 5 例进行评估，48%达到了评测标准；第二组收到每一例的反馈，80%能够符合标准[37]。

仿真模拟器是多功能的：他们可以集成演示课程，评估学员的知识储备和技能，针对某些基本技能进行专门培训或者进行完整操作的训练[4]。这些模拟器高质量的成像可以增加真实度，作用力的反馈提供现实的触觉感应，并且基于真实患者资料做出解剖模型。例如 ProMIS 模拟器，它应用虚拟现实仿真，并在模拟器中使用动物或合成材料以实现真实的组织感觉。

专门为 NOTES 开发的模拟器应该具备以下要求：能够训练操作相关手术器械，能够模拟入路、定位、导航、解剖及可能引起血管或脏器的损伤，还能模拟切口的闭合操作。因此，需要有多个入路，还能模拟各种操作意外事件，并能仿真出血管搏动和呼吸动度等生理过程[38]。关于 NOTES 模拟器更详尽的讨论请读者参照第 27 章的相关内容。

已经有几个专为腹腔镜或内镜医师研制出的训练箱用于特定的操作练习。腹腔镜手术原理（Fundamentals of Laparoscopic Surgery，FLS）训练箱应用一个镜头和两个套管来训练缝合、精细切开、圈套器放置、缝合、体外和体内打结；然后记录有效性和精密性的得分（见图 25.7）。相关结果证实体内腹腔镜的操作与常规手术经验无明显相关性[33]。内镜-腹腔镜跨学科培训实体（Endoscopic-Laparoscopic Interdisciplinary Training Entity ，ELITE）训练器（MITI，Klinikum Rechts der Isar，Germany and Coburger Lehrmittelanstalt，德国科堡）是一个拥有真实密闭腹腔的人体模型。它有一个密闭的腹腔，内部包含完整的胃肠道、肠系膜、网膜、肝脏、胆囊和脾脏等器官系统。研究通过 8 个消化内科医生和 22 个外科医生学员（15 个初学者和 15 个专家）来完成模拟验证，他们使用标准内镜通过既定

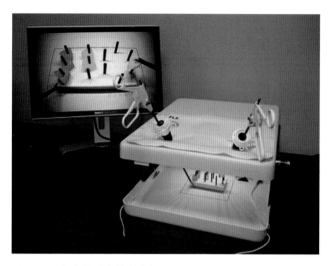

**图 25.7** 腹腔镜手术的训练箱（Venture Technologies, North Billerica, MA, USA）和监视器。（Reproduced from Vassiliou et al. [33], with permission from Elsevier.）

的乙状结肠入路，然后在内镜下进行腹腔四个象限内标记物的移除。操作连续进行 5 次。然后随机选择 20 个学员使用相同的内镜和入路完成胆囊切除术的操作，主要步骤为夹闭、切断胆囊管，然后将胆囊自胆囊床上剥除。结构效度显示专家较初学者完成得更快（$P=0.041$），消化内科医师较外科医师完成得快，且第五次手术与第一次相比所需时间显著缩短（$P=0.02$）[35]。

模拟器也有其局限性：操作可能相对容易，通常不会出现不可预知的意外情况，而且少有外部干扰，但上述情况都会在临床实践中经常出现[33]。此外，模拟器并不能完全替代教师的指导教学，这已经在 Botswana 应用 FLS 的研究中证实[39]。20 个学员中只有 2 个通过认证，其中部分外科医生每周在多伦多通过视频教学学习模拟系统；而对照组的外科医生只进行 FLS 设备练习和学习相关视频材料。视频模拟组基本都能通过认证（相较于对照组的 38%），且所得分数近乎为对照组的 2 倍。即使培训学员能在已经验证的训练箱和模拟器上达到所设想的标准，也并不代表他们就真的可以在临床实践中胜任此工作；学员只有通过真实的临床和手术实践操作才能获得更为全面的知识和技能并完成认证[33]。

## 评 估

评估是非常必要的，可以确定培训的成效，找出其中的不足并加以改进，还可以评价学员的学习进度。目前，许多培训机构只使用总结性的主观评估（培训结束时大体估计），而不是结构化的客观评价（贯穿

整个培训过程）。这样的评估具有各种缺点，主要包括：回顾性研究只能对之前操作的好与不好进行回顾评价；尺度不均（过于宽松或严格）；过于集中（无法形成评判的尺度范围）；以及"光环效应"，即学员如果具有良好的职业修养和个人魅力会被视为在其他领域也拥有更好的能力[40,41]。上述这些都会使学员无法明确需要提高的地方，从而对学员造成困扰。NOTES 培训需要更为客观的程序化评价，这样才能验证模拟操作的有效性，评价学习进展情况，明确需要进一步提高的地方，并最终培养出具有认证资质的 NOTES 专家。

精确评估指标的选择非常重要；病例数量、手术时间、并发症发生率均已被纳入。但这些指标很容易受到其他因素干扰，例如，内镜专家随着经验的不断增加会承担更高难度的操作，将会耗费更长的手术时间和出现更高的并发症发生率。快速的手术操作也可能会导致更高的并发症发生率[42]。

国际腹腔镜技能评估系统（Global Operative Assessment of Laparoscopic Skills，GOALS）用以评估腹腔镜外科手术。该系统分别对五个类别进行评测，并给予 1~5 分的等级[40]。深度知觉评估评测在三维环境中观看二维成像时的操作能力。双手协调评估评测学员双手是否均能进行完美的操作，而不是仅限于惯用手。效率评估评测操作过程的流畅程度，学员能否在完成当前操作的同时想到下一步的操作。组织抓持评估评测能否使用恰当的器械并且能够用力适度。独立性评估通过明确完成一项操作所需指导的次数来评估学员的独立性。

目前已经开始应用 NOTES 手术技能结构化评估工具（FITNESS）[43]，这是一个专门为 NOTES 制订的全球评估工具。包括六大类别：入路（A）、导航和定位（NO）、视野维持和稳定性（VS）、仪器操控和目标命中度（IMT）、闭合（C）和手术原则的应用（SP）。8 个受试者在活体猪模型上完成了此工具的可靠度和结构效度检测。受试者包括 4 个新手和 4 个熟练的专家。受试者逐步完成经胃切开进入、腹腔探查、肝活检、止血、腹腔定位活检，并应用组织缝合系统（Tissue Apposition System，TAS）（Ethicon EndoSurgery，美国俄亥俄州辛辛那提）进行胃切口的闭合。上述操作步骤一致性可信度为 0.96。新手平均所得总分为 17.3±3.8，而专家的得分为 28.8±1.3（$P=0.03$）。评分者信度（2 个内镜医师和 2 个 NOTES 手术医师）为 0.95（95% CI，0.80~0.99），受试者与评分者之间的信度为 0.92（0.76~0.98）。

# 手术技术

考虑到 NOTES 手术需要掌握各种各样的操作技能，针对不同技术进行专业培训是安全有效地将 NOTES 融入内镜培训的最佳方式。下文所述为治疗部分消化系统疾病的相关操作要素。

## 胰腺囊肿胃吻合引流术

胰腺假性囊肿是急性或慢性胰腺炎的一种并发症[44]。引流的指征包括：存在感染；直径>5cm；出现相关症状，如腹痛、幽门梗阻或阻塞性黄疸等。相关报道指出，其外科干预的并发症发生率为 10%~30%，死亡率为 1%~5%[47]。仅行经皮穿刺引流的复发率高达71%；使用留置导管可能会出现出血、感染和形成瘘的风险[48]。因此，应用内镜在囊肿和胃腔（囊肿胃吻合引流术）或十二指肠腔之间（囊肿十二指肠吻合引流术）建立窦道的方法治疗胰腺假性囊肿已经被广泛接受[49]。

吻合应在囊肿和消化道管腔的接触部位建立，因此当消化道没有膨隆时利用超声内镜进行引导非常必要[48]。超声内镜还可以确定穿刺点附近有无血管来提高穿刺的安全性[44]。吻合建立后，可以放置支架或者囊肿引流管以维持开放引流[48]。该手术常见的并发症包括感染（5%）、出血（1%）、穿孔（1%）、支架阻塞或移位[49,50]。因此，对于胰腺假性囊肿，内镜治疗是安全可行的治疗方法。

## 内镜下坏死胰腺切除术

胰腺透壁性坏死（walled-off pancreatic necrosis，WOPN）是胰腺急性坏死后出现的囊实性组织[51]。如果患者出现持续疼痛、无法进食、消瘦、幽门胆管梗阻或考虑感染坏死时，可以考虑为此疾病[52]。如不及时行清创术或坏死胰腺切除术，这种感染坏死患者的死亡率在 70% 以上[53]。外科行坏死胰腺切除术有短期和长期并发症，术后总并发症发生率为 93%，主要为多器官功能衰竭（50%）或血栓和心血管并发症（31%），术后死亡率为 28%[54]。

有别于外科手术和经皮穿刺，现在可行胰腺脓肿引流术或脓肿胃吻合引流术，然后再行内镜下胰腺坏死组织清除术[51,55]。内镜下胰腺坏死组织清除术避免了开放手术出现的并发症和外瘘的形成[52]。内镜清创引流较单独穿刺引流可以取得更好的效果[56]。如果可用内镜通过胃后壁（胰体尾部）或通过十二指肠壁内侧(胰头近侧)引流坏死组织将会非常理想[52,53]。超声内镜可用于确定胃壁的厚度(< 10mm 首选),避免穿刺血管,并在胃壁受压不明显时定位脓肿。此外,如果脓肿与主胰管之间相通或胰管被阻塞,可以利用内镜同时放置一个胰管支架解决此问题[53]。与标准的引流和放置支架相比,内镜胰腺坏死组织清除术已被证明能减少手术引流(30%对 4%,$P<0.04$)或经皮引流(20%对 0%,$P<0.04$)的风险[51]。

内镜胰腺坏死组织清除术的禁忌证包括:经胃后壁或十二指肠中段无法触及的脓肿;广泛胰腺外坏死(特别是扩展到结肠旁沟);多个脓肿[52]。此外,进行此手术的内镜医师必须能够处理相关的常见并发症,尤其是出血(在既往报道中常会出现[54,55])。其他报道的并发症包括脓肿穿孔、瘘管形成和空气栓塞[54]。这些操作最好在麻醉下进行,并利用 $CO_2$ 进行充气维持。

## 内镜下括约肌切开术

内镜下括约肌切开术被认为是最有效的治疗食管平滑肌失迟缓症的措施[57]。腹腔镜平滑肌切开术相对于开腹手术是一个改进,但仍然有损伤周围结构和形成粘连的风险,从而导致后续开放手术治疗的困难[58,59]。既往消化内科医师应用球囊扩张治疗此疾病,并不能达到切开平滑肌降低食管下段括约肌(lower esophageal sphincter,LES)压力的效果。因此内镜下括约肌切开术逐渐开展,1980 年首次报道。

Pasricha 等在猪模型上完成了内镜经黏膜下肌切开术[57]。距贲门 5cm 在黏膜下注射生理盐水。用单极针刀切开黏膜并插入一个径向扩张气囊(10–11–12mm; Boston Scientific,美国马萨诸塞州纳蒂克),镜身通过气囊导管进入到黏膜和环状肌的间隙。抵达贲门时,针刀(Boston Scientific)或绝缘刀(Olympus)继续切割远端环形肌。完成后撤出镜身并关闭黏膜(Res-olution; Boston Scientific)。平均手术时间为 15 分钟。术后食管下段括约肌压力从平均 16.4mmHg 降至平均 6.7mmHg($P=0.03$)。尸检显示所有的食管黏膜均完全愈合,并没有引起纵隔炎或腹膜炎。

内镜黏膜下剥离技术需创建一个从食管到近端胃黏膜下的隧道。内镜下用 Triangle-tip 刀(KD-640L; Olympus)解剖距贲门远端 7cm 和近端 2cm 之间的环形肌层。电凝钳止血,然后用止血夹(HX-110QR; Olympus)闭合入口处。17 例患者的手术均取得成功。黏膜下隧道平均长 12.4cm,肌切开的长度平均为 8.1cm(食管内 6.1cm,胃内 6.1cm)。操作时间为 100~180 分钟。吞咽困难症状评分从术前的 10 降至手术后的 1.3（$P=0.0003$）;食管下段括约肌压力从平均 52.4mmHg 下降到 19.8mmHg（$P=0.0001$）。术后随访无患者出现复发性吞咽困难,且没有明显 POEM 相关并发症。术中出现 2 例贲门黏膜穿透情况,4 例进入纵隔组织,1 例出现气腹征。这种微创治疗的特点让此技术拥有广阔的应用空间,也可用于治疗其他食管运动障碍性疾病。

## 内镜下消化道壁全层切除术

内镜黏膜切除和内镜黏膜下剥离术正越来越多地应用于早期肿瘤的切除。然而,切除操作超过黏膜下层时会有消化道穿孔的风险。内镜下消化道壁全层切除术(endoscopic full-thickness resection,EFTR)提供了一个介于以上操作和手术之间的折中方案[7],EFTR 可应用于食管、胃和结肠的相关疾病。

标准的内镜和 NOTES 手术平台都可以进行组织的游离、切除和闭合。切除时使用圈套器和电切工具,值得注意的是,使用圈套器能够保证全层切除基底部的牢固,可以有效地预防闭合困难导致的管腔破溃[61-67]。闭合时应用集成缝合锚钉、止血夹、over-the-scope 和各种特殊闭合装置。早期人体试验研究显示出不同的并发症发生率。NOTES 胃肠道间质瘤切除术中和腹腔镜的对比研究证实,NOTES 手术总体并发症发生率显著升高[66]。使用超声内镜辅助可以避免损伤深层的大血管;对周围组织注射血管硬化剂或肾上腺素能进一步预防出血[62]。肿瘤周边多位点活检决定切除边缘,可以有效地降低不完全切除的风险。虽然目前全层切除已经可行,但在推广前还需要进一步的完成设备研发和技术安全性的验证。

## 内镜下消化道吻合术

在猪模型上,NOTES 已可以完成胃肠吻合和胆肠吻合。Fritscher-Ravens 等使用超声引导将针、缝合线和结束标记物置入靶器官[20],两个 7F 导管通过导丝推入形成十字架的形状,然后在腔内压缩,7 天内形成一个 3~9mm 的吻合口。这种微创技术即使单通道内镜也能完成。Swan 集团研发了另一种吻合方式[68]:Ryou 和 Thompson 报道了在猪模型上使用内镜置入自组装磁铁装置(self-assembling magnets,SAMSEN)完成胃空肠吻合术的研究[69](图 25.8)。内镜经胃入路进入腹腔,应用套管内的抓钳和针刀进行小肠切开,然后将套管和第一个磁铁置入小肠。外套管收回到胃,用导丝将第二个磁铁置入。然后在荧光介导下将两个磁铁进行耦合。最后用针刀在磁铁的中心做胃肠吻合。这一操

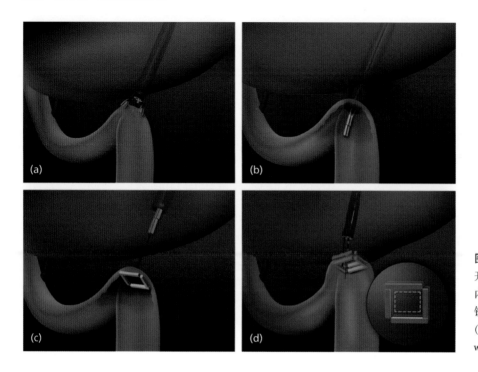

图 25.8　SAMSEN 磁铁放置：(a) 胃切开，移动小肠，小肠切开。(b) 置入肠内磁铁。(c) 打开肠内磁铁置入胃内磁铁。(d) 磁铁耦合完成胃空肠吻合。(Reproduced from Ryou and Thompson [69], with permission from Elsevier.)

作在人的尸体中也进行过实验研究。因此我们相信，内镜吻合有可能会取代传统手术吻合，用于肠梗阻、阻塞性黄疸，甚至肥胖的治疗中。

## 内镜下腹腔探查术

内镜经自然腔道进入腹腔后可以在镜下对肿瘤进行分期。相较腹腔镜而言，更快的术后恢复和更低的免疫反应，让患者可以更早地接受化疗或放疗等治疗措施[70,71]。NOTES 在腹腔探查中具有非常高的敏感性，因为更近的视野，而且可以进入小网膜囊及肝后、膈下等腹腔镜无法探查的区域[1]。超声内镜和共聚焦显微镜的辅助下（下文讨论）NOTES 肿瘤分期更加有效。

Hazey 等将经胃内镜腹腔探查和腹腔镜探查进行了比较，评估他们在判断 20 例影像学提示胰头癌的患者远处转移情况时的差异[72]。内镜探查肝脏、大网膜和全腹腔内的情况平均需要 21 分钟。其中 14 例，内镜和腔镜均可以确定病变部位；并且 19 例根据探查结果制订了正确的手术方案。4 例内镜和腔镜具有不同的探查结果，位置在腹腔右上象限的小肠和肝右叶；一个良性的腹壁植入物在内镜探查时未被发现。腹腔镜探查中发现病变后随即可以行切除术，这方面优于内镜探查。

有研究者在猪模型的腹膜、膈肌和肝脏上放置可探测的小珠[73,74]，然后通过腹腔镜探查找出了 95% 的小珠。使用内镜器械经结肠入路探查可以找到 76%，而

肝后的小珠只能找到 53%。经胃入路探查可以找到 64%，其中在腹膜和膈肌的珠子可以找到 92%，肝表面只能找到 38%[74]。在尸体模型上，腹腔镜探查找到 97%，经胃入路找到 76%，经结肠入路找到 85%[75]。需要再次指出，绝大部分未被寻找到的小珠在肝后，经胃入路探查遗漏 67%，经结肠入路探查遗漏 44%。当然，器械的持续改进可以使我们在进行肝及腹腔内探查时获得更好的组织牵引和三角定位能力。

## 淋巴结检测和前哨淋巴结活检

除了可以进行肿瘤分期，NOTES 手术可以用来评估各种肿瘤患者的腹腔内淋巴结转移情况。随着筛查的普及，越来越多的早期肿瘤患者可以通过内镜切除；因此，微创淋巴结探查可以用来确定手术范围、评估是否需要辅助治疗并判断预后。

目前，内镜黏膜下注射标记物及内镜下淋巴结切除已分别用于 NOTES 淋巴结监测和胃、胰腺、胆管及结肠肿瘤的前哨淋巴结活检[76-79]。关于 NOTES 淋巴结清扫术在妇科恶性肿瘤的诊治中的应用也有研究[80]。

## 肝活检

肝活检术已经在消化系统疾病的诊治中广泛应用。疼痛、出血、胆汁性腹膜炎、气胸等相关并发症的发生率约为 3%[81,82]。借助内镜活检钳和电凝的器械，NOTES 肝活检术已在人体上成功完成[83-85]。技术的进步（详见下文）使我们能够进行体内即时的组织定性，

器械的不断研发使我们能够更好地牵拉组织,出现更好的闭合器械时,消化科医师就可以应用 NOTES 进行更安全有效的肝脏活检。更深入的微创腹腔镜肝活检的深入讨论见第 7 章。

## 术中组织评估

技术的不断进步使 NOTES 能够进行疾病的分期、淋巴结活检或肝脏活检。其中有很多已应用到消化系统疾病的诊疗中,例如 Barrett 食管的诊断。

超声内镜可以通过区分不同血管的特性准确地鉴别良性和恶性肿瘤,并可评估抗血管生成药物的治疗效果[16]。实时超声成像(real-time sonoelastography,RTSE)能够呈现可视化的组织特性,从而判断出可疑的恶性组织,然后在分期和定位的同时完成活检[86]。光学相关断层扫描 (optical coherence tomography,OCT)使用回波延时(类似超声)红外线在不透明的组织上形成 2~3mm 深的横断面成像[87](图 25.9)。将探针插入可以获得深部 360°的实时成像,呈现出标准的组织学结构,不需进行实际活检就能探查出微小转移灶[87,88]。共聚焦激光显微镜(confocal laser microscopy,CLM)应用激光可以探测到 0.25mm 深的组织(淋巴结囊内实质的深度),能发现 75%的转移灶[88]。CLM 同样也可以应用于肝活检中[89],未来,肿瘤特异性染色的应用能进一步提高其灵敏度。CLM 探测器完全可以通过内镜通道进入腹腔进行检测。弹性散射光谱 (elastic scattering

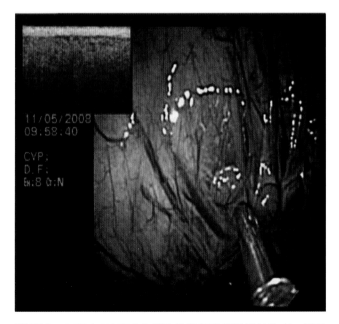

**图 25.9** OCT 在 NOTES 中行乙状结肠系膜淋巴结检查;图示为淋巴囊、囊外观及实质。(Reproduced from Cahill RA[88], with permission from Elsevier.)

spectroscopy,ESS)测量光子反向散射强度,通过统计分析亚细胞结构的变化来识别 1mm 深的肿瘤组织类型[88,90]。

## 结　论

NOTES 在消化系统疾病诊断和治疗中的应用有着巨大的潜能。技术的不断提高促进了器械的不断更新,NOTES 的规范化培训也变得越来越重要。规范化培训内容包括授课、培训、模拟器、现场指导、评估和资质认证等,这些应该在以后的培训中逐步开展。我们相信,将 NOTES 纳入消化科医师的培训将会给消化科的发展带来巨大的变革。

(高超 译　王加勇 王舟 校)

## 参考文献

1 Shaikh SN, Thompson CC. Natural orifice translumenal surgery: flexible platform review. *World J Gastrointest Surg* 2010;**2**(6):210–16.
2 Sawyer MD, Ponsky LE. Technical and equipment challenges for laparoendoscopic single-site surgery and natural orifice transluminal endoscopic surgery. *BJU Int* 2010;**106**:892–6.
3 Lee G, Sutton E, Clanton T, Park A. Higher physical workload risks with NOTES versus laparoscopy: a quantitative ergonomic assessment. *Surg Endosc* 2011;**25**:1585–93.
4 Al-Akash M, Boyle E, Tanner WA. Training on NOTES: from history we learn. *Surg Oncol* 2009;**18**:111–19.
5 Park A, Lee G, Seagull FJ, et al. Patients benefit while surgeons suffer: an impending epidemic. *J Am Coll Surg* 2010;**210**:306–13.
6 Shergill AK, McQuaid KR, Rempel D. Ergonomics and GI endoscopy. *Gastrointest Endosc* 2009;**70**:145–53.
7 Ikeda K, Sumiyama K, Tajiri H, et al. Evaluation of a new multitasking platform for endoscopic full-thickness resection. *Gastrointest Endosc* 2011;**73**:117–22.
8 Spaun G, Zheng B, Swanstrom LL. A multitasking platform for natural orifice translumenal endoscopic surgery (NOTES): a benchtop comparison of a new device for flexible endoscopic surgery and a standard dual-channel endoscope. *Surg Endosc* 2009;**23**:2720–27.
9 Bardaro SJ, Swanstrom L. Development of advanced endoscopes for natural orifice transluminal endoscopic surgery (NOTES). *Minim Invasive Ther Allied Technol* 2006;**15**:378–83.
10 Fowler S, Hefny M, Chen E, et al. A prospective, randomized assessment of a spatial orientation device in natural orifice transluminal endoscopic surgery. *Gastrointest Endosc* 2011;**73**:123–7.
11 Fernández-Esparrach G, San José Estépar R, Guarner-Argente C, et al. The role of a computed tomography-based image registered navigation system for natural orifice transluminal endoscopic surgery: a comparative study in a porcine model. *Endoscopy* 2010;**42**:1096–103.
12 Elmunzer BJ, Schomisch SJ, Trunzo JA, et al. EUS in localizing

safe alternate access sites for natural orifice transluminal endoscopic surgery: initial experience in a porcine model. *Gastrointest Endosc* 2011;**69**:108–14.

13　San Jose Estepar R, Stylopoulos N, Ellis RE, et al. Towards scarless surgery: an endoscopic-ultrasound navigation system for transgastric access procedures. *Comput Aided Surg Interv* 2006;**9**: 445–53.

14　Elmunzer BJ, Waljee AK, Taylor JR, et al. Endoscopic full-thickness resection of gastric lesions using a novel grasp-and-snare technique: evaluation in a porcine survival model. *Surg Endosc* 2010;**24**:1573–80.

15　Voermans RP, van Berge Henegouwen MI, Bemelman WA, Fockens P. Feasibility of transgastric and transcolonic natural orifice transluminal endoscopic surgery peritoneoscopy combined with intraperitoneal EUS. *Gastrointest Endosc* 2009;**69**: e61–7.

16　Saftiou A. State-of-the-art imaging techniques in endoscopic ultrasound. *World J Gastroenterol* 2011;**17**:691–6.

17　Fritscher-Ravens A, Mosse CA, Ikeda K, et al. Endoscopic transgastric lymphadenectomy by using EUS for selection and guidance. *Gastrointest Endosc* 2006;**63**:302–6.

18　Fritscher-Ravens A, Ghanbari A, Cuming T, et al. Comparative study of NOTES alone vs. EUS-guided NOTES procedures. *Endoscopy* 2008;**40**:925–30.

19　Gress F, Schmitt C, Sherman S, et al. Endoscopic ultrasound-guided celiac plexus block for managing abdominal pain associated with chronic pancreatitis: a prospective single center experience. *Am J Gastroenterol* 2001;**96**:409–16.

20　Fritscher-Ravens A, Mosse CA, Mukherjee D, et al. Transluminal endosurgery: single lumen access anastomotic device for flexible endoscopy. *Gastrointest Endosc* 2003;**58**:585–91.

21　Song TJ, Park do H, Eum JB, et al. EUS-guided cholecystoenterostomy with single-step placement of a 7F double-pigtail plastic stent in patients who are unsuitable for cholecystectomy: a pilot study (with video). *Gastrointest Endosc* 2010;**71**:634–40.

22　Farrell JJ, Senzer N, Hecht JR, et al. Long-term data for endoscopic ultrasound (EUS) and percutaneous (PTA) guided intratumoral TNFerade gene delivery combined with chemoradiation in the treatment of locally advanced pancreatic cancer (LAPC). *Gastrointest Endosc* 2006;**63**:AB93.

23　Chang KJ, Nguyen PT, Thompson JA, et al. Phase I clinical trial of allogeneic mixed lymphocyte culture (cytoimplant) delivered by endoscopic ultrasound-guided fine-needle injection in patients with advanced pancreatic carcinoma. *Cancer* 2000;**88**: 1325–35.

24　Sun S, Xu H, Xin J, et al. Endoscopic ultrasoundguided interstitial brachytherapy of unresectable pancreatic cancer: results of a pilot trial. *Endoscopy* 2006;**38**:399–403.

25　Jin Z, Du Y, Li Z, et al. Endoscopic ultrasonography-guided interstitial implantation of iodine 125-seeds combined with chemotherapy in the treatment of unresectable pancreatic carcinoma: a prospective pilot study. *Endoscopy* 2008;**40**:314–20.

26　Meenan J, Mesenas S, Mahon B, et al. Multi-center, feasibility study on the use of an EUS delivered P32-labeled liquid based brachytherapy implant in advanced pancreatic cancer. *Gastrointest Endosc* 2008;**67**:AB109l.

27　Pasupathy S, Goh BKP, Shrikhande SV, Mesenas SJ. Is there a place for NOTES in the diagnosis and treatment of neoplastic lesions of the pancreas? *Surg Oncol* 2009;**18**:139–46.

28　Reznick RK, MacRae H. Teaching surgical skills – changes in the wind. *N Engl J Med* 2006;**355**(25):2664–9.

29　Stroup SP, Bazzi W, Derweesh IH. Training for laparoendoscopic single-site surgery and natural orifice transluminal endoscopic surgery. *BJU Int* 2010;**106**(6 pt B):934–40.

30　Seymour NE, Gallagher AG, Roman SA, et al. Virtual reality training improves operating room performance: results of a randomized, double-blinded study. *Ann Surg* 2002;**236**:458–63.

31　Moore MJ, Bennett CL. The learning curve for laparoscopic cholecystectomy. The Southern Surgeons Club. *Am J Surg* 1995;**170**:55–9.

32　Wherry DC, Rob CG, Marohn MR, Rich NM. An external audit of laparoscopic cholecystectomy performed in medical treatment facilities of the Department of Defense. *Ann Surg* 1994;**220**: 626–34.

33　Vassiliou MC, Dunkin BJ, Marks JM, Fried GM. FLS and FES: comprehensive models of training and assessment. *Surg Clin North Am* 2010;**90**(3):535–58.

34　Vassiliou MC, Feldman LS. Objective assessment, selection, and certification in surgery. *Surg Oncol* 2011;**20**(3):140–45.

35　Gillen S, Wilhelm D, Meining A, Fiolka A, et al. The "ELITE" model: construct validation of a new training system for natural orifice transluminal endoscopic surgery (NOTES). *Endoscopy* 2009;**41**(5):395–9.

36　Gauger PG, Hauge LS, Andreatta PB, et al. Laparoscopic simulation training with proficiency targets improves practice and performance of novice surgeons. *Am J Surg* 2010;**199**:72–80.

37　Harlow SP, Krag DN, Julian TB, et al. Prerandomization surgical training for the National Surgical Adjuvant Breast and Bowel Project (NSABP) B-32 trial: a randomized phase III clinical trial to compare sentinel node resection to conventional axillary dissection in clinically node-negative breast cancer. *Ann Surg* 2005;**241**(1):48–54.

38　Clark J, Sodergren M, Noonan D, et al. The natural orifice simulated surgical environment (NOSsE): exploring the challenges of NOTES without the animal model. *J Laparoendosc Adv Surg Tech A* 2009;**19**(2):211–14.

39　Okrainec A, Henao O, Azzie G. Telesimulation: an effective method for teaching the fundamentals of laparoscopic surgery in resource-restricted countries. *Surg Endosc* 2010;**24**(2): 417–22.

40　Vassiliou MC, Feldman LS, Andrew CG, et al. A global assessment tool for evaluation of intraoperative laparoscopic skills. *Am J Surg* 2005;**190**(1):107–13.

41　Sidhu RS, Grober ED, Musselman LJ, Reznick RK. Assessing competency in surgery: where to begin? *Surgery* 2004;**135**(1): 6–20.

42　Freeman L, Rahmani EY, Burgess RC, et al. Evaluation of the learning curve for natural orifice transluminal endoscopic surgery: bilateral ovariectomy in dogs. *Vet Surg* 2011;**40**(2): 140–50.

43　Vassiliou MC, McKenna DT, Dulai PS, et al. Transgastric epigastric vessel ligation: feasibility in a survival porcine model. *Gastrointest Endosc* 2009;**69**:AB306.

44　Galasso D, Voermans RP, Fockens P. Role of endosonography in drainage of fluid collections and other NOTES procedures. *Best Pract Res Clin Gastroenterol* 2009;**23**(5):781–9.

45　Aghdassi AA, Mayerle J, Kraft M, et al. Pancreatic pseudocysts – when and how to treat? *HPB (Oxford)* 2006;**8**:432–41.

46　Bhattacharya D, Ammori BJ. Minimally invasive approaches to the management of pancreatic pseudocysts: review of the literature. *Surg Laparosc Endosc Percutan Tech* 2003;**13**:141–8.

47　Rau B, Bothe A, Beger HG. Surgical treatment of necrotizing pancreatitis by necrosectomy and closed lavage: changing patient characteristics and outcome in a 19-year, single-center series. *Surgery* 2005;**138**:28–39.

48　Giovannini M, Binmoeller K, Seifert H. Endoscopic ultrasound-guided cystogastrostomy. *Endoscopy* 2003;**35**(3):239–45.

49 Lopes CV, Pesenti C, Bories E, et al. Endoscopic-ultrasound-guided endoscopic transmural drainage of pancreatic pseudocysts and abscesses. *Scand J Gastroenterol* 2007;**42**(4):524–9.

50 Budhiraja S, Sood A, Gill CS. Endoscopic cystogastrostomy. *Indian J Pediatr* 2008;**75**(4):398–9.

51 Gardner TB, Chahal P, Papachristou GI, Vege SS, et al. A comparison of direct endoscopic necrosectomy with transmural endoscopic drainage for the treatment of walled-off pancreatic necrosis. *Gastrointest Endosc* 2009;**69**(6):1085–94.

52 Navaneethan U, Vege SS, Chari ST, Baron TH. Minimally invasive techniques in pancreatic necrosis. *Pancreas* 2009;**38**(8): 867–75.

53 Vege SS, Baron TH. Management of pancreatic necrosis in severe acute pancreatitis. *Clin Gastroenterol Hepatol* 2005;**3**(2): 192–6.

54 Seifert H, Biermer M, Schmitt W, et al. Transluminal endoscopic necrosectomy after acute pancreatitis: a multicentre study with long-term follow-up (the GEPARD Study). *Gut* 2009;**58**(9): 1260–66.

55 Voermans RP, Veldkamp MC, Rauws EA, et al. Endoscopic transmural debridement of symptomatic organized pancreatic necrosis (with videos). *Gastrointest Endosc* 2007;**66**(5):909–16.

56 Venu RP, Brown RD, Marrero JA, et al. Endoscopic transpapillary drainage of pancreatic abscess: technique and results. *Gastrointest Endosc* 2000;**51**:391–5.

57 Pasricha PJ, Hawari R, Ahmed I, et al. Submucosal endoscopic esophageal myotomy: a novel experimental approach for the treatment of achalasia. *Endoscopy* 2007;**39**(9):761–4.

58 Gorecki PJ, Hinder RA, Libbey JS, et al. Redo laparoscopic surgery for achalasia: is it feasible? *Surg Endosc* 2002;**16**:772–6.

59 Mercer CD, Hill LD. Reoperation after failed esophagomyotomy for achalasia. *Can J Surg* 1986;**29**:177–80.

60 Inoue H, Minami H, Kobayashi Y, et al. Peroral endoscopic myotomy (POEM) for esophageal achalasia. *Endoscopy* 2010;**42**(4):265–71.

61 von Renteln D, Schmidt A, Vassiliou MC, et al. Endoscopic full-thickness resection and defect closure in the colon. *Gastrointest Endosc* 2010;**71**(7):1267–73.

62 Elmunzer BJ, Waljee AK, Taylor JR, et al. Endoscopic full-thickness resection of gastric lesions using a novel grasp-and-snare technique: evaluation in a porcine survival model. *Surg Endosc* 2010;**24**(7):1573–80.

63 Cho WY, Kim YJ, Cho JY, et al. Hybrid natural orifice transluminal endoscopic surgery: endoscopic full-thickness resection of early gastric cancer and laparoscopic regional lymph node dissection – 14 human cases. *Endoscopy* 2011;**43**(2):134–9.

64 Raju GS, Malhotra A, Ahmed I. Colonoscopic full-thickness resection of the colon in a porcine model as a prelude to endoscopic surgery of difficult colon polyps: a novel technique (with videos). *Gastrointest Endosc* 2009;**70**(1):159–65.

65 Zhou PH, Yao LQ, Qin XY, et al. Endoscopic full-thickness resection without laparoscopic assistance for gastric submucosal tumors originated from the muscularis propria. *Surg Endosc* 2011;**25**(9):2926–31.

66 Wang L, Ren W, Fan CQ, et al. Full-thickness endoscopic resection of nonintracavitary gastric stromal tumors: a novel approach. *Surg Endosc* 2011;**25**(2):641–7.

67 Agrawal D, Chak A, Champagne BJ, et al. Endoscopic mucosal resection with full-thickness closure for difficult polyps: a prospective clinical trial. *Gastrointest Endosc* 2010;**71**(6):1082–8.

68 Jamidar P, Cadeddu M, Mosse A, Swain CP. A hinged metallo-plastic anastomotic device: a novel method for choledochoduodenostomy. *Gastrointest Endosc* 2009;**69**(7):1333–8.

69 Ryou M, Thompson CC. Magnetic retraction in natural-orifice transluminal endoscopic surgery (NOTES): addressing the problem of traction and countertraction. *Endoscopy* 2009;**41**(2): 143–8.

70 Rieder E, Swanstrom LL. Advances in cancer surgery: natural orifice surgery (NOTES) for oncological diseases. *Surg Oncol* 2011;**20**(3):211–18.

71 Lennard TW, Shenton BK, Borzotta A, Doet al. The influence of surgical operations on components of the human immune system. *Br J Surg* 1985;**72**:771–6.

72 Nau P, Anderson J, Yuh B, et al. Diagnostic transgastric endoscopic peritoneoscopy: extension of the initial human trial for staging of pancreatic head masses. *Surg Endosc* 2010;**24**(6): 1440–46

73 Voermans RP, Sheppard B, van Berge Henegouwen MI, et al. Comparison of transgastric NOTES and laparoscopic peritoneoscopy for detection of peritoneal metastases. *Ann Surg* 2009;**250**(2): 255–9.

74 Voermans RP, Faigel DO, van Berge Henegouwen MI, et al. Comparison of transcolonic NOTES and laparoscopic peritoneoscopy for the detection of peritoneal metastases. *Endoscopy* 2010;**42**(11):904–9.

75 Voermans RP, van Berge Henegouwen MI, de Cuba E, et al. Randomized, blinded comparison of transgastric, transcolonic, and laparoscopic peritoneoscopy for the detection of peritoneal metastases in a human cadaver model. *Gastrointest Endosc* 2010;**72**(5):1027–33.

76 Jeong SH, Lee YJ, Lee EH, et al. Gastric lymphatic basin dissection for sentinel node biopsy using hybrid natural orifice transluminal endoscopic surgery (NOTES). *Minim Invasive Ther Allied Technol* 2010;**19**(5):299–303.

77 Cahill RA, Perretta S, Leroy J, et al. Lymphatic mapping and sentinel node biopsy in the colonic mesentery by natural orifice transluminal endoscopic surgery (NOTES). *Ann Surg Oncol* 2008;**15**(10):2677–83.

78 Cahill RA, Asakuma M, Perretta S, et al. Gastric lymphatic mapping for sentinel node biopsy by natural orifice transluminal endoscopic surgery (NOTES). *Surg Endosc* 2009;**23**(5):1110–16.

79 Yasuda K, Kitano S. Lymph node navigation for pancreatic and biliary malignancy by NOTES. *J Hepatobiliary Pancreat Sci* 2010;**17**(5):617–21.

80 Nassif J, Zacharopoulou C, Marescaux J, Wattiez A. Transvaginal extraperitoneal lymphadenectomy by natural orifices transluminal endoscopic surgery (NOTES) technique in porcine model: feasibility and survival study. *Gynecol Oncol* 2009;**112**(2):405–8.

81 Garcia-Tsao G, Boyer JL. Outpatient liver biopsy: how safe is it? *Ann Intern Med* 1993;**118**:150–53.

82 Lindor KD, Bru C, Jorgensen RA, et al. The role of ultrasonography and automatic-needle biopsy in outpatient percutaneous liver biopsy. *Hepatology* 1996;**23**:1079–83.

83 Steele K, Schweitzer MA, Lyn-Sue J, Kantsevoy SV. Flexible transgastric peritoneoscopy and liver biopsy: a feasibility study in human beings (with videos). *Gastrointest Endosc* 2008;**68**(1): 61–6.

84 Hazey JW, Narula VK, Renton DB, et al. Natural-orifice transgastric endoscopic peritoneoscopy in humans: initial clinical trial. *Surg Endosc* 2008;**22**(1):16–20.

85 Tagaya N, Kubota K. NOTES: approach to the liver and spleen. *J Hepatobiliary Pancreat Surg* 2009;**16**(3):283–7.

86 Saftoiu A, Vilman P. Endoscopic ultrasound elastography – a

new imaging technique for the visualization of tissue elasticity distribution. *J Gastrointestin Liver Dis* 2006;**15**:161–5.

87 Cahill RA, Asakuma M, Trunzo J, et al. Intraperitoneal virtual biopsy by fibered optical coherence tomography (OCT) at natural orifice transluminal endoscopic surgery (NOTES). *J Gastrointest Surg* 2010;**14**(4):732–81.

88 Cahill RA. Regional nodal staging for early stage colon cancer in the era of endoscopic resection and NOTES. *Surg Oncol* 2009;**18**(2):169–75.

89 Mennone A, Nathanson MH. Needle-based confocal laser endomicroscopy to assess liver histology in vivo. *Gastrointest Endosc* 2011;**73**(2):338–44.

90 Dhar A, Johnson KS, Novelli MR, et al. Elastic scattering spectroscopy for the diagnosis of colonic lesions: initial results of a novel optical biopsy technique. *Gastrointest Endosc* 2006;**63**(2):257–61.

# 第 26 章

# 外科医师的 NOTES 培训

Silvana Perretta, Bernard Dallemagne, Jacques Marescaux

自诞生那一刻起,NOTES 就缓慢而稳定地向前发展,并逐步走向早期的临床试验[1-3]。NOTES 发展过程中伴随着一系列的问题和挑战,其中包括 NOTES 的培训。

## "会看、会做、会教"

"会看、会做、会教"这条公理同样适用于此。这句话的意思是, 在独立完成一次完整的 NOTES 操作之后, 你就能够掌握其中的技巧并可以传授给其他新人。同前观点普遍认为,任何偏离操作训练主线的行为都是不可取的,这就意味着培训的失败。对于一门新的技术,这是非常严重的错误。在新的外科理念建立时,会伴随许多关于实用性、恰当性以及未来发展方向的问题。微创外科的发展就是一个典型的例子。腹腔镜胆囊切除术曾是震惊外科界的伟大变革。从 1987 的轻视,到 2002 年被认定为治疗的金标准。但是广泛的认可并不意味着能够避免并发症的发生,相关报道证实腹腔镜胆囊切除术中胆系损伤的发生率是传统开放手术的 2~15 倍[4,5]。南方外科协会曾经报道最初 13 例手术中胆管损伤的发生率为 2.2%, 随后其发生率降到了 0.1%[6]。并发症的发生率与外科医生的经验有很大的关系, 这不仅会给患者造成巨大的影响,还会影响外科医学法规的建立[7]。1990 年,英国皇家外科学院发表声明建议建立外科医生培训的规范。北美洲的胃肠外科协会随即制订了针对外科医生的腹腔镜操作指南[8]。这都促使整个外科协会在发展和推广新的外科技术时有必要建立完整的教育和培训体系。当然也要与"多看、多做、多教"的传统外科培训理念相结合。

经自然腔道内镜手术需要一定的技巧和经验,没有经过培训的医生会对自己的技术产生误判,不论高估或者低估都会对患者的人身安全造成危害。NOTES 手术的安全实施很显然要依赖于有效的培训体系。

为了避免腹腔镜手术中的失误和并发症,腹腔镜和内镜外科的负责人需要详细阐述与 NOTES 有关的一系列问题。从腹腔镜外科的诞生中得到的教训告诉我们,在一项新的技术广泛应用之前要明确提出相关问题[9]。美国科学协会、美国胃肠和内镜外科协会(Society of American Gastrintestinal and Endoscopic Surgeons, SAGES)、美国胃肠内镜协会(American Society for Gastrointestinal Endoscopy, ASGE)、经自然腔道内镜外科评估和研究协会(Natural Orifice Consortium for Assessment and Research, NOSCAR)都明确推荐 NOTES 手术的临床前实验室培训和临床应用训练[10,11]。

与 NOTES 有关的学组指出:①要有能够开展内镜和腹腔镜的多学科的团队;②应用于临床前要有充足的动物实验室或者人体试验数据支持;③必须同意分享试验结果;④必须同意所有人类手术都是在得到审查委员会同意后才开展;⑤所用案例都要提交给相关科学协会进行登记注册[12]。

目前最重要的就是提供一套系统的技能培训体系。建立理想的国家或国际 NOTES 培训课程也许就能解决培训标准化的问题。该课程要明确提出什么是 NOTES 培训,这就意味着我们可以清晰地评估培训者和受训者的表现, 同时也可以对培训者进行随访评价。同时,培训的标准化能够鉴定培训者有没有相应的能力和经验去训练更多的新人。

建立恰当的培训体系的首要任务就是在一些问题上达成共识,如 NOTES 手术究竟是什么? 它应该是什么样? 怎样才能做好 NOTES 手术? 然而,如今以上这些都很难达成共识。NOTES 是一个持续发展的领域,也可以说它是外科技术、外科器械及外科手术方式发展的混合产物。NOSCAR 试图规范 NOTES 中的混乱术语，以区分腹腔镜手术和 NOTES 中的经腔道标本移除。一种术式要归结为 NOTES 需要满足一条标准，即视野和重要解剖分离操作要在软质内镜下进行。定位、入路和切口位置及使用 Trocars 的数量应该清楚描述。

最早文献报道的 NOTES 胆囊切除术就是解释目前 NOTES 实践的混乱和难预测性的一个恰当例子。经阴道和经胃入路手术仍然缺乏相应的技术和器械标准。尽管经阴道外科中硬质器械的使用已经基本标准化，但是就其依赖于熟知的腹腔镜技术和器械而非内镜技术而言，软质技术的标准化就无从谈起。所有报道的利用"软质"器械进行的胆囊切除术都会强调现行设备的局限，如视野暴露不足、分离不充分及管道结扎不确切等。由于手术入路通道各异，到达靶器官的距离和周围脏器的视野都会随之变化，所以任何两个 NOTES 手术都不会完全相同。术者需要从应变能力和技术精湛程度上弥补内镜平台和器械上的不足。

NOTES 本身涉及胃肠内科和外科两个领域，所以这又给 NOTES 培训提出了很大的挑战。谁可以实施 NOTES 手术？怎样培训？以何种形式培训？这都是需要考虑的问题。NOTES 应该由掌握外科技术和解剖知识的内科医师开展实施。如果手术过程中需要用到软质内镜或者操作平台时，需要术者熟练掌握内镜技术。手术入路的选择也关系到整个手术团队的成员组成。例如，经阴道入路手术就需要有妇产科医师的参与。

2008 年，NOSCAR 就明确指出，安全完成手术操作的训练是成为 NOTES 手术医师的基本条件，当然也要具备中转为传统手术的技术。

外科医师掌握外科原则、技术和解剖知识，他们面临的主要问题就是操控内镜设备和器械。目前越来越多的外科医师已经可以进行内镜操作。而胃肠内科医师没有掌握相关外科原则、技术和解剖知识。目前最好的培训方案要涉及内镜医师和腹腔镜外科医师都具备的特殊技术。

外科医师和内镜医师的前期训练应该是实验室和动物模型的练习。研究表明，动物模型的操作能够克服术中遇到的种种障碍[13-15]。实验室中获得的技术能够保证临床外科操作的实施和多学科团队的建立。

基于网络的内镜手术仿真程序的出现，也为规范化的实验室培训提供了良好的平台。"边做边学"的观念在新的技术面前逐渐变得淡化。SAGES 发明了一种网络培训模式(FLS)，用来客观地评价腹腔镜外科医师的知识和技术。FLS 已经被美国外科委员会用于评价普通外科专业住院医师的培训模式。同时，一个名

为 FES 的内镜培训和检验项目目前也在广泛应用。在 FLS 和 FES 成功的基础上，NOTES 已经提出 FITNESS 技能评定项目。

NOTES 训练"箱"可以给受训者提供一个仿NOTES 的真实环境，利用此设备进行练习，会大大减少在动物模型上操作的时间。该系统为 NOTES 培训提供了有效的平台[16]。

NOTES 操作的基本技术完善后，它的培训课程就显得尤为重要，而且该课程适用于参加培训的所有外科医师。目前已经有一些 NOTES 的培训课程在以不同的方式教授着 NOTES 的技术。自 2007 年起，斯特拉斯堡的 IRCAD-EITS 就已经开始对 NOTES 理论和实践进行系统化的培训。

## "多看、多教、多做"

从开放手术到腹腔镜手术是外科手术发展过程的质的飞跃。腹腔镜手术真正改变了手术和治疗理念。NOTES 除了美容效果，其优越性并不明显。NOTES 在感染控制、切口疝、术后疼痛、住院时间等方面的优势目前也只是理论上的，没有临床随机对照试验的数据支持。值得为了一个发展前景不确定的手术而努力吗？值得重新为此制订内镜培训规范吗？对参加 IR-CAD 的 NOTES 培训者进行调查，结果显示 50%的人认为 NOTES 将带来下一次外科手术的变革，在未来的 2~10 年内将普遍应用于临床。该培训机构的网站(www.eats.fr) 是在欧洲腔道外科协会的支持下建立的，这个协会有 1700 名注册会员，网站有 85 000 以上的访问量。这些数据都说明内科医师愿意接受 NOTES 技能培训，从而使自己进入一个有发展潜力的新的外科领域。NOTES 可以改变外科发展史吗？目前回答这个问题为时尚早，但是有一点可以肯定，NOTES 的出现确实具有其存在的价值。即使不知道未来会朝着哪个方向发展，内科医师也愿意"多看、多教、多做"，从而迎接外科技术的变革。

以往的外科手术主要通过外科医生的眼睛和双手完成。更小手术创伤的要求给腹腔镜外科和内镜外科提出了新的挑战。手术方式的选择和手术策略的制订使得手术并发症逐渐降低。随着先进实验室检查和影像学技术的应用，内镜、腹腔镜及成像技术的导向作用将使外科手术达到微创和精准靶向治疗的目的。"无瘢痕"外科开创了不开刀内镜治疗胃肠疾病的先河，同时也使外科医师意识到胃肠道微创手术的重要性。原来只能开腹才能达到根治的疾病现在可以通过

腔内治疗或者内镜治疗。"无瘢痕"外科对腹壁皮肤提供了保护，最终也对内脏器官提供了保护。内镜和外科手术之间的界限逐渐缩窄。没有接受内镜技术培训的上消化道外科医师会越来越少。目前，内镜操作逐渐成为外科医师必须掌握的技术，并且手术室内应该常规配备内镜设备。将内镜操作列为外科医师培训的项目是十分明智的，这必将为 NOTES 的发展提供良好的基础。对于医学生，尤其是外科专业，专门的内镜技术的培训项目也是至关重要的。现代外科需要有熟练掌握内镜技术的专家，而且外科手术的成功很大程度上取决于外科医师对内镜技术学习和应用的有效性和安全性。

（王加勇　译　贾欣永　校）

# 参考文献

1 Kalloo AN, Singh VK, Jagannath SB, et al. Flexible transgastric peritoneoscopy: a novel approach to diagnostic and therapeutic interventions in the peritoneal cavity. *Gastrointest Endosc* 2004;**60**(1):114–17.

2 Dallemagne B, Perretta S, Allemann P, Asakuma M, Marescaux J. Transgastric hybrid cholecystectomy. *Br J Surg* 2009;**96**(10): 1162–6.

3 Marescaux J, Dallemagne B, Perretta S, et al. Surgery without scars: report of transluminal cholecystectomy in a human being. *Arch Surg* 2007;**142**(9):823–6; discussion 826–7.

4 Bernard HR, Hartman TW. Complications after laparoscopic cholecystectomy. *Am J Surg* 1993;**165**(4):533–5.

5 Gouma, DJ, Go PM. Bile duct injury during laparoscopic and conventional cholecystectomy. *J Am Coll Surg* 1994;**178**(3): 229–33.

6 A prospective analysis of 1518 laparoscopic cholecystectomies. The Southern Surgeons Club. *N Engl J Med* 1991;**324**(16): 1073–8.

7 Carroll BJ, Birth M, Phillips EH. Common bile duct injuries during laparoscopic cholecystectomy that result in litigation. *Surg Endosc* 1998;**12**(4):310–13; discussion 314.

8 Dent TL. Training, credentialling, and granting of clinical privileges for laparoscopic general surgery. *Am J Surg* 1991;**161**(3): 399–403.

9 Aggarwal R, Moorthy K, Darzi A. Laparoscopic skills training and assessment. *Br J Surg* 2004;**91**(12):1549–58.

10 Sumiyama K, Gostout CJ, Rajan E, et al. Pilot study of the porcine uterine horn as an in vivo appendicitis model for development of endoscopic transgastric appendectomy. *Gastrointest Endosc* 2006;**64**(5):808–12.

11 Dunkin BJ. Natural orifice transluminal endoscopic surgery: educational challenge. *World J Gastrointest Surg* 2010;**2**(6): 224–30.

12 Swanstrom, LL, Khajanchee Y, Abbas, MA. Natural orifice transluminal endoscopic surgery: the future of gastrointestinal surgery. *Perm J* 2008;**12**(2):42–7.

13 Mori T, Hatano N, Maruyama S, Atomi Y. Significance of "hands-on training" in laparoscopic surgery. *Surg Endosc* 1998;**12**(3): 256–60.

14 Olinger A, Pistorius G, Lindemann W, et al. Effectiveness of a hands-on training course for laparoscopic spine surgery in a porcine model. *Surg Endosc* 1999;**13**(2):118–22.

15 Scheeres DE, Mellinger JD, Brasser BA, Davis AT. Animate advanced laparoscopic courses improve resident operative performance. *Am J Surg* 2004;**188**(2):157–60.

16 Sodergren MH, Clark J, Athanasiou T, et al. Natural orifice translumenal endoscopic surgery: critical appraisal of applications in clinical practice. *Surg Endosc* 2009;**23**(4):680–87.

# 第 27 章

# NOTES 手术的模拟训练

Kai Matthes，Ganesh Sankaranarayanan，Woojin Ahn，Suvranu De

## 引 言

NOTES 自 2004 年首次应用于动物模型，至今仍处于发展的早期阶段，大多数的报道也都是基于动物研究[1]。当然，目前已有大量的人体 NOTES 病例及病例样本报道[2-4]。大多数人体手术病例为混合 NOTES 手术，即需要通过腹腔镜进行监视、牵引以及其他技术辅助。有的 NOTES 手术使用硬质腹腔镜器械，而另一些则使用软质内镜器械。上腹部手术操作可能通过经阴道或结肠入路使用硬质器械完成。而经口–胃入路的手术操作则需要使用软质手术器械。

## NOTES 模拟的临床意义

作为一种外科替代治疗方式，NOTES 正日益受到外科医师、胃肠内科医师以及相关产业越来越多的关注。例如，一项针对普通外科医师的调查报告显示，72%的医师愿意接受 NOTES 训练，并对该领域表现出浓厚的兴趣[5]。正如调查人员预料，微创外科专业以及年龄小于 60 岁的外科医师对 NOTES 技术的培训更感兴趣[5]。44%的受调查医师表示，在各方面条件齐备的情况下，他们会选择 NOTES 进行胆囊切除手术，而非腹腔镜技术。而不愿意选择 NOTES 手术替代腹腔镜手术的医师中，绝大多数（88%）愿意在有充分数据支持 NOTES 手术优越性的条件下转而选择前者[5]。

任何技术在发展的过程中，如果没有足够的人体试验以及长期随访数据，人们在该技术的应用过程中必然非常谨慎。对于 NOTES 技术，其某些方面的特殊性需要人们更加谨慎，如对多学科专业技术（微创外科及软式内镜）的需求。这就强调了恰当的训练培训的重要性，而模拟训练必将在其中扮演异常重要的角色。一些学者认为，外科医师将腹腔镜胆囊切除术应用于临床时，并没有遵循传统的准入方式，即培训效果及手术安全性都没有达到最优标准。在充分的培训和动物模型实验及模拟手术操作之前，NOTES 手术应用于人体需要格外谨慎。外科医师或手术团队在未经充分培训的情况下进行 NOTES 手术，极有可能会产生不良后果，这不仅会伤害患者，更会阻碍这项新技术的发展[6]。

鉴于此，SAGES、ASGE 联合创办了 NOSCAR。2006 年，美国胃肠和内镜外科协会制订了白皮书，阐述了 NOTES 研究的重要性，并对临床 NOTES 技术的应用与发展提出建议。协会对于 NOTES 研究进行了资助，并创办了国际人体 NOTES 手术操作登记注册系统。

## NOTES 训练的技术设置

### 模拟经腔道入路

通过自然的腔道，可以从胃、结肠或者阴道壁的切口将软式内镜或者硬式腹腔镜器械置入腹腔，而这些切口则是通过各种内镜、腹腔镜以及传统外科技术完成的。由于缺少可视引导，尤其是在非混合 NOTES 手术操作过程中，经腔道入路存在损伤周围脏器的风险。手术医师应通过训练克服手术视野不佳的困难，并能够在各种经腔入路入腹后，通过解剖标记进行定位，而训练系统应该充分地模拟上述手术操作中可能遇到的困难。

### 模拟经胃入路

经胃入路通常通过软式内镜入腹，软式内镜器械通过内镜工作通道完成手术操作。选择胃作为手术入路的优势在于,可以直接到达阑尾及卵巢等下腹部脏器并进行手术操作。而对于距离入路较近的上腹部脏器,如胆囊经胃路径难以维持后屈位,且手术装置不具备外形自锁功能时很难到达并对其进行操作。内镜翻转功能使内镜可以探及距离胃切口较近的手术部位,并进行手术操作。许多带有外形自锁功能和附加弯曲部件的多功能平台可以克服这一限制。

经胃入路 NOTES 训练需要在模拟模型上进行软式内镜操作,并且能够使用导丝、扩张球囊、括约肌切开器及针刀进行腔内切开。模拟训练中还要包括对周围脏器如肝脏、脾脏、胰腺、结肠或者小肠损伤的探查和处理。临床上,这些损伤可能难以察觉,并会引起术后感染和出血,最终导致较高的并发症和死亡发生率。为了防止损伤周围脏器,经腔技术可以帮助训练者判断胃壁穿刺点另一侧有无其他脏器。在未来,模拟模型也可能通过超声内镜避免损伤周围脏器。超声内镜引导下,将导线安全地置入腹腔,然后应用括约肌切开器或者扩张球囊建立手术入路。目前,体外模型已经可以模拟超声内镜。

## 模拟经阴道入路

目前,经阴道入路在人体试验中最为常见,这是由于在过去的妇科手术实践中,阴道切口的闭合已被证实是安全的。而且,在现存的体外模拟模型中,可以模拟切口手工闭合。

例如,硬质器械可以在上腹部手术中应用于胆囊切除术或肾切除术。若应用硬质器械,模拟模型应使受训者在尝试 NOTES 前对标准腹腔镜手术操作有所熟悉。如果应用软式器械,受训者应该在腹部外科手术前掌握前沿介入内镜设备的使用。

## 模拟经结肠或经肛门/TEM 入路

Meining 等的团队开创了一种全新的经结肠入路方法,该方法经脐置入 Veress 气腹针,通过气腹针向腹腔内缓慢注入净化液,之后经结肠置入特制的引导管,建立手术入路。该方法在腹腔内形成人工腹水平面,患者取 30°反 Trendelenburg 卧位,使肠袢漂浮于骨盆聚集的液体之上。经肛置入腔内超声探头(10MHz),明确结肠壁外无其他脏器后,经结肠置入套管,利用经肛内镜显微手术系统 (transanal endoscopic micro-surgery,TEM; Karl Storz,德国图特林根)完成手术入路的建立。操作完成后,利用入腹前制作的荷包缝合及 1~2 枚直线切割闭合器完成入路通道的闭合[7]。其他研究者应用针刀以及 TEM 或仅应用双通道结肠镜建立

手术入路。结肠细菌引起的腹部感染是该 NOTES 术式最大的问题,需要给予特别关注并进行进一步的临床实验研究。通过模拟训练,受训者可以在专家的监督下对经结肠手术入路建立过程中的潜在感染来源进行识别,而在实际临床条件下,这一问题往往由于操作视野受限而被忽视。

通过模拟训练,受训者应能够熟练应用 TEM 设备,并能够在模拟模型上操作双通道结肠镜。或者,能够使用硬式腹腔镜器械对位于左右上腹部的病变进行治疗。要求医师在尝试 NOTES 前,具备使用腹腔镜进行标准术式的经验。

## 模拟经膀胱入路

Lima 等[8]报道了应用膀胱作为经腔入路穿刺点进行手术的相关研究。该技术的应用受到限制,究其原因,是由于缺少适用于尿道的微型内镜。该技术的优势在于其不受性别限制,避免了结肠定植菌群造成感染的风险,并且膀胱的无菌环境降低了切口闭合不良时感染的发生率。

利用经膀胱入路进行手术需要术者具备泌尿外科的相关经验并能够操作膀胱镜。目前可在体外模型上进行经膀胱入路的操作与训练。

# 手术操作

## 手术视野模拟

正确的解剖结构视野对于微创手术的安全性至关重要。由于内镜光源的最初设计目的是用于如胃及结肠等狭窄腔道的照明,因此其对于腹腔的照明能力非常有限。内镜光源可以手动调整,但当镜头方向改变时,如果镜头距器官表面太近,会由于光源过强,导致反射的光芒太过耀眼。目前的 NOTES 模型可以对上述各种情况进行模拟,训练术者在手术过程中正确使用照明光源。

我们需要对组织结构进行全面的检查、正确的识别,以及精准的切除。这需要受训者具备相关的专业知识,并接受过正确操控光源的培训。在进行活体动物试验前,仿真训练足以使术者获得上述经验。

## 组织切除模拟

如上所述,正确地识别解剖结构是安全进行 NOTES 手术的保证。可以使用人工组织或体外组织通过软式内镜器械(手术镊、抓钳、内镜剪及针刀)模拟组织切除。与腹腔镜器械不同,使用软式内镜进行钝

性分离的操作非常困难，需要极高的内镜操控水平，在进行人体手术前应在模拟器及动物模型上反复练习。尤其内镜剪及针刀的使用，需要非常丰富的内镜使用经验。使用针刀锐性分离肾动脉或脾静脉等大血管周围组织时，内镜头端任何无意识的微小移动，如松开内镜的其中一个操控轮(可使针刀横向移动几毫米)就极有可能造成血管的撕裂。

## 硬式器械及软式器械手术模拟

在进行 NOTES 手术操作时，胃肠外科医师或消化内科医师会根据自身的偏好或临床背景选择软式或硬式手术器械。经胃入路手术要求必须使用软式手术器械，而经结肠或经阴道入路手术则也可以使用硬式器械。

如果使用硬式手术器械，外科医师几乎不需要适应过程就可以进行 NOTES 手术操作。如果手术使用软式内镜，而手术医师又缺乏使用内镜操作的经验，那么在进行人体手术前，应首先熟练掌握软式内镜的操作方法。

NOTES 模拟器的使用可以帮助医师克服手术技术经验方面的缺陷。

## 牵引模拟

器官和组织的牵引对于外科手术极为重要，而使用 NOTES 技术进行手术时，牵引操作变得极具挑战性。由于牵引器械与视角及切除器械相平行伸出内镜，导致三角操作关系不佳，牵引操作非常不便。

牵引不充分对于消化内科和微创外科医师都是一项技术的挑战。为了克服牵引与手术视野方面的限制，受训者需要通过模拟训练和之后的活体动物训练，以适应这一与标准腹腔镜完全不同的手术方式。

## 组织结扎模拟

血管及其他组织的结扎可以使用内镜夹(Olympus America, Inc.，美国宾夕法尼亚州中心谷)在内镜监视下完成。然而，这类内镜结扎装置的结扎强度通常弱于外科手术缝合或者腹腔镜结扎装置。如果应用硬式器械，应按照标准腹腔镜手术要求进行操作，从而克服内镜的限制。

受训者要应用软式内镜进行有效的组织结扎，需要掌握介入性内镜操作技术。用 NOTES 的方法结扎阑尾与菜花样息肉的结扎并没有太大的区别。有报道称，由于猪没有阑尾，可以将子宫角作为模拟模型进行阑尾切除术的模拟训练[9]。

## 施夹操作模拟

由于内镜用小钛镍夹与外科用夹相比强度较弱，因此无法提供与腹腔镜夹相同的可靠性。

通过模拟模型，受训者可以了解目前市售的软式内镜夹的局限性，并在应用该器械进行止血及管道夹闭操作时格外谨慎。胆囊切除术后，如果胆囊管夹闭不确切，可能导致非常严重的后果，但这一切都可以通过培训避免。

## 器官和标本取出模拟

NOTES 切除术后标本(如阑尾、胆囊、肾等)的取出是一项技术上的挑战，挑战的大小取决于标本的尺寸。阑尾的取出好像并不是问题，但是经阴道取出胆囊，甚至肾脏时，可能会导致胆囊破裂而引起胆汁外溢，或者手术入路器官出现撕裂而导致出血或术后感染。

在进行人体手术前，应在模拟模型及活体动物模型上练习经自然腔道标本取出。利用腹腔镜监视标本取出可以确保人体手术的安全。

## 手术通道闭合

对于 NOTES 手术，人们最主要的担忧就是经腔手术通道的安全闭合的问题。由于阴道定植菌群多为有益菌，不易引起严重的腹腔感染，所以经阴道手术通道的闭合潜在危险性较小。然而，对于经胃或者经结肠入路，手术通道的确切闭合就显得尤为重要，因为闭合一旦出现问题将导致严重的腹腔内感染。NOTES 术后患者围术期监护中出现明显腹部不适、压痛及其他临床感染征象时，都可能与经腔切口闭合相关并发症有关。手术通道的闭合在混合术式中可以通过腹腔镜放置内镜夹完成，也可以通过内镜放置内镜止血夹完成。由于对于胃壁切口的闭合存在疑问，因此内镜下放置止血夹进行经胃手术通道闭合的安全性广受争议。应用了 over-the-scope 技术的内镜夹由于可以提供更强的作用力，因此似乎具有更光明的前景。已经出现使用吸引技术的特制闭合装置，并正在评估中。根本上来说，最安全的关闭阴道和乙状结肠通道的方法是使用闭合器或者手缝。所有的关闭技术均可以在生物模型和活体动物上进行模拟。真实的组织提供了缝合时良好的触觉反馈，同时可以通过充气后放入水中进行是否存在渗漏的测试。

## 腹腔出血的处理

由于缺乏对相关出血并发症的处理经验,NOTES 手术麻醉是一个挑战。纯 NOTES 手术将微创外科与软式内镜器械相结合,而这些器械最初都不是为这一特殊用途而设计的。一些腹腔内手术器械被设计成为内镜下胃肠道介入手术器械。在混合 NOTES 手术期间出现血管损伤时,由于受到手术入路及软式内镜的功能限制,止血方式非常匮乏。这有可能导致手术中意外出血,如果不能通过内镜止血,就会增加中转开腹的风险。即使在有研究经验的 NOTES 医疗中心,手术医师仍然处于快速学习期。不可预测的并发症管理对经验丰富的外科医生仍然是挑战。由于出血点可能被其他结构遮挡,应用软式内镜手术时视野的局限有可能导致对微小出血点的忽视。

就目前 NOTES 手术应用的软式内镜器械标准而言,其对大血管损伤的治疗效果非常有限。在较大的腹腔出血的情况下,需要通过标准腹腔镜或开腹手术进行止血。由于缺乏这种新兴的外科技术的专业知识,即使是较小规模的手术如经阴道的胆囊切除术或阑尾切除术,麻醉师也必须为大出血做好准备。这主要是由于外科医师仍处于 NOTES 手术快速学习期。由于解剖上的差异,在动物上的研究经验并不能弥补人体试验经验的缺乏。NOSCAR 特别不建议对 NOTES 有兴趣的外科医师过早开始人体试验。尤其是实践中经自然腔道手术通道的建立与目前试验条件下的方法不同。进入腹腔的过程中,有可能对周围组织结构造成损伤。在有效腹腔监视技术出现之前,NOTES 技术的发展有可能停滞一段时间,而且仍有可能缺乏对全腹腔的监视,导致不能及时甚至完全无法发现严重出血。与标准的腹腔镜手术或者开腹手术相比,内镜下有效结扎大血管的操作可能需要花费更长的时间。

由于无法模拟血流与组织灌注,目前的 NOTES 模拟器无法真实模拟腹腔内出血。但是,使用 Erlangen 主动内镜模拟(EASIE)模型,将脾动脉缝入消化道内腔或者其他组织器官可以模拟出血[10-13]。脾动脉与一个由滚轮泵驱动的模拟血液回路相连,回路内填充人造血液。通过这种将血管缝入消化道或邻近器官的方法,可以对内镜和腹腔镜手术的出血情况进行模拟(图 27.1)。

# 应用模拟模型行能力评估

目前为止,对于 NOTES 手术的资质认证标准,还

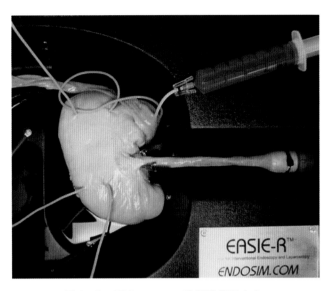

图 27.1　通过 EASIE-R 模拟器模拟出血。

没有达成共识。随着这项技术的不断成熟和各方面经验的积累,一套有针对性的手术资质认证标准将会出现。而根据现有动物及人体实验的经验,一个 NOTES 手术团队显然需要具有普外科、微创外科以及软式内镜方面的资质。通常在进行经阴道手术操作时,需要请妇科医师协助进行阴道切口的切开与闭合操作。目前,正如有关部门[如研究生医学教育鉴定委员会(ACGME)、SAGES 和 ASGE]所要求的那样,多学科 NOTES 团队的成员组成应该尽量覆盖目录中所列学科(普外科、微创外科,以及消化内镜中心[14-17])。

NOTES 手术评估工具的发展是 NOTES 证照审核进程的先决条件。最近,Vassiliou 等[18]开发了一套格式化 NOTES 术中手术技能评价工具(FITNESS)作为评定 NOTES 手术资质的方法。这套评价体系由 6 部分组成 Likert 量表(每个项目 1~5 分):入路(A)、导航与定向(NO)、可视化与稳定(VS)、器械操作与瞄靶(IMT)、切口关闭(C),以及外科手术原则的应用(SP)。然而,由于预试验仅包括了 8 名参与者(4 名初学者和 4 名经验丰富术者),这项评估工具的有效性缺乏数据支持。目前,评估 FITNESS 评定者的可信度和结构效度的多中心研究已获得授权。目前为止,仍不能肯定强制评估应针对团队还是个人开展。

NOTES 手术基础训练工具(FNS)基于腹腔镜手术基础训练工具和内镜手术基础训练工具(FLS/FES),由 SAGES/ASGE 专家组提供技术支持。进行 FNS 的先决条件是需要得到 FLS 和 FES 认证。FNS 旨在评估 NOTES 技术所特有的认知与操作能力,以及由于应用不同入路及操作平台所带来的技术挑战。FNS 可能针

对不同入路与手术操作设计特定测试模块。

# NOTES 模拟模型

在动物实验室中对大型活体动物进行 NOTES 手术操作之前,NOTES 手术团队有必要通过模拟模型熟悉手术操作、掌握各项基本技术及配合技巧。腹腔镜手术和消化内镜手术训练装置对于 NOTES 基本技能的训练是非常有价值的。这类训练装置对于跨专业训练尤其有价值,如外科医生可以通过虚拟现实(virtual reality,VR)内镜训练装置学习复杂内镜操作技术。虽然目前仅有人造组织模型和离体模型两种 NOTES 模拟模型,但在不久的将来,VR 训练模型有望成为现实。

## 人工组织模拟模型

内镜–腹腔镜跨学科训练实体(Endoscopic-Laparoscopic Interdisciplinary Traning Entity, ELITE)是由 MITI(Klinikum Rechts der Isar,德国)研发小组开发,由 Coburger Lehrmittelanstalt(CLA,德国科堡)生产制造,用于训练内镜/腹腔镜手术和 NOTES 技术的一套乳胶模型。它是一套全尺寸女性躯干复制品,表面是气密的乳胶腹壁。所有腹内脏器由具有不同特性和不同颜色的乳胶复合物制成,从而可以真实地模拟腹腔内解剖结构(图 27.2)。

研究小组通过一项包含 15 名新手和 15 名专家(8 名胃肠病学家和 22 名外科医生)的实验证明了这一模型的可靠性和真实性。受试者经乙状结肠入路连续进行 5 次腹腔镜检,然后对镜检所需要时间进行评估。结果表明,所有受试者都表现出明显的学习曲线[总时间:第一次时间为(473.1 ± 178.5)s,第五次时间为(321.9 ± 182.0)s;P=0.02,Wilcoxon 检验]。内镜专家与初学者完成操作所需时间表现出明显差异[第一次:专家(394.3 ± 176.6)s,新手(531.9 ± 166.7)s;P=0.040,Mann-Whitney 检验],证明了该模型的可靠性和真实性[19]。

在另一项研究中,研究小组要求 30 名受试者(胃肠病学家、腹腔镜手术医生,以及初学者)通过经乙状结肠入路行标准 NOTES 胆囊切除术,其中一半受试者在 ELITE 进行训练后行胆囊切除术,而另一半则没有经过 ELITE 的前期训练。所有受试者第一次操作总耗时 32 分钟,第四次操作总耗时 18 分钟,表现出典型的学习曲线(P<0.001)。对于猪模型胆囊切除术,经过前期训练的受试者较没有前期训练的受试者完成操作所需的时间更短。无前期训练组的并发症发生率比前期训练组要高(16 比 8)[20]。

## 离体组织模拟模型

EASIE-R™ 模拟器(Endosim, LLC,美国马萨诸塞州柏林)利用来自肉类生产工厂的离体猪组织标本,进行消毒灭菌,并改造成和人体类似的解剖结构。将猪组织标本放入一个塑料模具内,并按照人体解剖位置进行排列。这一模型是目前唯一的真实组织 NOTES 模拟装置,并可以使用多种商业化的器械(图 27.3 至图 27.5)。

利用 EASIE-R 模拟器,可以在一个标本上开展多个胃切除术或者结肠切除术。手术入路可以通过常规手工方法缝合,从而使练习者连续进行多次胃切除术或者结肠切除术。除了内镜外,还可以通过透明的有机玻璃盖或者腹腔镜观摩学习训练时的手术过程。

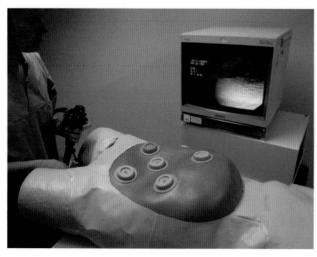

图 27.2  ELITE 模拟器安装。

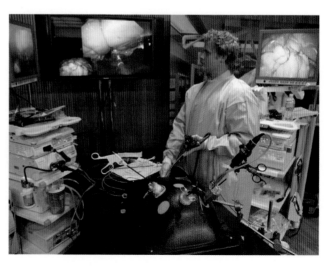

图 27.3  EASIE-R 模拟器安装。

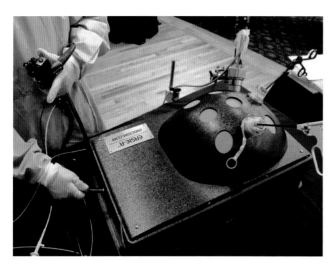

图 27.4　EASIE-R 模拟器腹腔镜戳孔。

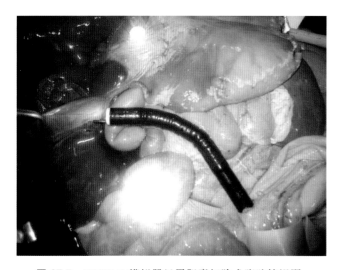

图 27.5　EASIE-R 模拟器经胃胆囊切除术腹腔镜视野。

与 NOTES 利用活体动物来进行实验不同，离体标本不受伦理约束，不需要经过机构审查委员会(Institutional Review Board，IRB) 或者实验动物护理和使用委员会(Institutional Animal Care and Use Committee，IACUC)的批准。

该模型被国内外 NOTES 课程广泛应用。2008 年和 2009 年的内镜外科医师学会年会上，从 NOTES 操作步骤的多个方面，对 EASIE-R 模拟器和 ELITE 模拟器进行了比较。随机挑选参与者，分别采用两种模拟器进行入路的建立与关闭、NOTES 阑尾切除术、远端胰腺切除术、肾脏切除术及胆囊切除术等操作。在工作性能、真实性、实效性、简易操作性等 12 个方面，对这两种模拟器进行评估，评分标准采用 7 分制 Likert 量表(最低分 1 分，最高分 7 分)。ELITE 和 EASIE-R 模型的平均分分别为 5.25±1.04 和 5.83±1.03(中位数±

四分位数间距)。EASIE-R 体外模拟器平均分显著高于 ELITE 可塑性模拟器($P<0.0001$)。尤其在与人类实体相比的视觉真实性方面，EASIE-R 体外模拟器的评分显著高于 ELITE 可塑性模拟器，得分分别为 5.91±0.87 及 5.00±1.07 ($P=0.02$)。在组织的柔韧性方面，EASIE-R 体外模拟器的评分显著高于 ELITE 可塑性模拟器，得分分别为 5.91±0.91 及 4.60±1.02 ($P=0.01$)。在与人体解剖的相似性方面，EASIE-R 体外模拟器的评分显著高于 ELITE 可塑性模拟器，得分分别为 5.68±0.68 及 4.40±1.20($P=0.003$)。在以下方面，两种模拟器得分之间没有显著性差异($P>0.05$)：腹腔镜-内镜技巧的提高、用户的推荐指数、基础内镜及 NOTES 的教学、模拟器的总体真实性、作为教学工具的效果和易操作性。该研究结果表明在 NOTES 的模拟训练中，与可塑性模拟器相比，外科医生更倾向于选择离体组织体外模拟器[21]。

目前，多学科的 NOTES 团队已相继开展了NOTES 活体动物实验及人体临床试验，而利用 NOTES 模拟模型则有利于进一步提高各种 NOTES 操作技能。NOTES 模拟器为更新更精密手术的开展提供了安全的环境，且相对于动物实验更加节约时间和财力。

# 自然腔道内镜手术团队的模拟训练

应该组成一个包括普外科、微创外科、内镜专业、麻醉科、护理学等专业的资深专家及相关技术人员在内的多学科团队，共同致力于 NOTES 训练和操作规程的制订。该团队需要经过完善的专业训练，包括模拟器模型的训练以及进一步动物模型的训练，从而掌握 NOTES 的具体操作流程和感知团队协作的重要性。

NOSCAR 为该团队的发展制订了相关指南[22]：

●多学科协作的团队，拥有高超的内镜治疗技术及腹腔镜技术。

●需要包括内镜外科医师学会以及消化内镜学会的成员。

●通过动物实验推动 NOTES 的研究和训练。

●实验室成果需在 NOSCAR 的半年期会议上分享讨论。

●所有人体临床操作必须经过机构审查委员会批准。

●临床病例需要在 NOSCAR 提交注册。

模拟器操作训练融合了多种新兴技术，是目前外科培训的最先进技术。团队协作培训是模拟器训练的重要部分。在 NOTES 的培训过程中,各团队成员如内镜医生和外科手术医生之间的配合,以及内镜技术和腹腔镜技术的融合, 可能会引起潜在的冲突以及在患者有效护理方面的障碍。Tsuda 和他同事以 EASIE-R 模拟器为基础, 研发了一套高保真、多功能的 Endosuite 手术室,并利用该手术室对经胃胆囊切除术手术操作失误及失血过多等情况下的团队协作能力进行了评估。在 2009 年的内镜外科医师学会年会上,展示了一台高保真手术模拟器,该模拟器同时拥有开腹手术、内镜、腹腔镜、麻醉以及手术室人员操作模拟功能, 使用猪内脏结合模拟环境真实模拟人腹腔内环境,培训手术医师可以通过经胃内镜途径进行胆囊切除术。此外,该系统还可以在没有事先告知参与者的情况下, 故意产生一项较为简单的设备故障,随后模拟相应的腹腔内出血以及其他生理变化,并对操作者的所有反应过程进行录像。监测操作者解决技术故障的时间,检修设备的步骤,中转开腹的决定时刻以及中转开腹所用时间。研究者使用非技术能力评估(NOTECH)工具对团队表现进行评价,通过预调查及使用后调查以获取使用者对该系统评价的统计学数据。包括 5 个外科团队的 12 名参与者均参与此次模拟;在全部参与者中, 仅 25%(3/12) 的人有开展 NOTES 动物实验的经验。成功诊断和解决问题的时间与训练时间成反比($P$=0.008),拥有少于 5 年模拟器练习经验(n=7)的团队,均能在 3 分钟内解决故障,而拥有十余年手术经验的外科医生(n=4)的团队超过 5 分钟且需要帮助。成功胃切除术的时间从 3 到 9 分钟不等,其中一组终止于胃组织活检。李克特五级量表结果显示,使用者对于系统的真实性,模拟回馈以及其在 NOTES 培训中的价值给予很高评价 (4.55±0.52,4.5±0.79,4.67±0.49),而对于出血以及腹壁的模拟评价较低(3.75±0.87,3.18±0.75)[23]。

# 动物实验经验

在 NOTES 技术应用于临床之前, 开展相应的动物实验非常有必要。在促进 NOTES 发展的动物实验中最常用的大型动物是猪、羊和狗,尤其是猪。多学科团队可以用大型动物开展 NOTES 实验, 发展各种合适的新型技术,并监测其生理变化,处理各种并发症如腹膜内出血等。重要的是,动物实验可用于 NOTES 疗效、并发症和生理后遗症的评估分析。

尽管大型动物与人类有许多相似之处,但其仍无法完全反映 NOTES 技术对人体的真实影响。因此,多学科团队应做大量的动物实验和模拟训练,并能够安全、有效地实施各项技术之后,还需要开展相应的临床试验。

# 基于 VR 的 NOTES 模拟模型

## 背景和挑战

在 NOTES 安全地应用于临床之前, 为了避免在腹腔镜发展过程中出现的问题,首先需要解决一些技术和生理的挑战,个人学习曲线开始前,由于过早和过快应用新技术导致的并发症是可以避免的。NOSCAR 在白皮书[6]中列出了一系列需要解决的重大技术问题,包括腹腔入路的建立和技术、气腹的评估、胃造瘘术的闭合方法、空间定位问题、新仪器的研发和新培训方案的制订。NOTES 手术涉及胃肠手术和内镜手术的技巧。多学科团队需要同时掌握这两种技术,才能顺利地开展 NOTES 手术[6]。为保证二者的平稳过渡,专门的培训方案和手术技巧的客观评价也是必不可少的。由于对术者进行 NOTES 手术的培训不彻底所致的不良后果可能引起对 NOTES 的不信任,从而妨碍该技术的发展,将延迟患者受益。NOTES 手术必将惠及大众,但经验不足的医师在手术过程中有可能导致诸多不良后果,进而阻碍这一技术的发展。

问题是:什么样的操作平台能够克服这些问题?当然,在患者身上试验新的技术和器械是很冒险的。目前 NOTES 手术的各项新技术和器械主要应用于动物(主要是猪)、尸体实验或者 EASIE-R-NOTES 模拟器。猪的解剖结构不同于人类, 这种方法繁琐费时, 需要大量的资源, 并且可开发的替代物数量有限。例如,在比较多种内镜夹和其他特殊器械对胃造瘘术的闭合效果时, 可能需要大量的动物实验才能得出技术上的微小差别。同样,在设计某一种新型器械时,会产生多个设计原型,而每一种原型都需要重复这一测试过程。

通过计算机辅助设计技术(computer-aided design,CAD)可以解决这一问题。在一个器械原型成型之前,可以利用计算机技术设计相应的计算机模型,并模拟不同的手术操作。例如, 波音 777 飞机几乎完全是在电脑上设计和改造的。在首架飞机装配前,仅提前制造了一个鼻子模型(用于关键线路的检查),而当左翼安装完成时,仅有 0.03mm 的误差。目前 CAD 已经广泛应用于从汽车到微处理器的多个行业之中。计算机辅助设计技术无处不在,大到汽车,小至微处理器。这一技术大大减少了具体实验的次数,节省了资源和时间。同时,在这些工具的帮助下,我们可以在很短的时间内以较低的成本完成上千种方案的测验,并完成更复杂的实验设计。

借助于信息技术,我们正在研制基于 VR 的 NOTES 模拟器,类似于工程学中的 CAD,我们可以在新程序及新设备发展过程中利用基于 VR 的 NOTES 模拟器解决各种假设问题。除此之外,该虚拟镜还可以作为 NOTES 的训练工具。然而,目前已知的计算机辅助设计程序如 ABAQUS、ADINA、NASTRAN 无法直接应用于这种 NOTES 模拟器的设计中,因为①无法在目前的 CAD 上连接一个内镜操作手柄;②CAD 是为满足工程学要求而设计的,所以它不能完全满足实时互动的要求;③缺少力的反馈;④目前绝大多数软件程序应用的是传统的有限单元法技术,该技术运行缓慢,无法用于解剖学中的巨大形态改变,如外科切割及撕裂。因此,有必要开发更为灵敏的设计程序。

基于 VR 的 NOTES 模拟器并不能完全取代动物模型。直到我们研制出一种更为精密的可以考虑到这些生理学不良事件的模拟器,动物模型对于研究介入治疗的生理结果仍然是非常必要的,如腹膜内出血的影响因素及控制方法。

## 应用于腹腔镜及消化内镜的基于 VR 的 NOTES 模拟模型

目前基于 VR 的 NOTES 模拟模型还未研制成功,但用于腹腔镜及消化内镜的基于 VR 的模拟模型(图27.6)已经出现了。包括美国医学专家委员会(American Board of Medical Specialties,ABMS 及 ACGME)在内的很多医学组织,都非常支持该模拟模型的发展,因为其优点是显而易见的,包括:不受材料的限制;通过合理的设计可以发现各种罕见的问题;大幅减少实验动物的使用;练习计划可以个性定制;客观的技能评价。因为外科医生工作的本质是观察和操作,所以模拟器最大的挑战就是尽可能真实地模拟出真正的视觉和触觉体验,由于实时性的要求,将精密的组织模型和医学模拟器进行整合是非常困难的。特别在需要模拟触觉感应的情况时,会更加困难,因为实时的触觉感应要求更高的更新频率(1kHZ),而视觉显示只要求 30~40HZ[24]。

在美国和欧洲,部分教育组织和中心参与了手术模拟器的研发,包括伦斯勒理工学院先进计算机研究所、麻省理工学院触摸实验室、斯坦福大学医学媒体和信息技术研究所、国家生物–计算机中心、医学革新技术整合中心、华盛顿大学仿生机器人实验中心、统一服务大学的国家医学模拟器中心、人类仿真中心(科罗拉多大学)、生物医学交互技术中心、机器人与计算机辅助外科中心(卡耐基梅隆大学)、德国 KISMET 小组、埃塞俄比亚的 LASSO 小组、英国布里斯托尔医学模拟中心,以及德国的卡尔斯鲁厄大学。

部分公司也已经或正在尝试研究腹腔镜外科模拟器,如波士顿动力公司、Immersion Medical 公司、Melerit 公司、Mentice 公司、MedSim 公司、METI 公司、Mimic 公司、Novint 公司、Reachin Technologies 公司、Simbionix 公司以及 Virtual Presence 公司。Immersion 公司制造了 3 个模拟器:血管介入模拟器、AccuTouch® 血管内模拟器、AccuTouch®内镜模拟器。Mentice 是瑞典的一家公司,他们在 20 世纪 90 年代研制了虚拟现实微创手术模拟器(MIST-VR)。最近,该公司联合 Sim-Surgery A/S 公司发明了关键手术操作模块(KSA)和 MIST 缝合模块。Mentice 目前已经引进了 Procedicus®系统,该系统允许添加多个 Mentice 模块,并可在选项控制下进行触觉反馈。Simbionix 是一家本部位于以色列的公司,他们利用 Mentice 公司的 Xitact 界面来为自己的 LapMentor®模拟器提供逼真的触觉反馈,这种模拟器提供了 Basic Task 模块、Procedural Task 模块和一个由对真实患者进行 MRI 和 CT 扫描后创建的 Virtual Patients 模块。Reachin technologies AB 公司开发了 Reachin Laparoscopic Trainer(RLT),该训练器目前已与 Procedicus MIST 平台相结合。德国柏林的一家公司研发的 Select IT VEST 模拟器提供了 Virtual Endoscopic Surgery Training(VEST)系统,这一系统包括了一个 Basic Task Training Set(BTT)和一个 Surgical Procedure Training Set(SPT)。

胃肠道内镜模拟器的市场主要被 Simbionix Ltd

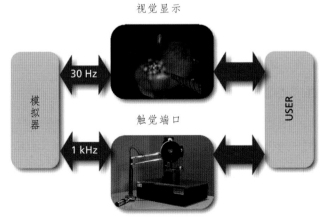

图 27.6　基于虚拟现实的医学模拟系统概念。

和Immersion两家公司控制。1998年,Simbionix公司引进的GI Mentor®是第一种市售的可用于胃肠道内镜的VR计算机模拟器。2002年,该模拟器升级为GI Mentor Ⅱ®。其系统分为4部分:一个人体模型,一个真实的内镜(Pentax结肠镜用于上行和下行内镜检查,十二指肠镜用于内镜下逆行胆胰管造影术),一台计算机(该计算机的用途是以真实的内镜操作视频图像为基础,利用一个3D几何模型模拟内镜环境)和一个显示器来显示VR环境。这些模拟器的缺点是平移和旋转的力量反馈是分离的。1999年,HT医疗系统股份有限公司研发了一套名为PreOp Flexible Sigmoidoscopy Trainer的VR内镜模拟器。在2000年,这家公司被Immersion公司(美国加利福尼亚州圣何塞)收购,这套模拟器也更名为AccuTouch Endoscopy Simulator。这套系统从此扩展到了结肠镜检查和内镜下逆行胆胰管造影检查。通过改变AccuTouch的"人体模型"的结构,它可以作为一个通用的平台应用于胃肠道内镜检查和支气管镜检查,它也是应用摩擦制动器传递平移和旋转阻力的力量反馈至发生器。然而,它的线性力量很弱,同时也忽略了对旋转力的反馈。

## 以VR为基础的NOTES模拟的相关问题

NOTES结合了胃肠道内镜和手术的双重特点,它也有许多自己的独特之处。因此,只有在开发了新的设备并将其完善之后,才能将NOTES安全地用于临床。随着以VR为基础的NOTES模拟器成为开发这种设备和操作的有用工具,未在腹腔镜和胃肠道内镜的发展中出现的四个独特的模型化挑战,也一定会被克服。

(1)多层中空器官的现实模型。在腹腔镜手术中,手术切口建立在腹壁上,但在操作胃肠内镜时,内镜始终于消化道的腔道中进行操作。另一方面,在自然腔道手术中,通过在中空器官壁上穿孔到达腹膜腔。例如,对于经胃手术(指在胃壁上建立切口),进入腹腔的一个方式是在胃前壁建立切口,然后用球囊进行扩张。另一种正在研究的方法[25]是通过胃壁的黏膜下空间建立一个有助于胃切口闭合的瓣阀。对于一个具有生理真实性的胃模型,必须对胃壁的几何学和力学反应进行准确模拟,这是具有挑战性的。首先,现存的消化道各层的生物力学数据并不充分。在大多数现有的文献中[26,27],消化道多被当作单层膜而不是多层结构。目前已将黏膜下层按物理学原理分为两层,并简单地将其视为完全的圆柱形结构来研究黏膜下层的特征[28]。Fan等应用体外充气实验构建了一个两层的叙利亚仓鼠食管模型(黏膜-黏膜下和肌层)[29]。Yang等分别在猪食管标本的肌层和黏膜层上进行了体外膨胀实验,得到的实验数据结合双线性应变函数,构建了一个双侧的有限元素模型[30,31]。Takeda等应用一个装备有高顺应性气囊和高频腔内超声探头的测压导管,来记录食管的压力和图像;然而,目前食管每一层的特征还未见报道[32]。同样的,阴道具有3层结构:内部的黏膜层、中间的勃起组织和外部的肌层。现在已有人在人类尸体或仓鼠阴道壁中对其机械特征进行研究[33-36],但是目前还未见对其单层的力学特性进行研究的报道。

(2)灵活的外科工具与软组织互动的实际模拟。在NOTES中,通过内镜通道置入灵活的工具,用于胃或消化道其他部位的穿刺和进行手术操作;而在腹腔镜手术中,纤细的硬质工具是通过腹壁置入的纤细的硬质工具和柔软的生物组织之间的交互作用是造成计算困难的重要原因。

(3)气腹生理学的评估。Bergström等对5头猪进行经胃胆囊切除术和输卵管结扎术时运用Veress针测量了腹腔内压力,发现导致腹腔内压力过高的原因是经内镜注气操作的气压是不可控的[37]。与临床实践相一致,在NOTES模拟中,预设腹腔内压和保证内镜周围的气密性是最基本的要求。

(4)胃切口闭合的完整性评价。目前已经提出了多种胃切口闭合方式,包括未闭合胃切口到多种更复杂的技术在内的各式各样的闭合方式[38]。Ryou通过猪胃,用3种不同的闭合技术进行了一项体外研究。这3种技术包括:①标准的QuickClips;②由LSI Solution发展来的原型装置;③高年资外科医生的手工缝合[39]。闭合后,每个胃由自动测压计充气膨胀后,记录其他泄漏和液体渗漏时的压力值。研究发现,该原型装置在最高压力时才会发生漏气或发生液体渗漏。Dray等针对气体和液体泄漏的问题进行了体内研究[40]。应用T-bars(Wilson-Cook Medical)进行胃切口的闭合。对于所有的闭合装置,必须测试密封的紧密性,以确保无渗漏发生。

## VR-NOTES的发展

图27.7显示了虚拟现实-NOTES模拟平台的示意图。该平台提供3D虚拟器官模型,操作者用NOTES器械在此模型上行NOTES手术,其理念是为操作者模拟临床NOTES操作。这个系统包括硬件和软件两部分。硬件接口具有传感器和电机,能够感知内镜的移动,应用时能给操作者施加阻力。最主要的软件是

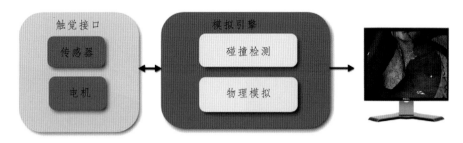

图 27.7　VR-NOTES 模拟平台图示。

NOTES 模拟引擎。它能够接受传感器的输入信号并模拟虚拟内镜的移动及其与内部器官的相互作用。虚拟内镜和内部器官可以在一个或多个显示屏上显示。

## VR-NOTES 软件

以虚拟现实为基础的 NOTES 模拟器的软件部分必须能够呈现真实 3D 解剖模型和真实器官模型,具有快速的计算能力,并且要求器官对手术操作能够做出相应的实时反应。

真实的手术模拟要求器官应具有高质量的视觉逼真效果,这是最重要的要求之一。幸运的是,医学影像和计算机制图领域已经研发了大量相关高新技术设备,提高了技术,增强了视觉清晰度,达到了视觉逼真效果。NOTES 模拟器中相关的大部分器官都可以从患者有关的 CT 或 MRI 图像中提取出来。这些标准化的技术可以从 Lorensen 和 Cline 的研究中找到依据[41]。最新版本的 OpenGL API 和着色程序使模拟器中 3D 模型具有逼真的视觉效果。图片 27.8 显示了使用 Visible Human Project(VHP)资料组创造的模拟器实例[42]。

可弯曲的内镜和手术器械模型(图 27.9)可以开发成一个类似于 Solid-Works 的软件包。在 NOTES 模拟器中,像内镜钳和内镜这种虚拟器械可以通过触觉界面来操作。模拟器软件接收器械的位置和定向信息,并根据器械的当前状态来计算器械与组织之间的相互作用。根据触觉设备的位置和定位,通过直接转换,模拟内镜就可以很容易地被操作,可弯曲的器械

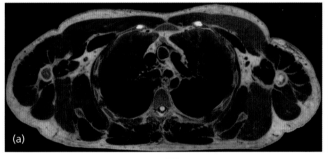

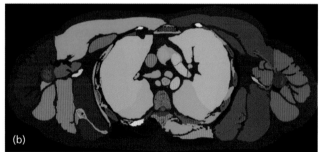

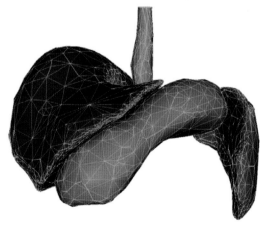

图 27.8　仿真解剖模型的建立:(a)VHP 冰冻切片彩图;(b)经过分段标记的同一切片;(c)网状器官模型。

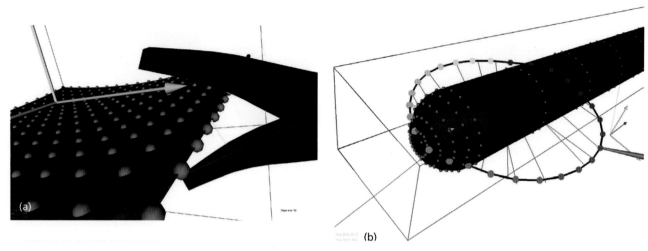

图 27.9 (a)刀片;(b)可弯曲圈套器模型。

所需的物理模型应具有和这类器械本身一样的动力学要求。可弯曲的导管可能需要模拟成 1D 质点弹簧模型[43]。以连续型遥控设备为基础的内镜模型用于模拟结肠镜[44]。NOTES 模拟器中的内镜模型可以选择铰接式的紧密结构，这样就可以使长度具有延展性，并利用刚性结构件的关节达到可弯曲性的目的。除此之外，通过铰接式紧密结构的正向运动学，也可以模拟顶端的成角。

在模拟 NOTES 的过程中，必须用一个名叫"接触检测"的模块，以检测虚拟器械和器官模型之间的接触情况，这是在移动、切割组织前的首要环节。因为器械和组织之间稳定的相互作用，需要高效更新数据，计算数据也必须高效。目前用于手术器械和可变形的器官模型之间线性接触检测的 Dynamic PointTM[45]就是一实例。

基于器械与组织相互作用，软组织的建模法是当今比较热门的研究领域。为了更精准高效地模拟有一定体积的软组织器官如肝脏、胆囊,研发出了更高效的建模技术如有限元素建模法（finite element methods, FEM）[46-49]、边界要素法（boundary element methods, BEM)[50]和无网格法[51]，这些方法同样关注计算机绘图。最常处理的问题是预计算[46,48]、自动适配高分辨率[51]、减少变形[43]，以及体积的保存[52]。

除了具有一定体积的脏器，NOTES 模拟还研发了脂肪和膜结构的建模技术。质点弹簧[53]和位置动力学[54]的方法就是此类建模技术，该技术也提及了数值和结构稳定性的问题[55,56]。近年来，图形处理器（graphics processing unit, GPU）已被引入相对廉价的个人电脑中，这大大加速了电脑的处理速度[57]。

经胃 NOTES 手术操作中，内镜是经食管置入的。这类中空圆柱形的脏器可以被简化为 1D 结构。Raghupathi 等[58]研发了一种应用 1D 质点弹簧连接的小肠骨架驱动模型。折叠状的小肠由沿中轴排列的圆柱体代表。Ahn 和 Lee[59]应用骨架驱动和基于晶格变形技术来模拟整个和局部结肠的变形（图 27.10）。这些技术允许对包含大量数据的结肠模型的牵拉、弯曲和塌陷的模拟。

2011 年 6 月举行的 NOSCAR 年度会议倡导了一项专家需求分析研究。通过问卷从专家处得到的反馈信息，目前正用于引导我们的 NOTES 模拟装置的研发。研究结果表明，专家希望我们的 VR-NOTES 模拟装置可以同时模拟阑尾切除术和胆囊切除术;65%的专家选择经阴道入路，其他专家选择经胃入路。受访者也一致表明，他们希望该模拟装置中备有一个双通道内镜，且应高度重视对力量和扭矩的感知。

## VR-NOTES 硬件

必须研发专业化的硬件，为能够应用真实 NOTES 手术器械的环境提供正确的界面。目的有两方面：①捕捉使用者手的动作并将其转化为虚拟器械的动作；②为使用者提供应力反馈。虽然目前仍没有针对 NOTES 的 VR 模拟装置，但已经有很多用于可弯曲内镜（如支气管镜、乙状结肠镜、结肠镜等）的模拟装置。针对此类模拟装置已经研发了专业化的触感界面。

Ikuta 等[44]研发了一套便携式内镜可视化系统，该系统通过与内镜相连的橡胶球的运动及控制其 4 个摩擦滚轮（每 2 个提供 1 个自由度）所产生的摩擦力，为使用者提供轴向和旋转向的反馈信息。虽然这一界

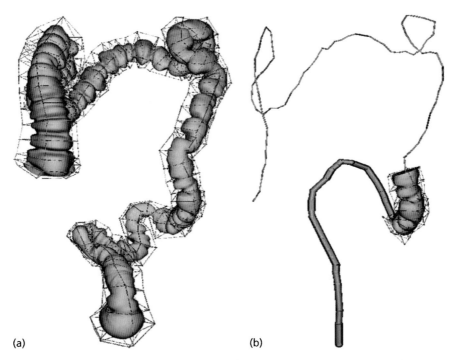

**图 27.10** 应用骨架驱动和基于晶格变形技术模拟的结肠:(a)结肠圆柱晶格结构;(b)宏观和局部结肠的变形。(Reproduced from Ahn and Lee[59], with permission from the IEEE.)

面具有简单的驱动原理,但其主要的缺点是不能为使用者提供有效的应力。在 Körner 和 Mönner[60]的工作中,内镜被连接在连有电机驱动的有齿传送带的小车架上,以提供反馈信息。另一个安装在小车架和尖端的电机为使用者提供扭矩反馈信息,通过在旋钮控制内镜铰链末端,为使用者提供了反馈信息,电机与内镜分别独立放置,并通过 Bowden 电缆穿过旋钮底部螺栓传导机械力。Woo 等[61]为结肠镜模拟装置开发了

一套触感界面,可以为使用者提供 DOF 应力反馈。KAIST-Ewha 系统由一个连接到平板的真正的结肠镜组成,该平板能够依靠安装在底板上的自身的轮子来运动(图 27.11)。位于平板下部的一个由直流电机驱动的线驱动装置提供位移应力,而扭矩应力由正时皮带、滑轮和齿轮装置(由前部面板的直流电机驱动)共同提供。内镜的末端可以自由移动,并附着有 4 个偏转传感器,通过控制旋钮来跟踪内镜尖端的运动。

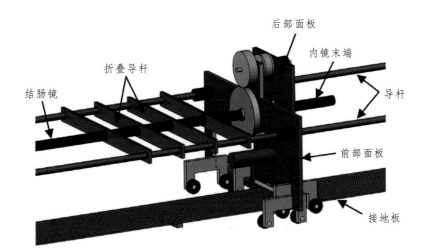

**图 27.11** KAIST-Ewha 结肠镜触觉硬件系统。(Reproduced from Woo et al.[61], with permission from the IEEE.)

Samur 等[62]，将摩擦滚轴和机械制动装置组合成结肠镜模拟器的触觉接口，以提供防滑的高幅度的力反馈（图 27.12a）。如图 27.12b 所示的界面带有一个引导性开槽管，可以经其置入仪表化[63]的 Olympus CF-140 或 CF-160 结肠镜。该线性力由直流电动机驱动的摩擦滚轴提供，转矩由一个直流电机供电的齿轮装置提供，并通过一个滑环为内镜提供完整的旋转自由度。当力量超过了 25N 时，一种机械制动装置会增强线性方向的动力，同时当扭矩超过 0.5Nm，粉末制动器就发挥作用。总体而言，触觉接口能够提供峰值为 75N 的平移力和峰值为 1Nm 的扭矩，这样就能很好地达到可弯曲

内镜手术的要求。

图 27.13 是我们开发的第一代 VR-NOTES 模拟器的触觉硬件界面的原理图。触觉感应装置包括两对摩擦滚轴（通过直流电机驱动提供防滑高线应力）和一个封装于沟槽导管内的分离的扭矩装置（通过直流电机驱动齿轮结构提供旋转动力）。旋转装置具有两个滚轴来保持与内镜的紧密连接。内镜的旋钮具有光学传感器用以测量器械尖端的偏差。界面被设计成可以提供最小 25N 和最大 44N 的平移力和范围为 0~1Nm 的扭矩。

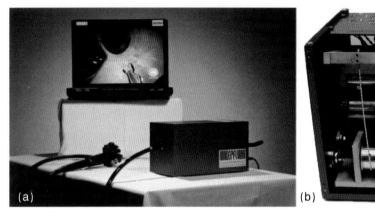
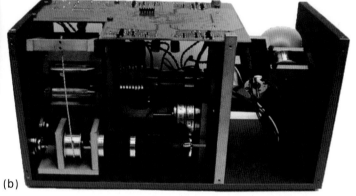

图 27.12 由 Samur 等开发的结肠镜模拟器。(a)整体的系统设置；(b)硬件界面。(© 2011 IEEE. Reprinted, with permission, from Samur, E.; Flaction, L; Bleuler, H.; Experimental evaluation of a haptic interface for endoscopic simulation. World HapticsConference (WHC), IEEE, June 21–24, 2011, pp. 545–9.)

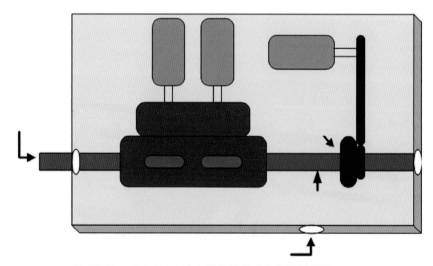

图 27.13 VR-NOTES 感应器的触觉感应装置原理图。

（王奔 邹雪青 译 方汝亮 校）

# 参考文献

1 Kalloo AN, Singh VK, Jagannath SB, et al. Flexible transgastric peritoneoscopy: a novel approach to diagnostic and therapeutic interventions in the peritoneal cavity. *Gastrointest Endosc* 2004;**60**(1):114–17.

2 Decarli LA, Zorron R, Branco A, et al. New hybrid approach for NOTES transvaginal cholecystectomy: preliminary clinical experience. *Surg Innov* 2009;**16**(2):181–6.

3 Horgan S, Cullen JP, Talamini MA, et al. Natural orifice surgery: initial clinical experience. *Surg Endosc* 2009;**23**(7): 1512–18.

4 Zornig C, Mofid H, Siemssen L, et al. Transvaginal NOTES hybrid cholecystectomy: feasibility results in 68 cases with mid-term follow-up. *Endoscopy* 2009;**41**(5):391–4.

5 Volckmann ET, Hungness ES, Soper NJ, Swanstrom LL. Surgeon perceptions of natural orifice translumenal endoscopic surgery (NOTES). *J Gastrointest Surg* 2009;**13**(8):1401–10.

6 Rattner D, Kalloo A. ASGE/SAGES Working Group on Natural Orifice Translumenal Endoscopic Surgery. October 2005. *Surg Endosc* 2006;**20**(2):329–33.

7 Wilhelm D, Meining A, von Delius S, et al. An innovative, safe and sterile sigmoid access (ISSA) for NOTES. *Endoscopy* 2007;**39**(5):401–6.

8 Lima E, Rolanda C, Pego JM, et al. Transvesical endoscopic peritoneoscopy: a novel 5 mm port for intra-abdominal scarless surgery. *J Urol* 2006;**176**(2):802–5.

9 Sumiyama K, Gostout CJ, Rajan E, et al. Pilot study of the porcine uterine horn as an in vivo appendicitis model for development of endoscopic transgastric appendectomy. *Gastrointest Endosc* 2006;**64**(5):808–12.

10 Matthes K, Cohen J, Kochman ML, et al. Efficacy and costs of a one-day hands-on EASIE endoscopy simulator train-the-trainer workshop. *Gastrointest Endosc* 2005;**62**(6):921–7.

11 Hochberger J, Matthes K, Maiss J, et al. Training with the compactEASIE biologic endoscopy simulator significantly improves hemostatic technical skill of gastroenterology fellows: a randomized controlled comparison with clinical endoscopy training alone. *Gastrointest Endosc* 2005;**61**(2):204–15.

12 Hochberger J, Euler K, Naegel A, Hahn EG, Maiss J. The compact Erlangen Active Simulator for Interventional Endoscopy: a prospective comparison in structured team-training courses on "endoscopic hemostasis" for doctors and nurses to the "Endo-Trainer" model. *Scand J Gastroenterol* 2004;**39**(9):895–902.

13 Hochberger J, Neumann M, Hohenberger W, Hahn EG. [EASIE-Erlangen Education Simulation Model for Interventional Endoscopy – a new bio-training model for surgical endoscopy]. *Biomed Tech (Berl)* 1997;**42** suppl:334.

14 Principles of training in gastrointestinal endoscopy. From the ASGE. American Society for Gastrointestinal Endoscopy. *Gastrointest Endosc* 1999;**49**(6):845–53.

15 Greenberg JA, Irani JL, Greenberg CC, et al. The ACGME competencies in the operating room. *Surgery* 2007;**142**(2):180–84.

16 Peters JH, Fried GM, Swanstrom LL, et al. Development and validation of a comprehensive program of education and assessment of the basic fundamentals of laparoscopic surgery. *Surgery* 2004;**135**(1):21–7.

17 Levy LC, Adrales G, Rothstein RI. Training for NOTES. *Gastrointest Endosc Clin N Am.* 2008;**18**(2):343–60; x.

18 Vassiliou MC, Dunkin BJ, Marks JM, Fried GM. FLS and FES:

comprehensive models of training and assessment. *Surg Clin North Am* 2010;**90**(3):535–58.

19 Gillen S, Wilhelm D, Meining A, et al. The "ELITE" model: construct validation of a new training system for natural orifice transluminal endoscopic surgery (NOTES). *Endoscopy* 2009;**41**(5): 395–9.

20 Gillen S, Fiolka A, Kranzfelder M, et al. Training of a standardized natural orifice transluminal endoscopic surgery cholecystectomy using an ex vivo training unit. *Endoscopy* 2011;**43**(10): 876–81.

21 Gromski M, Alkhoury F, Lee S, Matthes K. Evaluation of NOTES hands-on courses by surgeons at the SAGES Annual Meeting Learning Center. *Surg Endosc* 2010;**24**:P229.

22 Tsuda S, Matthes K, Hill CS, et al. Validation of a high-fidelity NOTES simulator for team training. World Congress of Endoscopic Surgery/SAGES Annual Meeting 2010, Landover, MD, 2010.

23 Tsuda S, Matthes K, Hill C, et al. Validation of a high-fidelity NOTES simulator for team training. *Surg Endosc* 2010;**24**:P227.

24 Choi S, Tan HZ. Perceived instability of virtual haptic texture: III. Effect of update rate. *Presence Teleoper Virtual Environ* 2007;**16**(3):263–78.

25 Pauli EM, Moyer MT, Haluck RS, Mathew A. Self-approximating transluminal access technique for natural orifice transluminal endoscopic surgery: a porcine survival study (with video). *Gastrointest Endosc* 2008;**67**(4):690–97.

26 Buianov VM, Egorov VI, Schastlivtsev IV, et al. The role of the submucosa in suturing of the gastrointestinal organs. *Ann Surg* 1999;**4**:28–33.

27 Yamada H. *Strength of Biological Materials*, 2nd edn. Williams and Wilkins, Baltimore, 1973.

28 Kirpatovsky ID. Intestinal suture and its theoretical basis. In UI Gritzman (Ed.) *The Casing Principle of the Digestive Canal Organization and the Role of Different Layers in Suture Strength*. Meditzina, Moscow, 1964, pp. 29–38.

29 Fan Y, Gregersen H, Kassab GS. A two-layered mechanical model of the rat esophagus. Experiment and theory. *Biomed Eng Online* 2004;**3**(1):40.

30 Yang W, Fung TC, Chian KS, Chong CK. Three-dimensional finite element model of the two-layered oesophagus, including the effects of residual strains and buckling of mucosa. *Proc Inst Mech Eng H* 2007;**221**(4):417–26.

31 Yang W, Fung TC, Chian KS, Chong CK. 3D mechanical properties of the layered esophagus: experiment and constitutive model. *J Biomech Eng* 2006;**128**(6):899–908.

32 Takeda T, Kassab G, Liu J, et al. A novel ultrasound technique to study the biomechanics of the human esophagus in vivo. *Am J Physiol Gastrointest Liver Physiol* 2002;**282**(5): G785–93.

33 Prantil RL, Jankowski RJ, Kaiho Y, et al. Ex vivo biomechanical properties of the female urethra in a rat model of birth trauma. *Am J Physiol Renal Physiol* 2007;**292**(4):F1229–37.

34 Rahn DD, Ruff MD, Brown SA, Tibbals HF, Word RA. Biomechanical properties of the vaginal wall: effect of pregnancy, elastic fiber deficiency, and pelvic organ prolapse. *Am J Obstet Gynec* 2008;**198**(5):590.e1–6.

35 Rubod Cl, Boukerrou M, Brieu M, Dubois P, Cosson M. Biomechanical properties of vaginal tissue. Part 1: New experimental protocol. *J Urol* 2007;**178**(1):320–25.

36 Verelst M, Leivseth G. Force and stiffness of the pelvic floor as function of muscle length: a comparison between women with and without stress urinary incontinence. *Neurourol Urodyn*

2007;**26**(6):852–7.

37 Bergström M, Swain P, Park P-O. Measurements of intraperitoneal pressure and the development of a feedback control valve for regulating pressure during flexible transgastric surgery (NOTES). *Gastrointest Endosc* 2007;**66**(1):174–8.

38 Sclabas GM, Swain P, Swanstrom LL. Endoluminal methods for gastrotomy closure in natural orifice transenteric surgery (NOTES). *Surg Innov* 2006;**13**(1):23–30.

39 Ryou M, Pai RD, Pai R, et al. Evaluating an optimal gastric closure method for transgastric surgery. *Surg Endosc* 2007;**21**(4):677–80.

40 Dray X, Gabrielson KL, Buscaglia JM, et al. Air and fluid leak tests after NOTES procedures: a pilot study in a live porcine model (with videos). *Gastrointest Endosc* 2008;**68**(3):513–19.

41 Lorensen WE, Cline HE. Marching cubes: a high resolution 3D surface construction algorithm. *SIGGRAPH Comput Graph* 1987;**21**(4):163–9.

42 Spitzer V, Ackerman MJ, Scherzinger AL, Whitlock D. The visible human male: a technical report. *J Am Med Inform Assoc* 1996;**3**(2):118–30.

43 Basdogan C, Ho CH, Srinivasan MA. Virtual environments for medical training: graphical and haptic simulation of laparoscopic common bile duct exploration. *IEEE/ASME Trans Mechatron* 2001;**6**(3):269–85.

44 Ikuta K, Iritani K, Fukuyama J, Takeichi M. Portable virtual endoscope system with force and visual display. In *Proceedings, 2000 IEEE/RSJ International Conference on Intelligent Robots and Systems (IROS)*, IEEE, Washington, DC, 2000.

45 Maciel A, De S. An efficient dynamic point algorithm for line-based collision detection in real time virtual environments involving haptics. *Comput Animat Virtual Worlds* 2008;**19**(2):151–63.

46 Berkley J, Turkiyyah G, Berg D, Ganter M, Weghorst S. Real-time finite element modeling for surgery simulation: an application to virtual suturing. *IEEE Trans Vis Comput Graph* 2004;**10**(3):314–25.

47 Bro-nielsen M. Finite element modeling in surgery simulation. *Proc IEEE* 1998;**86**:490–503.

48 Cotin SP, Delingette H, Ayache N. Real-time elastic deformations of soft tissues for surgery simulation. *IEEE Trans Vis Comput Graph* 1999;**5**(1):62–73.

49 DiMaio SP, Salcudean SE. Interactive simulation of needle insertion models. *IEEE Trans Bio-Med Eng* 2005;**52**(7):1167–79.

50 James DL, Pai DK. Multiresolution green's function methods for interactive simulation of large-scale elastostatic objects. *ACM Trans Graph* 2003;**22**(1):47–82.

51 De S, Lim Y-J, Manivannan M, Srinivasan MA. Physically realistic virtual surgery using the point-associated finite field (PAFF) approach. *Presence Teleoper Virtual Environ* 2006;**15**(3):294–308.

52 Irving G, Schroeder C, Fedkiw R. Volume conserving finite element simulations of deformable models. *ACM Trans Graph* 2007;**26**(3).

53 Nealen A, Müller M, Keiser R, Boxerman E, Carlson M. Physically based deformable models in computer graphics. *Comput Graph Forum* 2006;**25**(4):809–36.

54 Müller M, Heidelberger B, Hennix M, Ratcliff J. Position based dynamics. *J Vis Commun Image Represent* 2007;**18**(2):109–18.

55 Baraff D, Witkin A. Large steps in cloth simulation. In *SIGGRAPH '98: Proceedings of the 25th Annual Conference on Computer Graphics and Interactive Techniques*, ACM, New York, 1998.

56 Choi K-J, Ko H-S. Stable but responsive cloth. *ACM Trans Graph* 2002;**21**(3):604–11.

57 Taylor ZA, Cheng M, Ourselin S. High-speed nonlinear finite element analysis for surgical simulation using graphics processing units. *IEEE Trans Med Imaging* 2008;**27**(5):650–63.

58 Raghupathi L, Grisoni L, Faure F, et al. An intestinal surgery simulator: real-time collision processing and visualization. *IEEE Trans VisComput Graph* 2004;**10**(6):708–18.

59 Ahn W, Lee DY. Real-time resolution of self-intersection in dynamic cylindrical free-form deformation. *IEEE Trans Vis Comput Graph* 2011;**17**(4):515–26.

60 Körner O, Männer R. Implementation of a haptic interface for a virtual reality simulator for flexible endoscopy. In *11th Symposium on Haptic Interfaces for Virtual Environment and Teleoperator Systems (Haptics 03)*, IEEE, Washington, DC, 2003.

61 Woo HS, Kim WS, Ahn W, Lee DY, Yi SY. Haptic interface of the KAIST-Ewha colonoscopy simulator II. *IEEE Trans Inf Technol Biomed* 2008;**12**(6):746–53.

62 Samur E, Flection L, Spaelter U, et al. A haptic interface with motor/brake system for colonoscopy simulation. In *Symposium on Haptic Interfaces for Virtual Environment and Teleoperator Systems (Haptics 08)*, IEEE, Washington, DC, 2008.

63 Maillard P, Flaction L, Samur E, et al. Instrumentation of a clinical colonoscope for surgical simulation. In *Annual International Conference of the IEEE Engineering in Medicine and Biology Society (EMBS 2008)*, IEEE, Washington, DC, 2008.

# 第28章

# NOTES：未来的展望

Alexander Aurora & Jeffrey L. Ponsky
University Hospitals，Case Medical Center，Cleveland，OH，USA

## 引 言

2004 年 Kalloo 首次提出经自然腔道手术的概念。因该新型术式具有疼痛轻、恢复快、美观等突出的优点，随即引起了人们的极大兴趣。随着工业的飞速发展，相关 NOTES 手术器械及平台的研发变为现实，人们期待 NOTES 取代腹腔镜手术，就如同腹腔镜胆囊切除术颠覆了传统开腹手术，成为目前临床上胆囊切除术的金标准一样。最早的动物实验证实了该术式的可行性，早期临床应用仅限于腹腔探查，随后成功实施了经阴道和经胃胆囊切除术、阑尾切除术等大量治愈性手术。尽管这种术式是安全有效的，但非常耗费人力、物力和时间，此外，该术式缺乏对缝合、吻合和止血等临床基本问题的有效解决方法，这样就阻碍了其临床应用及进一步的推广。虽然这会使得早期研究 NOTES 的很多学者对该新型术式感到失望甚至有停滞的可能，但 NOTES 的发展的确对医学的进步起到了积极的推进作用。其中，最典型的就是已成功应用于临床的单孔腹腔镜手术，该手术受 NOTES 启发且使用了很多相关 NOTES 手术的器械。伴随着医学技术的不断发展和完善，以及适应证的拓宽，NOTES 的应用范围将会更加广泛。

## 未来展望

Kalloo 通过猪模型实施了世界上首例 NOTES 手术(经胃入路胃空肠吻合术)后，随即提出了经胃入路胃肠吻合术缓解临床上近端上消化道梗阻的大胆设想，随着动物实验手术经验的积累，在新型内镜缝合设备的配合下终于成功应用于临床。该手术的独有特点是无需腹腔镜，经口即解决了急性十二指肠梗阻的

临床疑难问题，但由于手术时间过长及吻合、闭合等众多技术障碍限制了该术式的进一步临床推广。随着工业的发展，制约 NOTES 发展的吻合、闭合设备的研发已经变为现实。目前研发成功的主要有两套内镜吻合设备：Over-StitchTM（Apollo Endosurgery，Inc.，美国得克萨斯州奥斯汀）和组织对合系统（TAS，Ethicon Endosurgery，美国俄亥俄州辛辛那提）。它们的共同特点是：使用方便，可快速可靠地完成吻合。而现在已经研发成功的新型闭合设备需经内镜置入特殊的控制装置，将一根倒刺线固定到直针的线槽中（图 28.1），仅需用一只手的简单抽拉动作即可完成胃肠切口的闭合。随着临床经验的积累，内镜下吻合、闭合技术将会日趋成熟。然而许多学者又在积极研究探索其他更加可靠便捷的方法[1]，力争大幅缩短手术时间，以进一步清除临床推广该新型术式的相关技术障碍。

随着相关手术器械及平台的不断研发，NOTES 的临床应用范围将会越来越广。目前已开辟了许多解决临床疑难问题的新方法，如腹腔探查术，鼻饲管的重置入[2]等；在疾病的治疗方面，目前已应用于临床的有：①经食道入路食管闭锁修复术。其手术要领如下：经食管置入内镜，切开近端闭锁食管壁进入纵隔，探及闭锁的食管远断端（图 28.2），抓取两断端组织直接吻合，或者用支架桥接吻合，该术式的特点是无须开放手术即可治愈新生儿十二指肠闭锁或食管闭锁。②内镜引导下放置腔内覆膜支架行胆肠吻合术。该手术所用支架的特点是可自行膨胀、固定，并且是可吸收的（图 28.3），目前临床常用的是 Talon TL 支架，其特点是带有鹰爪样结构，便于随机固定，其可吸收特性利于桥接肠道缺损，术后 6~8 周，在支架降解以前，新生上皮在其表面形成，即肠道连续性恢复。③内镜或超声内镜（EUS）引导的胆道（胆囊或胆管）吻合术。该手术的特点是无须开腹即可取净结石或缓解胆道梗

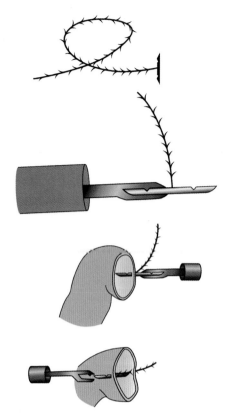

图 28.1 应用倒刺线缝合可以有效地促进组织愈合。

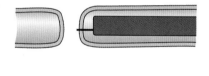

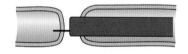

图 28.2 针刀用于穿出近端盲端并穿入远端盲端。

阻。④经胃行胰腺引流术。目前业已开展并将广泛应用于临床。随着相关技术的不断发展，内镜下一定会实施更多样的吻合术，伴随经验的积累，一定会用于临床并推广。⑤经食道入路胸腔手术业已用于临床。随着技术的进一步成熟，将来很可能会成为常规术式。⑥经气管入路纵隔探查术和开窗引流术业已施行，该术式初用于临床即表现出其独特优势，相信其一定会有良好的发展前景[3]。随着 NOTES 的进一步成熟并推广，相信不久的将来，经自然腔道腹腔引流术也会常规化。

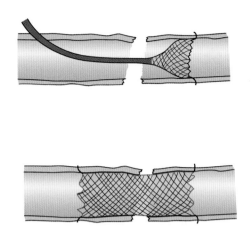

图 28.3 自膨式支架用于组织间隙的桥接从而创建吻合。

止血技术不完善制约着 NOTES 手术的安全甚至进一步的临床应用。近期开展的动物实验研究总结出了出血及其有效处理的大量经验和教训，似乎又使 NOTES 手术的发展重现希望。Shi 等研究报道了猪模型 NOTES 肝楔形切除术的有效止血方法，其使用 Erbe Jet 2 系统行解剖切开、夹闭血管及电凝止血[4]。另有研究报道了似乎更简洁、更有效的止血方法，其通过内镜传送纳米粉末到出血部位，以控制小血管出血[5,6]。随着止血技术的进一步完善，NOTES 腹腔手术临床应用范围一定会逐渐拓宽。

NOTES 并不是孤立存在的，而是与内镜和腹腔镜密切联系并相互促进的。目前已研发并成功用于单孔腹腔镜手术的设备，将会应用于 NOTES 领域，而借鉴经胃 EndoGrab 和 EndoBar 技术，制造了内镜和腹腔镜所需的抓持或磁吻合装置等。

近年来，随着技术的进步，研发了许多闭合设备及可靠的闭合方法，有的已开始应用于临床。分述如下：①在动物实验中应用的 over-the-scope 夹（OTSC），其闭合可靠，效果良好，显示了该闭合夹的良好的临床应用前景[7]。②在狗的实验中，经气管入路纵隔探查术后，使用 COSEAL 外科密封胶（Baxter，美国伊利诺伊州迪尔菲尔德）闭合气管切口[3]。③经腔入路自闭合技术（STAT）为经胃入路进腹腔提供了可靠闭合，其要点就是在进入腹腔前，建立一个长度大于 10cm 的黏膜下隧道[8]，该技术作为经胃入路闭合方法，具有重要的临床意义。另有报道应用该技术，为 17 例贲门失弛症患者成功实施了食道肌切开术[9]。④行腹腔镜 Heller 肌切开术时需要解剖食管裂孔，此操作会造成隔食管韧带的破坏，而经口食道环形肌切开术（POEM）经食道黏膜进入后，仅须切开远端食道内环形肌层和食管下端括约肌，从而避免此问题，当黏膜下隧道自身塌陷后，切口用内镜夹闭合即可。⑤完全内镜下行反流手术已经用于临床，将来会有更广泛的临床应用前景。可靠闭合设备的研发并临床应用，将会推动 NOTES 进入外科手术的主流领域。

最近临床上成功实施了经阴道 NOTES 活体肾切除术[10]和经胃 NOTES 腹股沟疝修补术[11]，说明 NOTES 在不断向前发展。目前可用的设备多种多样，例如：TransPort 多通道入路设备（USGI Medical，Inc.，美国加利福尼亚州圣克莱门托）、Anubis（Karl Stortz，德国图特林根）、EndoSAMURAI（Olympus，日本东京）和直驱内镜系统（Boston Scientific，美国马萨诸塞州纳蒂克），以上设备有的得到了持续改进和发展，有的很快被淘汰。新型 3D 技术的发展可置入带有可伸缩套管的标准内镜（图 28.4），经胃入路进腹腔后，套管或伸出或缩回，以调控内镜视野，它可输送三个独立的操作臂至拟切除器官并行三角定位，每一个操作臂分别带有各自的光源和仪器通道，均有抓持、切割和电凝等功能。

经阴道入路是 NOTES 的最佳入路选择，外科医生可通过该路径应用标准硬性或软性器械以及腹腔镜接近腹腔脏器，此入路研究最多，更加成熟[12]，相关研究已经证实该入路的有效性和安全性，且具备易进

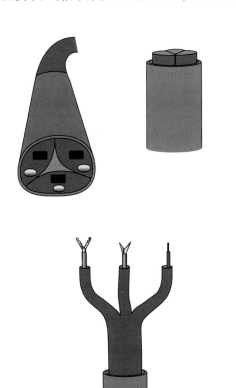

图 28.4　未来设计的软式内镜可以提供多个独立的操作臂。

出、闭合可靠等优势，但其最大的缺点是仅适用于女性人群。有学者认为经脐手术也属 NOTES 手术，其与经阴道入路模式相同，但缺点是腹壁损伤及术后腹壁疼痛。较长的（50cm）手术器械研发和良好的视野使得经脐 NOTES 手术引起了众多外科医生的浓厚兴趣，此入路适用于男性和女性，并且经脐入路可有效解决切口能否充分闭合的问题。

在 NOTES 发展的早期，人们就已经对经自然腔道入路后的感染问题有所顾虑，随着 NOTES 技术的完善和围术期有效抗生素的应用，这些顾虑正在消除。NOTES 入路的并发症如膀胱、输尿管、肠道和血管损伤等仍令人担忧，随着 NOTES 临床经验的积累，对不同入路处的结构及毗邻结构进行精细解剖，将会大大避免相关并发症的发生。

在 NOTES 成为主流手术之前还需要克服许多技术障碍。世界上许多外科医生和内镜医生正在使用更好、更安全的方式进行 NOTES 手术，如何最大程度地保证患者的安全和同行们如何共享临床经验才是目前的关键问题。NOTES 开展实施需要良好的环境，这需要老一辈医学家和年轻医生的共同努力来创造。为此，美国胃肠内镜协会（ASGE）技术中心和外科培训中心[如美国胃肠和内镜外科医师协会（SAGES）]联合培训高级内镜医师和 NOTES 手术医师，并推广新技术和规划外科手术及内镜应用的未来。有抱负的外科医生和内镜医生十分渴望掌握自然腔道手术技术，并愿意接受相关的培训。由胃肠和内镜外科协会赞助并获得强大工业支撑的培训中心，将会大大促进 NOTES 未来的发展。

（方汝亮　译　樊薇　校）

## 参考文献

1 Gottumukkala S, Shibukawa G, Ahmed I, et al. Endoluminal suturing may overcome the limitations of clip closure of a gaping wide colon perforation. *Gastrointest Endosc* 2010;**65**(6):906–11.

2 Marks JM, Ponsky JL, Pearl JP, McGee MF. PEG "rescue": a practical NOTES technique. *Surg Endosc* 2007;**21**(5):816–19.

3 Liu YH, Wu YC, Chen TP, Ko PJ. Secure closure of the tracheal incision after natural orifice transluminal endoscopic surgery with a surgical sealant (CoSeal). *Surg Innov* 2011;**18**(3):NP7–8.

4 Shi H, Jiang SJ, Li B, et al. Natural orifice transluminal endoscopic wedge hepatic resection with a water-jet hybrid knife in a non-survival porcine model. *World J Gastroenterol* 2011;**17**(7):926–31.

5 Giday SA, Kim Y, Krishnamurty DM, et al. Long-term randomized controlled trial of a novel nanopowder hemostatic agent

(TC-325) for control of severe arterial upper gastrointestinal bleeding in a porcine model. *Endoscopy* 2011;**43**(4):296–9.

6　Sung JJ, Luo D, Wu JC, et al. Early clinical experience of the safety and effectiveness of Hemospray in achieving hemostasis in patients with acute peptic ulcer bleeding. *Endoscopy* 2011; **43**(4):291–5.

7　Voermans RP, van Berge Henegouwen MI, Bemelman WA, Fockens P. Hybrid NOTES transgastric cholecystectomy with reliable gastric closure: an animal survival study. *Surg Endosc* 2011;**25**(3):728–36.

8　Mathew A, Tomasko JM, Pauli EM, et al. Reliability of gastric access closure with the self-approximating transluminal access technique (STAT) for NOTES. *Surg Endosc* 2011;**25**(8): 2718–24.

9　Inoue H, Minami H, Kobayashi Y,et al. Peroral endoscopic myotomy (POEM) for esophageal achalasia. *Endoscopy* 2010; **42**:265–71.

10　Alcaraz A, Musquera M, Peri L, et al. Feasibility of transvaginal natural orifice transluminal endoscopic surgery-assisted living donor nephrectomy: is kidney vaginal delivery the approach of the future? *Eur J Urol* 2011;**59**(6):1019–25.

11　Sherwinter DA, Gupta A, Eckstein JG. Natural orifice translumenal endoscopic surgery inguinal hernia repair: a survival canine model. *J Laparoendosc Adv Surg Tech* 2011;**21**(3): 209–13.

12　Santos BF, Hungness ES. Natural orifice translumenal endoscopic surgery: progress in humans since White Paper. *World J Gastroenterol* 2011;**17**(13):1655–65.

# 索 引